AF622746

LA TERAPIA GERSON

Charlotte Gerson y Morton Walker

LA TERAPIA GERSON

El programa nutricional definitivo
para salvar vidas

EDICIONES OBELISCO

Si este libro le ha interesado y desea que le mantengamos informado de nuestras publicaciones, escríbanos indicándonos qué temas son de su interés (Astrología, Autoayuda, Ciencias Ocultas, Artes Marciales, Naturismo, Espiritualidad, Tradición...) y gustosamente le complaceremos.

Puede consultar nuestro catálogo en www.edicionesobelisco.com

Los editores no han comprobado la eficacia ni el resultado de las recetas, productos, fórmulas técnicas, ejercicios o similares contenidos en este libro. Instan a los lectores a consultar al médico o especialista de la salud ante cualquier duda que surja. No asumen, por lo tanto, responsabilidad alguna en cuanto a su utilización ni realizan asesoramiento al respecto.

Colección Salud y Vida natural
La terapia Gerson
Charlotte Gerson, Morton Walker

1.ª edición: enero de 2011
7.ª edición: junio de 2025

Título original: *The Gerson Therapy*

Traducción: *David M. George*
Maquetación: *Natàlia Campillo*
Corrección: *M.ª Ángeles Olivera*
Diseño de cubierta: *Enrique Iborra*

© 2001, 2006, Dr. Morton Walker & The Gerson Institute
(Reservados todos los derechos)
© 2011, Ediciones Obelisco, S. L.
(Reservados los derechos para la presente edición)

Edita: Ediciones Obelisco, S. L.
Collita, 23-25. Pol. Ind. Molí de la Bastida
08191 Rubí - Barcelona
Tel. 93 309 85 25
E-mail: info@edicionesobelisco.com

ISBN: 978-84-1172-281-0
Depósito Legal: B-705-2011

Printed in India

Reservados todos los derechos. Ninguna parte de esta publicación, incluido el diseño de la cubierta, puede ser reproducida, almacenada, transmitida o utilizada en manera alguna por ningún medio, ya sea electrónico, químico, mecánico, óptico, de grabación o electrográfico, sin el previo consentimiento por escrito del editor. Diríjase a CEDRO (Centro Español de Derechos Reprográficos, www.cedro.org) si necesita fotocopiar o escanear algún fragmento de esta obra.

Descargo de responsabilidad de los autores

La terapia Gerson es una marca registrada (una marca) del Gerson Institute, apartado de correos 430, Bonita, California 91908-0430.

Este libro se ha escrito y publicado con fines estrictamente informativos y no debería usarse, bajo ningún concepto, como sustitutivo de los consejos de su médico. Por tanto, no debe considerar el material informativo contenido aquí como sustitutivo de las consultas a oncólogos, especialistas en enfermedades cardiovasculares, endocrinólogos y otros profesionales del campo de la medicina.

La mayor parte de la información contenida en este libro proviene de los procedimientos perfeccionados y utilizados por Max Gerson (doctor en medicina), tal y como se describe en la edición original de 1958 de su libro *A cancer therapy: Results of fifty cases*. Estos procedimientos se desarrollaron y se pusieron en práctica a partir de sus hallazgos durante un período de treinta años antes de la publicación de esta importante obra.

Del mismo modo en que la publicación del doctor Gerson de 1958 se había centrado en la curación del cáncer, era necesario escribir otro libro. Así, el doctor Gerson pronto se dio cuenta de que la terapia Gerson usada para curar el cáncer funciona del mismo modo como tratamiento contra casi cualquier otro tipo de enfermedad aguda y degenerativa etiquetada como «incurable». Como se deduce con la lectura de este libro, lo que en el pasado se consideraba «incurable» hoy se puede curar.

Nuestro nuevo libro, que deriva de varias fuentes, además de las ediciones primera a sexta de *A cancer therapy: Results of fifty cases*, aporta mucha información adicional que procede de entrevistas con personal bien documentado perteneciente al ámbito sanitario y que ha monitorizado el progreso de sus pacientes mediante pruebas de laboratorio y exámenes clínicos. Además, para informar a nuestros lectores, muchos pacientes que han experimentado una reducción en su nivel de bienestar, enfermedades subclínicas o trastornos amenazadores para la vida nos explican sus historias. Todos los relatos de los pacientes son verdaderos, y en la mayoría de las ocasiones, a no ser que se mencione un seudónimo, proporcionamos su identidad.

Estos pacientes hablan de su enfermedad y del enfoque médico alternativo/complementario que siguieron para superarla de forma permanente.

Aunque cada palabra publicada en esta obra sobre la terapia Gerson está documentada en estudios de casos prácticos, los coautores y el editor de este libro no proporcionan nada más que un material informativo.

Si la información que aparece en estas páginas le plantea preguntas referentes a un problema médico que usted o un ser querido padece, debería ponerse en contacto con el Gerson Institute para que le proporcione una lista de profesionales de la salud aprobados por dicha institución.

Por favor, tómese el mensaje anterior como un descargo de toda responsabilidad por parte de los autores, el editor, el Instituto Gerson, las organizaciones mencionadas y los proveedores de productos o servicios para cualquier práctica, procedimiento, técnica de diagnóstico, o de suplementos nutricionales, alimentos, utensilios o de cualquier otro objeto mencionado en el texto. La información que el lector o cualquier otra parte interesada tome de este libro correrá a cuenta y riesgo de la persona en cuestión.

Para obtener más información sobre la terapia Gerson, póngase en contacto con el Instituto Gerson (se trata de una ONG).

Dedicado a Max Gerson (doctor en medicina) que, por haber desarrollado terapias viables para la remisión permanente del cáncer, fue retado por los intereses individuales de la industria oncológica porque, mediante la aplicación de la terapia Gerson, estos intereses irían a la bancarrota. Hoy en día, casi medio siglo después, estos intereses legitimados siguen floreciendo a expensas de todos los enfermos del mundo.

Acerca de los autores

Charlotte Gerson, la hija menor de Max Gerson (doctor en medicina), a quien él llamaba cariñosamente «Lotte», ayudó, casi de forma continua, a su padre en su trabajo. En la primera edición de su libro *A cancer therapy: Results of fifty cases*, el doctor Gerson le agradeció su ayuda «siempre que podía, con gran interés y un ánimo comprensivo».

Charlotte Gerson nació en Alemania y estudió allí durante sus primeros años de vida. Cuando su familia huyó de Alemania a Austria para escapar de lo que más tarde sería el Holocausto, Lotte acudió a una escuela de las afueras de Viena. Más tarde, al trasladarse la familia Gerson a Francia, ya que consideraba que contarían con mayor seguridad, estudió francés y fue al instituto siguiendo el sistema educativo francés. El doctor Gerson practicó la medicina en Francia sólo durante un breve período de tiempo y con la licencia de otro médico.

A continuación, los Gerson emigraron a Inglaterra para escapar del dominio del gobierno francés de Vichy. Lotte prosiguió con sus estudios durante poco tiempo en Londres, donde empezó a aprender inglés. Obtuvo su título de bachiller en la ciudad de Nueva York, donde la familia Gerson se sintió, por fin, segura y pudo volver a empezar. Finalmente, el doctor Gerson instaló su consulta médica en Park Avenue, en Manhattan, y su clínica en Nanuet, una pequeña localidad situada entre Suffern y Nyack, al norte del estado de Nueva York.

De joven, Charlotte fue al Smith College. Tiene conocimientos de español, lo que le fue de gran utilidad, ya que la terapia Gerson se gestionó principalmente, durante casi veinticinco años, en Tijuana (México), justo al otro lado de la frontera de San Diego (California).

Charlotte Gerson atiende a pacientes que reciben la terapia Gerson supervisada médicamente en el Gerson Therapy Hospital. Pasa consulta con los médicos de estos pacientes, estudia su progreso para la recuperación de su salud, responde muchas preguntas de los pacientes y de sus amigos y familiares, pronuncia conferencias sobre las complejidades de la terapia Gerson y da ánimos a todos.

Este empeño caritativo y humanitario es algo natural para Charlotte Gerson, ya que siempre estuvo interesada en el trabajo de su padre. Incluso cuando era joven, su mayor alegría consistía en leer libros de medicina. Pasaba buena parte de su tiempo libre ayudando al doctor Gerson a traducir y redactar sus artículos. Escuchaba y criticaba sus conferencias a los profesionales de la salud y a los usuarios de servicios médicos. Con frecuencia, Charlotte hacía rondas hospitalarias con su padre y actuaba como una de las ayudantes médicas en su Clínica del Cáncer de Okland Manor, en Nanuet, Nueva York.

De hecho, para convertirse en una ayuda más valiosa, Charlotte realizó un curso formal para ayudantes médicos, lo que le permitió colaborar en los cuidados de los pacientes en la clínica Gerson. Cuando el doctor Gerson estaba ausente pronunciando conferencias, pasando consulta o de vacaciones, ella ejecutaba sus instrucciones telefónicas referentes a los pacientes de la clínica.

Después de casarse y convertirse en Charlotte Gerson Straus, pasó muchos años en la empresa de importaciones y exportaciones de su esposo, lo que hizo que se familiarizara con muchas técnicas de los negocios. No obstante, el matrimonio acabó por divorciarse.

Cuando el doctor Gerson falleció en 1959, Charlotte siguió con su obra publicando su último libro, un clásico, *A cancer therapy: Results of fifty cases*. Debido a la demanda del público y a la necesidad de disponer de tres mil copias, se dedicó a dar conferencias sobre la terapia Gerson. Estas conferencias, primero locales y más tarde nacionales, permitieron que el libro de Gerson y su programa de curación fueran conocidos.

Como resultado de ello, Charlotte Gerson ha sido invitada a hablar de la terapia Gerson en varios cientos de organizaciones relacionadas en distintos aspectos de la salud. Entre algunas de ellas tenemos:

- La Cancer Control Society (cada año durante veinticinco años) en dos localidades californianas: Pasadena y Los Ángeles.
- La National Health Federation (dieciocho ubicaciones en EE.UU.).

- La Alternative and Complementary Therapies Convention, celebrada en Arlington (Virginia), organizada por la casa editora de revistas clínicas Mary Ann Liebert, Inc., de Lachmont, Nueva York.
- La International Association of Cancer Victors and Friends (diez ciudades).
- La Consumer Health Organization of Canada (en Toronto, estado de Ontario, Canadá).
- Los Australian Health Groups (Sidney, Brisbane y la Gold Coast).
- En «Fit für Leben» (Sano para toda la vida), de la editorial Waldthausen Verlag, Munich y Bonn.
- El Hospital Municipal de Graz (Austria).
- El Gerson Support Group de Londres (Inglaterra).
- La Wirral Health Clinic de Manchester (Inglaterra).
- Los grupos de preparación para los practicantes de la terapia Gerson, en San Diego (California) y Sedona (Arizona).

Además, Charlotte Gerson pronuncia innumerables conferencias en convenciones organizadas por el Gerson Institute que se celebran periódicamente en muchas de las ciudades más importantes de EE.UU. y Canadá, incluidas Honolulu (Hawai) y Montreal, Toronto, Ottawa, Calgary, Edmonton, Victoria y Vancouver (Canadá).

El mensaje de la terapia Gerson se ha transmitido a la gente en numerosos programas de televisión, incluso en dos ocasiones en los programas de Oprah Winfrey en Baltimore y Chicago, antes de que Oprah empezara en su cadena nacional de televisión. Charlotte Gerson ha aparecido en Christian Broadcasting, Trinity Broadcasting, la PBS, cadenas de televisión por cable y en radios nacionales. Por ejemplo, frecuentemente es entrevistada por Gary Null en la emisora WBAI, por el columnista sindicado de radio, el doctor James Winer, y aparece en artículos de distintas revistas.

Supervisó, en 1977, y con la ayuda de un colega, la fundación del primer hospital para la terapia Gerson en Tijuana (México). Su objetivo concreto era, entonces, como lo es hoy, aplicar y enseñar la terapia Gerson a todos los interesados en sobrevivir a las enfermedades amenazadoras para la vida.

Para cumplir con su tarea, ayuda a formar a médicos, enfermeras, personal de cocina, pacientes y a otras personas para que aprendan los principios del tratamiento nutricional. Unos cien médicos holísticos de EE.UU. y muchos más de todo el mundo han sido formados por Charlotte Gerson y el Gerson Institute para practicar la terapia Gerson como la herramienta médica de los profesionales de la salud para revertir las enfermedades degenerativas.

Esta mujer, que parece tener una energía inagotable, enseña, forma y prepara a las enfermeras, al personal de cocina, a los recepcionistas que responden a las preguntas de los pacientes potenciales e incluso a los conductores de las ambulancias de su hospital mexicano. Durante los últimos cinco años ha escrito la mayoría de los artículos del boletín informativo bimensual *Gerson Healing Newsletter*, y ha redactado muchos artículos para su publicación en revistas de salud.

Su energía y su capacidad para llevar a cabo su tarea no son las únicas características sorprendentes de Charlotte Gerson. Con setenta y nueve años parece una mujer mucho más joven de lo que es. Siguiendo fielmente el programa para la prevención de la terapia Gerson, Charlotte nunca ha necesitado llevar gafas ni lentes de contacto, conserva todos sus dientes, no muestra ninguna mancha de edad en la piel, no padece artritis ni osteoporosis y tiene una complexión tersa. Como renuncia a usar tintes para el cabello y cualquier otro tipo de cosmético, su cabello es blanco, su piel es clara y tiene el aspecto del alabastro, su cuerpo permanece fuerte y bien proporcionado y su mente se mantiene muy aguda. Charlotte Gerson envejece de manera elegante, pero es un verdadero reflejo de la filosofía médica de su padre.

Morton Walker (médico podiátrico), antiguo practicante de la medicina podiátrica durante diecisiete años, ha trabajado durante los últimos treinta años como periodista médico autónomo profesional a tiempo completo. Ha escrito setenta y tres libros publicados por los mayores editores del gremio, entre los que se incluyen Bantam Books, Simon & Schuster, Prentice Hall, Kensington Books, Avery, G. P. Putnam's Sons, E. P. Dutton, McMillan, M. Evans, Keats, Arco, Devin-Adair, Hampton Roads, etcétera. Doce de sus obras han vendido entre 150.000 y 2.000.000 de copias.

El doctor Walker ha escrito 2.250 artículos para revistas y publicaciones médicas para unas cincuenta publicaciones, entre los que se incluyen columnas mensuales para *Health Products Business*, *Townsend Letter for Doctors & Patients*, *Healty & Natural*, *Nutrition Science News* y *Explore*

Professional Journal, una revista británica y dos australianas. Sus obras se han reeditado en once idiomas y treinta y nueve países y las cifras siguen aumentando.

El resultado es que, de esta manera, ha obtenido veintitrés galardones y medallas al periodismo médico. Al doctor Walker le fue concedido el premio Humanitarian Award en 1993 de la American Cancer Control Society, que le nombró «el principal periodista médico del mundo especializado en medicina holística».

Obtuvo el galardón Orthomolecular Award en 1981 del American Institute of Preventative Medicine por su «sobresaliente logro en la enseñanza ortomolecular».

Al doctor Walker, los 1.250 médicos miembros del American College for Advancement in Medicine le concedieron el premio Humanitarian Award en 1971 «por informar al público americano sobre métodos alternativos de curación».

Ha recibido dos prestigiosos galardones Jesse H. Neal Editorial Achievement Award de la American Business Press, Inc. por generar la mejor serie de artículos de revistas editados en cualquier revista estadounidense auditada en 1975 y 1976.

Como periodista médico que investiga y escribe exclusivamente sobre las áreas de la medicina holística y los métodos de curación alternativos, el doctor Morton Walker ha sido destacado, o ha aparecido como invitado con Oprah Winfrey, Jay Leno, Sally Jessy Raphael, Mery Griffin, Mike Douglas y Regis Philbin y Kathie Lee Gifford, además de varias docenas más de entrevistadores de la televisión: un mínimo de dos mil apariciones en los medios. Por ejemplo, al hablar de su libro *El poder del color* (Arkano Books) [*The Power of color*, editado por Avery Publishing Group en lengua inglesa], apareció recientemente en el programa matinal *Today* de la NBC. Avery Publishing le ha ofrecido su propio sello (subdivisión) con el título «Un libro sobre salud del doctor Morton Walker», y esta editorial ha publicado doce de sus libros bajo este sello.

Prólogo

«El doctor Max Gerson dedicó su vida a adquirir maestría frente al azote del cáncer y todos deberíamos reconocer su gran trabajo.»
El honorable senador de EE.UU.
Claude Pepper (D-Florida).

Este libro aporta a los lectores un medio comprobado para revertir casi cualquier enfermedad, ya sea aguda o crónica, cuando su aparición está relacionada con el mal funcionamiento del sistema inmunológico o de órganos esenciales. El lector debe saber, no obstante, que el programa Gerson es riguroso y difícil de cumplir. Con toda seguridad un paciente terminal puede salvar la vida. No obstante, el tipo de alimentación propuesta requiere mucho trabajo y no es fácil de aceptar por los amigos y los conocidos desconocedores de la medicina holística y los métodos alternativos para la curación.

La terapia Gerson es un tratamiento natural, biológico y contemporáneo, ya sea administrado por uno mimo en casa o bajo supervisión médica, que usa los propios mecanismos de curación del cuerpo para la eliminación de las dolencias debilitantes. Fue introducida en los países occidentales industrializados hace más de sesenta años por Max Gerson (médico, 1881-1959). Este programa dietético revolucionario era tan avanzado su época que no se disponía de un razonamiento científico para explicar por qué provocaba la reversión de enfermedades crónicas e infecciosas; pero como curó a pacientes con casos avanzados de tuberculosis, diabetes, migraña, enfermedades cardíacas, cáncer, artritis, trastornos cutáneos y muchas otras afecciones amenazadoras para la vida, la terapia Gerson se ha asentado hace ya mucho tiempo como un importante instrumento médico.

El doctor Max Gerson trató a cientos de pacientes y siguió mejorando su terapia hasta su fallecimiento en 1959, con setenta y ocho años. Su paciente más famoso fue el médico misionero y filósofo Albert Schweitzer, a quien curó de una diabetes de tipo 2 o diabetes senil cuando el doctor

Schweitzer tenía setenta y cinco años. Completamente sanado tras sólo seis semanas siguiendo la terapia del doctor Gerson, el paciente regresó a Lambaréné, en Gabón (antiguo territorio de África Ecuatorial Francesa). El doctor Schweitzer atendió a muchos miles de pacientes africanos, consiguió el premio Nobel de la Paz en 1952 y trabajó hasta pasados los noventa años de edad. Tras desaparecer la diabetes de su vida, el doctor Schweitzer vivió hasta los noventa y tres años.

Casualmente, el doctor Gerson trató con éxito una tuberculosis pulmonar que afectaba a Helene, la moribunda esposa del doctor Schweitzer, que vivió otros veintiocho años. Y curó una grave enfermedad cutánea de Rhena, la hija de diecinueve años del doctor Schweitzer. Lotte Gerson y Rhena Schweitzer fueron amigas durante su adolescencia.

Como elogio a su íntimo amigo tras su fallecimiento, el doctor Albert Schweitzer escribió, lleno de tristeza: «Veo en el doctor Gerson uno de los genios más destacados en la historia de la medicina. Muchas de sus ideas básicas han sido adoptadas sin que se haya relacionado su nombre con ellas. Ha conseguido más de lo que hubiera parecido posible en circunstancias adversas. Nos deja un legado que requiere atención y que le otorgará el lugar que merece. Aquellos a quienes curó reconocerán ahora lo cierto de sus ideas».

La presentación más completa del programa de la terapia Gerson se puede encontrar en el libro del doctor Gerson *A cancer therapy: Results of fifty cases*, publicado originalmente por él en 1958, un año antes de su fallecimiento. Desde entonces se ha reeditado treinta y ocho veces, con más de 250.000 copias en lengua inglesa. Éstas fueron distribuidas por la hija del doctor Gerson, Charlotte (Lotte) Gerson, además de por el Gerson Institute. Unas 88.000 copias más se imprimieron en otros cuatro idiomas y se difundieron por todo el mundo.

Representada por el Gerson Institute, Charlotte ha proseguido con el trabajo educativo de su padre y ha promovido su protocolo de tratamientos para acabar con enfermedades crónicas de todo tipo, en especial contra los tumores malignos.[1] Este libro que está leyendo ahora amplía la obra anterior escrita por Max Gerson (doctor en medicina).

1. Gerson, M. A.: *Cancer therapy: Results of fifty cases*, 6.º ed. The Gerson Institute, Bonita (California), 1999.

Max Gerson testifica ante el Senado

Durante un período de tres días, del 1 al 3 de julio de 1946, el Senado de EE.UU. tomó testimonio a famosos investigadores contra el cáncer a nivel nacional en relación con el proyecto de ley del Senado de EE.UU. número 1875, también conocido como la Propuesta anticáncer Pepper-Neely. En este proyecto de ley, los senadores Pepper y Neely recomendaron la asignación de 100 millones de dólares del presupuesto del gobierno estadounidense a los investigadores del cáncer para encontrar una cura contra esta enfermedad de una vez por todas.

Después de que sus dos investigadores (un médico y un abogado) residentes en Washington, D.C. reportaran al senador Claude Pepper (D-Florida) que el doctor Gerson disponía, realmente, de un tratamiento exitoso contra el cáncer por primera vez en la historia, el Senado de EE.UU. invitó a un médico a demostrar su enfoque terapéutico específico para curar esta enfermedad. Por consiguiente, el doctor Gerson llevó a cinco de sus pacientes que habían superado un cáncer y los historiales médicos de cinco pacientes más ante el subcomité anticáncer Pepper-Neely del Comité del Senado sobre Asuntos Exteriores del Septuagésimo Noveno Congreso.

El impresionante testimonio de este especialista contra el cáncer y de sus pacientes provocó que el senador Pepper convocara una conferencia de prensa ante los medios para presentar información acerca de la terapia Gerson. No obstante, el gran número de miembros de grupos de presión a favor de la inmensamente rica Asociación de Fabricantes Farmacéuticos (Pharmaceutical Manufacturers' Association, PMA), la Asociación Médica Americana (American Medical Association, AMA) y la Sociedad Americana del Cáncer (American Cancer Society, ACS) convencieron a los reporteros para que ignoraran la conferencia de prensa de Gerson y que, en lugar de ello, asistieran a un cóctel donde se serviría comida y bebida gratis. El único reportero que prefirió escuchar la conferencia de Gerson fue el presentador de informativos Raymond Gram Swing, de la American Broadcasting Corporation. Durante la segunda guerra mundial, Swing había sido un famoso corresponsal de guerra que trabajaba con Edward R. Murrow. Asistió y tomó muchas notas en la conferencia de prensa del Senado para usarlas en su retransmisión de la cadena ABC de las 18.00 h (horario de la costa Este) del miércoles 3 de julio de 1946. Aquí tenemos lo que Raymond Gram transmitió entonces a EE.UU.:

Espero que mis valores sean los correctos si, en lugar de hablar esta noche sobre el acuerdo alcanzado sobre Trieste por el ministro de asuntos Exteriores en París; o de la crisis continuada del ministerio de asuntos Públicos en Washington; o la firma, por parte del presidente Truman, del proyecto de ley antimafia de Hobbs, hablo sobre una destacable vista celebrada ayer ante un subcomité del Senado en Washington sobre el cáncer y la necesidad de la investigación contra esta enfermedad en nuevos campos.

[...] Se ha presentado un proyecto de ley ante el Congreso; se trata del proyecto de ley Pepper-Neely, que quiere destinar cien millones de dólares a la investigación contra el cáncer con algo así como el celo y la grandeza que se dedicó a hacer pública la energía atómica, dejando el trabajo en manos de los científicos con unos recursos lo suficientemente generosos como para solucionar el problema.

Ya únicamente esto supondría un buen tema para una retransmisión, un simple ejemplo del uso que una gran democracia puede hacer de su inteligencia y su riqueza. Pero el asunto se ha convertido en especialmente apasionante por unos sucesos sin precedentes que se dieron ayer ante el subcomité que está llevando a cabo vistas relacionadas con este proyecto de ley y que preside el senador Pepper.

Invitó a un testigo, un científico refugiado que ahora reside en Nueva York, el doctor Max Gerson, y éste, llevó al estrado, en rápida sucesión, a cinco pacientes. Fueron elegidos para que representaran los cinco tipos prevalentes de cáncer, y en cada caso demostraron que el tratamiento Gerson había tenido lo que conservadoramente se llama «un efecto favorable sobre el curso de la enfermedad». Eso es, en sí mismo, destacable, pero lo es todavía más porque el tratamiento del doctor Gerson consiste, principalmente, en una dieta que ha desarrollado tras toda una vida de investigación y experimentación. Decir que el doctor Gerson ha estado curando el cáncer mediante un tratamiento dietético es médicamente inadmisible, ya que deben pasar cinco años sin recidivas antes de que se pueda permitir una afirmación tal. El doctor Gerson ha curado la tuberculosis y otras enfermedades con su dieta, pero en EE.UU. sólo ha estado trabajando en el cáncer durante cuatro años y medio [...]

Aun así, cualquier cosa que aporte, aunque sólo sea una posibilidad de tratar con éxito por lo menos algunos de los 400.000 casos de cáncer existentes en este país, es una noticia conmovedora, sin importar lo conservadoramente que se formule. No habría un proyecto de ley Pepper-

Neely para destinar cien millones de dólares a la investigación contra el cáncer si las investigaciones actuales ya estuvieran haciendo frente a este problema.

[...] He hablado acerca de esto cuidadosa y abstractamente, lo que resta importancia aparte de la sorpresa y el placer de la experiencia ayer en la vista del comité Pepper. Una cosa es hablar sobre química, dietas y vitaminas y de otros factores en la ciencia médica, y otra es ver, como se vio ayer en el comité, a una muchacha de diecisiete años que tenía un tumor inoperable en la base del cerebro y que la había paralizado. Ayer caminó sin ayuda hasta la silla de los testigos y habló con claridad de su caso y su tratamiento.

Había un hombre robusto que había sido sargento en el ejército. Había tenido un tumor maligno también en la base del cerebro que le habían extirpado, pero necesitaba un fuerte tratamiento de rayos X que no podía recibir debido al peligro que ello suponía para su cerebro. Ayer, mientras testificaba, era la viva imagen de la buena salud y, de forma muy natural, estaba orgulloso de su destacable recuperación.

Estaba allí una mujer que había padecido un cáncer de mama que se había metastatizado. Ayer se encontraba bien y testificó con aplomo y confianza.

Algunos casos que muestran tal mejora no pueden, por sí mismos, afectar a las perspectivas de la profesión médica, pero se trata de casos certificados, y no casuales, y como tales deben tenerse en cuenta. Y hay muchos casos más que podrían haberse citado.

Parecería que la tarea de la investigación médica debería consistir en abalanzarse sobre estos hechos y llevar cada caso esperanzador hacia una conclusión final...

Por tanto, los defensores del proyecto de ley Pepper-Neely pueden argumentar que, a no ser que sepamos cómo tratar exitosamente el cáncer, muchos millones de personas que viven ahora en este país están condenadas a morir debido a esta enfermedad. Cien millones de dólares es poco más que una cifra simbólica para EE.UU., para así evitar este azote de muerte, y pueden destinarse al enfoque dietético de Gerson como campo de investigación de lo más prometedor...

El doctor Gerson era una eminente, por no decir controvertida, figura en la Alemania anterior a Hitler. Estaba destinado a ser controvertido porque estaba retando a la práctica asentada en el tratamiento de la tuberculosis mediante la dieta. Fue ayudante de Foerster, el gran neurólogo de

Breslau, y durante años fue ayudante de Sauerbauch, uno de los grandes médicos del continente europeo. La dieta Sauerbauch-Gerson contra la tuberculosis cutánea es muy conocida en la medicina europea, y su explicación forma parte de la bibliografía médica aceptada. El doctor Gerson explicó al comité Pepper que llegó por primera vez a esta teoría dietética intentando curarse de unas migrañas. Más adelante trató a otros, entre ellos a un hombre que, además, padecía una tuberculosis cutánea. El doctor Gerson era una afamada autoridad en el campo de las dietas en Weimar (Alemania) y fue responsable de que al ejército alemán de su época se le proporcionaran alimentos deshidratados en lugar de en conserva.[2]

Respuesta pública frente a la retransmisión

Raymond Gram Swing prosiguió con sus retransmisiones en su cadena de radio y también aportó alguna información adicional. Después de acabar, la centralita telefónica empezó a colapsarse en la American Broadcasting Corporation en la ciudad de Nueva York. La gente llamaba de todo el país para conocer más acerca de la terapia Gerson; pero otras fuerzas comerciales y políticas más poderosas también lo habían escuchado.

Los directores ejecutivos de compañías farmacéuticas que fabricaban agentes citotóxicos para el tratamiento del cáncer (miembros de la PMA) amenazaron con cancelar todos los contratos de publicidad de sus fármacos sin receta, lo que supondría una pérdida para la ABC de decenas de millones de dólares. Al cabo de dos semanas de esa profética retransmisión por radio que informaba a la gente de una cura potencial del cáncer, y después de treinta años en el mismo puesto, Raymond Graham Swing fue despedido de su trabajo como locutor en la cadena ABC.

Quizás también quiera saber lo que sucedió con el proyecto de ley anticáncer de Pepper-Neely para el Senado, que constaba de 227 páginas (documento núm. 89471). Mediante los esfuerzos de las personas pertenecientes a grupos de presión que trabajaban junto con cuatro senadores, que además eran médicos, el proyecto de ley fue derrocado. Hoy en día, el documento núm. 89471 está almacenado en cajas y acu-

---

2. Citado en Dego, G.: *Doctor Max: The story of pioneering physician Max Gerson's acclaimed cancer therapy and his heroic struggle to change the way we look at health and healing*, Station Hill Press, Nueva York, 1997, pp. 513-516.

mula polvo en los archivos de la Oficina de Impresiones del gobierno de EE.UU.

Mientras tanto, como el proyecto de ley Pepper-Neely había quedado sepultado, el número de personas afectadas por el cáncer había ido aumentando por encima de lo que nadie podría haber previsto. Según el oncólogo, homeópata y especialista en medicina interna W. Douglas Brodie (médico y homeópata) de Reno (Nevada) en su libro *Cancer and common sense*, la incidencia anual del cáncer ha aumentado desde los 402.000 casos en 1946 hasta los 1,9 millones en 1996,[3] por tanto, durante medio siglo desde la derrota de la legislación anticáncer propuesta por el senador Pepper, la incidencia anual del cáncer entre la población estadounidense se ha más que cuadruplicado.[4] Todavía peor: el autor y periodista médico Michael Culbert señala incluso de forma más gráfica que justo después de las doce campanadas que nos hicieron entrar en el siglo XXI, cada cuarenta y cinco segundos, un ciudadano de EE.UU. está destinado a morir debido al cáncer. Esa cifra supone unos 1.900 estadounidenses por día.[5]

Los oncólogos que poseen información sobre la nutrición estiman que las dietas abundantes en frutas y hortalizas en lugar de grasas y proteínas de origen animal (junto con el ejercicio físico, un control más estricto del peso y evitar el tabaco) podrían reducir la incidencia del cáncer en hasta un 40 %. Este programa supondría casi cuatro millones menos de casos de tumores malignos al año a nivel mundial.

Por tanto, las mejoras en la dieta y en el estilo de vida entre los estadounidenses propuestas por el doctor Max Gerson hace más de cincuenta años serían especialmente eficaces como medio para prevenir la incidencia de los cuatro tipos de tumores amenazadores de la vida

---

3. Brodie, W. D.: *Cancer and common sense: Combining science and nature to control cancer*, Winning Publications, White Bear Lake (Minnesota), agosto de 1997, p. 46.

4. Rugo, H. S.: *«Cancer», Current Medical Diagnosis and Treatment 1997,* 36.ª ed., editada por L. M. Tierney, S. J. McPhee y M. A. Papadakis. Appleton and Lange, Stamford (Connecticut), 1997, p. 69.

5. Culbert, M.: *Medical Armageddon*, C and C Communications, San Diego (California), 1995.

más frecuentes en EE.UU. Según el ejemplar de la revista *Newsweek* del 30 de noviembre de 1998:[6]

1. *El cáncer de próstata* es responsable de un mínimo de 184.500 casos diagnosticados en 1999. Entre los hombres estadounidenses actuales, al 17 % se le diagnosticará un cáncer de próstata a lo largo de su vida; pero la mejora en la dieta, la nutrición y el estilo de vida general reduciría esa proporción a un 13,6 %.
2. El *cáncer de mama*, que nos afecta con un mínimo de 180.300 casos en 1999. Entre las mujeres estadounidenses actuales, a un 14 % se le diagnosticará cáncer de mama a lo largo de su vida; pero una dieta, una nutrición y un estilo de vida mejorados reducirían la proporción a un 7 %.
3. El *cáncer de pulmón* supone un mínimo de 171.500 casos en 1999. Entre todos los habitantes actuales de EE.UU., algo más del 7 % recibirá un diagnóstico de cáncer de pulmón en el transcurso de su vida. Las mejoras en la dieta, la nutrición y el estilo de vida general (especialmente la no exposición al humo del tabaco) reducirían esa proporción a un mero 0,35 %.
4. El *cáncer de colon/de recto* aparece como un mínimo de 95.600 casos diagnosticados en 1999. Entre la población de EE.UU., a un 6 % se le diagnosticará un cáncer de colon o de recto en el transcurso de su vida. Las mejoras en la dieta, la nutrición y el estilo de vida general reducirían esa proporción a un 1,5 %.

«A pesar de todos los avances en quimioterapia y cirugía –comentan los directivos del First Circle Medical, Inc. de Minneapolis (Minnesota), un importante fabricante de utensilios que provocan hipertermia para luchar contra los tumores malignos–, más de 1.800.000 pacientes en América del Norte, Europa y Japón con un cáncer metastatizado de pulmón, próstata, mama y melanoma fallecen cada año.»

A medida que profundice en la lectura de este libro, es probable que se cuestione tres cosas:

- ¿Por qué el Senado estadounidense no adoptó la medida presupuestaria contra el cáncer que se le presentó hace más de medio siglo?

---

6. Cowley, G. y Underwood, A.; Springen, K. y Davis, A. (1998): «Cancer and diet: Eating to beat the odds: what you need to know», *Newsweek*, 30 de noviembre de 1998, pp. 60-66.

- ¿No era lo suficientemente vital la prevención o el tratamiento del cáncer para los estadounidenses afectados por esta enfermedad?
- ¿Por qué no se solicitó a los oncólogos expertos que por lo menos pusieran a prueba la terapia Gerson cuando los Senadores tuvieron la oportunidad?

Por último, ¿conoce las siguientes estadísticas adicionales? Haciendo una media entre el número de residentes en EE.UU. que se vieron afectados por el cáncer en 1946 y los afectados este año, es probable que se hubiera podido evitar que 39.697.000 estadounidenses enfermaran debido a esta plaga o que se les hubiera salvado de la muerte a consecuencia del cáncer. La aplicación de la terapia Gerson podría haber logrado esta tarea que tanto valía la pena emprender. Puede seguir haciéndolo ahora.

Charlotte Gerson
Bonita, California
Morton Walker (médico podiátrico)
Stamford, Connecticut

Introducción

Mitchell Gaynor (doctor en medicina), jefe de oncología médica del Strang Cancer Prevention Center, en la ciudad de Nueva York, sabía mucho acerca del cáncer cuando finalizó su período de prácticas especializadas en esta enfermedad en el Cornell Medical Center, pero admite que sabía poco sobre la dieta, la nutrición y su importancia para prevenir y tratar las enfermedades degenerativas. El cáncer, que consiste en un grupo concreto de células corporales que sufren una división y multiplicación celular descontroladas, es el ejemplo definitivo de una enfermedad degenerativa que avanza.

El doctor Gaynor quedó estupefacto cuando asistió a la prestigiosa Rockefeller University en 1986 para una beca de investigación posdoctoral en biología molecular y se encontró a sus colegas oncólogos más versados hablando acerca de las cualidades inhibidoras del cáncer de las coles de Bruselas, la coliflor, la col y algunas otras hortalizas crucíferas ricas en una sustancia química llamada sulforafano. El sulforafano potencia la producción de enzimas corporales de fase II, que eliminan residuos peligrosos de procarcinógenos, que son los precursores causantes de cáncer capaces de dañar el ADN celular (*véase* el capítulo 3 para obtener más información).

Durante ese período en 1986, los investigadores que trabajaban en los laboratorios habían empezado a descubrir docenas de nuevas sustancias químicas en frutas y hortalizas comunes. En estudios *in vitro* y con animales, estos misteriosos compuestos mostraban una destacable capacidad para interrumpir la formación de tumores malignos y benignos. Hoy en día, nuestros conocimientos acerca de estas sustancias químicas de origen vegetal están en plena expansión; y a medida que los científicos aprenden más cosas acerca de la química de las plantas y de otros alimentos, están resultando cada vez más esperanzadores para evitar que la gente resulte afectada por tumores malignos. «Hemos visto el futuro –afirma el doctor Gaynor– y el futuro son los alimentos.»[7]

Aunque la importancia de consumir alimentos nutritivos, integrales y naturales para tener una buena salud y para curarnos fue originalmente desarrollada e impartida por el doctor Max Gerson hace unos sesenta años, hemos acabado encontrando la verdad de sus enseñanzas. Es una realidad que las mejoras en la dieta, la nutrición y el estilo de vida general son la tendencia del futuro para vencer a las enfermedades degenerativas de cualquier tipo.

El concepto nutricional subyacente del doctor Max Gerson

El programa terapéutico del doctor Gerson intenta regenerar un organismo enfermo y hacer que recupere su salud abasteciendo al paciente enfermo de nutrientes y adoptando otras medidas. Los nutrientes proceden de zumos frescos, además de alimentos vegetarianos ecológicos sólidos crudos y cocinados consumidos en cantidades generosas. Puesto que el concepto nutricional subyacente del doctor Max Gerson (demostrado mediante estudios clínicos citados en este texto) es que una deficiencia de oxígeno en la sangre favorece las enfermedades degenerativas, su tratamiento aporta, invariablemente, alrededor del doble de oxigenación a la circulación.

La terapia Gerson también estimula el metabolismo, elimina toxinas y mejora las funciones lentas de eliminación de sustancias de desecho por parte del hígado y los riñones del paciente. Por tanto, con cantidades generosas de una alimentación de gran calidad, incrementando la disponibilidad de oxígeno por parte del paciente, volviendo a vigorizar todo el organismo con un metabolismo con un buen funcionamiento y mejorando la detoxificación celular, se potencia la regeneración de un sistema inmunitario reprimido, una fisiología imperfecta, una mente revuelta y

---

7. Cowley, G. y Underwood, A.; Springen, K. y Davis, A. (1998): «Cancer and diet: Eating to beat the odds: what you need to know», *Newsweek*, 30 de noviembre de 1998, pp. 60-66.

un cerebro disfuncional y otros órganos esenciales para volver a alcanzar la homeostasis.

El programa de curación del doctor Gerson es beneficioso para superar prácticamente cualquier patología y es muy superior a la quimioterapia contra el cáncer. Estadísticamente, por ejemplo, la quimioterapia se enorgullece de un porcentaje de remisión medio del 12 % (7 % en el caso del cáncer de colon y el 1 % en el caso del cáncer pancreático) en aquellos pacientes a los que se les detectó su enfermedad en sus fases precoces o intermedias, pero la terapia Gerson ofrece una remisión media de hasta el 42 % en sus pacientes, que básicamente sufren cánceres terminales.

Además, el programa de nutrición de la terapia Gerson funciona permanentemente y de una forma más fiable que el resto de las terapias conocidas, incluidos la citotoxicología (quimioterapia), la inmunología, la farmacología, la radioterapia y otros procedimientos usuales proporcionados por la medicina alopática convencional, ya que el objetivo de la terapia Gerson es restablecer el buen funcionamiento de todos los órganos esenciales.

Sinopsis del programa nutricional de la terapia Gerson

Representada en su forma más pura mediante su componente dietético, la terapia Gerson recomienda un programa de consumo de alimentos pobres en grasa y en sal para de este modo proporcionar a las células del organismo nutrientes fáciles de asimilar para fortalecer las defensas inmunitarias naturales. Para prevenir o corregir la mayoría de las 1.500 enfermedades degenerativas conocidas, la terapia Gerson aporta una forma ideal de comer. En nuestra sociedad actual de alimentos procesados y envasados que suelen contener conservantes, aditivos, colorantes y a veces sustancias carcinógenas, y que nos vemos forzados a consumir debido a las masivas campañas publicitarias, la terapia Gerson presenta, hay que reconocerlo, un programa de alimentación que es difícil seguir. Aun así, si un enfermo quiere recuperarse de verdad, la adopción de la técnica terapéutica Gerson le asegura el restablecimiento del bienestar.

La dieta reside en el núcleo de la terapia Gerson, que incluye frutas y hortalizas frescas de cultivo ecológico y trece vasos de zumos recién exprimidos a diario tomados a intervalos de una hora. Las frutas y hortalizas frescas de cultivo ecológico proporcionan al paciente unos elevados niveles de minerales, enzimas, betacaroteno, vitaminas A y C y otros antioxidantes que eliminan los radicales libres, además de sustancias químicas de origen vegetal naturales que los científicos han descubierto que son verdaderos preventivos de las enfermedades degenerativas crónicas. Se recomienda que estos productos no contengan residuos de pesticidas ni de fungicidas.

La carne está prohibida. En el programa terapéutico Gerson, se suprime cualquier proteína de origen animal durante las primeras seis a doce semanas de tratamiento, y después de este período se consume en unas cantidades mínimas.[8]

La dieta está, en gran medida, libre de grasas, pero incluye cierta cantidad de yogur desnatado natural, requesón desnatado y sin sal y suero de leche batido si puede encontrarlo (si no, debe suprimirlo por yogur desnatado), además de aceite de linaza. Las investigaciones aportadas por la siete veces candidata al premio Nobel, la doctora Johanna Budwig, de Freudenstadt-Dietersweiler (Alemania), muestran que los ácidos grasos omega 3 del aceite de linaza acaban con las células cancerígenas humanas en cultivos tisulares sin destruir las células sanas presentes en el mismo cultivo.[9]

Antes de que el doctor Budwig publicara sus obras vanguardistas, el doctor Gerson, primero en Alemania, luego en Austria y, por último, en EE.UU., estaba aplicando los conocimientos sobre nutrición que había recogido sobre las grasas y los aceites a las enfermedades de sus pacientes. Hoy en día, el plan de menús de la terapia Gerson lo está utilizando la American Cancer Society (ACS). La mismísima ACS, que antaño había condenado al doctor Gerson y había puesto su dieta terapéutica en su lista negra. Además, el National Cancer Institute (NCI) y la American Heart Association (AHA) alientan el uso de una versión modificada de programa Gerson de alimentación.

Al considerar que el cáncer era una enfermedad sistémica (y no localizada), algo que era una noción errónea pero popular entre los profesionales de la salud en las décadas de 1930 y 1940, el doctor Gerson

8. Walters, R.: *Options: The alternative cancer therapy book*, Avery Publishing Group, Garden City Park, Nueva York, 1992, pp. 189, 190.

9. Budwig, J.: *Flax oil as a true aid against arthritis, heart infarction, cancer and other diseases*, Apple Publishing, Vancouver (Columbia Británica, Canadá), 1994.

hizo hincapié en el reajuste de toda la fisiología del paciente. Sus escritos indican que pretendía que la terapia revirtiera cualquier problema que respaldara el desarrollo de células malignas y que evitara otras patologías a aquellas células con un mal funcionamiento.

El componente detoxificador

Como elemento detoxificación del organismo, el doctor Gerson empleó enemas de café, que los pacientes se administraban varias veces al día. El enema de café, del que se habla en mayor detalle más adelante (*véanse* los capítulos 12 y 13), permite que los pacientes aquejados por el cáncer, y todos los que padecen enfermedades metabólicas amenazadoras para la vida, expulsen los productos tóxicos del metabolismo de las masas tumorales que se están eliminando rápidamente o los procedentes de las reacciones de curación de células anteriormente disfuncionales generados por los efectos de la terapia Gerson. De acuerdo con las observaciones del doctor Gerson, existe el riesgo, si los enemas de café no se administran junto con la dieta, los zumos y algunos suplementos, de que el paciente sucumba no al proceso de la enfermedad en sí, sino más bien como resultado de la incapacidad del hígado para detoxificar el organismo con la suficiente rapidez.

La cafeína administrada por vía rectal estimula la actividad del hígado, incrementa el flujo de bilis y abre los conductos biliares de modo que el hígado pueda eliminar los productos de desecho con más facilidad. Los enemas de café son excelentes como medicina preventiva además de como tratamiento. También aportan un destacable alivio del dolor.[10]

Como ayuda adicional para la detoxificación y como parte del componente terapéutico que implica la suplementación alimentaria, los procedimientos del doctor Gerson requieren el uso de algunos suplementos dietéticos administrados por vía oral cada día o cada dos días. Se usan el extracto de tiroides, el yoduro potásico, el extracto de hígado, las enzimas pancreáticos y la niacina (ácido nicotínico o vitamina B_3).

---

10. Moss, R. W.: *Cancer therapy: The independent consumer's guide to non-toxic treatment and prevention*, Equinox Press, Nueva York, 1992, p. 189.

Testimonio del doctor Max Gerson ante el senado de EE.UU.

En el prólogo hemos reimpreso el texto, sin modificaciones, retransmitido por Raymond Gram Swing en su programa de noticias de la American Broadcasting Corporation el miércoles 3 de julio de 1946, que describía la comparecencia, ese mismo día, de Max Gerson (doctor en medicina) ante el subcomité Pepper-Neely del Comité de Asuntos Exteriores del Senado de EE.UU. en Washington, D.C. En relación con la descripción de su tratamiento dietético contra el cáncer y contra otras enfermedades degenerativas, a continuación mostramos los fragmentos más importantes de lo que el doctor Gerson afirmó durante su testimonio:[11]

> Mi consulta y mi hogar se encuentran en el 815 de Park Avenue, ciudad de Nueva York. Soy miembro de la AMA, de la Asociación Médica del estado de Nueva York y de la Asociación Médica del condado de Nueva York.
>
> El tratamiento dietético, que durante tantos años se ha conocido con el nombre de «dieta Gerson», fue desarrollado al principio para aliviar mi grave problema de migrañas. Luego fue aplicado con éxito a pacientes con trastornos alérgicos como el asma, además de en casos de enfermedades del tracto intestinal y del aparato hepático-pancreático. Por casualidad, un paciente aquejado de lupus vulgaris (tuberculosis cutánea) se curó tras el uso de la dieta. Después de este éxito, el tratamiento dietético se usó en el resto de tipos de tuberculosis (ósea, renal, ocular, pulmonar, etcétera). También resultó muy beneficiosa en muchas otras enfermedades crónicas, como la artritis, las afecciones cardíacas, la sinusitis crónica, las úlceras crónicas (incluida la colitis), la presión sanguínea elevada, la psoriasis, la esclerosis múltiple, etcétera. Los resultados más sorprendentes se vieron en la curación de distintos tipos de enfermedades de la vesícula biliar y el hígado que no se habían podido curar, hasta el momento, mediante otros métodos.
>
> El gran número de enfermedades crónicas que respondieron al tratamiento dietético mostraron claramente que el cuerpo humano había

11. Gerson, M.: *Testimonio durante las vistas del proyecto de ley num. 1875 del Senado que fueron llevadas a cabo el 1, el 2 y el 3 de julio de 1946 por el senador Pepper (D-Florida) para el Subcomité Pepper-Neely del Comité de Asuntos Exteriores, el 79.º Congreso del Senado de EE.UU.*, 3 de julio de 1946.

perdido parte de su resistencia y de su poder de curación, ya que había abandonado el camino de la nutrición natural durante generaciones.

El daño fundamental comienza con el uso de fertilizantes artificiales para las hortalizas y las frutas, además de para los forrajes. Por tanto, la alimentación transformada desde el punto de vista químico en forma de alimentos de origen vegetal y de carne, que aumenta a lo largo de las generaciones, transforma a los órganos y las funciones del cuerpo humano en una dirección incorrecta.

Otro defecto básico consiste en el desaprovechamiento de los productos de desecho de las ciudades. En lugar de devolver el abono natural al suelo que nos da sus frutos, lo vertemos a los ríos, lo que acaba con la vida submarina. El ciclo natural se interrumpe y la humanidad tiene que sufrir enormemente por esta violación. La vida en los bosques y en las tierras salvajes debería enseñarnos la lección.

Pero podemos recuperar la capacidad de defensa y de curación perdidas si volvemos a aproximarnos en todo lo posible a las leyes de la naturaleza tal y como son creadas. Muy concentradas para tener una reacción veloz, están contenidas en el tratamiento dietético.

El primer paciente aquejado de cáncer (de los conductos biliares) fue tratado en 1928 con éxito. A continuación vinieron siete casos favorables de un total de doce, que siete años después permanecían libres de síntomas.

Mi experiencia me lleva a creer que el hígado es el centro del proceso de restablecimiento en aquellos pacientes que se recuperan sorprendentemente. Si el hígado está demasiado afectado, el tratamiento no podrá ser eficaz.

Consciente de la imperfección de esta, además de la de cualquier otra teoría, intentaré, no obstante, explicar los resultados finales de la dieta Gerson. Se condensa en tres componentes incomparables:

1. La eliminación de las toxinas y los venenos y la recuperación del grupo Na (sodio) «extracelular» desplazado relacionado con las toxinas, los venenos, el edema, la destrucción inflamatoria de los tejidos, los tumores y los órganos a los que no corresponde, al suero y los tejidos a los que pertenece: la vesícula biliar y los conductos biliares, el tejido conectivo, la glándula tiroides, la mucosa gástrica, la médula renal, los tumores, etcétera.
2. Recuperar el grupo K (potasio) intracelular perdido combinado con vitaminas, enzimas, fermentos, azúcar, etcétera en el interior de los

tejidos y los órganos a los que pertenece: el hígado, los músculos, el corazón, el cerebro, el córtex renal, etcétera. Basándose en esto, el yodo, que antes era ineficaz, permanece activo, añadido continuamente en cantidades renovadas.

3. Restaurar la diferenciación, el tono, la tensión, la oxidación, etcétera, mediante yodo activado allá donde antes aparecían tumores y metástasis con diferenciación, falta de tensión, oxidación y falta de resistencia y de poder de curación.

En 1991, dos décadas después de la declaración, llena de confianza, del presidente Richard M. Nixon del 23 de diciembre de 1971 sobre otra «guerra contra el cáncer» y la promesa de un remedio para 1976 (segundo centenario de EE.UU.), un grupo de sesenta médicos y científicos afamados puso de manifiesto su disgusto por los fracasos de la profesión médica en general y de los oncólogos en particular. Convocaron una rueda de prensa y realizaron la siguiente declaración: «El *establishment* del cáncer confunde al público con repetidas afirmaciones [falsas] de que le estamos ganando la guerra a esta enfermedad... Nuestra capacidad para tratar y curar la mayoría de los tipos de cáncer no ha mejorado considerablemente».

En lugar de ello, la mejor forma de corregir el problema del cáncer es mediante la aplicación de mejoras en la dieta, nutrientes, la completa detoxificación del organismo y la terapia nutricional general. Algunos de estos aspectos del tratamiento de las enfermedades degenerativas son lo que exponemos en nuestro siguiente capítulo.

Primera parte

CÓMO FUNCIONA LA TERAPIA GERSON

1

Cómo cura la nutrición

En 1992, en la facultad de Medicina de Fukushima, ubicada en la isla de Hokkaido, en el norte de Japón, el profesor de medicina Yoshihiko Hoshino (médico y doctor en medicina) supo que había desarrollado un cáncer de colon. Durante el transcurso de la intervención quirúrgica para eliminar el tumor, su cirujano oncólogo vio que el cáncer del doctor Hoshino ya se había metastatizado al hígado. Mientras estaba en la unidad de cuidados postoperatorios, el cirujano oncólogo, que era su amigo personal y antiguo compañero de clase, le recomendó que se sometiera a múltiples sesiones de quimioterapia.

El programa terapéutico Gerson para revertir enfermedades degenerativas agudas y crónicas como el cáncer, la diabetes, el ictus, la artritis y otras enfermedades amenazadoras para la vida es bien conocido y muy respetado en los países europeos y asiáticos industrializados. El profesor Hoshino se encontraba entre un número creciente de profesionales de la salud conocedor del renombrado libro *A cancer therapy: Results of fifty cases* del doctor Max Gerson (que había sido traducido al japonés) y de la eficacia médica de su programa de tratamiento.

Debido a los conocidos efectos colaterales adversos y al elevado porcentaje de fracasos en el caso del cáncer de colon/de recto (un 93 % de los pacientes fallecen tras recibir quimioterapia para tratar este tipo de tumores malignos) y a un pronóstico incluso peor en el caso de las metástasis hepáticas (un 97 % de los pacientes mueren tras recibir quimioterapia), este profesor de medicina rehusó tomar agentes citotóxicos. En lugar de ello, como poseía una de las copias de la ampliamente distribuida traducción al japonés del libro del doctor Gerson, el doctor

Hoshino siguió sus instrucciones y se dispuso a seguir por su cuenta la terapia Gerson.

Hoy en día, tras haber transcurrido un nada despreciable intervalo de tiempo de casi nueve años desde que diagnosticaron su cáncer al doctor Hoshino, él y su oncólogo han afirmado que el paciente «se curó» de su cáncer de colon y de las metástasis hepáticas. Aquí tenemos la carta que recibió Charlotte Gerson del profesor Yoshihiko Hoshino (médico y doctor en medicina):

> Como sabe, padecí un cáncer de colon y cáncer de hígado metastático en 1992 y me recuperé mediante la terapia Gerson. He escrito un libro presentando la terapia Gerson a los usuarios de los servicios médicos de Japón. Mi libro se publicó en agosto de 1998 y es el primero sobre la terapia Gerson escrito en Japón por un médico. Ha supuesto una gran sensación entre los japoneses, ya que gracias al programa Gerson, doce pacientes más afectados por el cáncer se curaron. Mi libro no sólo habla de mi recuperación, sino que también incluye las historias de doce japoneses que ya no están afectados por esta enfermedad.

La curación a través de una poderosa terapia nutricional

Al aplicar las técnicas para la curación, todos los profesionales de la salud reconocen una verdad común: sólo existe una ciencia de la inmunología humana que posee unas leyes bioquímicas específicas. En la profesión médica, no obstante, dos facciones o principios opuestos de la práctica luchan entre sí. La medicina ortodoxa orientada hacia la enfermedad y la medicina holística orientada hacia el paciente concuerdan únicamente en las realidades de la bioquímica y la inmunología, pero casi en nada más.

La *práctica médica orientada a la enfermedad* dirige sus esfuerzos a dar con las fórmulas generalizadas para tratar a tipos o clases de personas con unos síntomas similares. La clasificación de los pacientes en grupos o categorías es indispensable para hallar un tratamiento. Para descubrir la terapia que funcione mejor suelen realizarse experimentos clínicos ciegos simples o doble ciegos controlados mediante placebos. Sea lo que sea lo que falla en la fisiología de un paciente, los intentos médicos alopáticos (que usan fármacos) intentan corregir el problema de salud con fármacos, quimioterapia, cirugía, inmunoterapia, radioterapia u otras formas de alta tecnología permitidas por las agencias del medicamento. La medicina orientada a la enfermedad es un sistema que usa principalmente fármacos en un intento por provocar efectos en el organismo que se opondrán directamente y, por tanto, aliviarán los síntomas de la enfermedad. Aplicar quimioterapia para tratar el cáncer es el ejemplo perfecto de la práctica de la medicina orientada a la enfermedad.[12]

La *práctica médica orientada al paciente* desarrolla sus métodos de curación buscando todo lo posible para optimizar la buena salud de determinada persona. Un enfoque como éste, también definido como «medicina funcional» por el educador profesional en ciencias de la salud Jeffrey Bland (doctor) de Gig Harbour (Washington), exige decisiones basadas en valoraciones realizadas por médicos holísticos, quiroprácticos, homeópatas, naturópatas, acupuntores, *algunos* enfermeros, nutricionistas y otros tipos de profesionales. También requiere la participación personal y firme por parte de los propios pacientes. El médico dedica frecuentemente tiempo tanto a la educación del paciente como a la administración del tratamiento. Incluso aunque el paciente sólo padezca síntomas subclínicos, tal y como manifestarían las pruebas de laboratorio con unos resultados irregulares, en la medicina centrada en el paciente se llevan a cabo esfuerzos para conseguir tres respuestas fisiológicas específicas:

1. Equilibrar la bioquímica de la persona.
2. Mejorar el funcionamiento de un sistema inmunológico suprimido.
3. Corregir el mal funcionamiento de los órganos esenciales.

Recetar el remedio homeopático correcto es un ejemplo perfecto de la práctica de la medicina centrada en el paciente.[13]

La terapia Gerson es otro ejemplo de cómo uno puede poner en práctica la medicina centrada en el paciente. Es la mejor para el cuidado de la salud a modo de autoayuda, especialmente para la reversión de enfermedades degenerativas realmente graves. La terapia Gerson usa fundamentalmente la nutrición para conseguir los tres componentes de la medicina holística, la biológica y la orientada hacia el paciente. Es el no va más en la curación natural y resulta un poderoso antídoto contra el enormemente antinatural estilo de vida que prevalece en todas las sociedades industrializadas actuales.

---

12. Baker, S. M.: *Detoxification and healing: The key to optimal health,* Keats Publishing, New Canaan (Connecticut), 1997, p. 157

13. *Ibid.*, p. 158

En las siguientes secciones de este capítulo aportamos una discusión general sobre los cambios patológicos en el interior de los tejidos y las células normalmente presentes en los casos de cáncer. Y la descripción de tales alteraciones con respecto a la fisiología normal nos permitirá obtener conocimientos sobre las anomalías presentes en algunas de las otras enfermedades degenerativas.

Desde la primera vez que la introdujo alrededor de 1926, no ha habido lugar en la medicina alopática para la poderosa terapia nutricional curativa del doctor Max Gerson. Por ejemplo, entre los cuatro votos decisivos de los legisladores para derrotar la propuesta de ley anticáncer núm. 1875 de Pepper-Neely del Senado de EE.UU. de 1946, los que votaron en contra eran cuatro médicos que se habían convertido en senadores. En esa época, tratar a la gente con una dieta para eliminar las enfermedades degenerativas era, simplemente, algo demasiado simple. Hacerlo acababa con buena parte del poder que conllevaba la toma de decisiones para la profesión médica. Como consecuencia de ello, esos cuatro médicos que eran senadores de EE.UU. en esa época votaron borrar del mapa el proyecto de ley del senador Claude Pepper. Por tanto, los pacientes aquejados de cáncer tanto en aquella época como después se convirtieron en víctimas del voto con cortedad de miras en pro de unos intereses especiales.

El doctor Gerson perseveró y siguió salvando de la muerte a los enfermos que le consultaban. Ahora, más de cincuenta años después del fallecimiento de este pionero, su hija y el Gerson Institute prosiguen con su tarea de educar al público.

La terapia Gerson es, de facto, reconocida por el gobierno de EE.UU., por ejemplo

Tal y como hemos aludido en la introducción, el campo más revolucionario e innovador de la investigación médica contra las enfermedades degenerativas es el de la quimioprevención: el uso de micro o macronutrientes, sustancias de origen vegetal, nutricéuticos y otros componentes orgánicos que suelen encontrarse en los alimentos que pueden prevenir, detener o retrasar el proceso de la enfermedad. Hacia principios de 1995, el National Cancer Institute estaba llevando a cabo cuarenta experimentos nuevos o que estaban en curso en el área de la nutrición que implicaba a enzimas, la fibra alimentaria, las grasas, los micronutrientes, las vitaminas y las sustancias químicas de origen vegetal.

En 1999, los cuarenta resúmenes que compendiaban esas investigaciones de 1995 sobre el cáncer y la nutrición ya habían sido completados y enviados a la Asociación Americana para la Investigación Contra el Cáncer del gobierno de EE.UU. Estas investigaciones están proporcionando actualmente información crítica sobre las sustancias que es necesario añadir o eliminar de la dieta humana para combatir el cáncer. Probablemente no se sorprenda de que casi todos los componentes de la terapia Gerson desempeñen papeles importantes entre estas sustancias de origen vegetal. Mediante la adopción de estas medidas, la terapia Gerson se considera, en efecto, un tratamiento viable contra el cáncer y la mayoría de las enfermedades degenerativas. Es un reconocimiento, de facto, por parte de EE.UU., pero sin una autoridad legal y, literalmente, no oficial. Aun así, los componentes de la terapia Gerson son muy evidentes y se usan para salvar vidas. Incluso constituyen la base de asesorías llevadas a cabo por entidades con fines lucrativos de la industria del cáncer, como la American Cancer Society, el National Cancer Institute, la Sloan-Kettering Cancer Clinic y muchas compañías farmacéuticas que fusionan a fabricantes de nutrientes en sus estructuras corporativas.

Como parte del prólogo afirmamos que en EE.UU., cada año, un mínimo de 1,9 millones de personas reciben un diagnóstico de algún tipo de tumor maligno (excepto el cáncer de piel y el cáncer in situ de cuello de útero); y citamos a W. Douglas Brodie (médico y homeópata) oncólogo holístico, doctor de medicina interna y médico homeopático de Reno (Nevada), que afirma que por lo menos 700.000 estadounidenses fallecen cada año debido al cáncer.

Casi todos los profesionales sanitarios y la mayoría de los usuarios de servicios médicos saben ahora que la causa de más del 70 % de los tumores malignos está, de algún modo, relacionada con lo que comemos. La comida desnaturalizada es, de hecho, una importante fuente del cáncer de mama y del colon/recto, además del de pulmón en los no fumadores. Cada año se reúnen más pruebas médicas y científicas que revelan que lo que consumimos como alimento tiene una destacada influencia a la hora de desarrollar un cáncer y si se puede superar una vez que surjan los síntomas de la enfermedad maligna.[14]

---

14. Diamond, W. J.; Cowden, W. Lee y Goldberg, B.: *Alternative medicine definitive guide to cancer,* Future Medicine Publishing, Inc., Tiburon (California), 1997, p. 518, 519.

Éste es un campo emocionante en la investigación científica que la comunidad médica convencional está empezando a estudiar de forma seria. Aun así, probablemente adelantado medio siglo a su tiempo, durante una activa vida profesional que se extendió a lo largo de cuarenta años, desde 1919 en Bielefeld (Alemania) hasta 1959 en la ciudad de Nueva York, un modesto médico desarrolló las respuestas en forma de alimentos y nutrición contra el cáncer y otras enfermedades degenerativas. Max Gerson (doctor en medicina) fue, no obstante, despiadadamente vilipendiado, acosado y perseguido en EE.UU. por la AMA, y especialmente por el editor de su revista, Morris Fishbein (doctor en medicina) y sus cohortes de médicos-políticos.[15]

Tras una demostración con pacientes en 1946 ante un comité del Senado de EE.UU. que recibió la atención de medios de comunicación nacionales, el doctor Gerson fue atacado en las páginas del *Journal of the American Medical Association* (*JAMA*). Las razones del ataque estaban relacionadas con las políticas médicas internas prevalentes, así como con las distintas políticas económicas puestas en vigor por el político de la AMA, editor del *JAMA* y médico no practicante Morris Fishbein (doctor en medicina).

¿Por qué le ha llevado tanto tiempo a la medicina alopática organizada apreciar la relación entre la dieta y el cáncer?

¿Por qué han sido denigrados y estigmatizados los pioneros de la oncología como el doctor Gerson cuando han intentado usar la nutrición como herramienta terapéutica?

Por lo menos, para la primera de estas perspicaces preguntas, los autores de este libro pueden adivinar cuatro respuestas prácticas:

1. En EE.UU., los avances en la tecnología médica mantienen un liderazgo perjudicial sobre cualquier otro tipo de tratamiento. Como nación, hemos tendido a centrarnos en la tecnología para luchar contra el cáncer y otros problemas de salud. Consumir hortalizas, tal y como recomienda el doctor Gerson, apenas utiliza tecnología.
2. La industria farmacéutica estadounidense determina la forma en que se permite practicar la medicina no sólo en EE.UU., sino tam-

15. Dollinger, M.; Rosenbaum, E. H. y Gable G.: *Everyone's guide to cancer therapy: How cancer is diagnosed, treated, and managed day to day*, 3.ª ed. Andrews McMeel Publishing, Kansas City (Missouri), 1997, pp. 6-7.

bién en todo el mundo. Si una sustancia o un método terapéuticos no se pueden patentar (sin poderse obtener beneficios de un fármaco sintetizado), suelen ignorarse, oponerse a ellos y eliminarse. Ninguna compañía médica orientada a los beneficios se mostrará dispuesta a invertir tiempo de investigación y dinero para promoverlos.

3. Admitir que existe una importante relación entre lo que comemos y estar afectados por el cáncer o algunas otras enfermedades apunta con un dedo dirigido a dos grupos: (a) los procesadores de alimentos que nos venden productos sintéticos que no nos nutren bien o comida no natural envasada y (b) nosotros mismos como fuente de nuestra propia enfermedad. Aunque puede que reconozcamos la verdad de esta condena, se trata, en realidad, y no obstante, de una carga mental molesta.[16]
4. La mayoría de los médicos han recibido una formación muy pobre en ciencias de la nutrición. Aquellos médicos que usan actualmente la nutrición como tratamiento son, básicamente, autodidactas.

Los doctores Gerson de este mundo no han tenido un lugar reservado: hasta ahora. Hoy en día, los tiempos médicos están cambiando notablemente para los doctores: no sólo económica sino también nutricionalmente. Los más conscientes de ello han considerado necesario dirigirse a la terapia nutricional prácticamente como último recurso contra el cáncer, la artritis, los trastornos del corazón y los vasos sanguíneos, la diabetes, el ictus y otras formas discapacitantes de enfermedades degenerativas. ¿Por qué? Sencillamente porque demasiados de sus pacientes no mejoran nunca con los medios de la medicina alopática y la oncología estándar practicadas convencionalmente. Gradualmente, los médicos comienzan a fijarse en las verdaderas causas de las enfermedades debilitantes como el cáncer y están decidiendo que han estado, durante demasiado tiempo, tratando los síntomas y no las fuentes subyacentes de la enfermedad, que no comprendían.

---

16. *Op. cit.*, *An alternative medicine definitive guide to cancer.*

Las distintas formas de los tumores cancerosos

De los ciento cincuenta tipos distintos de tumores cancerosos, en la oncología (el estudio y la práctica del tratamiento de los tumores) se reconocen convencionalmente cinco tipos principales. Se clasifican de acuerdo con los tejidos que muestran un crecimiento celular anormalmente desarrollado y excesivo. Las clasificaciones enumeradas a continuación se han tomado del libro *An alternative medicine definitive guide to cancer*, escrito por W. John Diamond (doctor en medicina), director del Triad Medical Center de Reno (Nevada) y por W. Lee Cowden (médico cardiólogo), asesor del Instituto de Medicina Conservadora de Richardson (Texas), con la contribución de Burton Goldberg, editor de Future Medicine Publishing, Inc.

Los *carcinomas* se forman en las células epiteliales que recubren la piel, la boca, la nariz, la garganta, las vías pulmonares aéreas y el tracto genitourinario y gastrointestinal o que reviste a glándulas como la mamaria o la tiroidea. Los tumores sólidos que invaden el pulmón, la mama, la próstata, la piel, el estómago y el colon/recto son etiquetados como carcinomas.

Los *sarcomas* se desarrollan en los huesos y los tejidos conectivos y de sostén blandos que rodean a los órganos y los tejidos, como el cartílago, los músculos, los tendones, la grasa y los revestimientos de los pulmones, el abdomen, el corazón, el sistema nervioso central y los vasos sanguíneos.

Las *leucemias* evolucionan en la sangre y la médula ósea. Los glóbulos blancos anormales producidos en estos tejidos se trasladan por el torrente sanguíneo y afectan al bazo y a otros tejidos. No forman tumores sólidos, sino que se consideran discrasias (desequilibrios) sanguíneas.

Los *linfomas* son tumores malignos de las glándulas linfáticas compuestas por glóbulos blancos (linfocitos) anormales que se reúnen en el cuello, la ingle, las axilas, el bazo, el centro del tórax y alrededor de los intestinos en forma de tumores sólidos. Dos de los tipos de linfomas más prevalentes que suelen afectar con mayor frecuencia son el linfoma de no Hodgkin y la enfermedad de Hodgkin.

Los *mielomas*, aunque raros, surgen en las células plasmáticas productoras de anticuerpos o en las células hematopoyéticas (productoras de células sanguíneas) de la médula ósea.

Las células cancerosas son esencialmente parásitas e inmortales. No logran desarrollar unas funciones especializadas, forjan su propia red de vasos sanguíneos para desviar los nutrientes de las células normales y crecer hasta un grado de anormalidad tal que matan a su hospedador. Las células cancerosas no están encapsuladas por fibras y, por tanto, pueden invadir las células normales adyacentes. Si no las invaden, se considera que el tumor está *localizado*, y si se diseminan hacia otras partes del organismo se dice que el tumor ha *metastatizado*.

Por qué surgen el cáncer y otras degeneraciones en el organismo

En 1958, Max Gerson fue el primer facultativo que afirmó que el cáncer estaba causado por múltiples factores interdependientes. Había identificado varios de estos factores durante su carrera de cuarenta y un años como médico. Ahora, cuarenta y nueve años después, la lista original aportada por el doctor Gerson ha aumentado. Las sustancias contaminantes medioambientales han liberado en el aire, la tierra y el agua innumerables agentes causantes de cáncer (suponen, por lo menos, 52.000 sustancias), creando así nuevas formas de suprimir la inmunidad de las personas e inhibir las enzimas necesarios para nuestros procesos vitales. Hoy en día existen un mínimo de cuarenta y nueve factores estresantes que contribuyen al deterioro físico, mental y emocional agudo o crónico (*véase* la tabla 1-1 en las páginas 46-47).

Aunque el doctor Gerson fue el primero en identificar algunos de estos factores estresantes, sus conocimientos han sido constantemente ignorados por los oncólogos convencionales. Los pacientes que están a su cargo sufren inevitablemente como resultado de ello. Se han usado tratamientos alopáticos incorrectos contra el cáncer durante casi medio siglo para atacar a los tumores sin corregir las causas subyacentes que estimulan su desarrollo.

Los múltiples «impactos» de los precursores carcinógenos

Aunque existe el potencial de cuarenta y nueve (o más) precursores causantes de cáncer, si una persona evita ser «golpeada» por la mayoría de ellos es probable que no desarrolle un cáncer sintomático en toda su vida. No obstante, como uno de cada tres (casi uno de cada dos) norteamericanos o europeos acaban viéndose afectados por el cáncer, existen muchas probabilidades de que algún tipo de tumor maligno le afecte a usted o a un ser querido.

De acuerdo con la *teoría de los múltiples impactos*, todos los cánceres surgen a partir de por lo menos dos cambios o «impactos» en los genes celulares. Estos impactos dobles se acumulan e interactúan con el tiempo. Eventualmente se alcanza un punto de inflexión (la proverbial «gota que colmó el vaso») y se inicia el crecimiento canceroso. Los impactos probablemente procederán de uno de los precursores carcinogénicos citados en la tabla 1-1.

Lo más crítico son el número y el tipo de impactos carcinógenos, su frecuencia y su intensidad. Algunos de los impactos carcinogénicos son «iniciadores» del cáncer, mientras que otros son «promotores» del mismo.[17]

TABLA 1-1

Tomada de la literatura médica, científica y medioambiental, además de nuestras experiencias diarias, aquí tenemos el listado de los autores de cuarenta y nueve factores predisponentes, incesantes y contribuyentes como una o más fuentes de cáncer que afectan a los sistemas enzimático, hormonal, inmunológico y otros sistemas defensivos del organismo humano, cada vez más debilitados.

1. Los rayos cósmicos atmosféricos y los rayos X
2. Los rayos ultravioleta del sol
3. La exposición crónica a campos electromagnéticos
4. El estrés geopático
5. El síndrome del edificio enfermo
6. Las radiaciones ionizantes
7. La radiación de microondas
8. La radiación electromagnética no ionizante de los electrodomésticos
9. Los cables eléctricos de alta tensión
10. La radiación nuclear
11. Los residuos de herbicidas/pesticidas
12. Las toxinas industriales
13. Beber o bañarse en aguas contaminadas
14. Beber o bañarse en agua clorada

17 *Op. cit., An alternative medicine definitive guide to cancer.*

15. Beber o bañarse en agua fluorada
16. El tabaco y el tabaquismo
17. Las terapias hormonales
18. Fármacos inmunosupresores
19. El consumo de alimentos irradiados
20. La ingesta de aditivos alimentarios
21. La toxicidad debida al mercurio procedente de cualquier fuente
22. Síndrome del metal tóxico
23. Empastes dentales de amalgama
24. Canales en las raíces dentales
25. Las cavitaciones dentales (espacios en el maxilar dejados por una mala extracción dentaria)
26. Los metales dentales de todo tipo
27. El consumo constante de drogas
28. El consumo constante de fármacos con receta
29. El consumo constante de fármacos sin receta
30. Los campos de interferencia con los nervios
31. Las deficiencias dietéticas o nutricionales
32. El consumo de «sustancias no alimentarias» sintéticas
33. El estrés físico o mental crónico
34. Las emociones negativas destructivas
35. La actividad tiroidea deprimida
36. La toxicidad intestinal o la incapacidad digestiva
37. Los parásitos
38. Los virus
39. Las infecciones bacterianas
40. Las infecciones fúngicas
41. Las vías de detoxificación bloqueadas
42. Las patologías debidas a los radicales libres
43. La deficiencia de oxígeno celular
44. Un terreno celular adverso
45. Los oncogenes (genes celulares que transforman a las células normales en cancerosas)
46. La predisposición genética
47. Los miasmas (residuos de energía de enfermedades anteriores)
48. Los irritantes físicos (por ejemplo el amianto)
49. El consumo de alcohol

Cualquiera de los precursores carcinogénicos (frecuentemente llamados *procarcinógenos* por los oncólogos) puede ser un iniciador o promotor de un tumor. Los cambos potencialmente cancerosos empiezan en el ADN (ácido desoxirribonucleico) dañado de una célula tras el segundo impacto procarcinógeno devastador. El crecimiento descontrolado en una célula dañada sucede al poco tiempo y progresa hasta convertirse en una lesión maligna eventualmente detectable con una masa o tumor que puede invadir otros tejidos.

En el primer paso hacia el desarrollo del cáncer (la *iniciación*), el impacto procarcinógeno puede dar lugar a grandes números de agentes tóxicos conocidos como *radicales libres*, que implantan un proceso patológico que daña al ADN de las células cuando el hígado inicia una reacción enzimática conocida con el nombre de *fase uno*. Esta reacción provoca que el procarcinógeno se convierta en un carcinógeno en pleno apogeo. Además, el hígado produce enzimas de la *fase dos* para eliminar el peligroso residuo que las enzimas de la fase uno dejan atrás. El hígado desempeña un papel vital en el proceso de desarrollo del cáncer, al iniciar y neutralizar simultáneamente la carcinogénesis.

En el segundo paso hacia la formación del cáncer (la *promoción*), puede que la neutralización por parte del hígado no sea la adecuada y que una célula dañada altere su patrón de mitosis (división celular normal). Empieza a dividirse de forma exagerada. En ese momento, el sistema inmunológico comienza a funcionar, reconociendo a estas células como extrañas y destruyéndolas. No obstante, si falla, la célula dañada puede desarrollarse hasta constituir una lesión tumoral.

En el tercer paso hacia la formación de un cáncer plenamente desarrollado (la *progresión*), el tumor intenta forjar un suministro de sangre para así poder nutrirse. Entonces puede producirse la invasión tumoral de los tejidos adyacentes. Los grupos de células cancerosas tienden a liberar ciertos factores de crecimiento esenciales que promueven este desarrollo (llamado *angiogénesis*) de nuevos vasos sanguíneos, de forma que pueda producirse la invasión cancerosa de los tejidos circundantes.[18]

18. Cowley, G.; Underwood, A.; Springen, K. y Davis, A. (1998): «Cancer and diet: Eating to beat the odds: what you need to know», *Newsweek*, 30 de noviembre de 1998, pp. 60-66.

TABLA 1-2

Problemas de salud tratados con éxito con la terapia Gerson

1. Acné	2. Gota
3. Adicciones	4. Hemorroides
5. Alergias	6. Hepatitis
7. Anemias	8. Herpes genital
9. Artritis	10. Herpes zóster
11. Asma	12. Hiperactividad
13. Cánceres y leucemias	14. Hipertensión
15. Candidiasis	16. Hipoglucemia/hiperglucemia
17. Cirrosis hepática	18. Histoplasmosis ocular
19. Colitis ulcerosa	20. Ictus
21. Deficiencia inmunitaria	22. Infertilidad
23. Degeneración macular	24. Lupus eritematoso
25. Depresión/ataques de pánico	26. Migraña
27. Diabetes	28. Mononucleosis
29. Endometriosis	30. Obesidad
31. Enfermedad de Crohn	32. Osteomielitis
33. Enfermedad de Lyme	34. Osteoporosis
35. Enfermedades cardíacas y arteriales	36. Parásitos intestinales
37. Enfermedades renales	38. Psoriasis
39. Enfisema	40. Sensibilidades químicas
41. Epilepsia	42. Sida
43. Esclerosis múltiple	44. Síndrome de la fatiga crónica
45. Espondilitis anquilosante	46. Síndrome o enfermedad de Cushing
47. Estreñimiento	48. Síndrome premenstrual
49. Fibromialgia	50. Tuberculosis
51. Flebitis	52. Tumores fibroides

La terapia dietética Gerson para cincuenta y dos enfermedades

Cada uno de los factores enumerados en la tabla 1-1 y que pueden contribuir a la aparición del cáncer o de otras enfermedades debilitantes agudas y crónicas pueden prevenirse o curarse con éxito mediante una intervención dietética. Ciertos alimentos combaten el cáncer y otras enfermedades degenerativas o provocan su reversión fisiológica. Cada componente alimentario incorporado a la terapia Gerson es eficaz contra una gran variedad de problemas patológicos físicos y mentales.

Hasta la fecha, casi diez mil pacientes se han beneficiado del tratamiento dietético Gerson. Muchas de estas historias de éxito se describen en el boletín informativo del Gerson Institute, el *Gerson Healing Newslwetter*. La tabla 1-2 nos aporta una muestra de los numerosos problemas contra los que la terapia Gerson ha demostrado su eficacia permanente y comprobada.

2

Una breve biografía del doctor Max Gerson

Max Gerson nació en Wongrowitz (Alemania) el 18 de octubre de 1881. Fue el tercer hijo y segundo chico de una familia judía alemana con nueve hijos sanos. Desde una temprana edad mostró una mentalidad curiosa. Por ejemplo, cuando Max tenía seis años, se preguntó qué sucedería si reemplazaba los fertilizantes en los parterres del jardín de su madre y, por tanto, llevó a cabo diversos experimentos. Los burdos intentos del muchacho por alterar el suelo dieron, normalmente, como resultado la muerte de las flores, por lo que, como es natural, la madre de Max dio rápidamente por finalizada su curiosidad por modificar la nutrición obtenida por sus plantas a través de la tierra.

Cuando el joven Max estaba a punto de finalizar sus estudios de secundaria (en alemán se llaman *Gymnasium*), tuvo que superar, como todos los alumnos, un examen escrito de matemáticas. La prueba de Max incluía un problema de matemáticas de un tipo que no recordaba haber visto. Aun así, decidió obtener una ecuación y encontrar una respuesta a este difícil problema. Su maestro, que nunca había visto una solución tan intrincada, no pudo valorar si era correcta o incorrecta. Para determinarlo, fue necesario enviar el examen del muchacho a un famoso profesor de matemáticas que impartía clases en la Universidad de Berlín. La respuesta fue que Max había dado con una solución completamente nueva y original, que había en él un genio matemático y que el joven debía, sin duda, estudiar matemáticas.

Tras graduarse de sus estudios en el *Gymnasium*, en una reunión familiar sus progenitores y hermanos decidieron el futuro de Max. Como no había ningún profesor judío de matemáticas en toda Alemania, se decidió que si Max estudiaba matemáticas no pasaría de ser más que un simple profesor de secundaria de esta asignatura. Todos (incluido el propio Max) coincidieron en que, en lugar de ello, debía estudiar medicina.

La formación de un sanador

Max Gerson asistió a las universidades de Breslau, Würzburg, Berlín y Friburgo para estudiar medicina. En 1907 finalizó sus prácticas en Hoechst (Meno) y posteriormente trabajó como ayudante del profesor Albert Frankel (doctor en medicina) en Berlín. Desde 1909 hasta el inicio de la primera guerra mundial trabajó en Berlín, en el hospital Friedrichshain, con los profesores Konig y Borottau y, durante un breve período, en la clínica pediátrica con el profesor Minkowsky. Como capitán del cuerpo médico del ejército alemán, el doctor Gerson fue un íntimo colaborador, durante casi media década, del eminente neurocirujano Ottfried Foerster (doctor en medicina). En 1928, diez años después de abrir su propia consulta en Bielefeld en 1919, el doctor Gerson trató a tres enfermos desahuciados que padecían cáncer. Uno de ellos estaba pereciendo debido a un cáncer de estómago que no se podía intervenir. Incluso sorprendiendo al propio inventor de la dieta, los tres se recuperaron y explicaron a muchos otros pacientes aquejados de cáncer que se disponía de un tratamiento eficaz. Aun así, como el doctor Gerson reconocía que algunos pacientes con enfermedades degenerativas se curarían y otros no, tuvo cuidado con respecto a quién administraba la terapia Gerson durante los diez años siguientes.

En 1933, escapando de su captura y encarcelamiento en un campo de concentración nazi debido a que era judío, el doctor Gerson se desplazó con su familia a Viena (Austria), donde acabó de redactar su libro sobre la tuberculosis. En 1938 pudo emigrar con su familia a la ciudad de Nueva York. Superó los exámenes de la junta de exámenes médicos de Nueva York y abrió una consulta médica en Park Avenue. Siguió desarrollando su terapia para tener éxito con todo tipo de problemas graves de salud, especialmente el cáncer. Trató a cientos de pacientes desahuciados tras ser sometidos a intervenciones quirúrgicas y a radioterapia (la quimioterapia todavía no se había inventado). Tras estos años de estudio e investigación, la terapia Gerson consiguió un porcentaje de curación de hasta el 50 % en personas verdaderamente enfermas con incluso casos muy avanzados de cáncer. (Después de la introducción de la quimioterapia en oncología, el porcentaje de éxito de las curaciones naturales de los pacientes del doctor Gerson tratados con su terapia se redujo.)

En 1946, el doctor Gerson se convirtió en el primer médico que presentó a enfermos de cáncer que habían sanado ante un comité del Senado de EE.UU., bajo el patrocinio del senador Claude Pepper, que estaba celebrando vistas referentes a un proyecto de ley para hallar medios para curar y prevenir el cáncer. Los miembros pertenecientes al grupo de presión de la American Medical Association, que apoyaban la cirugía, la radioterapia y la quimioterapia, estaban muy bien financiados y provocaron la derrota del proyecto de ley del Senado por cuatro votos. Si se hubiera aprobado, este proyecto de ley del Senado habría respaldado una extensa investigación de la terapia Gerson y podría haber ampliado esta cura para el cáncer en 1946.

El médico que se cura a sí mismo, los primeros descubrimientos de Gerson

Mientras era estudiante universitario, Max Gerson estuvo afectado por un grave problema de salud: sufría terribles migrañas que le aquejaron durante todos sus años en la facultad.

Cuando Max ya era residente médico, estos dolores de cabeza eran tan discapacitantes y frecuentes que a veces permanecía tres días por semana en una habitación a oscuras, con náuseas, vómitos, sensibilidad ocular y un dolor en un lado de la cabeza que le hacía sentir como si su cráneo se fuera a dividir en dos. Pidió consejo a sus profesores de medicina simplemente para saber que no podían ayudarle en modo alguno. En su lugar le aconsejaron «que aprendiera a vivir con ello». El joven médico sintió que no podía aceptar un sufrimiento tal y que tendría que encontrar una respuesta por sí mismo.

Max se embarcó en una búsqueda. Había leído muchos libros y artículos médicos y había consultado a muchas autoridades, pero no halló orientación. Finalmente, en una revista médica italiana, encontró un informe de un caso sobre una mujer que había padecido migrañas y que encontró alivio modificando su dieta. No se aportaban detalles, pero para el doctor Gerson la idea tenía sentido. Los graves espasmos con náuseas y vómitos que le afectaban, concluyó el joven médico, podrían muy bien deberse a algunos alimentos que era incapaz de digerir. Ahora debía descubrir de qué alimentos se trataba.

Su primer pensamiento fue que todos los bebés pueden digerir la leche de vaca y que su organismo también podría hacerlo. Por tanto, no tomó nada más que leche durante los siguientes diez días. Sus migrañas, no obstante, no mejoraron: no hubo cambios de ningún tipo. Luego advirtió que los animales nunca beben leche una vez se han destetado. Además, la estructura física del hombre es similar a la de los animales vegetarianos. Como era cierto, el pensamiento de Max fue que la gente con problemas de salud probablemente debía consumir sólo fruta, hortalizas y cereales.

Lo intentó con una dieta consistente únicamente en manzanas (crudas y al horno, salsa de manzana, zumo de manzana, compota de manzana) y se encontró bien, sin migrañas. A partir de ahí, y lentamente, añadió un alimento tras otro. Si algo que comía no le sentaba bien, le provocaba una reacción de sensibilidad que adoptaba la forma de una migraña en un período de tiempo tan breve como veinte minutos.

La dieta de Gerson contra la migraña

Cuando experimentó otros problemas de sensibilidad al consumir alimentos cocinados, el doctor Gerson formuló la hipótesis de que el culpable no era el proceso de cocción, sino más bien la adición de sal. Tras eliminar la sal de su dieta, Max pudo consumir no sólo alimentos cocinados, sino también cualquier tipo de hortaliza, patatas, cereales, etcétera. Bautizó a este nuevo programa de consumo de alimentos que le mantenía a salvo de las afecciones propias de los dolores de cabeza como su «dieta contra la migraña». Abogaba por la ingesta de frutas y hortalizas frescas principalmente crudas, aunque también algunas cocinadas, y completamente carentes de sal. Gerson decidió que la sal era la fuente de las patologías relacionadas con la dieta.

A lo largo del tiempo, los pacientes acudían a él aquejados por migrañas. Aunque según los libros no existía cura alguna, Gerson revelaba que él también había padecido migrañas hasta que desarrolló y siguió su dieta antimigrañas sin sal.

El joven médico recomendaba entonces al paciente seguirla. Invariablemente, los enfermos aquejados de migraña que seguían su programa de alimentación volvían para una consulta de seguimiento y le informaban de que no padecían dolores de cabeza siempre que siguieran el programa Gerson de alimentación. Cuando volvían a consumir sal recaían.

La tuberculosis cutánea se puede vencer con la terapia Gerson

Uno de los pacientes del doctor Gerson volvió a su consulta tras seguir la dieta contra la migraña durante un breve período de tiempo y le informó de que su tuberculosis cutánea, conocida médicamente como *lupus vulgaris*, había desaparecido junto con sus migrañas. El nuevo médico le dijo a su paciente que el lupus era una enfermedad «incurable» y que el problema cutáneo quizás se debía a otra cosa. Este paciente aquejado de *lupus vulgaris* poseía, no obstante, estudios bacteriológicos que probaban el diagnóstico de su enfermedad. Por tanto, por primera vez en la historia de la medicina, el doctor Gerson vio cómo la tuberculosis cutánea se curaba debido a un tratamiento.

Ante los informes de los diagnósticos del paciente, el joven médico, que difícilmente podía creerlo, pronto se convenció de que su dieta contra la migraña era de utilidad en el tratamiento de la tuberculosis cutánea. Preguntó al paciente si conocía a otras personas que sufrieran el mismo problema. El paciente le contesto que sí y envió al doctor Gerson a algunos de sus amigos aquejados por el mismo mal y que fueron ingresados en el hospital en el que había estado. Después de algunas semanas, estos pacientes tuberculosos también se recuperaron gracias al plan de alimentación antimigrañas del doctor Gerson.

Las noticias del éxito del doctor Gerson frente al *lupus vulgaris* llamaron la atención del profesor Ferdinand Sauerbruch (doctor en medicina), el famoso especialista mundial en la tuberculosis pulmonar que tenía su consulta en Múnich. Tras tener una larga conversación sobre conceptos dietéticos con el doctor Gerson, el profesor Sauerbruch decidió realizar una prueba clínica usando la terapia Gerson. Durante un prolongado período de tiempo, el profesor trató a 450 pacientes «incurables» afectados de tuberculosis cutánea usando el método del doctor Gerson. De ellos, 446 se recuperaron plenamente, y el doctor Sauerbruch quedó francamente sorprendido. El afamado especialista pulmonar comenta esta exitosa prueba dietética de Gerson y de sus resultados positivos en su autobiografía *Master Surgeon*.

El doctor Gerson, sin embargo, no dejó todo ahí. Razonó que si el lupus vulgaris podía curarse mediante la dieta, ¿por qué no podía suceder lo mismo con otras formas de tuberculosis, como la pulmonar, la renal o la ósea? Empezó a tratar estos casos y advirtió que también respondían a la terapia dietética y se curaban.

Uno de los casos de tuberculosis pulmonar afectaba a la esposa de Albert Schweitzer, Helene, que había contraído las tuberculosis a una temprana edad en los trópicos y se encontraba en estado terminal cuando su marido la llevó a la consulta del doctor Gerson. La Sra. Schweitzer se recuperó de su enfermedad por completo y vivió hasta superar los ochenta años.

Durante el transcurso de estos diversos casos de migraña y tuberculosis, el doctor Gerson averiguó que muchos de los pacientes también habían padecido otros problemas: hipertensión, asma, alergias, daños renales, artritis, ictus residual, endurecimiento de las arterias, etcétera. Estas degeneraciones agudas o crónicas también desaparecieron. Incuestionablemente, la terapia Gerson funcionó a la hora de corregir prácticamente cualquier enfermedad degenerativa.

Por tanto, el doctor Gerson reconoció que ya no estaba tratando una enfermedad, sino que estaba ayudando al organismo a curarse de casi todas las disfunciones. Por supuesto, esto significaba que ya no estaba tratando síntomas, sino el problema subyacente que afectaba al paciente. Ésta tomaba una dirección completamente diferente con respecto al enfoque normal de la medicina ortodoxa: la supresión de los síntomas.

El equilibrio sodio/potasio como procedimiento de curación metabólica

En el transcurso de su trabajo con pacientes aquejados de tuberculosis, el doctor Gerson se dio cuenta de que uno de los problemas básicos de la enfermedad era la pérdida de potasio en los tejidos celulares y la penetración de sodio en las células (conocido en medicina como el *síndrome de daños en los tejidos* o SDT). La célula, al intentar conservar su integridad, une el sodio tóxico a moléculas de agua. Esta circunstancia se conoce, en el paciente enfermo, con el nombre de *retención de fluidos edematosos*.

Seis años después de que falleciera el doctor Gerson, un texto médico escrito por Malcolm Dixon y Edwin C. Webb titulado *Enzymes* (Academic Press, 1964) aportó más pruebas de los problemas provocados por la penetración del sodio. El libro confirmó los hallazgos iniciales del doctor Gerson. Estos dos autores estudiaron cómo el cuerpo fabrica enzimas y mostraron que, en la mayoría de los casos, el potasio se comporta como un catalizador (una sustancia activadora) de la formación de enzimas. El sodio, por otro lado, suele actuar a modo de inhibidor o sustancia bloqueadora. Por tanto, con la penetración del sodio en el interior de la célula, y también en los tejidos, la función de las enzimas resulta inhibida y la actividad tisular normal queda afectada o, en el peor de los casos, bloqueada.

Aunque el cuerpo necesita una cantidad mínima de sodio para su funcionamiento normal, esta sustancia inorgánica también se considera un mineral *extracelular*, ya que debe permanecer fuera del cuerpo de las células, en sus fluidos. El potasio es el mineral *intracelular*, ya que es necesario para el metabolismo en el interior de las células. Cuando el equilibrio extracelular/intracelular resulta alterado, los problemas de salud empiezan debido a los daños en las células. En la alimentación vegetariana normal, los tejidos vegetales de todo tipo contienen unas cantidades muy adecuadas de sodio para satisfacer nuestras necesidades. El problema reside en que, en el transcurso del envasado, el embotellado, la conservación y el resto de formas de procesado de los alimentos, además de durante el proceso normal de cocción, se pierde potasio e (invariablemente) se añade sal (cloruro de sodio) a los alimentos. Las adiciones como ésta constituyen un exceso. El organismo es normalmente capaz de excretar el exceso de sodio a través de los riñones y las heces, pero cuando queda superado a diario, año tras año, con unas cantidades ingentes de sodio, se llega a un punto en el que la capacidad del organismo para excretar este exceso se reduce o se pierde. En ese momento, los numerosos sistemas enzimáticos de las personas, su sistema inmunológico y, eventualmente, su hígado, se ven dañados. El resultado son los síntomas de enfermedad y la generación de la disfunción propia del trastorno.

Como hemos visto anteriormente, lo primero que hizo el doctor Gerson fue eliminar toda la sal añadida (sodio) de su propia dieta y de la de sus pacientes. Luego añadió a la dieta vegetariana y sin sal de los pacientes un vaso de zumo de hortalizas de cultivo ecológico exprimidas/licuadas cada hora un total de trece veces al día. Además, el médico examinó la orina de sus pacientes y vio que durante la primera semana con su tratamiento solían excretar de 6 a 8 g de sodio diarios, incluso con una dieta carente de este elemento.

Tras el seguimiento de este programa sin sal, los tobillos y las piernas de los pacientes perdieron su hinchazón (edema) y volvieron a la normalidad. Además, el exceso de líquido abdominal (ascitis) también se redujo. Los pacientes que se liberaban de tanto líquido molesto excretaban, invariablemente, mucha orina. El restablecimiento del equilibrio sodio/potasio tisular de sus pacientes se convirtió en uno de los procedimientos clave de curación metabólica del doctor Gerson. (Lea el capítulo 1 referente a la dieta sin sal del doctor Gerson para obtener información más detallada sobre el equilibrio sodio/potasio en el cuerpo humano.)

Los agentes estresantes externos y la enfermedad

El doctor Gerson descubrió que también se desarrollan más dificultades en el caso de las enfermedades con los agentes estresantes externos antes de que las defensas del organismo se colapsen. Por ejemplo, los alimentos normales se cultivan en un terreno que contiene fertilizantes artificiales que proporcionan sólo tres minerales concretos: nitrógeno, fósforo y potasio (sus símbolos son N, P y K, respectivamente); pero las plantas necesitan unas cincuenta y dos sustancias químicas para tener una buena salud y un crecimiento vigoroso. El terreno fertilizado artificialmente, tal y como se hace en la horticultura, aporta deficiencias nutricionales a las plantas que crecen en él. Las personas también necesitan que estos cincuenta y dos minerales estén presentes en los alimentos. Cuando el terreno no los contiene y, por tanto, no se encuentran en nuestros alimentos, sufrimos deficiencias, de forma parecida a lo que sucede con nuestras plantas.

Además, las plantas, al igual que las personas, experimentan enfermedades debidas a estas deficiencias y pierden sus defensas. Entonces aparecen enfermedades fúngicas o víricas y los insectos acuden para destruir a estas plantas débiles y deficientes; por otro lado, los agricultores se ven forzados a rociarlas con fungicidas, herbicidas y pesticidas para evitar perder sus cultivos. Por tanto, en la agricultura de todo el mundo, los alimentos cultivados comercialmente que tienen deficiencias en su composición y son tóxicos provocan que el organismo de las personas tenga también deficiencias, se debilite, se intoxique y acabe enfermo.

Con estas ideas básicas mostradas por el doctor Gerson podemos ver cómo la buena salud se colapsa, y esta descripción del suelo y las plantas no incluye los daños adicionales que nos autoinfligimos con los cigarrillos, el alcohol, los antibióticos, los somníferos, los pesticidas, los fiungicidas, los herbicidas, los fármacos con y sin receta, etcétera (*véase* el capítulo 1). Se aprecia claramente que, para revertir la enfermedad y restablecer la salud debemos detoxificarnos e inundar intensivamente nuestro organismo de nutrientes vivos, frescos y activos.

El uso de enemas de café para eliminar los productos de desecho

El doctor Gerson averiguó, además, que los sistemas celulares y los tejidos corporales también excretaban productos de desecho acumulados a lo largo de muchos años debido al hecho de respirar aire viciado, al agua no pura, a los aditivos alimentarios, a los virus, a los gérmenes y a otras sustancias tóxicas. Para no sobrecargar al hígado, que filtra estos venenos y los elimina de la sangre, halló una forma de abrir los conductos biliares y ayudar al hígado a eliminar los venenos acumulados por el organismo mediante sus afamados enemas de café.

Descubrió que, sin un método así para eliminar las sustancias de desecho, el hígado era incapaz de sobrellevar la carga tóxica que escapaba de todas las células disfuncionales y que podía acabar intoxicado. En los pacientes afectados por cáncer y que se encontraban en estado terminal, el doctor Gerson observó que sus intoxicaciones eran tan graves que decidió aplicarles estos enemas de café con una frecuencia de hasta tan sólo cuatro horas. Los enemas funcionaban como un método primario de detoxificación (para obtener más información sobre los enemas de café, consulte el capítulo 12).

Y sus pacientes reportaron un agradecido beneficio adicional: el alivio del dolor aparecía rápidamente mientras su hígado eliminaba toxinas celulares. Por tanto, otra gran ventaja de seguir la dieta detoxificante sin sodio y rica en potasio de la terapia Gerson fue que el doctor Gerson pudo dejar de recetar calmantes casi al instante.

La hipertensión también desapareció, generalmente al cabo de cinco días, junto con la eliminación de los fármacos para reducir la tensión sanguínea alta. Hoy en día vemos que el sistema inmunológico del paciente empieza a funcionar y, en algunos casos, aparece una fiebre curativa. La fiebre puede ayudar a destruir el tejido tumoral y no debería suprimirse, a no ser que sea excesiva (por ejemplo, superior a 40,3 ºC).

Con todas sus defensas restablecidas, el organismo vuelve a ser capaz de destruir el tejido tumoral, metabolizarlo y excretarlo. Los tipos de tumores malignos más agresivos (los melanomas, los cánceres de ovario, los cánceres pulmonares de células pequeñas, los linfomas agresivos) son los que más rápidamente desaparecen. Casi es posible verlos derretirse. Otros tumores menos agresivos crecen y desaparecen más lentamente: los adenocarcinomas (cáncer de mama, de próstata, metástasis óseas, etcétera) se desvanecen lenta pero firmemente. Al mismo tiempo, la dieta libre de grasas y rica en enzimas también ayuda a disolver las placas ateroescleróticas y a despejar las arterias, de modo que la circulación sanguínea mejora, al igual que la respiración. Ahora podemos comprender por qué todo el organismo se cura: tanto si estamos atendiendo a pacientes con artritis, enfisema, colitis, esclerosis múltiple, hipertensión, enfermedades cardíacas, diabetes o cualquiera de la multitud de enfermedades degenerativas agudas o crónicas, los pacientes se curan.

Zumo de hortalizas para potenciar la acción de los enemas

El doctor Gerson descubrió que el problema básico subyacente a toda enfermedad crónica es doble: la deficiencia y la toxicidad. Necesitaba, claramente, solucionar ambos problemas para curar a sus pacientes. La deficiencia se superaba mediante la enorme cantidad de nutrientes disponibles en los zumos de hortalizas, administrados cada hora, y preparados con ingredientes ecológicos.

Beber estos zumos también ayudaba a la excreción por parte de los riñones, pero al mismo tiempo provocaba que los tejidos de los pacientes enfermos eliminaran hacia el torrente sanguíneo toxinas acumuladas. Estas toxinas eran filtradas y eliminadas por el hígado, pero tanto veneno estaba sobrecargando a este órgano con demasiada toxicidad. El doctor Gerson se dio cuenta de que si no ayudaba al organismo a eliminar estos venenos rápidamente, el hígado quedaba gravemente dañado y las sustancias tóxicas liberadas podían incluso provocar un coma hepático. Los enemas de café, administrados en las fases precoces con una frecuencia hasta de tan sólo cuatro horas, aliviaban al hígado e incluso, en la mayoría de los casos, reducían el dolor.

Mientras el paciente sigue recuperándose, el cuerpo disuelve el tejido tumoral. Las toxinas de este tejido muerto se liberan hacia el flujo sanguíneo. En este momento es importante incrementar los enemas de café. Normalmente se precisa entre dos y tres meses para que los enemas de café puedan reducirse a tres o cuatro diarios.

Los enemas de café se estudian exhaustivamente desde hace más de diez años. Por ejemplo, Peter Lechner (doctor en medicina), de la Segunda División Quirúrgica del Landekrankenhaus de Graz (Austria) se interesó por la terapia Gerson. La administró a muchos de sus pacientes externos y llevó a cabo algunos estudios científicos sobre cómo funcionan los edemas de café. El doctor Lechner escribe en su informe clínico: «Los enemas de café tienen un efecto claro sobre el colon que puede observarse con un endoscopio. Además, Wattenberg y sus colegas pudieron demostrar, en 1981, que el ácido palmítico presente en el café promueve la actividad del enzima glutatión s-tranferasa y de otros ligandos muchas veces por encima de la norma. Es este grupo enzimático el responsable, principalmente, de la conjugación de radicales libres electrofílicos que la vesícula biliar eliminará después».

En los pacientes con adicciones (a la nicotina de los cigarrillos, la heroína, la morfina, la cocaína, etcétera) la ingesta frecuente de zumos de hortalizas ayuda rápidamente a superar las ansias, mientras que los enemas de café potencian la eliminación de cualquier síntoma propio del síndrome de abstinencia.

La curación total de casi cualquier tipo de trastorno degenerativo no es completa hasta que el hígado y las funciones de los órganos vitales del paciente recuperan su actividad plena normal. En la mayoría de los pacientes, una curación así implica por lo menos dos años siguiendo el programa terapéutico Gerson plenamente, incluida la ingesta de trece vasos de zumo recién exprimido a diario, el consumo de alimentos de origen vegetal de cultivo ecológico, una administración regular (aunque lentamente decreciente) de enemas de café y la ingesta de potasio, además de suplementos de enzimas digestivos.

Una paciente reciente, M. B. de Canton (California) padecía un melanoma ampliamente metastatizado, tenía cataratas y era incapaz de ver la televisión o leer sin gafas. Aparte de estas dificultades, M. B. sufría una osteoartritis avanzada «en todas sus articulaciones», según comentó ella misma. Además, la mujer era obesa y tenía hipertensión y diabetes.

M. B. salvó la vida gracias a la terapia Gerson supervisada por su médico. Cuando desapareció el melanoma también lo hicieron el resto de problemas que aquejaban a la paciente: podía leer y ver la televisión, tenía bastante energía, y hoy día, con ochenta y cuatro años, lleva a cabo muchas más tareas que otros miembros de la familia. Incluso su capacidad auditiva ha mejorado hasta el extremo que su familia cree que «oye más de lo que se supone que debería oír». M. B. ya no necesita insulina para controlar su diabetes.

Suplementos nutricionales para tratar múltiples problemas de salud

El doctor Gerson ayudó a las funciones corporales dañadas de sus pacientes añadiendo ciertos enzimas digestivos, además de tiroides y yodo, para activar así el sistema inmunitario contra múltiples problemas de salud. Además, como sus pacientes estaban tan gravemente agotados, añadió potasio a una dieta ya de por sí rica en este mineral. Además, potenció el hígado de sus enfermos con cápsulas de hígado en polvo e inyecciones de extracto de hígado y les ayudó a producir una cantidad suficiente de glóbulos rojos con una cantidad extra de vitamina B_{12}.

Es importante apreciar que, con la plena aplicación de la terapia Gerson, todos los sistemas corporales se restablecen y recuperan su pleno funcionamiento. El programa curativo del doctor Gerson supone un enfoque totalmente metabólico y no un tratamiento único para combatir un síntoma concreto de una enfermedad.

Muchos pacientes padecen múltiples problemas de salud relacionados con su principal afección amenazadora de su vida (el cáncer, además de la diabetes, las enfermedades cardíacas, la hipertensión, la artritis, la ateroesclerosis con calambres en las piernas, la degeneración macular, las cataratas, etcétera). Cuando el organismo sana de verdad, todos estos problemas de salud que implican la degeneración de la fisiología general desaparecen, y no sólo lo hace una única enfermedad. En el caso de la verdadera curación, uno no puede sanar selectivamente: todos los problemas médicos mejoran poco a poco y acaban desapareciendo de manera permanente.

Charlotte Gerson cita el caso de un paciente que padecía un cáncer de próstata, además de cólicos renales regulares; tenía hipertensión y tres hernias discales que le provocaban un intenso dolor y la atrofia de la musculatura de su muslo izquierdo. Tras pasar dos años con la terapia Gerson, este hombre se libró de todos esos problemas. Su próstata estaba limpia, ya no sufría más cólicos renales; sin tomar ningún fármaco, su presión sanguínea se redujo hasta la normalidad y permaneció estable, y los discos intervertebrales dañados se habían recuperado, lo que permitió la mejora de la musculatura de su muslo. Había estado totalmente incapacitado debido a sus numerosos problemas de salud, pero este paciente volvió a tener una actividad completamente normal.

Cuando sigue la terapia Gerson descrita hace más de cincuenta años, la gente sana de la misma manera en la actualidad.

A una paciente, la Sra. G. F., le dijeron que sus arterias estaban obturadas en un 90 % y que necesitaba una intervención quirúrgica inmediata para hacerle un *bypass* de la arteria coronaria o no pasaría del fin de semana. Rehusó someterse a la operación y, en vez de ello, viajó hasta el Gerson Therapy Hospital, sito en Tijuana (México). G. F. se encontraba en una situación al límite, ya que necesitaba oxígeno incluso para dormir y apenas podía caminar por la habitación sin ayuda; pero siguió la terapia Gerson al pie de la letra bajo la supervisión del personal del hospital, así como por su cuenta cuando regresó a su hogar.

Tras volver a examinarla dos años más tarde, el mismo médico advirtió que las arterias de G. F. estaban limpias prácticamente al cien por cien y que podía llevar una vida normal. El doctor comentó que se había producido algún tipo de milagro médico.

Por qué han fracasado los médicos hasta ahora a la hora de relacionar la dieta con las enfermedades

A la medicina alopática organizada le ha llevado demasiado tiempo apreciar la relación entre la dieta y las enfermedades degenerativas. Aun así, reconocer que hemos perdido la guerra contra el cáncer, tal y como afirmó en 1986 John C. Bailar III, doctor en medicina y profesor de epidemiología y bioestadística en la McGill University de Montreal (Canadá),[19] ha llevado a los médicos y los pacientes a modificar su forma de pensar. Por último, los facultativos han acabado aceptando que la dieta está relacionada con las enfermedades de todo tipo.

Los profesionales de la salud han tenido que recurrir a la terapia nutricional prácticamente como último recurso contra las enfermedades degenerativas, especialmente en el caso del cáncer. El tratamiento por medio de la dieta y la nutrición es absolutamente obligatorio, sencillamente porque demasiados pacientes nunca se recuperan con la aplicación de la medicina alopática y la oncología estándar practicadas convencionalmente (la medicina ortodoxa orientada a la enfermedad). Ha llegado el momento de reconocer que la dieta es un poderoso aliado en el proceso de curación.

---

19. Bailar, J. C.; Smith, E. M. (1986): «Progress against cancer?», *New England Journal of Medicine,* n.º 314, p. 1226.

3

La base biológica de la terapia Gerson

Los enfoques terapéuticos desarrollados por el doctor Max Gerson contra el cáncer y otras enfermedades crónicas están tan firmemente basados en principios científicos de fisiología y nutrición que siguen igualmente válidos desde el punto de vista clínico tanto hoy como en la década en la que se asentaron. Es fácil llegar a pensar que tras pasar casi setenta años, a medida que han ido apareciendo nuevos conocimientos médicos y protocolos clínicos, el método del doctor Gerson podría haber sido reemplazado por otros tratamientos, pero, sin embargo, no es éste el caso.

La terapia Gerson trabaja con la ingesta de potasio, sodio (sal), proteína y agua. En este capítulo aportamos una explicación de lo que significa el concepto biológico (metabólico) de Gerson, además de cómo y por qué funciona. Existe una necesidad clara de reducir la ingesta de proteínas de origen animal como método para prevenir enfermedades degenerativas de todo tipo. También es necesaria para la reversión del cáncer y de otras enfermedades clásicas la suplementación con potasio, la limitación estricta del sodio, la restricción de la ingesta de calorías, la moderación con las proteínas y la adición de hormonas tiroideas. Como ya sabe cualquier usuario de la terapia Gerson, los enemas de café están presentes como forma de eliminar las toxinas circulantes y los metabolitos parciales, al dilatar los conductos biliares y limpiar el hígado. El doctor Gerson creía que el hígado es el órgano más importante para mantener la bioquímica corporal necesaria para tener una buena salud, además de para superar enfermedades degenerativas (el cáncer en particular).

La hiperalimentación, que es la medicación de esta terapia, usa alimentos de origen vegetal, entre los que se incluyen la fruta cruda, las hortalizas bien cocinadas, las ensaladas, una sopa especial, los copos de avena y los zumos de hortalizas. Se trata de las medicaciones hiperalimentarias que han demostrado ser muy eficaces nutricionalmente hablando, fácilmente absorbidas por un organismo sano, extremadamente complejas desde el punto de vista molecular y unos exquisitos materiales desde el punto de vista químico. Ingerirlas en abundancia restablece, invariablemente, la buena salud a un cuerpo enfermo y evita la mala salud en un organismo sano.

De acuerdo con ello, este capítulo constituye una preparación para utilizar las recetas del capítulo 22, que describe la cocción de aquellos alimentos concretos para disfrutar de un bienestar total. Aquí proporcionamos una descripción completa de la base biológica para incorporar la terapia Gerson como su forma personal de vida.

La base biológica de la terapia Gerson

Al ser un tratamiento intensivo basado en la nutrición, y pensado para restaurar y reactivar todos los sistemas corporales, la terapia Gerson fortalece especialmente los sistemas inmunitario, enzimático y hormonal, además de corregir el funcionamiento de todos los órganos esenciales. Permite que el organismo alcance la homeostasis. El creador del programa aprendió durante la década de 1930 que en las enfermedades degenerativas crónicas, la mayoría de los sistemas y aparatos corporales quedan dañados y funcionan mal hasta el punto de bloquearse. Concluyó que el *mecanismo curativo* innato del cuerpo acaba, inactivo, de modo que un organismo debilitado pierde su capacidad de combatir la enfermedad y sanar.

El tratamiento exitoso de las enfermedades crónicas requiere una nutrición completa: en concreto, un enfermo debe consumir alimentos de origen vegetal ecológicos, todos ellos recién preparados. También es obligatorio beber trece vasos de zumos de hortalizas crudas, debido a sus efectos enzimáticos. Todos los alimentos deben carecer de sal añadida y de grasas, con una excepción concreta: el aceite de linaza (rico en ácidos linoleico y linolénico). Así pues, los órganos y los sistemas están rebosantes de nutrientes vivos fácilmente absorbibles y capaces de penetrar en los tejidos afectados. Los alimentos necesarios son ricos en potasio, que el doctor Gerson vio que era escaso en las personas con enfermedades crónicas.

Cuando se retornan los minerales y las enzimas activos a los tejidos, estos nutrientes ayudan a la eliminación del sodio y las toxinas excesivas que se han acumulado durante el transcurso de los años de nutrición defectuosa. Es entonces imperativo ayudar al organismo (al hígado en particular) a filtrar y eliminar las toxinas liberadas y a deshacerse de ellas. Para conseguir esta eliminación y lograr la detoxificación, el doctor Gerson descubrió que la cafeína administrada por vía rectal ayuda, indudablemente, al hígado y a sus conductos biliares para que excreten sus venenos acumulados hacia el tracto intestinal para su eliminación.

El ozono administrado mediante insuflación rectal también es de gran utilidad, ya que incrementa la oxigenación de la sangre, la energía y la capacidad de los órganos para funcionar mejor. La mayoría de los pacientes que ingresan en una instalación de cuidados de la salud aprobada por el Gerson Institute también respiran el aire que aporta un generador de ozono que funciona en sus habitaciones. El aparato proporciona de este modo a los pacientes una mejor oxigenación y elimina los olores antigénicos. Puede instalar un generador de ozono similar en su hogar.

Universalidad fisiológica de la terapia Gerson

La filosofía básica de la terapia Gerson (la hipernutrición con alimentos integrales y la detoxificación) es universal para un buen funcionamiento corporal. Como hemos mencionado, esta universalidad incluye la eliminación de todas las sustancias tóxicas (naturales y sintéticas) derivadas de cualquier fuente de aditivos, perfumes, cosméticos, aromatizantes, colorantes, herbicidas, flúor, cloro, venenos metálicos, residuos de pesticidas, sustancias para la limpieza y cualquier otro contaminante ambiental posible.

La terapia Gerson debe adecuarse a las afecciones corporales concretas, con sus problemas y achaques resultantes, entre las que se incluyen la candidiasis, la diabetes, la colitis, la ascitis en los pacientes con un cáncer terminal, las enfermedades cardiovasculares y las dosis elevadas de quimioterapia, radioterapia, cortisona y otros fármacos frecuentes, además de un gran número de dificultades adicionales. Frecuentemente, los pacientes sufren infecciones, fiebres leves, falta de apetito, dolor y muchas complicaciones más, algunas de ellas subclínicas. Todos estos problemas se tratan individual y colectivamente durante el transcurso de la administración de la terapia Gerson. En el caso de la fisiología humana, la terapia Gerson es restauradora y totalmente potenciadora.

Junto con la nutrición y la detoxificación básicas, también se usan ciertos suplementos alimentarios para superar las deficiencias en vitaminas, minerales, hormonas, enzimas y otras sustancias fisiológicas. Entre el número limitado de suplementos nutricionales de la terapia Gerson tenemos un compuesto de potasio, enzimas digestivos, hormona tiroidea, yodo (solución de Lugol), vitamina B_3 (niacina) y vitamina B_{12} (cobalamina), además de extracto de hígado inyectable y/o hígado en polvo o en tabletas. Estos «medicamentos» también se ajustan según las necesidades de cada paciente.

Cómo se compatibiliza la terapia Gerson con los tratamientos convencionales

Algunos de los tratamientos usados en la medicina convencional son compatibles con la terapia Gerson. Entre ellos se incluyen la hidroterapia, la administración de oxígeno, antibióticos, en algunos casos radioterapia y ciertas intervenciones quirúrgicas (como en el caso del bloqueo gastrointestinal o la reducción de la masa de un tumor). Sorprendentemente, puede que otras terapias físicas, como un masaje profundo, el ejercicio vigoroso y nadar en agua salada, sean dañinas.

No se aboga en absoluto por la quimioterapia, ya que es muy tóxica, suprime el sistema inmunitario y a veces es paliativa, pero rara vez curativa. Alguien que se somete a quimioterapia antes de iniciarse en el tratamiento Gerson la inicia con una verdadera desventaja inmunológica. La terapia Gerson no defiende, en ningún caso, el uso de agentes citotóxicos para acabar con las células cancerosas, ya que estas sustancias químicas suelen hacer que los pacientes tengan mayores probabilidades de padecer enfermedades más graves y fallecer.

Aun así, numerosos pacientes aquejados por cáncer tratados previamente con quimioterapia pueden responder positivamente al enfoque Gerson. Entre estas personas se incluyen, especialmente, aquellas que sufren un cáncer ovárico, linfomas, cáncer renal y algunos de los cánceres glandulares, como el de mama y el de próstata. En el caso de los afectados por un cáncer pancreático, en el Gerson Institute hemos asistido a recuperaciones totales y a largo plazo con la terapia Gerson (*véase* el capítulo 12). No obstante, lamentamos informar del reducido éxito que se puede obtener en el caso del paciente afectado por un cáncer de páncreas si previamente se le administró quimioterapia. El órgano acaba demasiado dañado por la citotoxicidad de los fármacos administrados.

La supervivencia a largo plazo y los efectos secundarios

El mejor conjunto de pruebas que muestra el valor de la terapia Gerson fue ofrecido por el texto original del doctor Gerson, *A cancer therapy: Results of fifty cases*, publicado por vez primera en 1958. Incluso entonces, la mayoría de sus pacientes habían sido sometidos a una biopsia por parte de distintas instituciones médicas acreditadas de EE.UU. antes de iniciar la terapia Gerson. Todos los pacientes de esta lista de cincuenta casos, excepto dos, estaban en estado terminal. Sobrevivieron un mínimo de cinco años, y por lo menos una docena de ellos han seguido viviendo cuarenta y nueve años después de iniciar su plan de tratamiento Gerson.

Como la terapia Gerson ha sido promocionada en mayor medida y se ha vuelto a asentar durante los últimos veinte años, se han recogido ciertas cifras de casos documentados de pacientes que se han recuperado. Conocerá estos casos en el capítulo 21. Lo cierto es que el único cáncer documentado estadísticamente, con un análisis retrospectivo contrastado por científicos y publicado en una revista médica es el melanoma maligno (*véase* el capítulo 6). En otros tipos de cáncer, el Gerson Institute registra muchos casos individuales de curación, todos ellos con biopsias previas y una supervivencia a largo plazo, pero todavía no se dispone de cifras exactas porque el Gerson Institute pierde la pista a sus pacientes. Tienden a dejar de comunicarse con el Instituto y prosiguen con su vida. No obstante, en la actualidad, el departamento de Servicio al Cliente del Gerson Institute ha creado una Red de Apoyo al Paciente para aportar un listado de pacientes compañeros para aquellos que se someten al tratamiento por su cuenta.

No existen efectos secundarios adversos debido al uso de la terapia Gerson. El doctor Gerson recomendaba alimentos frescos ecológicos y zumos (su medicación consistía únicamente en sustancias corporales normales y en enemas limpiadores) que no provocan, en modo alguno, daños en el organismo. Ciertos pacientes no pueden ser tratados: aquellos con trasplantes de órganos, los sometidos a diálisis y aquellos a los que han extirpado órganos esenciales. Algunas personas mal informadas advierten sobre la deshidratación u otras dificultades imaginarias. No es cierto. Estas personas denostan aquello que no comprenden.

Al contrario, a veces, los pacientes de la terapia Gerson hablan, bromeando, de ciertos «efectos secundarios» de su programa: los beneficiosos. Entre estos efectos beneficiosos tenemos una presión sanguínea normal y la curación de la artritis, la recuperación de la vista en los casos de glaucoma, la autocorrección de las hernias discales, la mejora de los pulmones en los casos de asma y muchas mejoras de problemas de salud.

Por favor, tome nota de los siguientes hechos, que quizás le parezcan obvios después de leer el libro, pero se trata de algo que las personas mal informadas no reconocen:

- Suele ser imposible curar una enfermedad concreta como el cáncer mientras el organismo sigue padeciendo diabetes, artritis, enfermedades cardíacas y la mayoría de afecciones crónicas.
- Vemos que, eventualmente, el resto de los trastornos también desaparecen cuando se usa la terapia Gerson para curar el cáncer.

El control de la ingesta de potasio, sal y agua

Alrededor de cada tumor o articulación artrítica, en la mayoría de las afecciones víricas crónicas como el herpes genital, y en otras patologías arraigadas, los tejidos del paciente que han perdido potasio ganan sodio y se inflaman debido a la acumulación de agua. Hoy en día se ha determinado, en la medicina actual, que esto es un hecho fisiológico.

Cuando estudió las infecciones por tuberculosis, el doctor Gerson observó el mismo fenómeno y lo registró en sus obras publicadas. Alrededor de cada caverna y cavidad provocada por la tisis detectó una esfera de tejido adyacente inflamada y con disfunciones afectada por las toxinas que escapaban de la lesión tuberculosa. Los metabolitos parciales en las lesiones de la enfermedad provocan dificultades porque son, meramente, material de desecho que prosigue con sus procesos destructivos si no se actúa sobre la afección. Su presencia altera a tejidos que, por lo demás, son normales, por lo que, a su vez, éstos acaban dañados.

Al reducir el sodio y sustituirlo por cantidades elevadas de potasio mediante el aporte, a sus pacientes, de una dieta consistente en frutas y hortalizas frescas, el doctor Gerson pudo lograr la absorción del edema celular. Las hinchazones de los pacientes desaparecieron mediante la eliminación del síndrome de lesión tisular que rodea no sólo al tejido tuberculoso, sino también al tejido tumoral.

La terapia Gerson genera, por tanto, una situación fisiológica en la que las células afectadas vuelven lentamente a la normalidad. Y esto se consigue con la dieta no condimentada, pobre en sodio y rica en potasio, requerida por la terapia Gerson. Funciona de forma terapéutica: esto es algo nunca visto en la medicina alopática enfocada en los fármacos, la ayurvédica hindú tradicional, la de los chamanes de Centroamérica, la china tradicional, la holística, la complementaria y alternativa, la quiroprácica, la naturopática, la homeopática ni en cualquier otra forma de medicina, que no consiguen este mismo efecto beneficioso en las células dañadas. Repetimos una vez más que esta dieta desarrollada por Max Gerson es la razón de la eficacia de la terapia Gerson contra el cáncer y otras enfermedades crónicas.

Gilbert Ning Ling (doctor), padre de la nueva biología celular que se basa en la «seca» física en lugar de en la «errónea» química (que previamente había supuesto la base de la medicina alopática moderna), previó, a principios de la década de 1970, el valor de una ingesta rica en potasio y pobre en sodio para la eliminación de las enfermedades crónicas.[20] Las investigaciones del doctor Ling habían evolucionado a partir de los estudios y tratamientos originales del doctor Gerson y que había utilizado primero para la eliminación de las migrañas y después contra las alergias, la tuberculosis y las enfermedades crónicas, y que más adelante fueron adaptados como su programa anticáncer.

Luego, otro médico pionero, el terapeuta experto en radiología e investigador Freeman W. Cope (médico y doctor en medicina) descubrió pruebas, en 1978, que demostraban que la hipótesis de asociación-inducción del doctor Ling, derivada del trabajo de Gerson, era correcta. El doctor Cope demostró que las células son envenenadas por una incidencia que se da en un grupo de ellas que suele incluir la privación de oxígeno, uno o más traumatismos y/o algún tipo de agresión química, como el síndrome del metal tóxico.[21]

---

20. Ling, G. N.: *In search of the physical basis of life,* Plenum Press, Nueva York, 1984.

21. Casdorph, H. R. y Walker, M.: *Toxic metal syndrome,* Avery Publishing Group, Garden City Park, Nueva York, 1995.

Sin importar el origen de la disfunción del tejido, se dan las mismas respuestas en las células de cualquier parte del organismo: primero, la célula dañada pierde la mayor parte de su potasio, luego acepta abundante sodio y, por último, se hincha con una cantidad excesiva de agua (para diluir el sodio). La energía conservadora de la vida (en forma de adenosín trifosfato o ATP) que tiene esta célula hinchada, y que se genera a partir de la metabolización de los azúcares mediante la oxidación, se desvanece. Sin ATP la célula muere. Si se pierden excesivas células, el tejido muere. Si se experimenta un brusco descenso en la sustancia tisular, el órgano muere. Si carece de un órgano vital, el ser humano fallece. En sus dos principales artículos publicados, el doctor Cope informó a los fisiólogos sobre este suceso patológico.[22,23]

Hace alrededor de una década, las investigaciones médicas adicionales llevadas a cabo por el respetado fisiólogo y cardiólogo mexicano Demetrio Sodi-Pallares (doctor en medicina) demostraron que el concepto del doctor Cope era cierto. Después, Raymond Damadian (doctor en medicina), investigador del aparato para diagnósticos conocido como formación de imágenes mediante la resonancia magnética (MRI) confirmó que las células humanas se comportan más bien como los gránulos de intercambio de iones en un ablandador de agua que como bolsas de agua. Antes de la teoría del doctor Damadian, la idea de la medicina de «las células como bolsas de agua» había constituido la base sobre la que se organizaban la mayoría de los tratamientos médicos (hasta ahora), pero la ciencia médica está evolucionando.

Retrocediendo cronológicamente, de forma conjunta y resumiendo, el doctor Damadian, el doctor Sodi-Pallares, el doctor Cope, el doctor Ling y el doctor Gerson han aportado una nueva base médica por la cual las enfermedades se hacen crónicamente degenerativas y sobre cómo pueden ser revertidas. La base asentada por estos cinco científicos médicos es que el citoplasma celular adquiere un entramado con una molécula proteínica-lipídica a través de la cual fluye una corriente de electrones. El

22. Cope, F. W. (1977): «Pathology of structured water and associated cations in cells (the tissue damage syndrome) and its medical treatment», *Physiological Chemistry and Physics,* 9(6): 547-553.

23. Cope, F. W. (1978): «The Ling association-induction hypothesis: the high potassium, low sodium diet of the Gerson cancer therapy», *Physiological Chemistry and Physics,* 10(5): 465-468.

ATP, que almacena energía, forma un complejo con esta macromolécula, polarizándola y cargándola de energía para formar muchos lugares de asociación interactivos y cooperativos que prefieren el potasio al sodio. Aporte potasio a la célula enferma y sanará. Restrinja luego las proteínas de origen animal y estará todavía más sano.

La restricción de proteínas

Con el objetivo de evitar que las células corporales dañadas tuvieran más sodio, el doctor Gerson eliminó las proteínas de origen animal de la dieta del paciente (por lo menos durante un período de seis a ocho semanas). Provocó una situación en la que el sodio saliera del interior de las células (lo que el llamaba *Natrium Ausschuss*), de forma que este mineral pernicioso fuera eliminado del cuerpo mediante los productos de desecho de la orina. De este modo, el edema es reabsorbido por las células, los tejidos y los órganos. En el contexto de las investigaciones actuales del doctor Ling sobre biofísica, el procedimiento de curación del doctor Gerson es totalmente correcto. Durante unos experimentos llevados a cabo en Egipto, Robert Good (doctor en medicina), antiguo director del Sloan-Kettering Institute for Cancer Research, mostró que el método del doctor Gerson consistente en la restricción de las proteínas tiende a estimular la actividad de los linfocitos-T y la inmunidad célulomediada.

La proteína biodisponible procede de las patatas, las hortalizas, los zumos de hortalizas y los copos de avena. Unos 40 g de proteína perdidos a diario mediante la excreción de los productos de desecho son reemplazados mediante la dieta vegana básica del doctor Gerson, a la que se añade un poco de proteína de la leche. El paciente se mantiene con un balance de nitrógeno positivo.

Además de la restricción de la proteína, la dieta Gerson reduce las calorías (a pesar de que el paciente consume unos nueve kilos de alimento a diario) mediante la limitación de la ingesta de grasas. En esta dieta, los únicos lípidos permitidos proceden del consumo continuo de copos de avena (con un 1,5 % de calorías en forma de grasas), aceite de linaza y los ácidos grasos de algunas hortalizas y frutas: un total de simplemente 90 calorías en forma de lípidos a diario.

La terapia Gerson fue, por tanto, perfeccionada para aportar una suplementación de potasio, la casi eliminación del sodio, la limitación de calorías, la restricción de proteínas y la adición de hormonas tiroideas. Además, existe una reestructuración del contenido en agua de todas las células para conseguir la reorganización molecular de su agua protoplasmática.

Las actividades del organismo de la persona enferma están, además, aceleradas. Esto se hace a propósito, ya que la terapia Gerson es, específicamente, un tratamiento metabólico que estimula todos los procesos corporales.

El *metabolismo* es la suma de todos los procesos bioquímicos que se producen en el interior del organismo, y las terapias metabólicas se centran en formas de equilibrar estos procesos químicos, permitiendo que las células normales medren y que las células cancerosas pierdan vigor y mueran o que vuelvan a la normalidad. El objetivo terapéutico de las terapias metabólicas, como el enfoque del doctor Gerson, consiste en reconstruir y revitalizar todas las funciones corporales que mantienen la vida, ayudando así a detener y revertir el cáncer o evitar una reaparición del mismo.[24]

El metabolismo consiste en dos fases fundamentales: anabolismo y catabolismo. El anabolismo es la fase constructiva y acumulativa que fomenta el crecimiento y el orden, el almacenamiento de energía y la producción de sustancias orgánicas como enzimas, hormonas, anticuerpos y receptores de membrana celular. El catabolismo es la fase destructiva, en la que la materia es digerida y se usa la energía (ATP). Todos los procesos bioquímicos fundamentales son de naturaleza anabólica o catabólica. La terapia Gerson estimula a ambas, de modo que el organismo encuentre su equilibrio homeostático necesario.[25]

Aceleración metabólica

El doctor Gerson quería metabolismo celular, por lo que lo activó con grandes dosis de yoduros, yodo y hasta unos 320 mg de hormona tiroi-

24. Diamond, W. J.; Cowden, W. L. y Goldberg, B.: *An alternative medicine definitive guide to cancer*, Future Medicine Publishing, Tiburon, California, 1997, p. 309.

25. *Ibidem*, p. 310.

dea. Mediante su ingesta, el metabolismo del paciente se acelera, tal y como se pone de manifiesto en su pulso, que puede superar los 100 latidos por minuto.

La hormona tiroidea indica a las mitocondrias (orgánulos presentes en el citoplasma celular y que contienen material genético y muchos enzimas importantes para el metabolismo celular) que se multipliquen e incrementen la producción de ATP para que exista una mayor cantidad de energía celular. Los yoduros y el yodo afectan directamente y del mismo modo a muchos tejidos metabolizadores.

Cuando el tejido tumoral está presente, extiende la patología hacia el exterior, como una esfera (que recuerda la penumbra del sol), que tiene varias veces el volumen del tumor. En el interior de la esfera, el tejido celular funciona de manera pobre, ya que está inundado de agua y se encuentra afectado y dañado por las toxinas cancerosas. Los productos de desecho del metabolismo escapan del tumor y envenenan lo que había sido un tejido normal. El tejido, que no funciona correctamente, permanece ahí, intoxicándose con sus propios productos de desecho, sin una buena inmunidad, con una mala circulación sanguínea, carente de resistencia y experimentando un mal drenaje.

Incluso aunque el tumor se extirpe quirúrgicamente, la esfera de tejido permanece anegada, a no ser que se le proporcione al paciente aquejado de cáncer una forma de corregir esos daños tisulares. Con la terapia Gerson, el anillo de sodio que hay alrededor de los tumores desaparece al cabo de semanas, ya que ésa es la eficacia que ha mostrado esta terapia contra el tipo de síndrome de daño tisular que se observa, en forma de penumbra, alrededor de los tumores.

La base biológica de los enemas de café

El enema de café, que tiene la capacidad de deshacerse de las toxinas circulantes y los metabolitos parciales, dilata los conductos biliares. Esto sucede porque la administración de café por medio de un enema limpiador estimula un sistema enzimático del hígado llamado *glutatión S-transferasa* (GST), que elimina una amplia variedad de radicales libres (electrófilos) del torrente sanguíneo.

Los *electrófilos* son partículas atómicas con uno o más electrones con espines no pareados que tienen afinidad por otros electrones. Se entrometen donde no deben. Como partículas cargadas que son, estos radicales libres dañan a las membranas celulares y provocan alteraciones en el metabolismo celular.

Bajo la influencia de un enema de café, el sistema enzimático de la GST aumenta su actividad un 650 % por encima de lo normal y elimina los electrófilos del torrente sanguíneo. No se conoce ninguna otra sustancia (ni siquiera el coenzima Q_{10} ni la proantocianidina oligomérica [OPC]) que estimule la destrucción de los radicales libres en el grado en que lo hace el café. Los radicales libres son barridos y eliminados por las enzimas de la GST mediante el uso de la limpieza con café de la parte final del intestino (intestino grueso).

Durante el período de tiempo en que el café es retenido en el intestino, toda la sangre del cuerpo pasa a través del hígado de este órgano por lo menos cinco veces. La sangre circula a través de este órgano cada tres minutos. (Según conceptos adoptados por la medicina ayurvédica, el hígado vuelve a crecer y se renueva cada tres meses, aproximadamente.) Los compuestos de tipo palmitato y la cafeína, la teobromina y la teofilina del café provocan la dilatación de los vasos sanguíneos del hígado y de los conductos biliares, la relajación de la musculatura lisa, la estimulación del peristaltismo intestinal y el incremento del flujo de bilis.

Los aproximadamente dos litros de agua destilada usados como vehículo para la administración terapéutica interna de concentrado de café ayudan también a estas distintas acciones. La bilis tóxica es eliminada, junto con sus sales biliares, para dar lugar a una ventajosa diálisis que es positiva.

El enema de café elimina productos de tipo amoniacal, nitrógeno que puede provocar toxicidad, derivados de las proteínas, poliaminas, aminoácidos, masas coaguladas y complejos, todos ellos productos de desecho del metabolismo. Desprenderse de ellos evita que el organismo se intoxique debido a sus propios residuos.

La técnica Gerson de hiperalimentación

Ya hemos comentado algunas veces que, para el paciente de la terapia Gerson, los alimentos de origen vegetal, la fruta cruda y los zumos de hortalizas actúan a modo de medicamentos. El consumo conjunto de estos alimentos provoca una hiperalimentación, y ya hemos hecho hincapié en que estos alimentos ecológicos, frescos y naturales son unas sustancias enormemente eficaces, extremadamente complejas y químicamente exquisitas que provocan la curación de forma mucho mejor que nada de lo que ha inventado la mente o el hombre. Acepte ahora nuestra advertencia: altere esta alimentación por su propia cuenta y riesgo. Nuestro consejo es que evite las sustancias sintéticas, incluidos los fármacos, siempre que pueda hacerlo.

La *hiperalimentación en macronutrientes*, que consiste en la práctica de seleccionar únicamente alimentos producidos en plena naturaleza en condiciones ideales para aportar al organismo una nutrición óptima, es el método empleado por la terapia Gerson. Trabaja para curar la mala salud en el cuerpo y para restablecer su homeostasis.

Tal y como hemos descrito, una vez más, la base biológica de la terapia Gerson se basa en la restricción del sodio, la suplementación con potasio, la limitación de la proteína, la reducción de la ingesta de calorías evitando las grasas, la diálisis del torrente sanguíneo para la reducción de los electrófilos, la hiperalimentación con macronutrientes, el control de la sal y el agua, y la aceleración del metabolismo. Este programa para la revitalización de la salud ha surgido de la mente de un hombre, el doctor Max Gerson. Mediante la aplicación estudiosa de su trabajo clínico a sus pacientes, su investigación de la bibliografía médica y sus firmes bases científicas, somos sus beneficiarios.

4

La esencia de la terapia Gerson

Xavier Naude, que ha vivido en el condado de Devon (Inglaterra) durante sus cincuenta y ocho años de vida, es un adinerado y refinado caballero inglés que ha sido un exponente del disfrute de la vida al máximo, entre lo que se incluye fumar muchísimo. En 1992, Naude había desarrollado un enfisema como resultado de inhalar humo de tabaco, y este problema empeoraba con cada cartón de cigarrillos que consumía. De hecho, Naude fumaba tres cajetillas diarias.

En el caso del *enfisema pulmonar*, los sacos aéreos (alvéolos) de los pulmones pierden su permeabilidad y resultan dañados, lo que reduce su superficie para el intercambio de oxígeno y dióxido de carbono. El peor y el más amedrentador de los síntomas es la falta de aliento, que puede verse complicada por las infecciones. No existe un fármaco específico ni ningún otro tratamiento médico, y el paciente suele acabar dependiendo del oxígeno mediante medios mecánicos, como con una mascarilla y una bombona de oxígeno, además de con aparatos para la inhalación.

Cómo se desarrolla el edema no se comprende en absoluto, a pesar de que se sabe que es especialmente común en el género masculino. Aunque está relacionado con la bronquitis crónica y el envejecimiento, inhalar el humo del tabaco es la principal causa de esta enfermedad.

Xavier Naude empezó a usar inhaladores de fármacos y vasodilatadores para ayudarle a respirar, pero, cada vez más, sufría episodios de agotamiento. En junio de 1993 conoció las cualidades curativas de la terapia Gerson, y en septiembre de ese año viajó hasta San Diego, cruzó la frontera entre EE.UU. y México e ingresó en una clínica de Tijuana que proporcionaba la terapia Gerson.

Antes de introducirse en la terapia Gerson, incluso antes de dejar de fumar, usar los inhaladores y tomar otros fármacos en Inglaterra, Naude sentía una intensa presión en su pecho. Era incapaz de subir escaleras y sufría graves dificultades respiratorias. Sus médicos del Reino Unido le habían explicado que había perdido el 70 % de su tejido pulmonar. Además, sufría unos terribles calambres en las piernas cuando intentaba dormir. Este pobre hombre también sentía un dolor artrítico tan terrible en sus dedos que no podía cerrarlos para tomar un vaso de zumo.

En México, todos estos síntomas desaparecieron uno tras otro mientras se sometía al programa Gerson. Naude comentó que, de hecho, incluso desde el primer día de su participación en este enfoque consistente en un programa dietético, sus calambres en las piernas desaparecieron. Unos días después podía cerrar las manos, una acción que antes le había resultado imposible, pero en esos momentos ya no sentía dolor en los dedos. Al cabo de una semana, la presión en su pecho también había mejorado. Tras las dos semanas de terapia Gerson, Naude vio que podía caminar sin tener que detenerse para recuperar el aliento.

Siguió en el hospital Gerson durante un total de tres semanas, tras las cuales prosiguió con el programa terapéutico en casa y siguió mejorando. Para Xavier Naude no había nada misterioso en la terapia Gerson. Tenía un plan de tratamiento claro, sencillo y comprensible para todo aquel que quisiera estudiar la combinación dietética y detoxificante. Naude afirmó: «Estoy completamente satisfecho con el sorprendente progreso que he realizado con respecto a la incapacidad que me suponía el enfisema».

El especialista en medicina torácica, con su consulta en Harley Street, de Xavier Naude también confirmó mediante un informe escrito que la capacidad pulmonar de su paciente había mejorado, en un intervalo de tiempo relativamente breve, entre un 30 y un 50 %. El médico lo encontró sorprendente. El enfisema ya no podría considerarse una enfermedad incurable.

Los pacientes como Xavier Naude son normales

Si existe algún secreto relacionado con la terapia Gerson es que se ayuda a los pacientes sometidos a ella a superar la lacra de no sólo el cáncer, sino también de casi cualquier enfermedad degenerativa aguda o crónica. El enfisema no es más que un ejemplo entre docenas de los existentes.

Las sustancias citotóxicas venenosas usadas en oncología no hacen más que atacar al tejido tumoral mientras, al mismo tiempo, dañan a las células normales. La terapia Gerson no actúa así. En lugar de ello, la idea fundamental del doctor Gerson, tal y como afirmó, es la siguiente: «Un organismo normal tiene la capacidad de hacer que todas sus células funcionen con normalidad. Evita cualquier transformación y crecimiento tumoral anormal. Por tanto, el objetivo natural de esta terapia contra el cáncer consiste en devolver al organismo su fisiología normal o aproximarnos a ella tanto como sea posible».[26]

El método nutricional «secreto» del doctor Gerson varía regularmente, en grados. Permite que un organismo muy enfermo y con disfunciones alcance un estado de enfermedad subclínica, luego hace progresar a ese cuerpo hasta unos ligeros niveles de bienestar, seguido de la consecución de la homeostasis, para luego pasar a ser un organismo con un elevado nivel de bienestar y, por último, ser capaz de sentir el gozo de la cima del desempeño fisiológico. Extraídos de dos fuentes: el boletín informativo *Gerson Healing Newsletter* y el libro original del doctor Gerson A *cancer therapy: Results of fifty cases*, las siguientes secciones le aportan una descripción breve y simplificada de la dieta Gerson desde el principio hasta el final. Los capítulos posteriores analizarán los métodos de detoxificación, que empiezan con los zumos en el capítulo 9 y prosiguen hasta llegar a los enemas de café en los capítulos 12 y 13. Todos estos procedimientos son del mismo modo vitales para la recuperación de un enfermo.

Resumen de la terapia Gerson

A partir de la información proporcionada, se sabe que en los años anteriores y posteriores a la segunda guerra mundial, el médico germano estadounidense, el doctor Max Gerson, recién emigrado a EE.UU., propuso un conjunto de medidas dietéticas y médicas generales desarrolladas empíricamente. Utilizó medidas para el control exitoso de los pacientes que padecían un deterioro del sistema corporal de cualquier tipo: especialmente tuberculosis, enfermedades renales, diabetes, afecciones hepáticas, artritis reumatoide, ictus, problemas en la vesícula biliar, prácticamente cualquier adicción y casi todos de en-

26. Citado en Walters, R.: *Options: The alternative cancer therapy book,* Avery Publishing Group, Garden City Park, Nueva York, 1992, pp. 189, 190.

tre los más de cien tipos de tumores malignos. Las técnicas terapéuticas del doctor Gerson implicaban hacer que cada paciente usara un conjunto integrado de métodos y controles concretos para el cuidado de la salud, incluido centrarse en los siguientes (*véase* la tabla 4-1):[27]

A. El control de la ingesta de sal y agua mediante la restricción del sodio (Na^+) y la suplementación con potasio (K^+).
B. La ingesta superabundante (hiperalimentación) de macronutrientes y micronutrientes mediante la preparación y consumo, cada hora, de zumos de frutas y hortalizas de cultivo ecológico sin cocinar.
C. La limitación extrema del consumo de grasas en los alimentos.
D. La restricción temporal de las proteínas mediante una dieta básicamente vegetariana.
E. La suplementación natural mediante la administración de extracto de tiroides.
F. La producción de bilis por parte del hígado (coleresis) mediante la autoadministración frecuente de enemas de café.

La esencia de la terapia Gerson

El programa dietético del doctor Gerson, una vez asentado, fue aprobado y utilizado por un gran número de autores médicos que reprodujeron sus resultados para curar la migraña y la tuberculosis cutánea (lupus vulgaris). También fue descrita, en revistas médicas publicadas en todo el mundo, como terapia para tratar las distintas formas de tuberculosis pulmonar, gastrointestinal y ósea; la insuficiencia cardiorrenal; afecciones cutáneas de muchos tipos, entre las que se incluyen los eccemas, el liquen plano, el lupus eritematoso sistémico (LES), la psoriasis y el prurito; la bronquitis y la bronquiectasis y casi todas las afecciones hepáticas y de la vesícula biliar.

Al modificar el programa, el doctor Gerson aplicó su régimen terapéutico nutricional para combatir el cáncer, el reuma y la osteoartritis, las enfermedades cardiovasculares, la esclerosis múltiple, la tuberculosis, las migrañas, etcétera, publicando sus resultados en revistas estado-

27. Hildenbrand, G. (1987): «Bread, propaganda, and circuses», *Gerson Healing Newsletter.* 4 (18/19): 1, marzo/junio.

unidenses y alemanas revisadas por colegas. La tabla 4-1 revela la esencia del enfoque concreto de Max Gerson para modificar la fisiología de una persona enferma por la de una sana. Siguiendo fielmente la terapia Gerson, una persona enferma puede mejorar notablemente sus probabilidades de revertir la dolencia, recuperar la buena salud y asegurarse un bienestar continuo.

Harold D. Foster, licenciado en ciencias, doctorado y profesor de geografía en la Universidad de Victoria, en Victoria, Columbia Británica (Canadá), explicó: «La terapia Gerson modifica drásticamente el equilibrio mineral en el organismo del paciente. Cualquiera que se someta a este tratamiento pierde sodio rápidamente mientras, simultáneamente, los niveles corporales de potasio y de yodo aumentan. La leche, el queso y la mantequilla están prohibidos, especialmente durante los primeros meses. El calcio se puede obtener de los zumos de zanahoria y verduras hasta el punto que la osteoporosis puede revertirse con la terapia Gerson. El énfasis puesto en las frutas y las hortalizas frescas también implica que el paciente ingiere unos niveles elevados de antioxidantes, especialmente betacaroteno y vitamina C».[28]

La terapia Gerson: en sus propias palabras

Aquí tenemos, en palabras del doctor Gerson (*véase* la edición original de *A cancer therapy*), un resumen de su teoría.[29]

> Como la ciencia todavía no se ha desarrollado hasta el punto de conocer todos las enzimas, vitaminas y múltiples funciones biológicas de las hormonas y los minerales, es más seguro usar alimentos cultivados de forma ecológica, obedeciendo así las leyes de la naturaleza. [Hoy en día, más de cincuenta años después de escribir estas palabras, el concepto del doctor Gerson ha demostrado ser todavía más adecuado.] Esta observación ha ayudado a la especie humana durante miles de años antes de que se

28. Foster, H. D. (1988): «Lifestyle changes and the "spontaneous" regression of cancer: an initial computer analysis», *International Journal of Biosocial Research.* 10(1): 17-33.

29. Gerson, M.: *A cancer therapy: Results of fifty cases. Summarizing 30 years of clinical practice and experimentation. The powerful nutritional therapy that has healed thousands,* The Gerson Institute, Bonita, California, 1958, pp. 22-24.

desarrollara cualquier ciencia. De este modo consumimos todas las vitaminas y enzimas conocidos: tanto los que han sido descubiertos como los que no, y especialmente los desconocidos («sustancias estimuladoras de la vida»), que es mejor aportar lo más frescos posible, y no alterados mediante procesos de refinado o de conservación, como en el caso de los alimentos en conserva [ahumados, congelados, liofilizados, deshidratados, irradiados o manipulados de cualquier otra forma]. Estos alimentos contienen todas las sustancias necesarias en cantidades, una mezcla y una composición adecuadas y se regulan mediante el instinto, el hambre, el sabor, el olor, la vista y otros factores.

TABLA 4-1

La esencia de la terapia Gerson

La terapia Gerson consiste en una serie de tratamientos médicos armoniosos y cohesivos que se ha observado que curan muchos casos concretos de cáncer avanzado y otros problemas de salud importantes que afectan a la humanidad.

- Los tratamientos consisten en el control de la sal y el agua, lo que reduce la ingesta de Na+ e incrementa la de K+.
- El metabolismo y la producción de energía celular por parte de una persona enferma son estimulados mediante la suplementación con hormona tiroidea natural.
- La digestibilidad máxima de los nutrientes se consigue mediante la ingesta, cada hora, de zumos de frutas y hortalizas recién preparados y consumiendo una dieta básicamente vegetariana.
- Las grasas se restringen para reducir la ingesta de inductores de la enfermedad de todo tipo.
- La limitación del consumo de proteínas tiende a mejorar la respuesta inmunitaria del paciente.
- Los enemas de café estimulan las enzimas intestinales y hepáticas, que eliminan las toxinas que se encuentran a lo largo de las paredes del tracto intestinal. Se trata de un tipo de diálisis intestinal.

Las tres cuartas partes de los alimentos [para la prevención de la enfermedad] que deberían consumirse incluyen lo siguiente:

Todo tipo de frutas, principalmente frescas y algunas de ellas preparadas de distintas formas; zumos de frutas recién exprimidos (de naranja, pomelo, uva, etcétera); ensaladas de fruta; sopas frías de fruta; puré de plátano; manzana cruda rallada; salsa de manzana, etcétera.

Todas las hortalizas recién preparadas, algunas de ellas estofadas en su propio jugo y otras crudas o ralladas finas, como la zanahoria, la coliflor o el apio; las ensaladas, sopas, etcétera de hortalizas. Algunas frutas y hortalizas secas son permisibles, pero no las congeladas.

Lo mejor es hornear las patatas: podemos machacar su pulpa con yogur desnatado o con sopa sin sal para obtener un puré. Nunca deberíamos freírlas, y si las hacemos hervidas, será mejor que lo hagamos con su piel.

Las ensaladas serán verdes o con tomates, frutas, hortalizas, etcétera.

El pan debería contener harina de centeno integral o algo de harina (hasta un 20 %) de trigo integral, o podemos mezclarlas. Debería ser lo menos refinada posible. La harina o los copos de avena pueden consumirse a voluntad. Los pasteles de trigo sarraceno y las tortitas de patata son opcionales, al igual que el azúcar moreno, la miel y el azúcar y el jarabe de arce. (No debemos usar levadura en polvo ni bicarbonato de soda, ni siquiera para cocinar.)

La leche y los productos lácteos, como el requesón y otros tipos de queso no salados ni especiados, el suero de leche, el yogur desnatado y la mantequilla. La nata y los helados deberían reducirse al mínimo o restringirse y consumirse sólo en vacaciones (el helado es «veneno» para los niños).

La cuarta parte restante del régimen dietético, que permite la elección personal, puede consistir en carne, pescado, huevos, frutos secos, dulces, pasteles o lo que uno prefiera. La nicotina debería evitarse; los licores, el vino y la cerveza deberían reducirse al mínimo en favor de los zumos de frutas frescas; el consumo café y el té debería restringirse hasta unas cantidades ínfimas, con la excepción de las siguientes infusiones: menta, manzanilla, tila, azahar y algunas otras.

La sal, el bicarbonato de soda, el pescado y las salchichas ahumadas deberían evitarse tanto como sea posible, al igual que los condimentos fuertes, como la pimienta y el jengibre, aunque deberíamos usar hierbas y plantas aromáticas, como la cebolla, el perejil, el apio e incluso algo de rábano picante.

En cuanto a las hortalizas y las frutas deberían, repito, cocerse en su propio jugo para evitar la pérdida de minerales, que se disuelven fácilmente en el agua durante el proceso de cocción. Parece que estos valiosos minerales no se absorben tan bien si no se encuentran en su estado coloidal.

Podemos usar todo tipo de hortalizas (excepto las setas y los pepinos). Son especialmente recomendables, debido a su contenido en minerales, las zanahorias, los guisantes, los tomates, las acelgas, las espinacas, las judías verdes, las coles de Bruselas, las alcachofas, la remolacha cocida con manzanas, la coliflor con tomate, la col lombarda con manzanas, las uvas pasas, entre otros.

La mejor forma de preparar las hortalizas consiste en cocinarlas a fuego lento entre hora y media y dos horas y sin agua. Para evitar que se quemen, coloque una placa metálica para distribuir el calor (las placas de amianto han desaparecido del mercado) debajo de la cacerola. También puede usar algo de caldo de sopa [sopa especial Hipócrates]; también puede añadir a las hortalizas, cebolla o tomate cortados en rodajas. Esto, además, mejorará el sabor. El agua de cocción de las espinacas suele ser demasiado amarga, no suele ser agradable y deberíamos escurrirlas. Las cebollas, los puerros y los tomates tienen suficiente contenido en agua como para mantenerlos húmedos mientras se cocinan. (La remolacha debería cocerse igual que las patatas: con la piel y con agua.) Lave y frote las hortalizas concienzudamente, pero no las pele ni las raspe. Las cacerolas deben taparse para evitar que el vapor escape. Las tapas deben ser pesadas o ajustar bien. (No use ollas exprés.) Puede conservar las hortalizas cocidas en la nevera durante la noche. Para calentarlas, póngalas a fuego lento con un poco de sopa o de zumo de tomate.

El doctor Gerson prosigue, dando su opinión sobre el resumen dietético de su programa nutricional. En conclusión, escribe, además:[30]

El cuerpo humano tiene una maravillosa reserva de energía y muchas posibilidades de adaptación, pero el mejor aparato de defensa son un metabolismo y una reabsorción en el tracto intestinal que funcionen al cien por cien, al unísono con un hígado sano. La gente puede llegar, innecesariamente, a la conclusión de que no es tan importante hacer tanto hincapié en la nutrición. Puede que esto sea así en condiciones normales, y si estas personas no sufren alteraciones debidas a la herencia, la civilización, la enfermedad, los traumatismos u otros tipos de acumulación (de nicotina y otras sustancias tóxicas).

30. *Ibidem*, pp. 27-28.

La civilización se ha llevado parcialmente lo que le fue otorgado de forma natural. Los experimentos con grupos de prueba para dar lugar a distintas deficiencias de vitaminas mediante la omisión de los alimentos que las contenían mostró que una tercera parte de las personas pueden acabar manifestando deficiencias en unos cuatro meses, y dos terceras partes en seis meses. Sólo el 5-6 % resistió, aquí, en EE.UU., diez meses con una alimentación deficiente. Estos experimentos nutricionales y otros muestran que sólo una minoría posee un sistema de reabsorción complemente intacto y, al mismo tiempo, una adaptación y una reserva de energía suficientes para los períodos saludables y no saludables de su vida.

No es necesario que las personas sanas se preocupen tanto de consumir una cantidad adecuada o excesiva de carbohidratos y proteínas, y su valor calórico debería ignorarse. No obstante, no se pueden ignorar los minerales, las vitaminas y las enzimas, que son totalmente necesarios en su composición más natural posible y en cantidades suficientes a un plazo relativamente largo y para permanecer inmune a las enfermedades. Los minerales deben estar presentes en los tejidos en los que tienen que estar, ya que son los portadores de los potenciales eléctricos en las células, y ahí permiten que las hormonas, las vitaminas y las enzimas funcionen correctamente. Esto aporta al organismo la mejor energía posible para funcionar y las reservas necesarias para un buen metabolismo y una vida saludable.

Volver a descubrir la rueda

Una serie de libros populares para los consumidores (entre alguno de ellos hay best sellers) comentan el concepto de dieta y nutrición del doctor Max Gerson como forma de prevenir y tratar el cáncer. Llenan, en la actualidad, los estantes de las bibliotecas y las librerías con lo que los especialistas médicos/nutrólogos consideran algún tipo de concepto revolucionario. Para ellos se trata de una información novedosa, y ninguno de los autores concede a nuestro doctor Gerson el mérito debido. Tales libros, como *Dieta para la prevención del cáncer de mama* e *Eat to beat cancer*, del doctor Robert Arnot, y *doctor Gaynor's cancer prevention program*, defienden que cualquier persona puede comer para reducir el riesgo de padecer enfermedades degenerativas como el cáncer. Estos libros exponen regímenes concretos que son versiones copiadas del enfoque dietético original del doctor Gerson para eliminar todo tipo de enfermedades, y el cáncer en particular.

Además, algunos enemigos profesionales/políticos del doctor Gerson están volviendo a descubrir la rueda hablando acerca de los alimentos como forma de terapia contra el cáncer y otras enfermedades crónicas. A regañadientes, y empujados por la desilusión del público con la «guerra contra el cáncer» perdida por el presidente Richard Nixon, están convenciéndose de la importancia de la dieta y la nutrición para reducir el cáncer.

Cuando se trata de decidir si deberíamos mejorar nuestro estilo de vida siguiendo las enseñanzas del doctor Max Gerson o si tendríamos que seguir, si es posible, consumiendo patatas fritas envasadas, pasteles de hojaldre, pizzas, hamburguesas con queso, helado y otros alimentos basura, Gabriel Feldman (doctor en medicina), director de los programas contra el cáncer de próstata y colorrectal para la American Cancer Society, admite: «No necesitamos años de investigación. Si la gente pusiera en práctica lo que sabemos hoy, los porcentajes de cáncer disminuirían. Es así de sencillo».

El doctor Max Gerson tenía razón en su exposición bibliográfica médica/nutricional de 1958 antes de la aparición de los restaurantes de comida rápida y los alimentos precocinados y en conserva que encontramos en los supermercados, y sus intuiciones son todavía más precisas en la actualidad.

5

La remisión: cómo se produce

«Deberíamos prestar más atención a los pacientes excepcionales: aquellos que sanan inesperadamente, en lugar de fijarnos sombríamente en todos aquellos que fallecen de la forma usual. En palabras de René Dubos, "A veces, lo más mensurable aparta lo más importante".»

Bernie B. Siegel (doctor en medicina), en *Amor, medicina milagrosa.*

La curación del linfoma mediante el uso de la terapia Gerson

John Albracht (quiropráctico), que trabajaba como quiropráctico desde 1955 en Amarillo (Texas) y que cuando se escribió este libro tenía sesenta y seis años, se sometió por primera vez a una intervención quirúrgica para extirpar un linfoma de células mixtas en 1963. La laparotomía, llevada a cabo entonces por el cirujano Charles Y. Mayo Jr. (doctor en medicina), hijo del famoso fundador de la Clínica Mayo, descubrió un tumor retroperitoneal irregular que se extendía a través del mesenterio del intestino delgado. El cáncer del doctor Albracht era tan voluminoso y extenso que se consideró inoperable, y el doctor Mayo se limitó a suturar la incisión. Envió a su paciente a veinte sesiones de radioterapia con cobalto.

Tras los tratamientos de radiación a los que se sometió el doctor Albracht, su masa tumoral residual se redujo rápidamente. En el momento de su biopsia y su laparotomía iniciales, el doctor Albracht tenía treinta años.

Siguió con su proceso de remisión durante veinticuatro años. No obstante, el 1 de diciembre de 1986, el doctor Albracht sufrió una recidiva con múltiples signos y síntomas de malestar propios de una enfermedad maligna. Consistían en graves hemorragias intestinales, sudoración excesiva (diaforesis), debilidad muscular, gas en el tracto gastrointestinal, eructos, indigestión, sensación de plenitud epigástrica, diarrea, taquicardia, un recuento bajo de hemoglobina (de 8 g/dl, cuando lo normal son 14-18 g/dl), y un reducido volumen total de glóbulos rojos en sangre (hematocrito) de 26 ml/dl (lo normal son 40-54 ml/dl). Cuatro días más tarde, en el High Plains Baptist Hospital de Amarillo (Texas), el cirujano gastrointestinal Gregorio Matos (doctor en medicina), llevó a cabo una resección del intestino delgado del paciente con una anastomosis de ambos extremos. El linfoma afectaba a una tercera parte del intestino delgado y se extendía hasta el mesotelio, incluido todo el yeyuno, hasta llegar al ileon proximal. De hecho, junto con unos 2 metros de intestino delgado, el tumor maligno extirpado del abdomen del doctor Albracht tenía el tamaño de un melón cantalupo.

El oncólogo Karim Nawaz (doctor en medicina) recomendó un seguimiento con cantidades masivas de cinco agentes citotóxicos potentes durante un mínimo de ocho sesiones de radioterapia que empezaron el 11 de enero de 1987. El paciente toleró dos sesiones de quimioterapia, pero sus efectos secundarios adversos fueron tan terribles (náuseas y vómitos, diarrea, calambres abdominales, dolor abdominal intenso, irritación, ronquera, dolores pectorales, falta de aliento, tos, dolor en la parte inferior de la espalda, dolor en los testículos, quemazón e hinchazón de ambos brazos, donde se aplicaron las inyecciones de la quimioterapia y una grave pérdida de peso de 25 kg en tres semanas) que decidió, voluntariamente, no seguir con ellas.

«El doctor Matos usó mi caso como un estudio de un caso práctico durante una comida en el High Plains Baptist Hospital. Dijo a su grupo que quizás me quedaban entre tres y seis meses de vida», dijo el doctor Albracht.[31]

Fue entonces, el 17 de febrero de 1987, cuando este paciente, todavía afectado por la enfermedad abdominal, accedió al hospital de la terapia Gerson sito en Tijuana (México). El doctor Matos y el doctor Nawaz siguieron monitorizando su progreso. Observaron que su masa tumoral, justo a la derecha del ombligo, redujo su tamaño constantemente en 4 cm, luego 7 cm y después se quedó en nada. Hacia finales de 1987, con el doctor Albracht siguiendo todavía el tratamiento dietético Gerson contra el cáncer, su masa tumoral ya no fue detectable mediante cualquier tipo de método médico de diagnóstico. Los dos especialistas

---

31. Hildenbrand, G. (1992): «Cure of a recurrent, inoperable, chemoresistant mixed cell lymphoma (retroperitoneal lymphocytic/hystiocytic nodular diffused) through the Gerson cancer therapy», Healing Newsletter, 7(12): 1-10, enero/febrero y marzo/abril.

de cáncer con tratamientos conservadores de Amarillo (Texas), que estudiaron al paciente con el uso de linfoangiogramas, pruebas en la médula ósea, análisis, exámenes físicos, etcétera consideraron que se había curado y estaba sano, tal y como sigue en la actualidad.

El doctor Matos le dijo al doctor Albracht: «De la forma en que estaba entrando en una pendiente, su salud se estaba deteriorando; y creo que hizo las cosas correctas para volver a recuperar la buena salud, su peso y su fuerza, y así ver la luz del sol». Incluso hoy en día, el doctor Albracht sigue manteniendo la alimentación y el programa de detoxificación de la terapia Gerson. Sigue asistiendo a los controles de seguimiento regulares a los que le somete el doctor Matos cada cinco meses.[32]

Desde su uso exitoso para revertir un linfoma maligno mortal, el doctor Albracht incorpora actualmente la dieta y la nutrición en su práctica de la quiropráctica. Admite haber utilizado el programa dietético Gerson como el único medio para salvar y conservar su vida. Aun así, algunos observadores médicos mal informados que están predispuestos a favor de las terapias con fármacos o radioterapia señalan al cáncer curado del paciente y comentan con desdén: «Oh, eso es sólo un ejemplo de la regresión espontánea de un cáncer», pero el doctor Albracht, cuya vida había estado pendiendo de un hilo, sabe la verdad. La regresión de su cáncer no fue espontánea. Trabajó duro para conseguirlo en 1987 y ahora sigue haciéndolo cada día (*véase* la fotografía del doctor Albracht con su mujer).

La «remisión espontánea» del cáncer no existe

En el capítulo 4 citamos brevemente un artículo que trataba sobre la remisión del cáncer en pacientes como resultado de las mejoras en su estilo de vida. La información procedía de un estudio dirigido por Harold D. Foster (licenciado en ciencias y doctorado en geografía), profesor de geografía y estadístico de la Universidad de Victoria, en Victoria, Columbia Británica (Canadá). En 1988, el doctor Foster llevó a cabo un análisis computerizado exhaustivo de pacientes aquejados de cáncer que experimentaron las llamadas regresiones espontáneas.

32. *Ibidem*, p. 10

La regresión espontánea (o remisión espontánea) significa que el cáncer reduce su tamaño o desaparece por completo (y sin desarrollarse nuevos tumores) sin un tratamiento convencional.[33]

El renombrado patólogo William Boyd (doctor en medicina) recopiló un gran número de casos, todos ellos documentados en gran detalle, en un libro que publicó en 1961. El doctor Boyd estimó que aproximadamente 1 de cada 100.000 casos de cáncer mostrarán una regresión espontánea. En su serie, más de la mitad de los casos demostrados de regresión espontánea procedían de cuatro formas de tumor: (1) el cáncer de riñón (de células renales), (2) el melanoma (cáncer pigmentario de la piel), (3) el neuroblastoma (un cáncer raro que aqueja a los niños), y (4) el coriocarcinoma (un cáncer raro que afecta a la placenta). Como parte de la otra mitad de los casos del doctor Boyd había uno o dos ejemplos de prácticamente cualquier otro tipo de cáncer.[34]

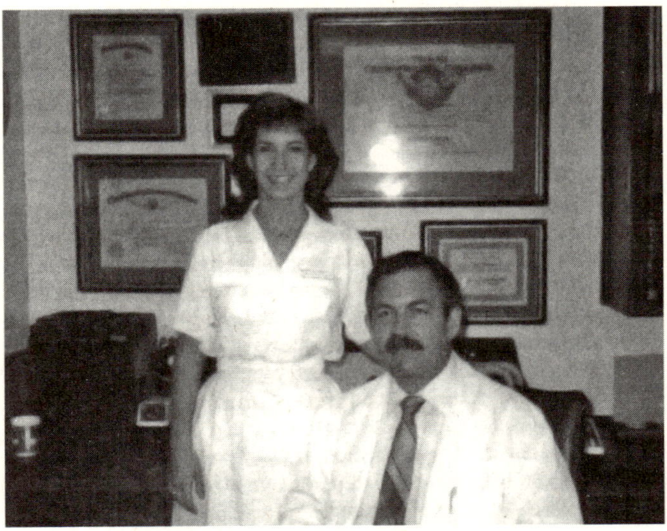

El doctor John Albracht y su esposa.

33. Bashford, E. F., citado por Rae, M. V. (1935): «Spontaneous regression of a hypernephroma», *American Journal of Cancer*, 24: 839.

34. Buckman, R.: *What you really need to know about cancer: A comprehensive guide for patients and their families,* The John Hopkins University Press, Baltimore, 1997, pp. 242, 243.

En su libro de texto clásico, escrito junto con otros autores, *Spontaneous regression of cancer*, el oncólogo W. H. Cole (doctor en medicina), escribe: «El término "espontáneo" es una clasificación errónea, ya que debe existir una causa para la regresión».[35] Además, en sus escritos publicados y en sus conferencias, Max Gerson (doctor en medicina) ha afirmado repetidamente que la remisión del cáncer no se da espontáneamente, sino que alguna mejora concreta de la fisiología del paciente provoca que el cáncer reaccione de forma favorable.

«Lo que falta, pues –dice Harold D. Foster (doctor)–, es la comprensión, por parte de aquellos implicados, de por qué se produce una mejora importante de la salud.» Por supuesto, se ha aportado una amplia variedad de explicaciones posibles con respecto a la regresión espontánea.[36]

La regresión espontánea del cáncer analizada por el doctor Harold Foster

El doctor Foster observó los datos de doscientos pacientes que se habían recuperado y que habían utilizado distintas formas de tratamientos alternativos, incluida la terapia Gerson, las hierbas de Hoxsey, el programa dietético de Kelley, la macrobiótica, la dieta Moerman y el té de hierbas de Jason Winters. Descubrió que más de la mitad de estos pacientes con una enfermedad crónica que habían sanado (la mayoría afectados por el cáncer) habían empleado alguna forma de cambio en su nutrición y su estilo de vida, entre los que se incluían la detoxificación, como con los enemas de café, los enemas de aceite de ricino, la irrigación alta del colon, las saunas de calor seco o el ayuno. El 88 % de los pacientes habían incorporado el vegetarianismo como su programa de alimentación cotidiano y el 65 % consumía ciertas cantidades de suplementos minerales a diario, siendo los más frecuentes los de potasio y yodo. Los nutrientes adicionales que ingerían incluían la niacina, las enzimas digestivas, los bioflavonoides, el trébol rojo y las vitaminas A, B_{12} y C.

---

35. Cole, W. H. (1966): «Opening address: Spontaneous regression of cancer and the importance of finding its cause», En la *Conference on Spontaneous Regression of Cancer*, Editado por T. C. Everson y W. H. Cole. W. B. Saunders & Co., Philadelphia, pp. 5-9.

36. Foster, H. D. (1988): «Lifestyle changes and the "spontaneous" regression of cancer: an initial computer analysis», *International Journal of Biosocial Research*, 10(1): 17-33.

El doctor Foster escribió que las regresiones «espontáneas» del cáncer «tendían a producirse con más frecuencia en los vegetarianos no fumadores que no usaban sal, harina o azúcar refinados y que evitaban los alimentos en conserva, ahumados o congelados. Normalmente, estas personas no solían consumir bebidas alcohólicas, té, café y cacao, y en lugar de ellos bebían zumos de frutas y/u hortalizas recién exprimidas. Muchos tomaban suplementos de vitaminas y minerales junto con distintas hierbas. El intervalo de tiempo empleado por los pacientes consumiendo estas dietas especiales variaba entre un mes y quince años, siendo la media de cuarenta y un meses».[37]

Como siempre debe haber una razón para la remisión del cáncer, confirmaba el doctor Foster, estaba de acuerdo con el hallazgo original del doctor Max Gerson, que decía: «En realidad, no existe el proceso llamado regresión espontánea». Los datos respaldan su punto de vista de que se producen remisiones espectaculares «relacionadas con cambios dietéticos importantes que, inevitablemente, deben haber dado como resultado alteraciones en la disponibilidad de macro y oligoelementos para el sistema inmunológico y los tumores».

El doctor Foster afirmaba que el programa de la terapia Gerson contaba con un gran seguimiento entre aquellos pacientes aquejados por el cáncer que «superaron sus expectativas de supervivencia multiplicándolas por lo menos por diez». En este grupo había personas que siguieron el protocolo Gerson y que se recuperaron de tumores cerebrales, linfosarcomas, carcinomas de células basales, sarcomas renales, melanomas que metastatizaban, cáncer de mama, tumores en la médula espinal, cáncer de testículo metatastizado y cáncer hipofisario. Los pacientes que sanaron siguiendo el programa Gerson estaban representados en prácticamente todas las categorías de la investigación del doctor Foster.[38]

El National Cancer Institute (NCI) de EE.UU. y el Canadian Cancer Institute (CCI) están promoviendo unas dietas que creen que reducirán la incidencia del cáncer. Lo que es interesante es que muchos de los 200 pacientes que experimentaron una regresión del cáncer en la investigación del doctor Foster estaban siguiendo unas dietas exactamente como la defendida por el doctor Max Gerson (doctor en medicina). Se

37. *Ibidem.*

38. *Ibidem.*

trataba de formas extremas de las que ahora defiende la medicina ortodoxa, representada por el NCI y el CCI.[39, 40]

Crear «regresiones/remisiones espontáneas»

Los pacientes investigados que experimentaron regresiones espontáneas se sometieron a métodos alternativos de curación (considerados no convencionales según los estándares de la oncología moderna).

De los pacientes registrados, 175 (un 87,5 %) habían llevado a cabo modificaciones importantes en su dieta. La tabla 5-1 enumera los alimentos normalmente evitados. Como puede verse, estas personas, que ahora están sanas, siguieron fielmente las recomendaciones dietéticas de la terapia Gerson (*véanse* los capítulos 7, 8 y 10). Eliminaron de su dieta las bebidas alcohólicas y los alimentos grasos, aceitosos, lácteos, en conserva, congelados, ahumados, dulces, salados, especiados y encurtidos. El 80 % de las personas que sanaron por sí solos tras estar afectadas por distintos tipos de cáncer evitaron el consumo de estos alimentos. Además, el tabaco, la carne y el azúcar ya no fueron ingeridos por el 79,5 % de los pacientes que experimentaron remisiones «espontáneas» del cáncer. Como se indica, más de 50 % de los pacientes también evitaron el consumo de especias, huevos, pescado, aceites y grasas, té, café, cacao, chocolate, harina refinada, leche y frutos secos.

Por el contrario, consumieron ciertos alimentos en grandes cantidades los pacientes aquejados de cáncer que parecieron experimentar una «regresión espontánea». Aparecen en la tabla 5-2. Los alimentos más populares valorados por sus componentes anticancerígenos fueron las hortalizas frescas, a saber: las zanahorias, la remolacha, la calabaza, el brécol, los puerros, la coliflor, las cebollas, las legumbres y las coles de Bruselas. Estas hortalizas fueron los únicos alimentos ingeridos por más del 80 % de los pacientes que experimentaron una remisión espontánea. También debe destacarse que el 57 % de estas personas afortunadas (o informadas) siguió la recomendación de la terapia Gerson consistente en consumir zumo de naranja, zanahoria y manzana recién exprimidos/licuados. El zumo de naranja recién preparado desempeñó, de hecho,

---

39. Ross, WK. S. (1983): «At last, an anticancer diet», *Readers's Digest,* 1222 (733): 49-53.
40. Canadian cancer society (1985): «Facts on cancer and diet: Your food choices may help you reduce your cancer risk».

un papel importante en la dieta del 53,5 % de todos los pacientes del estudio. El zumo de pomelo, uvas y tomate también fue consumido por más de la mitad de aquellos que experimentaron regresiones. Entre otros alimentos populares estaban los cereales, los brotes de alfalfa, los melones cantalupo, los tomates, las lentejas, las uvas y los albaricoques.

TABLA 5-1

Porcentaje de la frecuencia con la que alimentos y bebidas concretos fueron evitados por 200 enfermos aquejados de cáncer que experimentaron «regresiones espontáneas».

Tipo de alimento o bebida	Porcentaje entre la muestra de pacientes
Todos los alimentos en conserva	80,0
Todos los alimentos congelados	80,0
Todos los alimentos ahumados	80,0
Azúcar refinado	79,5
Carne	79,5
Encurtidos	75,5
Sal común (cloruro de sodio)	75,5
Bebidas alcohólicas	75,5
Especias	75,0
Huevos	70,0
Pescado	67,0
Grasas	65,5
Harina refinada	65,5
Té	65,5
Café	65,5
Chocolate	63,5
Aceites	62,0
Leche	62,0
Frutos secos	59,5
Habas de soja	49,0
Tomates	38,5
Marisco	16,0

Tomado con autorización de Foster, H. D. (1988). «Lifestyle changes and the "spontaneous" regression of cancer: An initial computer analysis», *International journal of Biosocial Research*. 10(1): 17-33.

TABLA 5-2

Porcentaje de la frecuencia con la que alimentos y bebidas concretas fueron consumidos por 200 pacientes que experimentaron «regresiones espontáneas».

Tipos de alimento o bebida	Porcentaje entre la muestra de pacientes
Brécol	84,5
Puerros	84,5
Coliflor	84,5
Cebolla	84,5
Legumbres	84,5
Zanahorias	84,5
Coles de Bruselas	84,5
Remolacha	82,5
Calabaza	82,5
Manzanas	81,5
Peras	81,5
Albaricoques	77,0
Cereales integrales	75,0
Melón cantalupo	73,5
Uvas	73,0
Tomates	72,5
Lentejas	69,0
Zumo de pomelo (recién exprimido)	58,0
Alfalfa y otras semillas germinadas	57,5
Zumo de naranja (recién exprimido)	57,0
Zumo de manzana (recién preparado)	57,0
Zumo de uva (recién preparado)	55,0
Zumo de tomate (recién preparado)	44,0
Zumo de zanahoria (recién preparado)	53,5
Zumo de verduras (recién preparado)	51,5
Hígado	46,5
Pasas	46,5
Almendras	32,0
Piña	26,0
Requesón	24,5
Suero de leche (batido, pero no cultivado)	24,5
Huevos	24,5
Tallos del trigo joven	22,0
Yogur	21,0
Aceite de oliva	20,5
Semillas de girasol	19,5
Tallos de la cebada joven	18,5
Aguacates	18,5

Tipos de alimento o bebida	Porcentaje entre la muestra de pacientes
Ajo	14,0
Aceite de linaza	7,5
Miso	4,5
Tamari	2,0

Tomado con autorización de Foster, H. D. (1988). «Lifestyle changes and the "spontaneous" regression of cancer: An initial computer analysis», *International journal of Biosocial Research*. 10 (1): 17-33.

Sobrevivir cuarenta años después de la terapia Gerson

Disponemos de no pocas confirmaciones de que las mejoras en la dieta junto con un estilo de vida detoxificante ayudan a eliminar el cáncer y otras enfermedades que se manifiesten en forma de un deterioro celular total. Estas confirmaciones incluyen las declaraciones de pacientes que siguen con vida cuarenta o más años después de seguir el programa curativo defendido por Max Gerson. Lo que viene a continuación es simplemente un ejemplo del hecho de sobrevivir durante más de cuarenta y dos años después de llevar a cabo la terapia Gerson para luchar contra un cáncer de huesos.

Carla Shuford (*véase* la fotografía) en la actualidad está feliz y sana, más de cuarenta y dos años después de que le diagnosticaran un sarcoma osteogénico metastatizado cuando tenía quince años.

El *sarcoma osteogénico*, que es un cáncer que afecta al tejido óseo, es el segundo tipo de tumor óseo maligno más frecuente. Aunque lo más normal es que se detecte en personas de entre diez y veinte años, un osteosarcoma de este tipo puede aparecer a cualquier edad. Alrededor de la mitad de los tumores aparecen alrededor de la rodilla y en el interior del fémur, aunque pueden originarse en cualquier hueso. Tienden a extenderse, a modo de tumor secundario, hacia los pulmones. Generalmente, el sarcoma osteogénico provoca un dolor intenso y la inflamación en los lugares en los que está sito el tumor.[41]

41. *The Merck Manual of Medical Information: Home Edition* (1997), Merck Research Laboratories, Whitehouse Station, Nueva Jersey, p. 223.

Carla Shuford padeció esta enfermedad, pero se salvó con el poderoso programa nutricional y de detoxificación defendido por el doctor Gerson. Para ayudar a salvar la vida de otros pacientes infantiles aquejados por el cáncer, narró la historia de su caso para su publicación en el ejemplar bimensual de julio/agosto de 1998 del boletín informativo *Gerson Healing Newsletter.*[42]

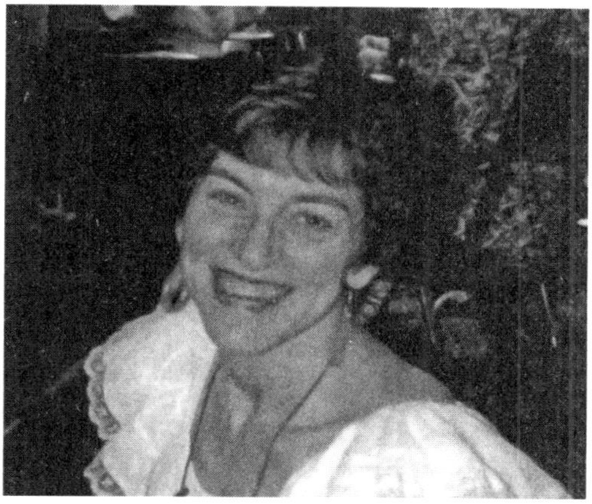

Carla Shuford

Aquí tenemos la historia de Carla Shuford:

Este año, el 4 de septiembre de 1998, celebraré mi cuarenta aniversario: ¡un aniversario lleno de vida! Me diagnosticaron un cáncer, y ese día, hace cuarenta años, me amputaron la pierna izquierda a la altura de la cadera. Había pasado siete meses de dolor antes de que detectaran el tumor, por lo que cuando se confirmó el diagnóstico del sarcoma osteogénico en un informe de una biopsia redactado por el doctor John Preston (el médico que había llevado a cabo la biopsia), el pronóstico no fue bueno. El cáncer se había extendido hasta mi sistema linfático y me dieron seis meses de vida.

En esa época [principios de septiembre de 1958], la radioterapia y la cirugía eran los métodos convencionales de tratamiento. La radioterapia no se podía aplicar debido a la ubicación del tumor y, a causa de la desespe-

42. Shuford, C. (1998): «Carla's story», *Gerson Healing Newsletter.* 13 (4): 5-6, julio/agosto.

ración, los médicos decidieron llevar a cabo una intervención quirúrgica radical que me aportaría la escasa posibilidad de poder retrasar mi muerte entre treinta y sesenta días.

No obstante, ese mismo día y, de hecho, mientras se estaba llevando a cabo la operación, estaba sucediendo algo aparentemente menos dramático pero mucho más vital. Mi madre estaba hablando con el doctor Max Gerson [en persona] en su consulta de la ciudad de Nueva York disponiéndolo todo para que iniciara su terapia de inmediato tras mi alta en el hospital.

Los siguientes cinco años iban a ser de trabajo durante las 24 horas del día mientras mis progenitores dedicaban su vida a salvar la mía al estilo Gerson. Éramos unos humildes ganaderos de las montañas del oeste de Carolina del Norte cuyo medio de vida dependía del ordeño manual de nuestro rebaño de treinta vacas de raza Jersey y del suministro de la leche fresca a nuestros clientes cada mañana.

Aunque habría resultado preferible estar ingresada en la clínica de Nueva York del doctor Gerson, las circunstancias hicieron que eso resultara imposible. Debido a las extremadas exigencias de tiempo, energía y la dificultad de adquirir alimentos libres de toxinas, junto con la minuciosidad y la exactitud que requería el programa, el doctor Gerson se mostraba reticente a que los pacientes siguieran el tratamiento en su hogar, especialmente en las fases iniciales. No obstante, quedó impresionado por la inteligencia de mi madre y su incansable atención a los detalles. En pago a su confianza, ella le prometió que seguiría el régimen prescrito al pie de la letra.

Así empezaron cinco años de cumplimiento inflexible de la terapia Gerson por parte de mi madre, mi padre y yo misma. En aquella época, el extractor de zumos Gerson era un aparato muy pesado (parecido a un gato para el coche), con una prensa aparte y unos paños de lino para presionar el alimento triturado y prevenir cualquier posibilidad de oxidación. Agradecimos tener unos brazos fuertes gracias a tantos años ordeñando las vacas, ya que utilizar este aparato requería la misma fuerza. Como el zumo debía ser recién exprimido y prensado en cada comida, mi madre apenas había acabado de limpiar la máquina y los paños cuando ya tenía que usar el aparato de nuevo.

En esa época, además, el «zumo» de hígado consistía en el líquido resultante de triturar y prensar un hígado de ternera que no se hubiera congelado. Nuestra fuente de hígado más cercana estaba en Ashville, a unos cuarenta kilómetros. El trabajo de mi padre consistía en ir hasta el autobús a las 15.00 h en la estación local para traer nuestro pedido de hígado fresco.

Aunque mi padre se había pasado al cultivo ecológico a principios de la década de 1950, ninguno de los demás agricultores locales mostraba ningún interés por este objetivo. No obstante, como las cantidades de lechugas y zanahorias necesarias para obtener los zumos diarios, además de las distintas raíces y hortalizas para preparar la sopa recetada eran enormes [para mí], mi padre necesitó la ayuda de nuestros vecinos. Varios agricultores estuvieron de acuerdo en dedicar parcelas de sus tierras al cultivo sin pesticidas. En esas zonas cultivaban las «zanahorias de Carla», las «lechugas de Carla» y «lo que fuera de Carla».

El resto es historia. El doctor Gerrson falleció en la primavera de 1959, menos de seis meses después de que mi madre lo visitara. Los médicos acabaron cansándose de pedir radiografías torácicas mensuales, ya que salían constantemente «limpias». La Sloan-Kettering [Cancer Clinic] me envió una encuesta anual para preguntarme si seguía viva, y cada año, para su sorpresa, yo se la devolvía cumplimentada. En 1988 me di cuenta de que había sobrevivido a su estudio de treinta años.

Mi padre falleció en 1965. Mi madre murió el 18 de enero de este año (1998), justo tres días antes de su nonagésimo cumpleaños. Ahora ya soy, oficialmente, jubilada y cumplí cincuenta y cinco años en abril.

Sólo consumo alimentos ecológicos y no procesados, haciendo hincapié en las frutas, las hortalizas y los cereales integrales. Nado unos 1,6 kilómetros cada día y gozo de buena salud, aparte del desgaste propio de una persona que ha vivido cuarenta años usando muletas.

Conservo un «Archivo Gerson» actualizado en un cajón de mi escritorio, de modo que sé lo que hacer si alguna vez vuelvo a necesitar la ayuda del doctor Max. Y quizás, y más importante, espero con ilusión la celebración de mi cuadragésimo «cumpleaños» el 4 de septiembre de 1998, mientras vuelvo a dar las gracias a mi madre, a mi padre y al doctor Max Gerson por MI VIDA.

Carla Shuford

Segunda parte

LA TERAPIA GERSON

6

Curar el melanoma con la terapia Gerson

Cuando el melanoma (un cáncer de piel amenazador de la vida) se extiende (o metastatiza) por todo el organismo, se clasifica como un cáncer en fase IV. Esta situación es grave, pone la vida en peligro de forma incuestionable y no tiene un pronóstico optimista entre los oncólogos convencionales.

Un *melanoma* (literalmente «tumor negro») es un lunar maligno, el más peligroso de todos los cánceres de piel y es uno de los cánceres más malignos. Puede extenderse hasta prácticamente cualquier órgano y tejido y dar lugar a la muerte en el transcurso de un año después de extenderse (metastatizar) hacia lugares distantes. Aunque es raro que un tumor padecido por una gestante se extienda a su feto (*véase* el caso de Lana Matusek, hacia el final de este capítulo), los melanomas lideran la lista de aquellos tumores que se metastatizan de esta forma.

El melanoma es más frecuente en las personas de entre cuarenta y sesenta años. Aunque todavía no se encuentra entre los cánceres más comunes, su incidencia está aumentando más rápidamente en todo el mundo que cualquier otro tipo de tumor maligno. Únicamente en EE.UU. se dieron más de 40.300 casos en 1997, y se registraron cifras todavía más elevadas en 1998 y lo mismo ocurre en otros países.

Sólo hay un tipo de célula culpable de todos los melanomas (la malévola célula productora de pigmentos llamada *melanocito*), pero existen algunas variantes que se distinguen por su forma, como aquellas con forma cúbica o de huso. El comportamiento de cada una de ellas es generalmente similar en el caso de los melanomas cutáneos, aunque en el de los melanomas oculares su forma determina el comportamiento en un grado importante.[43]

Dael Mintz y su melanona en fase IV

Dael Mintz, de cincuenta y cinco años de edad y residente en Calabasas (California), que acudió en junio de 1993 a un hospital cuya práctica se basaba en los remedios naturales que aplicaba la terapia Gerson y sito en Tijuana (México), se encontraba con su vida pendiendo de un hilo debido a un melanona en fase IV, y desafió a todas las probabilidades médicas convencionales. «Francamente, el personal del centro de tratamiento que seguía la terapia Gerson en Tijuana pensó que su pronóstico era bastante malo», admite Alicia Meléndez (doctora en medicina), facultativa especializada en el tratamiento holístico de los cánceres y formada para la aplicación de la Terapia Gerson.

«Padecía un caso grave de melanoma metastatizado, con masas tumorales en los pulmones y el hígado y lesiones que englobaban y comprimían las vértebras de la parte central de su espalda y su cuello. El tumor de mayor tamaño de Dael medía 11,5 centímetros de lado a lado; había una masa de tumores justo por debajo de su piel en el pecho y también tenía un tumor en la nariz», relata la doctora Meléndez. «La cirugía, seguida de un injerto de piel, no había podido eliminar el tumor de la nariz, que pronto creció hasta tener el tamaño de una uva. Se encontraron un total de veinte tumores por todo su cuerpo (en la cadera, la columna vertebral, el hígado, los pulmones, los huesos y los riñones) y la clavícula estaba visiblemente distendida con signos claros del cáncer.»

Los oncólogos convencionales de California se habían rendido con el caso de Mintz. De hecho, habían predicho que le quedaban menos de seis meses de vida. Cuando el melanoma está tan avanzado, no hay prácticamente nada que la medicina orientada hacia los fármacos (alopática) pueda hacer. El melanoma en fase IV es resistente al tratamiento con radioterapia, a la inmunoterapia y a la quimioterapia. Ninguno de estos tratamientos comprobados ha demostrado aportar unos resultados favorables a largo plazo. Todos los oncólogos le dirán que el cáncer de

43. Mitchell, M. S.: «Melanoma», en *Everyone's guide to cancer therapy*, 3.ª ed. Revisada, por M. Dollinger; E. H. Rosenbaum y G. Cable. Andrews McMeel Publishing, Kansas City, Missouri, 1997, pp. 568, 569.

piel en fase IV se encuentra entre los tumores malignos más difíciles de curar; pero ése no fue el caso de Dael Mintz.

A lo largo de las siguientes tres semanas en la instalación dedicada a administrar la terapia Gerson y luego durante dieciocho meses en su hogar, Mintz siguió el programa Gerson estándar consistente en consumir una dieta especial, ingiriendo zumos de hortalizas recién exprimidas/prensadas, tomando suplementos nutricionales, recibiendo inyecciones terapéuticas, pasando por el proceso de detoxificación y administrándose enemas de café. Además, se le aplicó ozono por vía tópica para tratar sus lesiones de la nariz y se le administraba dos veces diarias por vía rectal para la detoxificación general de su organismo. Al final de este período de tres semanas, la paciente seguía mostrando algunas lesiones en el interior y en la superficie de su cuerpo, pero sentía que tenía mucha más energía. En general, los doctores y el personal que aplicaban la terapia Gerson la examinaron y determinaron que se encontraba en el camino hacia su recuperación. A continuación volvió a su casa para tratarse por sí misma.[44]

Remisión, regresión y eliminación del melanoma en fase IV

La doctora Meléndez reconoce que la gravedad del caso de su paciente le provocaba, al principio, gran preocupación: «Su salud en el momento de su admisión en nuestra clínica era como la de un tren que estuviera descendiendo sin frenos por una montaña y conducido por un maquinista al que le hubiera dado un ataque al corazón. El melanoma estaba así de descontrolado. Necesitábamos detener el tren y volver a situarlo en la cima de la montaña», explica la especialista en cáncer que administraba la terapia Gerson.

En el transcurso de los seis meses tras su participación en el programa Gerson, la clavícula de Mintz volvió a tener un aspecto normal. Tras otros seis meses, los escáneres mediante tomografía axial computerizada (TAC) a los que se sometió a modo de método diagnóstico indicaron que había una reducción significativa del tamaño de sus tumores hepáticos. Los escáneres también mostraban que la mayoría de las metástasis en

---

44. Gerson, C. (1997): «Successfully reversing stage IV melanoma: the story of Dael Mintz», Healing stories of the Gerson Therapy, tomado del *Alternative Medicine Digest*, ejemplar núm. 18, mayo/junio.

otros órganos habían desaparecido. El siguiente escáner mediante TAC de esta mujer, seis meses después (un año y medio después del inicio de su autotratamiento siguiendo la terapia Gerson), mostró una reducción continuada en su tumor hepático y que sólo seguían presentes dos (de un total de los cinco iniciales) tumores pulmonares.

Un año después, en junio de 1996, sólo había dos nódulos calcificados en su pulmón izquierdo y una única calcificación de 1 milímetro en el lóbulo derecho de su hígado. Se encontraba en plena remisión, cercana a la regresión total, y se aproximaba a la fase final de la eliminación completa de su melanoma en fase IV. Este suceso, que es algo que no es infrecuente para los pacientes sometidos a la terapia Gerson, fue confirmado repetidas veces de dos formas: por Dael Mintz al consultar con el oncólogo de su localidad y mediante las visitas de seguimiento en el centro de tratamiento Gerson de Tijuana.

«Entre junio de 1993 y junio de 1996, el tumor de su nariz se aplanó, desarrolló una zona cóncava en el centro y su coloración se aclaró –informó el médico mexicano de la paciente durante la etapa posterior–. Dael se siente muy sana, a pesar de la lesión persistente en su nariz. Esta última lesión también ha reducido drásticamente su tamaño con respecto al volumen original y cree que está curándose gradualmente.»

Después de que la paciente hubiera seguido el programa Gerson durante dos años, la doctora Alicia Meléndez pudo por fin pronunciar el «casi completamente "limpia" de cualquier tipo de cáncer». Teniendo en cuenta que la esperanza de vida media para alguien con un melanoma en fase IV es de menos de un año en casi todos los casos, que el paciente todavía siga vivo después de transcurridos siete años es realmente impresionante (*véase* la fotografía en la que aparece Dael Mintz en la actualidad).

Ya en su hogar en Calabasas (California), cuando Mintz informó de su recuperación a su oncólogo alopático, éste quedó «sorprendido y maravillado –dijo ella–. Era completamente incapaz de comprender qué es lo que había provocado ese giro en mi melanoma, que presumiblemente era mortal. Afortunadamente, mi oncólogo tuvo el suficiente sentido común como para animarme a seguir fiel a la terapia Gerson». Asiste a su consulta periódicamente para confirmar que el melanoma no ha recidivado.

Hemos descrito el caso de este mortal melanoma en fase IV porque el cáncer cutáneo de Dael Mintz, con sus múltiples metástasis, es incluso peor que la mayoría del resto de los melanomas estudiados como parte de una amplia investigación retrospectiva. Comentamos la investigación a continuación. Una investigación retrospectiva o revisión consiste en el estudio del desempeño pasado de cierta terapia. Esta investigación estudió a los pacientes afectados por un melanoma que sobrevivieron por lo menos cinco años (esto se considera una «curación» para los científicos oncólogos de la American Cancer Society).

El estudio retrospectivo al que hacemos referencia comparó a los pacientes que sufrían un melanoma y que iniciaron la terapia Gerson bajo supervisión médica y que luego, al igual que Mintz, siguieron con la autoadministración del tratamiento en su hogar. A nuestra paciente aquejada por un melanoma, de la que ya hemos hablado, y otros 152 participantes en el estudio que siguieron la terapia Gerson con entusiasmo (153 en total) les fue extremadamente bien con respecto a sus porcentajes de supervivencia a los cinco años. De ellos, el 69 % de los pacientes sometidos a la terapia Gerson sobrevivieron más de cinco años. Fueron comparados con aquellos otros pacientes que tenían un melanoma tomados de la bibliografía médica (16.229 en total) que se habían sometido a diferentes tratamientos. Se aprecia fácilmente que los pacientes que no siguieron la terapia Gerson fueron menos afortunados y que fallecieron en mayor proporción antes de alcanzar la meta de los cinco años (solían fallecer en el transcurso del primer año).

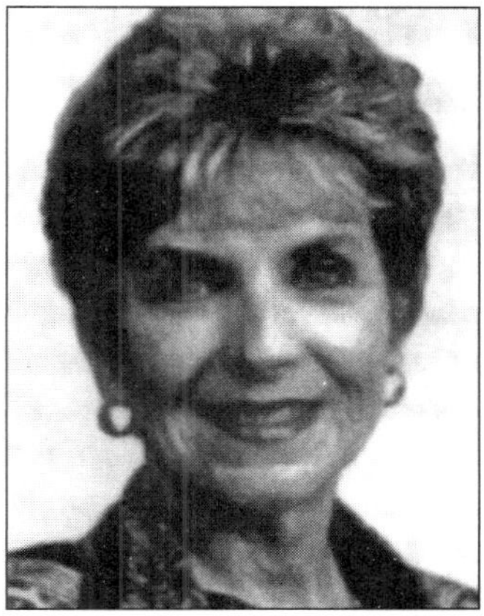

Dael Mintz

La revisión retrospectiva sobre la supervivencia al melanoma transcurridos cinco años

El estudio sobre el melanoma fue dirigido por miembros del Gerson Institute y del Programa para la Prevención y el Control del Cáncer de la Universidad de California, sitos ambos en San Diego. La revisión retrospectiva describía a todos los pacientes, incluidos los que no respondían a la terapia, y englobaba sus melanomas en aquellos que estaban en la fase I y la II (localizados), las fases IIIA y IIIB (con metástasis regionales), la fase IVA (metástasis lejanas en el sistema linfático, la piel y el tejido subcutáneo) y la fase IVB (metástasis viscerales). En septiembre de 1995 se publicó un artículo en una revista clínica revisada por colegas, titulado: «Five-year survival rates of melanoma patients treated by diet therapy after the manner of Gerson: A retrospective review» (porcentajes de supervivencia a los cinco años de pacientes afectados por un melanoma y tratados con una terapia dietética al estilo de Gerson: una revisión retrospectiva).[45]

Los autores del artículo, G. L. Hildenbrand, L. Christeene Hildenbrand, Karen Bradford y Shirley W. Cavin, resumieron los resultados clínicos de los pacientes con melanomas tratados con la terapia contra el cáncer basada en la nutrición en comparación con los porcentajes de los resultados reportados en la bibliografía médica. A lo largo de un período de cinco años (desde 1975 hasta julio de 1990), 153 pacientes adultos de raza blanca tratados con la terapia contra el cáncer basada en la nutrición desarrollada por el médico Max Gerson (que, en sus orígenes, llevó a cabo sus investigaciones en la Universidad de Múnich en la década de 1930) fueron evaluados retrospectivamente. Aunque el doctor Gerson publicó los resultados de su programa dietético en Europa, éste publicitó sus hallazgos de forma más amplia después de 1936, cuando emigró a EE.UU.[46]

Los pacientes aquejados por un melanoma que se sometieron a la terapia Gerson y que fueron objeto del estudio tenían una edad que oscilaba entre los veinticinco y los setenta y dos años. Los participantes en el programa Gerson fueron tratados con una dieta lactovegetariana y pobre en sodio, grasas y proteínas. Recibieron cantidades elevadas de potasio, líquidos y nutrientes en forma de vasos de unos 250 ml de zumos de hortalizas crudas y/o de frutas administrados cada hora. Su metabolismo se potenció mediante la administración de extracto de tiroides. La ingesta calórica se limitó a 2.600-3.200 calorías diarias. Se aportaron, según fueran necesarios, enemas de café para la detoxificación, el alivio del dolor y la mejora del apetito.

---

45. Hildenbrand, G. L.; Hildenbrand, L. C.; Bradford, K,; Cavin, S. W. (1995): «Five year survival rates of melanoma patients treated by diet therapy after the manner of Gerson: A retrospective review», *Alternative Therapies.* 1(4): 29-37, septiembre.

46. Gerson, M. (1945): «Dietary considerations in malignant neoplastic disease; preliminary report», *Rev. Gastroenterol.* 12: 419-425.

Un reducido número de pacientes afectados por un melanoma había sido tratado por médicos privados, pero casi todos ellos habían sido hospitalizados en algún centro que aportaba la terapia Gerson en la región de Tijuana (México). (Se examinaron los historiales de los pacientes de cuatro hospitales de Tijuana.)

Esta revisión retrospectiva reveló que el cien por cien de los 14 pacientes sometidos a la terapia Gerson (PTGs) con un melanoma en fase I y II sobrevivieron cinco años, en comparación con sólo el 79 % que sobrevivieron ese tiempo entre los 15.798 pacientes con un melanoma en fase I y II reportados por el oncólogo C. M. Balch (doctor en medicina).[47]

De 17 PTGs con un melanona en fase IIIA (metástasis regionales), el 82 % permanecía vivo a los cinco años, frente a un mero 39 % de los 103 pacientes afectados por un melanoma en fase IIIA que se sometieron a la terapia suministrada por el centro sanitario alemán Fachklinik Hornheide.[48]

De los 33 PTGs con un melanoma en fase IIIA más IIIB, el 71 % sobrevivió cinco años, en comparación con el 41 % de los 134 pacientes que padecían un melanoma en fase IIIA más IIIB de la Fachklinik Hornheide.[49]

De los 18 PTGs afectados por un melanoma en fase IVA, el 39 % seguía vivo a los cinco años, en comparación con un simple 6 % de los enfermos con un melanoma en fase IVA del Eastern Coperative Oncology Group.[50]

De los 71 PTGs no registrados estadísticamente, tras las exclusiones, los 153 supervivientes totales a los cinco años mostraron guardar una relación muy estrecha con la fase de su afección. A algunos pacientes no se les pudo incluir en el seguimiento porque fallecieron por causas distintas del melanoma o porque perdieron el contacto con los investigadores y no se les pudo localizar.

---

47. Balch, C. M. (1992): «Cutaneous melanoma: prognosis and treatment results worldwide», *Semin. Surg. Oncol.* 8: 400-414.

48. Drepper, H.; Beiss, B.; Hofherr, B.; *et al.* (1993): «The prognosis of patients with stage III melanoma: prospective long-term study of 286 patients of the Fachklinik Hornheide», *Cancer.* 71: 1239-1246.

49. *Ibidem.*

50. Ryan, L.; Kramar, A.; Borden, E. (1993): «Prognostic factors in metastatic melanoma», *Cancer.* 71: 2995-3005.

La American Cancer Society ha reportado un porcentaje de supervivencia a los cinco años del 39 % para el melanoma en fase III.[51] Aun así, el porcentaje de supervivencia evaluable en el caso de los pacientes con un melanoma en fase III tratados con la terapia dietética del doctor Gerson es del 71 %.

Los porcentajes de supervivencia de hombres y mujeres fue idéntica para los melanonas en fase I, II, IIIA y IIIB, pero las mujeres con un melanoma en fase IVA (como Dael Mintz) tenían una supervivencia mayor que la de los hombres. No se valoró el porcentaje de supervivencia en el caso del melanoma en fase IVB.

Se han designado distintos aspectos del programa de la terapia Gerson como las razones teóricas para el éxito del paciente contra la enfermedad, aunque no se ha identificado un mecanismo claramente definido. Como se comprenderá en los siguientes capítulos, los componentes del programa de la terapia Gerson están dedicados a un mejor proceso de oxidación en las estructuras celulares del paciente enfermo. Bajo este proceso, para tratar el cáncer y otras enfermedades degenerativas de forma más adecuada, la función de oxidación debe incrementarse considerablemente.[52]

El público general no suele ser consciente de que las enfermedades crónicas reemplazaron a las enfermedades infecciosas como principal preocupación de la salud pública en la década de 1920, bastante antes de que aparecieran los antibióticos. Hay un patrón global de mala salud crónica relacionado, en especial, con unos factores nutricionales mal aplicados. La terapia Gerson corrige de forma eficaz esos factores ambientales humanos internos que se han alterado.[53]

La primera Encuesta Nacional de Salud llevada a cabo en 1935 informó de que el 22 % de los estadounidenses vivía con una enfermedad crónica.[54] En 1987, casi el 30 % de la población (más de 90 millones de

---

51. *Op. cit.*, Balch, C. M.

52. Ericson. R.: *Cancer treatment: why so many failures?,* GE-PS Cancer Memorial, Park Ridge, Illinois, 1979, p. 100.

53. Sydenstricker, E.: «The vitality of the American people», en *Recent trends in the United States,* MacGraw-Hill, Co., Nueva York, 1993, capítulo 2.

54. Philband, C. T.: *National health survey: Preliminary results,* National Institutes of Health and the U.S. Public Health Service, Washington, D.C., 1937.

estadounidenses) padecían una o más afecciones crónicas.[55] Basándose en las tendencias durante las décadas anteriores y las siguientes, es de esperar que alrededor del 50 % de la población estadounidense (quizás 150 millones de personas) se encuentre entre los afectados por un enfermedad crónica. Estas consideraciones son pertinentes en el caso de la terapia Gerson. Se trata de un importante método para la eliminación permanente de las enfermedades degenerativas crónicas de todo tipo, pero especialmente en el caso de los cien o más tipos de cánceres.

Fíjese en que el estado de las finanzas del sistema Medicare (organismo y programa estatal estadounidense de asistencia sanitaria a personas mayores de 65 años similar a la Seguridad Social) necesita desesperadamente la terapia Gerson, ya que en el programa Medicare más del 10 % de los beneficiarios consume alrededor del 72 % de los recursos médicos. Ese elevado porcentaje de enfermos crónicos consumió cantidades ingentes del dinero de los contribuyentes en los pasados años y se espera que la situación empeore a cada año que transcurra.[56]

Julie Hepner se cura de su melanoma gracias a la terapia Gerson

La buena salud de Julie Hepner terminó en 1998, cuando sólo tenía veintiún años. Un dermatólogo le extirpó un lunar del hombro derecho, y la biopsia que llevó a cabo determinó que tenía un melanoma. Durante los siguientes cuatro años, Julie se sometió a siete intervenciones quirúrgicas para extirpar un tumor de su cuello, otro de su cerebro, un quiste ovárico, tejido de una de sus amígdalas y unos 50 centímetros de su colon. En cada ocasión, las biopsias detectaron que se trataba de melanomas.

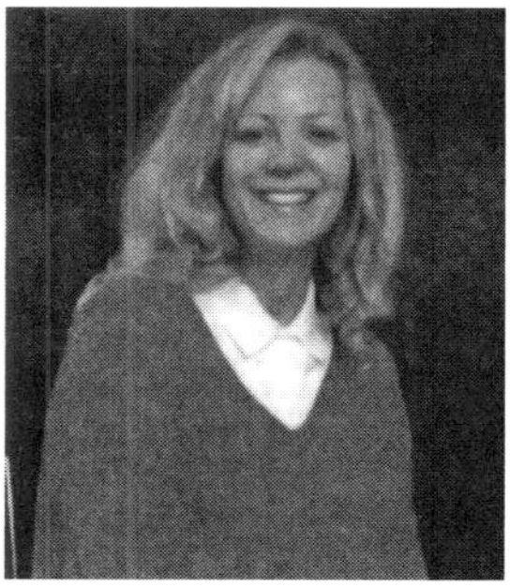

Julie Hepner

55. Hoffman, C.; Rice, D.; Sung, H. Y. (1996): «Persons with chronic conditions. Their prevalence and costs», *Journal of the American Medical Association*. 276: 1473-1479.

56. Health care financing administration (1995): «Medicare: A profile», Health care Financing Administration, Washington D.C., febrero, tabla PS-11.

Tras someterse a la intervención quirúrgica para la resección parcial del colon, Julie inició la terapia Gerson con la ayuda de su madre y con consultas regulares con médicos del metabolismo que empleaban la terapia Gerson y que tenían su consulta cerca de su hogar. A pesar de un pequeño inconveniente en 1993, cuando se mudó a una casa recién pintada y enmoquetada, y experimentó alergias ambientales, Julie se ha sentido «muy bien». Esta paciente previamente afectada por un melanoma no ha sufrido recidivas posteriores del mismo y, hasta la fecha, sigue un programa de la terapia Gerson menos intensivo. (*Véase* la fotografía en la página anterior, que retrata a la Julie actual, once años después de que le diagnosticaran un melanoma.)

Carol Askhew se recupera de un melanoma, una artritis y una hepatitis C crónica

Carol Askhew recurrió a la terapia Gerson para solucionar tres enfermedades distintas, empezando con la artritis, que había hecho que a su padre y a su hermana les hubieran tenido que poner múltiples implantes de cadera. Aunque estaba afectada por la artritis y se curó mediante la aplicación de la terapia Gerson, el melanoma era el problema de salud más grave de esta mujer. El melanoma fue lo que hizo que Carol adoptara la dieta Gerson y el programa de detoxificación metabólica.

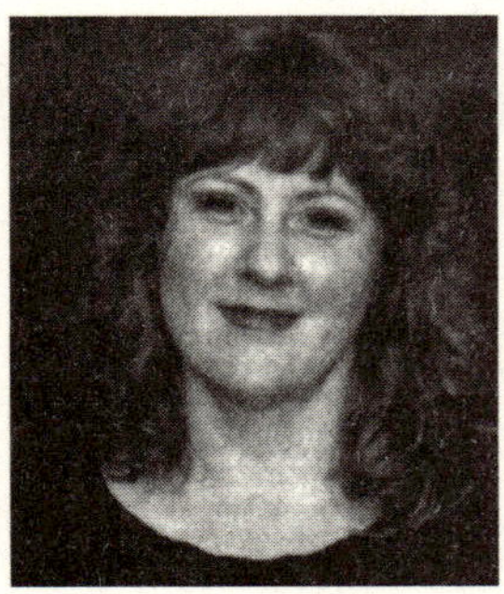

Carol Askhew

Le detectaron su cáncer después de que a su padre le diagnosticaran un melanoma. Carol se asustó y le hicieron una biopsia de una lesión que le habían sometido a crioterapia varias veces. Cuando los resultados indicaron que se trataba de un melanoma, Carol Askhew ingresó en un hospital que administraba la terapia Gerson en el que permaneció dos semanas. Conoció su programa, y también lo siguió en casa. Su artritis y su melanoma desaparecieron y no han vuelto a hacer acto de presencia.

Más tarde, en diciembre de 1995, una biopsia hepática necesaria debido a la infección que estaba, por aquel entonces, invadiendo su organismo, indicó que esta paciente padecía una hepatitis C en fase III. Una vez más, Carol Askhew volvió a seguir la terapia Gerson y la cumplió obedeciendo sus requisitos. Como consecuencia de ello, sus enzimas hepáticos volvieron a la normalidad, y así permanecen en la actualidad. Su salud sigue mejorando. (*Véase* la fotografía en la página anterior, que muestra a Carol Askhew en la actualidad.)

Carol Askhew realiza la siguiente serie de afirmaciones referentes a la potenciación de la buena salud:

«No hay nada como perder la salud para animarle a hacer algo para conservarla.»

«El cáncer es un síntoma. Trate la causa.»

«La terapia Gerson me salvó la vida.»

«Siguiendo la terapia Gerson sólo siento que cada vez estoy mejor.»

Kathleen Monaghan se cura de la forma más mortífera del melanoma

Tras la extirpación de un lunar y de algunos ganglios linfáticos de su brazo derecho, a Kathleen Monaghan le diagnosticaron un melanoma maligno en fase IVB: la forma de cáncer de piel más mortífera que se conoce. En el transcurso de un año, el melanoma se había metastatizado hacia el hígado y las glándulas adrenales, donde se había desarrollado un tumor adicional. Los médicos de la paciente comunicaron entonces a la familia Monaghan que a Kathleen sólo le quedaban unos treinta días de vida.

Los cuatro autores de la encuesta anteriormente descrita referente a la supervivencia retrospectiva a lo largo de cinco años no intentaron valorar el impacto de la terapia Gerson sobre la supervivencia en la fase IVB, ya que fueron incapaces de encontrar ni un grupo de tratamiento comparable en todo el mundo, a pesar de fijarse en cualquier sistema que informara de un tratamiento. En otras palabras: disponían de pacientes con un melanoma en fase IVB, todos ellos con la enfermedad gravemente avanzada, pero no existía ningún grupo de esos pacientes en ningún otro lugar del mundo que sobreviviera lo suficiente como para establecer estudios comparativos.

A pesar de las protestas de su familia, Kathleen Monaghan ingresó en un centro que aplicaba la terapia Gerson, sito en Tijuana (México), en octubre de 1993. Allí se embarcó en el programa dietético/de detoxificación con energía e inmediatamente se sintió rejuvenecida.

Un melanoma cutáneo curado mediante el uso de la terapia Gerson

Un día, Charlotte Gerson recibió una llamada telefónica de una mujer que le explicó que, en 1982, ella y su hija habían estado ingresadas en una clínica mexicana especializada en cáncer que aplicaba la terapia Gerson. La madre acudió para proporcionar apoyo a su hija, Lana Matuseck, que tenía veintiséis años en esa época. El organismo de su hija había pagado el precio de una malnutrición prolongada durante el transcurso de su embarazo, un año antes. Cuando cruzaron la frontera entre México y EE.UU., en 1982, se llevaron con ellas a un bebé de un año. Durante su gestación y después de ella, a Lana le habían diagnosticado un melanoma ocular en el ojo izquierdo en el prestigioso Health Sciences Center, de Portland (Oregón).

Lana fue afortunada, ya que, debido a su embarazo, no había recibido un tratamiento con quimioterapia. No obstante, para cuando su bebé había cumplido un año, ya se había sometido a siete intervenciones quirúrgicas, cada una de ellas para extirpar cierta cantidad del melanoma, que se estaba extendiendo alrededor de su globo ocular izquierdo. Aun así, volvía a aparecer más tejido con melanoma en su cuenca ocular, y cada operación intentaba eliminar un poco más del tejido maligno. El éxito fue limitado y el cáncer seguía reapareciendo.

En el Gerson Institute es especialmente doloroso para el personal oír cómo una mujer joven como Lana, que está gestante o tiene un hijo pequeño, padece algún tipo de cáncer. Desgraciadamente, esto no es algo raro. En estas situaciones, existen los mismos problemas fisiológicos relacionados con todos los tumores malignos: deficiencias y toxicidad en el organismo.

Por el contrario, a un organismo sano no le resulta posible producir un cáncer. Cuando todas las defensas, especialmente el sistema inmunológico, funcionan bien, el organismo sano eliminará de forma natural las células cancerosas en cualquier lugar en el que se desarrollen. Por tanto, antes de que un cáncer se asiente y se torne evidente, las principales defensas inmunológicas de una persona se debilitan o desaparecen. Entonces, el sistema inmunitario no logra funcionar, el sistema enzimático resulta dañado, las enzimas pancreáticos dejan de destruir las proteínas extrañas (tumor tisular), el sistema hormonal queda agotado y existen carencias de minerales.

Lana y muchas otras mujeres jóvenes actuales tienen un cuerpo que apenas mantiene el equilibrio y la salud en condiciones normales. No obstante, al quedar gestantes, se requiere a su organismo que trabaje para el desarrollo de una nueva vida en el interior de su propio cuerpo. Esta necesidad hace que un organismo que ya va apurado quede agotado y que funcione bajo mínimos. Tanto la futura madre como el feto deben pagar entonces el elevado precio de su mala nutrición crónica.

Cuando la ingesta de alimento contiene los ingredientes necesarios (vitaminas, enzimas y minerales frescos y sin procesar en una forma asimilable en lugar de en forma de preparados farmacológicos), el organismo gestante obtiene los materiales adicionales necesarios para llevar a cabo su tarea, igual que lo ha hecho durante miles de años. Aun así, solemos ver que nuestra dieta típica tiene deficiencias graves en estos nutrientes vivos, por lo que somete al organismo de una mujer gestante a un desgaste superior en forma de un exceso de grasas, proteínas y sal, junto con sustancias químicas alimentarias como conservantes, colorantes, emulsionantes e ingredientes incluso peores.

Aquí tenemos el acertijo: la naturaleza siempre se preocupa del mantenimiento del feto (la nueva vida) y «construirá» un cuerpo perfectamente sano para el que será el bebé a partir de las vitaminas, minerales y nutrientes disponibles. Si no son suministradas a la mujer en forma de una nutrición adecuada, la naturaleza tomará estas sustancias necesarias para el feto de los sistemas corporales ya de por sí agotados de la madre. En ese momento, los minerales, las enzimas y los nutrientes del organismo de la mujer gestante quedan gravemente consumidos. Con las defensas del sistema inmunitario prácticamente ausentes, la futura madre manifiesta la enfermedad en la parte más débil de su fisiología. Si el agotamiento de las reservas y la toxicidad son lo suficientemente graves, es probable que el resultado sea un tumor maligno. En otros casos, puede que la enfermedad «sólo» dé como resultado una toxemia gestacional, problemas renales, trastornos genitourinarios o algún otro tipo de problema interno.

En un principio, los tres médicos de Lana (un internista, un oftalmólogo y un oncólogo) coincidieron al afirmar a sus padres y su esposo que no viviría más de cinco meses. Pero aunque parezca imposible, Lana superó esa aciaga predicción. No obstante, el trío de doctores mantuvo, ante la madre de la paciente, que su situación era «desesperada y que no había nada que pudieran hacer para ayudar a evitar que el melanoma acabara con su vida». También añadieron que el tipo de tratamiento defendido en el programa Gerson era «una completa pérdida de tiempo, dinero y penurias para la familia».

La madre de Lana contó, además, a Charlotte Gerson que cuando su hija se sometió a su primera observación por parte de médicos que aplicaban la terapia Gerson en la clínica mexicana especializada en el cáncer, el ojo que tenía afectado carecía de capacidad visual por completo. Sólo podía ver el mundo con su ojo derecho. Pero entonces, su hija siguió la terapia Gerson al pie de la letra. Era su única esperanza de recuperación. Hoy, muchos años después, está completamente sana y ha permanecido así durante bastantes años. Lana Matuseck ha dado a luz, desde aquel entonces, a tres hijos más, sanos y fuertes: otro niño y dos niñas. Toda la familia Matuseck sigue un estilo de vida que obedece los principios del doctor Max Gerson.

A los cuarenta y un años de vida, esta antigua paciente aquejada por un melanoma no necesita gafas y tiene una visión perfecta en ambos ojos. Su ojo izquierdo, anteriormente afectado, se ha recuperado y tiene una visión óptima sencillamente porque rehusó aceptar el desalentador diagnóstico de sus tres médicos alopáticos dedicados a la práctica convencional, y en lugar de ello ha estado siguiendo la terapia Gerson durante estos últimos años.

7

EL ÉXITO CON OTRAS ENFERMEDADES

En este capítulo analizaremos el programa de alimentación nutritiva del doctor Max Gerson relatando algunas experiencias de la curación de pacientes que no padecían cáncer sometidos a la terapia Gerson.

La curación de la epilepsia mediante la autoadministración de la terapia Gerson

Tras someterse al programa dietético de la terapia Gerson en su hogar hace cinco años, Jessica Kahn, una colegiala de Dallas (Texas), que entonces tenía dieciséis años, pudo, finalmente, liberarse de forma permanente de sus ataques de *grand mal.* La epilepsia ha dejado de arruinar su vida y ahora es una joven activa, llena de vida y completamente curada.

La *epilepsia* (la enfermedad de las caídas) es un trastorno crónico caracterizado por una disfunción cerebral paroxística debida a una excesiva descarga por parte de las neuronas, y generalmente está asociada a algún tipo de alteración de la consciencia. Las manifestaciones clínicas del ataque que afecta a la mente/el cerebro pueden variar entre anomalías complejas del comportamiento (que incluirían convulsiones generalizadas o focales) y períodos momentáneos de deficiencias de la consciencia. Estos estados clínicos han estado sujetos a variedad de clasificaciones por parte de los profesionales de la salud, y ninguna de ellas ha sido universalmente aceptada, a día de hoy, por los psiquiatras, neurólogos y otros médicos que tratan con los procesos mentales y neurológicos de la enfermedad.

Los ataques de tipo grand mal provocan que el paciente se caiga al suelo inconsciente con los músculos en un estado de espasmo. La falta de actividad o de movimientos respiratorios de cualquier tipo dan como resultado una decoloración azulada de la piel y de los labios (cianosis). Esta fase «tónica» se ve reemplazada por movimientos convulsivos, en los que el paciente podría morderse la lengua y darse incontinencia urinaria (la fase «clónica»). Los movimientos espasmódicos van desapareciendo y el paciente puede despertarse en medio de un estado de confusión y quejándose de dolor de cabeza, o puede quedarse dormido.

Pedimos a Jessica Kahn que describiera su historial de salud. Aquí tenemos lo que escribió:

> Cuando tenía dieciséis años empecé a tener ataques de tipo *grand mal.* Al principio se producían entre cada tres y cuatro meses, pero mi estado empeoró pronto. Al final tenía dos o tres ataques al mismo tiempo prácticamente cada semana. Por supuesto, hacían que me sintiera deprimida y devastada.
>
> Mi padre ha sufrido un trastorno que le ha provocado ataques leves durante los últimos veinte años, por lo que creía que mis ataques eran hereditarios y que nunca me libraría de ellos. Consulté a neurólogos y me sometí a electroencefalogramas (EEG) para que detectaran la causa y la curación de mi problema, pero ninguno de los médicos pudo averiguar qué es lo que fallaba. No me ofrecieron nada más que fármacos anticonvulsivantes. No quería seguir el camino de la medicina ortodoxa y tomar un tratamiento tóxico, por lo que mi familia y yo buscamos y experimentamos con varias terapias alternativas. Como todas ellas fracasaron, decidimos probar con el programa Gerson, ya que habíamos visto que había obrado milagros en amigos que anteriormente habían padecido cáncer.
>
> Cumplí el programa a rajatabla durante once meses. Pude adaptar mis horarios escolares y mi estilo de vida, y pude ceñirme a la toma de zumos y las purgas necesarias. Aunque mi madre habló con Charlotte Gerson por teléfono un par de veces, llevamos a cabo la terapia Gerson hasta en el detalle más nimio del libro del doctor Max Gerson. Ese antiguo libro escrito hacía tanto tiempo se convirtió en mi Biblia: memoricé sus páginas palabra por palabra. Durante los once meses siguiendo el programa Gerson, sólo tuve tres ataques. Coincidieron con mis crisis de curación previstas, como la que experimenté seis semanas después de inicio de la terapia Gerson.

Ahora han pasado más de cuatro años desde que dejé el tratamiento y cinco años desde que experimenté cualquier tipo de ataque. Estoy muy agradecida al programa Gerson y también a mi familia por ser tan persistentes a la hora de encontrar un remedio contra la epilepsia.

Jessica Kahn se va a licenciar en la universidad esta primavera y seguirá una carrera relacionada con las ciencias de la salud. La información sobre la nutrición general de la que dispone esta mujer y que le sirvió a modo de mapa de carreteras para eliminar su epilepsia y restablecer su salud neurológica pueden usarla todas las personas para superar cualquier enfermedad o para prevenirla.

La recuperación permanente de las adiciones a las drogas y el alcohol

Mientras crecían, Rob (nombre no real), de catorce años, y sus hermanos estuvieron implicados en distintas actividades antisociales. Como resultado de ello, los tres muchachos acabaron con adicciones a las drogas o al alcohol y llevaron una vida relativamente improductiva. Rob, por ejemplo, dejó el instituto al comienzo del primer año debido a su frecuente abuso del alcohol y la marihuana. Su madre, cuya victoria sobre el cáncer de mama conocerá en el capítulo 14, dice que su hijo nunca fue realmente un niño «sano».

Para ilustrar sus debilidades físicas, la madre de Rob describe su situación cuando tenía cinco años y sufrió un raro trastorno óseo llamado enfermedad de Legg-Calve-Perthes. Esta enfermedad se manifiesta en forma de una perforación de la redondeada cabeza del fémur, que rota con respecto a la cadera. Cuando esta mujer llevó por primera vez a su hijo a la consulta de un médico, el doctor restó importancia a los síntomas del chico catalogándolos como «tribulaciones de una madre excesivamente preocupada»; pero ella insistió en que le hicieran una radiografía de las piernas y las caderas de su hijo, lo que confirmó la enfermedad.

Avergonzado por haber pasado el diagnóstico por alto, el médico le aconsejó que hiciera que Rob se sometiese a un tratamiento experimental que en aquel entonces se estaba llevando a cabo en la Universidad de California; pero la madre se negó a que su hijo fuera usado como conejillo de Indias. No obstante, Rob tuvo que llevar una escayola en toda la pierna (desde debajo de la rodilla hasta la cadera) durante meses. Durante el transcurso de este tratamiento, su madre describe cómo conoció, «por accidente», la terapia nutricional, la de masajes y la reflexología. Leyó sobre ellas mientras compraba en una tienda de alimentos saludables. A partir de entonces usó este y otros métodos alternativos de curación de tipo holístico para tratar la enfermedad de Legg-Calve-Perthes que padecía Rob. Las alternativas con respecto a los cuidados médicos, que incluían las modificaciones en la dieta y medicina «ortodoxa» inusual, permitieron al muchacho deshacerse de su aparatosa escayola en la pierna y recuperarse de forma natural y permanente.

Por tanto, al recordar la eficacia en el caso de su pierna y su cadera, Rob decidió usar la dieta y las técnicas de detoxificación de las alternativas médicas para limpiar su cuerpo cuando él y su nueva esposa determinaron que querían tener un hijo. Como suele suceder, se había casado con una chica que también consumía un exceso de drogas y alcohol. La pareja había estado observando mientras la madre de Rob se sometió al programa de la terapia Gerson para curarse de su cáncer de mama, y Rob admiró los enormes esfuerzos de su madre por recuperarse. Así, él, pero no su mujer, ingresó en el hospital de Tijuana (México), que entonces aplicaba la terapia Gerson.

En unas pocas semanas, Rob se libró por completo de su dependencia al alcohol y a la marihuana, sin ningún tipo de síndrome de abstinencia. Volvió a casa «limpio» y le contó a su mujer que estaba preparado para ser padre. Su esposa, no obstante, no lo estaba. Aunque ahora él consumía una dieta vegetariana estricta y seguía un estilo de vida muy regulado, ella no lo hacía. Parecía no tolerar la rutina diaria que no permitía las drogas, la bebida ni la «diversión». Por tanto, un memorable fin de semana le abandonó durante su ausencia, llevándose consigo todas las cosas que había en casa: todos los recursos que compartían.

Incapaz de superar este trauma psicológico y económico, Rob volvió a caer en sus antiguos vicios. Durante el verano de 1995 Rob sufrió una espectacular pérdida de peso: perdió 20 kilos, y pasó de 84 a 64 kilos. Estaba tirado, literalmente, en el suelo de su apartamento, que entonces estaba vacío, incapaz de moverse debido a su tremenda debilidad.

En un momento de lucidez, este adicto de treinta y dos años se dio cuenta de que se estaba muriendo debido a su desgracia autoinfligida. Los signos y los síntomas de su enfermedad eran variables y extraños. Rob había estado sufriendo lo que más tarde se diagnosticó que era mercurialismo (envenenamiento por mercurio), ya que sus dedos se hinchaban por la noche hasta alcanzar el doble de su tamaño normal y se volvían normales, vomitaba de continuo y, simultáneamente, padecía dolores abdominales intensos. Además, tenía diarreas sanguinolentas, era incapaz de producir orina, tenía úlceras en la boca, los dientes sueltos, pérdida de apetito y zumbidos en los oídos. El mercurialismo del paciente procedía de sus empastes (que contenían un 50 % de mercurio) que ocupaban cavidades provocadas por la caries en doce de sus dientes. El contenido en mercurio de los empastes estaba filtrándose en su organismo y su cerebro.

Fue entonces cuando Rob se recompuso y consiguió reunir suficiente energía para llegar hasta el hogar de su madre en la región de San Diego. En ese momento, ella se dio cuenta de que su hijo estaba a las puertas de la muerte, cosa que confirmó un médico de la Universidad de California, por lo que ella le sometió a la terapia Gerson al instante. En sólo seis semanas, Rob recupero 9 kilos de musculatura sin hacer ejercicio, se libró de sus ansias, no sufrió unos síntomas angustiantes propios del síndrome de abstinencia al alcohol y las drogas y desarrolló un tono muscular excelente mediante el estricto seguimiento de su dieta vegetariana. Los signos y síntomas del envenenamiento por mercurio de este joven desaparecieron junto con sus adicciones.

Por supuesto, además de la terapia Gerson, Rob acudió a un dentista que practicaba su oficio de forma holística, biológica y sin mercurio. El dentista extrajo los empastes de Rob y los reemplazó por empastes de un material llamado *composite* (empaste blanco). Rob vive ahora con normalidad y se ha convertido en un genial exponente de la terapia Gerson. Con sus 1,88 metros de altura ha recuperado su peso normal de 84 kilos, y según las últimas noticias que tenemos de él, permanece activo y tiene éxito en su profesión.

La recuperación tras un ictus y un ataque al corazón

Con ochenta y siete años, en diciembre de 1993, el abuelo de Rob (por parte de madre) sufrió un ataque al corazón (infarto de miocardio) en casa. La esposa de su abuelo llamó rápidamente a una ambulancia, pero mientras él estaba esperando a que le trataran en la sala de urgencias del hospital, le sobrevino un ictus que paralizó por completo todo el lado derecho de su cuerpo. No podía moverse y perdió la capacidad de hablar (afasia) o de masticar.

El *infarto de miocardio* (IM) es la muerte de una porción del músculo cardíaco que sucede tras la interrupción del aporte sanguíneo a esta zona, que suele estar confinada al ventrículo izquierdo. El paciente experimenta un «ataque al corazón», consistente en un dolor intenso en el pecho que puede extenderse hacia los brazos y la garganta. El principal peligro es la fibrilación ventricular (un ritmo de latidos del corazón excesivamente rápido), que es responsable de la mayoría de las muertes debidas al IM. Las complicaciones asociadas son la insuficiencia cardíaca, la ruptura miocárdica, la embolia pulmonar, la flebotrombosis, la pericarditis, el choque, la insuficiencia de la válvula mitral y la perforación del septo existente entre los dos ventrículos.

El ictus, también conocido como apoplejía, es un repentino ataque de debilidad que afecta a un lado del cuerpo y es consecuencia de la interrupción del flujo sanguíneo hacia el cerebro. El problema primario está ubicado en el corazón o los vasos sanguíneos, y el trastorno cerebral es un efecto secundario. El ictus varía en cuanto a su gravedad y puede oscilar desde una debilidad pasajera o un hormigueo en una extremidad hasta una parálisis profunda, el coma y la muerte.

El abuelo de Rob fue hospitalizado para el tratamiento de un infarto de miocardio y un ictus cerca de su hogar, en Sacramento (California). Durante su estancia en la unidad de cuidados intensivos durante tres semanas, le administraron muchos fármacos. Estaba inválido y no podía hacer nada por sí solo y, tras darle el alta en el hospital, los expertos en medicina cardiovascular aconsejaron a su mujer que ingresara a su esposo en una residencia de la tercera edad, pero la madre de Rob no podía permitir que a su padre, a quien tanto quería, le sucediera eso.

Aunque quedó impactada al ver cómo su padre languidecía en su silla de ruedas, paralizado, con incontinencia, sin poder hablar, con la cabeza caída hacia un lado, y con la baba cayéndole, la madre de Rob trabajó con él día y noche. Tras oír hablar de la terapia Gerson, sometió a su padre a ese programa, alimentándole con hortalizas frescas y sólo algunos zumos al principio, mientras él seguía tomando los fármacos que le habían recetado. Lenta, pero firmemente, incrementó la intensidad del tratamiento dietético de su padre. Le preparaba sus hortalizas y sus zumos ecológicos recién hechos con cariño y le daba su sopa Hipócrates, y se lo servía todo siguiendo las indicaciones del doctor Gerson. Lentamente, fue reduciendo la cantidad de fármacos que tomaba su padre.

En menos de tres semanas, su padre se había levantado, ya no usaba silla de ruedas y caminaba por un parque que había cruzando la calle en la que vivía. En agosto de 1994, con ochenta y ocho años (ocho meses después del infarto de miocardio y el ictus posterior), fue a la oficina Woodland del Departamento de Vehículos Motorizados de California y solicitó (y le concedieron) su carné de conducir. Vivió hasta los noventa y tres años, cuando las complicaciones de una caída accidental hicieron que tuviera que ingresar en un hospital, donde falleció.

Información general sobre el programa dietético Gerson

El doctor Gerson era un gran admirador de las enseñanzas del médico y químico suizo Paracelso (1493-1541), y citaba el Arcano de Paracelso, que hacía hincapié en: «La dieta debe ser la base de toda la terapia médica, aunque no debería ser un tratamiento en sí mismo». Como consecuencia de ello, aunque el programa dietético Gerson es la base de un efecto curativo completo, también se incorporan otros aspectos adyuvantes del tratamiento, como los enemas de café, la aplicación de paños empapados en aceite de ricino sobre la piel, la terapia con ozono, las cataplasmas de arcilla, la hidroterapia, los baños calientes, la terapia con células vivas, la insuflación de ozono por vía rectal, la suplementación en la dieta con ciertos nutrientes, etcétera.

Al proporcionar su programa nutricional, el doctor Gerson tuvo muy en cuenta las buenas costumbres sociales de la época, las tentaciones con respecto a los sabores, los banquetes festivos, las vacaciones, los hábitos de vida personales, las necesidades culturales y los agobios económicos a los que tendría que enfrentarse una persona enferma o incluso una sana. Debido a ello, dividió su programa dietético *preventivo* en dos partes: una cuarta parte del alimento consumido podía elegirse libremente, y las tres cuartas partes restantes debían ingerirse con el fin de proteger las funciones de los órganos realmente vitales: el hígado, los riñones, el cerebro, el corazón, etcétera.

El doctor Gerson sugirió que, para prevenir las enfermedades, se debía consumir una buena dieta, las tres cuartas partes de la cual tenían que consistir en alimentos de origen vegetal, nutritivos y que ayudaran al desarrollo de las células, mientras que la cuarta parte restante era «de libre elección». Los autores creen que la permisividad del doctor Gerson en cuanto a los porcentajes de los alimentos debería retocarse hoy en día. Más de cincuenta años después, debido al uso de alimentos excesivamente procesados, de fármacos expedidos con o sin receta, de pesticidas tóxicos, herbicidas, fungicidas y de sustancias para el procesado de los alimentos, además de adiciones, en cantidades superiores a las de antaño, de sustancias sintéticas que son carcinógenas, aterogénicas, alergénicas, mitogénicas, etcétera, opinamos que las recomendaciones originales del doctor Gerson en cuanto a los alimentos son demasiado permisivas.

Como él nunca se imaginó cómo la industria y el comercio envenenarían a las personas y reducirían el valor nutritivo de lo que consumimos, las amables proporciones del doctor Gerson con respecto a los alimentos ya no son válidas. En lugar de ello, recomendamos a una persona que se acabe de recuperar de una enfermedad, además de a cualquier individuo normal y sano que desee permanecer así, que sería mejor consumir un 90 % de alimentos «defensivos» y muy nutritivos y permitir un simple 10 % de la comida «de su libre elección».

El doctor Gerson decía que los fundamentos de su esquema dietético general aportado a los pacientes fueron «escritos para prevenir la enfermedad, pero no para curarla». Para conseguir una curación completa, añadió, era necesario mucho más esfuerzo. Como hemos dicho, el doctor Gerson incluyó procedimientos tales como la nutrición suplementaria similar a la medicación y la detoxificación del hígado: dos programas obligatorios que comentaremos en detalle en capítulos posteriores. Su reivindicación era que «Es más seguro consumir alimentos en su forma más natural, combinados y mezclados por obra de la naturaleza y, si es posible, cultivados de forma ecológica, obedeciendo así a las leyes de la naturaleza».[57]

Ese capítulo nos aporta la filosofía del doctor Gerson con respecto a una alimentación adecuada. Expone los hitos generales para detectar lo bueno y lo malo de los alimentos que debemos elegir. No obstante, no conoceremos los alimentos que deben consumirse en cada comida del plan de menús Gerson hasta el próximo capítulo.

57. Gerson, M. A.: *Cancer therapy: Results of fifty cases and the cure of advanced cancer by diet therapy*, 6.ª ed., The Gerson Institute, Bonita (California), 1999, p. 22.

La ciencia tras la dieta del doctor Gerson contra las enfermedades degenerativas

La dieta contra las enfermedades degenerativas desarrollada en la década de 1930 por el doctor Max Gerson fue registrada oficialmente por primera vez como un programa demostrado de tratamiento en la Universidad de Múnich. Contó con un extraordinario respaldo de laboratorio a través de becas de los gobiernos federales de Baviera y Prusia.[58]

El doctor Gerson se centró en el uso experimental de alimentos con una pureza dietética (no procesados y completamente naturales). Añadió el uso de medicamentos para eliminar el edema en los tejidos que se aparecía en diversas patologías como la tuberculosis, la artritis, las enfermedades cardiovasculares y el cáncer. El edema se caracteriza por alteraciones que afectan a la sal y al agua en los tejidos, problema que finalmente fue definido y al que se le dio un nombre en 1977: *síndrome de daños en los tejidos,*[59] y que consiste en una reducción del contenido en potasio (K^+) intercelular, un incremento del contenido en sodio (Na^+) intracelular y un aumento del contenido en agua en el interior de las células (hinchazón celular).[60]

El tratamiento nutricional para proporcionar a las células un entorno rico en K^+ y pobre en Na^+ alivia el edema y da lugar a una mayor resistencia e inmunidad tisulares, que hacen que se produzcan mejores resultados en cuanto a la curación para los enfermos, como los pacientes aquejados de tuberculosis.[61] Este fundamento del síndrome de los tejidos dañados puede hallarse en todos los esfuerzos subsiguientes del doctor Gerson para el tratamiento de las enfermedades degenerativas, especialmente en el caso de aquellos pacientes afectados por cáncer.[62]

---

58. Ward, P. S.: *History of the Gerson Therapy,* Office of Technology Assessment, Washington, D.C., 1988.

59. Cope, F. W. (1977): «Pathology of structured water and associated cations in cells (the tissue damage syndrome) and its medical treatment», *Physiological Chemistry and Physics.* 9(6): 547-553.

60. Evans, W. E. D.: *The chemistry of death.* Charles C. Thomas, Springfield (Illinois), 1963, pp. 23-25.

61. Gerson, M.: *Diet therapy for lung tuberculosis,* Franz Deuticke, Leipzig (Alemania), 1934.

62. *Op. cit.*, Gerson M., pp. 164, 166, 184, 197.

El programa de la dieta Gerson contra las enfermedades degenerativas está individualizado para así satisfacer las necesidades de cada paciente, aunque tiene componentes comunes. Como hemos mencionado en los capítulos 1, 2 y 6, en el caso de la mayoría de los pacientes se restringen la sal, las grasas y la proteína. Aporta grandes cantidades de múltiples nutrientes, enzimas, sustancias químicas de origen vegetal y otros ingredientes nutritivos que actúan a modo de sustancias nutracéuticas. Al mismo tiempo, las trece raciones diarias de zumos de hortalizas y frutas (de unos 250 ml cada una) sin cocinar que se toman cada hora aportan al que sigue esta dieta una potenciación definitiva de su sistema inmunitario. No hay nada que conozca la mente humana que pueda ser más saludable o más estimulante de la homeostasis médica preventiva que la terapia Gerson.

Antes de la interrupción de los suministros, que empezaron a finales de 1985, se ofrecía, adicionalmente, hígado de ternera crudo como parte del programa dietético Gerson. Esa práctica de tomar zumos e hígado de ternera tuvo que interrumpirse en 1987 debido a los repetidos casos de contaminación bacteriana por el microorganismo patógeno *Campylobacter fetus s. fetus* Las comparaciones entre pacientes de distintos períodos muestran que los enfermos que recibieron jugo de hígado de ternera no contaminado tuvieron unos mejores porcentajes generales de supervivencia.[63]

La dieta del doctor Gerson, que se sirve en forma de tres comidas diarias generosas, incluye un consumo de alimento de entre 2.600 y 3.200 calorías diarias. Ésta no es una cantidad desdeñable de comida, ya que requiere la ingesta de aproximadamente 7,7 a 9,0 kilos de hortalizas y fruta por día. El alimento de origen vegetal procede de todos los productos ecológicos crudos necesarios para obtener los 13 vasos de 250 ml, aparte de los alimentos sólidos para las tres comidas. Aun así, pese a tener un volumen enorme, existe una restricción calórica debido a lo natural y a la pureza de la calidad de los alimentos.

El plan de menús Gerson está diseñado en torno al efecto antitumoral de la restricción calórica demostrado por primera vez en Alema-

63. *Op. cit.*, Evans, W. E. D., p. 31.

nia en 1909,[64] y una vez más en EE.UU. en 1914.[65] Aunque esta forma natural de comer (que volvemos a enfatizar que consiste, básicamente, en hortalizas y fruta) fue diseñada, principalmente, para corregir la patología de los tumores malignos, se trata de un tipo de medicina ortomolecular que trabaja para la mejora del estado de salud físico, mental y emocional de cualquier persona que esté experimentando un empeoramiento de su bienestar. También hace que el peso corporal vuelva a la normalidad, provocando la pérdida de peso en las personas obesas y la ganancia en los pacientes que están por debajo de su peso adecuado.

La *medicina ortomolecular*, tal y como la definió el ya fallecido y dos veces premio Nobel Linus Pauling (doctor) en su prólogo del libro *La nutrición ortomolecular: un nuevo estilo de vida para alcanzar la supersalud*, escrito por Abram Hoffer (médico y doctor) y Morton Walker (médico podiátrico), es un término relativamente nuevo en medicina. Significa que se diseña un enfoque terapéutico para así proporcionar un entorno molecular óptimo para las funciones corporales. El método ortomolecular presta especial atención a las mejores concentraciones de las sustancias normalmente presentes en la fisiología humana, ya se elaboren en el interior del organismo (endógenas) o se ingieran, proviniendo así del exterior del cuerpo (exógenas).

La medicina ortomolecular consiste en el uso de remedios completamente naturales (vitaminas, minerales, hierbas, enzimas, nutracéuticos, etcétera) sin utilizar agentes sintéticos ni farmacéuticos. De hecho, la medicina ortomolecular es la forma más saludable de conseguir un efecto terapéutico para la curación de enfermedades de todo tipo. Es completamente diferente a la medicina toximolecular con su tratamiento con fármacos alopáticos tan popular en la actualidad y que se enseña en la mayoría de las facultades de medicina.[66]

---

64. Moreschi, C. (1909): «The connection between nutrition and tumor promotion», *Z. Immunitätsforsch.* 2:651.

65. Rous, P. (1914): «The influence of diet on transplanted and spontaneous mouse tumors», *Journal of Experimental Medicine.* 20:433

66. Hoffer, A.; Walker, M.: *Putting it all together: The new orthomolecular nutrition,* Keats Publishing, New Canaan (Connecticut), 1978 y 1997, pp. iv, v.

En qué se diferencia la dieta Gerson

A veces, la gente se pregunta si la dieta Gerson es distinta o similar a otros enfoques de tratamiento nutricional. En algunos aspectos, puede ser similar, pero la dieta Gerson no se parece a ningún otro tratamiento. El enfoque macrobiótico, por ejemplo, recomienda casi exclusivamente los alimentos cocinados y la dieta es rica en sodio: justo lo contrario a la base terapéutica de la dieta del doctor Gerson. Otro enfoque dietético recomienda grandes cantidades de frutos secos y semillas. Otro hace hincapié en la importancia del equilibrio del pH en los alimentos. La dieta de Ann Wigmore prefiere los alimentos crudos antes que cualquier otra forma comestible, y recomienda consumir muchos frutos secos y brotes/germinados.

Estas distintas dietas tienen sus seguidores, y todas ellas han tratado con éxito a algunos pacientes. Hay numerosas escuelas de pensamiento relativas a cómo la dieta afecta a la salud y a los distintos caminos hacia la plenitud. Reconocemos que *el enfoque que tome para su propia curación debe ser decisión suya*, pero le animamos a escoger un enfoque y ceñirse a él, añadiendo algunos aspectos de otras técnicas de tratamientos sólo cuando se sepa que son compatibles. La terapia Gerson no suele ser eficaz si sus directrices dietéticas se mezclan con las de otros tratamientos. Aunque la dieta Gerson es similar a muchos otros programas de curación mediante la nutrición y les ha servido como base, sus directrices activan procesos bioquímicos concretos que potencian la curación de una forma única.

Los alimentos y los zumos consumidos en la dieta Gerson constituyen su primera receta para la curación, comparable a los fármacos en un tratamiento alopático. La desviación significativa con respecto a la dieta puede ser tan grave para un paciente del programa Gerson como lo sería para un diabético saltarse una inyección de insulina o para un paciente aquejado de cáncer y que siga un tratamiento alopático saltarse un sesión de quimio o radioterapia.

Todo lo que necesita saber para obtener unos resultados óptimos de la terapia Gerson se encuentra en este libro. Hemos visto que los mejores resultados se consiguen siguiendo estas directrices al pie de la letra. Por supuesto, reconocemos que a veces será imposible cumplir con todas las indicaciones, ya sea por motivos logísticos, económicos u otras razones, y muchos de aquellos que deben recortar gastos conseguirán, no obstante, una curación entre aceptable y buena con el método Gerson. Una desviación ocasional o ligera de la terapia no parece afectar significativamente el resultado.

No fracasará a la hora de curarse simplemente por saltarse un vaso de zumo un par de veces por mes. No fallará si tiene que consumir un producto comercial en lugar de uno ecológico de vez en cuando. Si no puede encontrar productos ecológicos, puede obtener zumo de productos comerciales después de haberlos lavado concienzudamente para eliminar los pesticidas, los herbicidas y otras sustancias tóxicas usadas por la industria agrícola y existentes en su superficie. No obstante, las hortalizas comerciales siguen careciendo de nutrientes. Reducirá sus probabilidades de éxito si intenta ahorrar en costes. ¿Cuánto se puede recortar? No hay una buena respuesta a esa pregunta, ya que cada paciente y cada diagnóstico responden de forma diferente a la terapia Gerson.

Por otro lado, muchos pacientes han seguido las directrices del libro original del doctor Max Gerson *A cancer therapy: Results of fifty cases* sin asistencia médica y se han curado. Aun así, la terapia Gerson no debe considerarse un enfoque único e infalible para la curación. A veces es necesario cierto grado de ingenuidad por parte de la persona que quiere curarse.

Complementos para el programa dietético desarrollado en Múnich

El metabolismo del paciente se acelera mediante la adición de yodo a su ingesta.[67] El doctor Gerson descubrió que la hormona tiroidea natural procedente de fuentes animales, además de utilizar la solución yodada de Lugol junto con un poco de ejercicio, todo ello aplicado al mismo tiempo, mejoraban notablemente el metabolismo de la persona que estaba en un proceso de curación.[68] La niacina, las sales de potasio (acetato, gluconato y monofosfato) y el extracto de hígado, junto con las inyeccio-

---

67. Silverstone, H.; Tannenbaum, A. (1949): «Influence of thyroid hormone on the formation of induced skin tumors in mice», *Cancer Research,* 9: 684-685.

68. Wesch, M. A.; Conen, L. A.; Wesch, C. W. (1995): «Inhibition of growth of human breast carcinoma xenografts by energy expenditure via voluntary exercise in athymic mice fed a high-fat diet», *Nutrition in Cancer,* 23: 309-317.

nes de vitamina B_{12}, se usaron para respaldar una producción celular de energía acelerada. Estos nutrientes en forma de vitaminas y minerales se siguen usando, incluso en la actualidad, como suplementos del programa dietético Gerson.

En sus experimentos en la Universidad de Múnich en la década de 1930, el doctor Gerson descubrió que la restricción temporal en la ingesta de proteínas ayudaba a la reabsorción de los edemas y favorecía la mejoría en el estado de salud general de sus pacientes.[69] En su dieta contra las enfermedades degenerativas (y especialmente porque estaba implicado el cáncer) suele darse una repleción deseable de proteínas con la administración productos lácteos sin grasa y predigeridos con enzimas al cabo de por lo menos seis semanas. Por tanto, la leche desnatada modificada mediante enzimas, como, por ejemplo, el yogur o el requesón desnatado y sin sal se permiten como parte de la terapia dietética. Se recomiendan unos períodos más breves de restricción de proteínas en el caso de los niños y los ancianos.

Las investigaciones realizadas en Munich dieron como resultado la utilidad terapéutica de una variedad de procedimientos adicionales que actualmente se usan en aquellas personas que participan en la terapia Gerson. Por ejemplo, aquí tenemos algunos complementos para la dieta Gerson contra las enfermedades degenerativas que comentaremos más ampliamente en capítulos posteriores:

- El aceite de ricino, un catártico sin efectos clínicos secundarios conocidos, debería administrarse a aquellas personas enfermas con trastornos agudos o crónicos, y especialmente a los pacientes aquejados de cáncer, cada dos días durante varias semanas (*véase* el capítulo 11).
- El paciente se administrará enemas de café hervido según los necesite y con una frecuencia de hasta cuatro horas a lo largo del día, debido a su capacidad para aliviar el dolor, detoxificar y mejorar el estado nutricional (*véase* el capítulo 12). Se recomiendan los enemas nocturnos ocasionales en determinados casos.

Los enemas de café funcionan muy bien para ayudar a superar los dolores y los achaques inflamatorios propios de la artritis, el cáncer y

69. Gerson, M. (1935): «Fluid rich potassium diet as treatment for cardiorenal insufficiency», *Munich med. Wochenschr*, 82: 571-574.

otros trastornos corporales degenerativos que provocan dolor. En 1994, el doctor Peter Lechner observó un alivio significativo del dolor en los casos de cáncer con la aplicación de enema de café en una prueba prospectiva con control pareado que llevó a cabo en el Hospital Municipal de Graz (Austria).[70] Se teoriza que el alivio del dolor en todos los casos de tumores malignos se produce gracias a una diálisis a lo largo de la pared intestinal, mediante los enemas de café, de los productos de ruptura de los tejidos tumorales, como las poliaminas, el nitrógeno tóxico ligado y el amoníaco.[71]

También se observa que los pacientes aquejados de cáncer que reciben enemas de café, grandes cantidades de vitamina C y otros aspectos o componentes de la terapia Gerson son capaces de tolerar mejor los tratamientos agresivos con agentes citotóxicos actualmente recomendados por muchos oncólogos convencionales y no ilustrados.

---

70. Lechner, P.; Hildenbrand, G. (1994): «A reply to Saul Green's critique of the rationale for cancer treatment with coffee enemas and diet: cafestol derived from beverage coffee increases bile production in rats; and coffee enemas and diet ameliorate human cancer pain in stages I and II», *Townsend letter for Doctors and Patients,* 130: 526-529.

71. Gerson, M. (1978): «The cure of advanced cancer by diet therapy: a summary of 30 years of clinical experimentation.» (publicación póstuma), *Physiology of Chemistry and Physics*, 10(4): 449-464.

8

LOS ALIMENTOS DE LA DIETA GERSON

Tras cofundar el Gerson Institute de Bonita (California), Charlotte Gerson ha continuado con lo concerniente a qué comer y qué no como parte del plan de menús para luchar contra la enfermedad. Su padre dejó por escrito, hace más de medio siglo, cómo superar de forma permanente las enfermedades degenerativas crónicas mediante el uso de procedimientos dietéticos. Según esas instrucciones originales descritas por el doctor Gerson en 1958 en su libro *A cancer therapy*, un enfermo que siga la terapia Gerson debería incluir estas directrices, que ofrecemos a continuación, con respecto a los alimentos.

Alimentos que pueden consumirse en grandes cantidades

- Son aceptables todos los tipos de fruta, principalmente fresca y parte preparada de distintas formas; zumos de hortalizas recién hechos; ensaladas de fruta; sopas frías de fruta; plátanos triturados, manzanas crudas ralladas; salsa de manzana y algunas otras frutas.
- Las frutas recomendadas son la manzana, las uvas, las cerezas, los mangos, el melocotón, la naranja, el albaricoque, el pomelo, el plátano, las mandarinas, la pera, las ciruelas, el melón, la papaya, los caquis, etcétera, ninguna de las cuales debería ser en conserva ni congelada. Las peras y las ciruelas son más fáciles de digerir si las preparamos en compota. Toda la fruta puede cocerse y prepararse en compota. Se pueden consumir frutas pasas (como los orejones de albaricoque o melocotón, las uvas y ciruelas pasas o la mezcla de frutas secas) si no se les han aplicado sulfatos, y las de-

beríamos lavar, dejar en remojo y cocer. Todas las bayas, los frutos secos, la piña, el aguacate y el pepino están prohibidos.

- Todas las hortalizas recién preparadas, algunas cocidas en su propio jugo y otras crudas o ralladas finas, como las zanahorias, la coliflor o el apio ecológicos; las ensaladas y sopas de hortalizas, etcétera. No se permiten las hortalizas congeladas.
- La mejor forma de cocinar las patatas es al horno: puede preparar un puré con la patata y yogur o sopa. Nunca debería freírlas, pero puede hervirlas con la piel.
- Las ensaladas de verduras de hoja verde pueden mezclarse con tomates, frutas, hortalizas y otros alimentos de origen vegetal de cultivo ecológico.
- El pan sin sal puede contener centeno integral, pero sólo un pequeño porcentaje de harina integral de trigo. Los cereales deberían ser de cultivo ecológico.
- Los pasteles de trigo sarraceno y las tortitas de patata son opcionales, al igual que el azúcar moreno (jugo de caña de azúcar de cultivo orgánico desecado), la miel, el azúcar de arce y el jarabe de arce puro al cien por cien. (*No* use grasas ni bicarbonato de soda para hornear.)
- La harina o los copos de avena pueden usarse con total libertad.
- Los productos lácteos como el suero de leche batido, el yogur sin grasa ni sabores y el requesón sin grasa están permitidos. Después de dos años siguiendo el programa de la terapia Gerson a rajatabla, puede consumir nata y helado con moderación o restringiéndolos a las vacaciones. (El doctor Gerson afirma, con contundencia, que «el helado es "veneno" para los niños».
- Después de que el enfermo se haya recuperado, tras dejar pasar dos o más años en algunos casos, el 10 % restante del régimen alimentario (recordando que en el capítulo 7 se modificaron las proporciones originales propuestas por el doctor Gerson para adaptarse a los métodos menos naturales que se utilizan actualmente a la hora de cultivar y procesar los alimentos), lo que permite la elección personal, puede consistir en carne, pescado, huevos, frutos secos, dulces, pasteles o lo que uno prefiera.
- La nicotina debería evitarse totalmente.
- Los licores, el vino y la cerveza deberían reducirse al mínimo a favor de los zumos de fruta recién preparados.

- El café y el té deberían reducirse al mínimo, con la excepción de las siguientes infusiones: menta, manzanilla, tila, azahar y algunas otras.
- La sal, el bicarbonato de soda, el pescado ahumado y las salchichas deben evitarse totalmente (*véase* el capítulo 10 para obtener una explicación más detallada sobre la sal).
- Los condimentos de sabor intenso, como la pimienta y el jengibre, deben eliminarse, pero se recomienda el consumo regular de hierbas aromáticas frescas, incluidos el ajo, las cebollas, las hojas de perejil, el cebollino, el rábano picante y el apio.
- Todas las hortalizas pueden consumirse cocidas en su propio jugo, para así evitar la pérdida de minerales hidrosolubles durante el proceso de cocción. Son especialmente recomendables, por su contenido en minerales, las zanahorias, los guisantes, los tomates, el brécol, las acelgas, las espinacas, las judías verdes, las coles de Bruselas, las alcachofas, la remolacha cocida junto con manzana, la coliflor con tomate, la col lombarda con manzana y las uvas pasas. Todo debe prepararse sin sal.
- Cualquier utensilio de cocina de aluminio está completamente prohibido, al igual que los hornos microondas, las ollas exprés y las ollas para cocer al vapor.
- Durante el primer año y medio de seguimiento del plan de comidas Gerson no consuma huevos, pescado, carne, mantequilla, queso ni leche.

En conjunto, debido al enorme consumo de productos de origen vegetal para extraerles el jugo, un seguidor del plan de comidas Gerson consume entre 7,7 y 9,1 kilos de estos alimentos. Comprenderá cómo y por qué se hace esto después de leer nuestra explicación del concepto de la obtención y el consumo de zumos en el capítulo 9.

Alimentos prohibidos en el plan de menús Gerson

Todos los alimentos consumidos como parte de la dieta Gerson deben prepararse sin la utilización de las siguientes categorías de alimentos prohibidos:[72]

---

72. *Gerson Therapy practitioner's training seminar workbook,* The Gerson Institute, Bonita, California, 1996, pp. 120, 121.

Sal y sodio

Están prohibidos la sal y el sodio en todas sus formas, incluidos la sal común, la sal marina, la sal de apio, la sal de hortalizas, el Bragg Liquid Aminos™ (un condimento líquido elaborado con proteína de soja y rico en varios aminoácidos), el *tamari*, la salsa de soja, la sal *light*, el bicarbonato de soda, las levaduras en polvo basadas en el sodio y cualquier cosa que lleve la palabra «sodio» en su nombre, además de los sustitutivos de la sal. Debería evitarse el contacto de la piel con las sales de Epsom (sulfato de magnesio). Las combinaciones de hierbas aromáticas, frecuentemente comercializadas con el nombre de «sustitutivo de la sal» o «condimento sin sal» pueden usarse en cantidades moderadas si contienen hierbas aromáticas permitidas sin sal añadida ni sustitutivos de la sal.

Aceites y grasas

Los aceites y las grasas, además de cualquier alimento que los contenga, están prohibidos. Esta prohibición incluye el aceite de maíz, el de oliva, el de canola (un tipo de colza) y cualquier otro tipo de aceite vegetal, con la excepción del de linaza, ya que está especialmente recomendado. También están prohibidos la mantequilla, el queso, la nata y otros productos lácteos grasos; todas las grasas de origen animal; todas las margarinas o las pastas para untar basadas en los aceites; el coco y el aguacate; todos los aceites hidrogenados o parcialmente hidrogenados; el Olean, el Olestra y otros «sustitutivos de las grasas»; las mantequillas de frutos secos y cualquier otra fuente de grasas en la dieta, excepto las que se encuentran de forma natural en los alimentos permitidos.

Las proteínas y los alimentos ricos en proteínas

Las proteínas y los alimentos ricos en proteínas no están permitidos. Entre estos alimentos desaconsejados se encuentran todas las carnes, los mariscos y otras proteínas de origen animal; los frutos secos y las semillas; la soja u otros productos alimenticios basados en las legumbres; todos los suplementos de proteína o las proteínas en polvo, incluidos los polvos basados en la cebada o las algas, a no ser que se usen específicamente al recetarse para la suplementación proteica.

Además de las tres categorías anteriores, hay algunos otros alimentos que no deben consumirse hasta que el enfermo se haya recuperado por completo, y en algunos casos incluso después de su completa curación. Entre los alimentos prohibidos tenemos prácticamente todos los alimentos envasados y preparados (comidas de reparación rápida), como los congelados, los enlatados, los embotellados o los empaquetados. Debemos renunciar a ellos por razones de salud. La comida de los restaurantes casi siempre resultará inaceptable, ya que rara vez se prepara con alimentos ecológicos y casi siempre se cocina añadiendo sal, grasas u otros aditivos inadecuados para el plan de alimentación Gerson.

Como el enfoque Gerson para la curación se fija en todas las cosas que van hacia el interior de nuestro organismo o sobre él, considerándolas como factores en el proceso de curación, la terapia Gerson puede parecer más restrictiva que otros enfoques «naturales» u «holísticos». *Mediante esta atención prestada a los detalles, la terapia Gerson consigue la curación incluso en algunos casos extremadamente avanzados de patologías, o en el caso de enfermedades que, de otro modo, se considerarían incurables.*

A veces es tentador negar la gravedad del trastorno que le afecta a uno mismo. Algunos enfermos pasan por una fase de pensamiento que dice: «Bien, mi tumor maligno no está muy avanzado. Sólo es un cáncer en fase II, y no es del peor tipo, por lo que no necesito seguir la dieta tan estrictamente como alguien que se encuentra entre la vida y la muerte». Creemos que se trata de una forma de pensar insensata. De forma parecida, algunos pacientes de la terapia Gerson son receptores de consejos bienintencionados pero sin una buena base por parte de amigos, familiares e incluso médicos que saben poco de las complejas interacciones bioquímicas que se producen en un organismo que combina la dieta Gerson, los medicamentos y la detoxificación. Le advertimos que no es buena idea modificar arbitrariamente la verdadera terapia dietética Gerson a favor de la conveniencia personal o para satisfacer el ego de otra persona. Pregunte a cualquier persona que quiera darle un consejo: «¿A cuántos pacientes de cáncer has curado con esta recomendación?».

Aconsejamos encarecidamente que evite añadir cosas o cambiar estas directrices dietéticas demostradas sin el asesoramiento de un facultativo acreditado de la terapia Gerson. (Póngase en contacto con el Gerson Institute para que le proporcionen los datos de contacto de un facultativo acreditado de la terapia Gerson en su región.) Realizar modificaciones, incluso nimias, en el protocolo de la terapia Gerson constituye una mala práctica. ¿Por qué?: porque esta forma de tratamiento ha demostrado repetidas veces que consigue, con éxito, la remisión o la curación del cáncer y de prácticamente cualquier otra enfermedad degenerativa crónica. Resumiendo, si lo utiliza tal y como se lo presentamos, el programa dietético Gerson ha demostrado que funciona.

Tres categorías de alimentos: los deseables, los permitidos ocasionalmente y los prohibidos

Alimentos de cultivo ecológico deseables

Ya se encuentre enfermo o sano, como medio para revertir una patología o prevenir su aparición, las categorías de alimentos enumeradas a continuación son excelentes fuentes de alimentación y pueden consumirse sin limitación. Los alimentos verdaderamente *deseables* son:

- Todas las frutas y las hortalizas, además de las patatas, excepto en el caso de que se encuentren en la lista de alimentos prohibidos.
- Los zumos de frutas y hortalizas recién preparados, tal y como se muestra en el capítulo 9.
- Las ensaladas de frutas y hortalizas crudas (*véase* más adelante en este capítulo).
- La sopa especial Hipócrates (*véase* a continuación para saber cómo prepararla).
- La harina o los copos de avena.

Los alimentos deseables mencionados son necesarios debido a sus efectos terapéuticos. Son de digestión fácil y rápida. La dieta Gerson aconseja el consumo de raciones abundantes y frecuentes de estos alimentos. Incluso los puede consumir por la noche, si se despierta y siente hambre, para así aportar una nutrición crítica para la reconstrucción de los tejidos dañados y para mantener la nutrición necesaria. A medida que el organismo se va recuperando, muchas personas sienten mucha hambre. En realidad, no existe un límite a la cantidad de estos alimentos buenos que se pueden consumir, siempre que sean de buena calidad, hayan sido cultivados, si es posible, de forma ecológica, sean frescos y estén incluidos en la lista de alimentos «deseables». Recomendamos tener comida (como fruta, ensaladas de fruta o salsa de manzana) disponible al lado de la cama para tomar tentempiés por la noche.

Alimentos de cultivo ecológico permitidos ocasionalmente

A no ser que su médico con formación en la terapia Gerson le especifique lo contrario, los siguientes grupos de alimentos, sin sal, derivados de la sal ni aceites ni grasas pueden consumirse una vez por semana:

- Pan elaborado con harina integral de centeno, avena o arroz.
- Palomitas de maíz preparadas con maíz de cultivo ecológico (haciéndolas con aire caliente y sin sal ni grasas/aceites).
- Arroz integral o salvaje.
- Ñames y boniatos.
- Jarabe de arce, miel, azúcar moreno y melaza residual sin productos azufrados.

Alimentos permitidos muy ocasionalmente

Los siguientes alimentos permitidos muy de vez en cuando se pueden consumir no más de una o dos veces por mes:

- Hortalizas de cultivo ecológico congeladas (preparadas sin sal, grasas/aceites ni otros ingredientes prohibidos).
- Legumbres o semillas germinadas (por ejemplo lentejas, alubias), a excepción de los brotes de alfalfa, que están vetados.

Alimentos prohibidos

Siempre que sea posible, aportamos una breve explicación sobre por qué los distintos alimentos citados en esta categoría de «vetados» no están permitidos en el programa dietético Gerson.

- *Todos los alimentos manipulados (procesados)*, como los embotellados, enlatados, congelados, en conserva, refinados, salados, ahumados o que contengan productos azufrados (a no ser que se mencione específicamente que están permitidos) están prohibidos.
- *Los productos lácteos de todo tipo*, como la leche y productos derivados (incluida la leche de cabra) están prohibidos. Entre estos alimentos prohibidos tenemos el queso, la nata, el helado, los polos de leche, la mantequilla y el suero de leche, excepto en los casos permitidos específicamente bajo el apartado «proteínas». Los productos lácteos suelen ser muy ricos en grasas. Los quesos pueden contener hasta un 65 % de grasa y ser ricos en sodio. Los sueros de leche comerciales son «cultivados» (producidos con la leche sobrante, con sabores y espesados) y contienen grasas y sodio. No obstante, cuando se recetan proteínas, el suero de leche fresco,

batido y sin aditivos puede tomarse entre la sexta y la duodécima semana de la curación. El *quark* sin sal y desnatado está permitido, si puede encontrarlo.

- No debería consumir *alcohol*, ya que limita la capacidad de transporte de oxígeno del cuerpo y somete al hígado a una presión para detoxificarlo y eliminarlo del organismo. El alcohol es tóxico.
- *La piña y las bayas* pueden provocar una reacción alérgica contra los ácidos grasos presentes en ellas.
- *Los aguacates* son demasiado ricos en grasas.
- *Los pepinos*, en combinación con los zumos que deben consumirse a diario, son de difícil digestión.
- *Las especias* como la pimienta negra o el pimentón dulce son irritantes. La albahaca, el orégano y otros deben evitarse debido a su elevado contenido en ácidos aromáticos. La pimienta de cayena, los chiles jalapeños, etcétera también son irritantes y pueden detener la curación.
- *Las habas de soja y los productos derivados de la soja*, incluido el tofu, el *tempeh*, el *miso*, el *tamari* y otras salsas de soja, la Bragg's Liquid Aminos™ (un condimento líquido elaborado con proteína de soja y rico en varios aminoácidos), la proteína de origen vegetal texturizada, la leche de soja y el resto de productos derivados de la soja están vetados. Por distintas razones, incluido su elevado contenido en grasas y en sodio, la inhibición tóxica de la absorción de nutrientes y/o su alto contenido en proteínas, debe evitarse el uso de la soja en todas sus formas.
- No deberían consumirse *alubias ni legumbres secas.*
- *La alfalfa germinada y otros brotes de legumbres o semillas* son ricos en L-canavanina, un aminoácido inmaduro responsable de la supresión del sistema inmunitario. Además, los pacientes sin un historial previo de dolor articular crónico han sufrido la aparición repentina de síntomas artríticos tras la ingesta de brotes de alfalfa. Monos sanos han desarrollado lupus eritematoso debido a la presencia de alfalfa germinada en su dieta.
- *Los aceites y las grasas* de todo tipo están vetados, a excepción del aceite de linaza fresco, crudo y de cultivo ecológico.
- *El azúcar blanquilla y el moreno refinados* están prohibidos.
- *La harina de trigo* (incluida la integral) está prohibida, al igual que todos los tipos de pasta.

- *La carne de vacuno, de cerdo, el pollo, los huevos, el marisco y cualquier otro tipo de carne o de producto cárnico* están prohibidos. Estos alimentos de origen animal son ricos en proteínas, sustancias químicas, conservantes, hormonas y sal y son de difícil digestión; suelen contener demasiada grasa y someten a un trabajo excesivo al hígado y a los sistemas/aparatos excretores.
- *El té negro, el té verde y otras infusiones que no sean de hierbas o que contengan cafeína* están vetados debido a su contenido en ácidos aromáticos no deseables y en cafeína. El doctor Gerson citó que estos ácidos aromáticos interfieren en la curación provocando reacciones alérgicas (*véase* anteriormente, listados en la categoría *piña y bayas*)
- *Los dulces, los pasteles, las magdalenas, las masas y otros productos dulces refinados* están prohibidos porque contienen ingredientes amenazadores para la vida, como grasas, aceites, azúcares o harinas refinadas, sal, bicarbonato de soda, levadura química o productos lácteos. Nótese, no obstante, que algunos panes y masas pueden hornearse usando ingredientes permitidos, que harán que la dieta sea más interesante, aunque no deben consumirse regularmente.
- No se recomienda *el consumo de agua*. El doctor Gerson creía que un paciente sometido a la terapia Gerson no debía beber agua, ya que diluye los ácidos del estómago y no permite la máxima capacidad en el tracto gastrointestinal para obtener la nutrición a partir de alimentos y zumos recién obtenidos. Los zumos aportan los fluidos necesarios.
- *Las setas* no son hortalizas, sino hongos, y contienen proteínas complejas que son difíciles de digerir y aportan poca nutrición.
- *El café y los sustitutivos del café que se consumen por vía oral*, ya contengan cafeína o sean descafeinados, provocan una estimulación no estable del aparato digestivo. La cafeína tomada por vía oral estimula excesivamente el sistema digestivo, mientras que los aceites esenciales alteran la digestión. Por el contrario, cuando el café se administra por vía rectal, aporta un efecto completamente ventajoso al hígado mediante el que, aparte de la detoxificación, incrementa la producción de glutatión S-transferasa (una enzima deseable).
- *Los frutos secos y las semillas*, incluidas las almendras, los huesos de albaricoque, las semillas de linaza, los cacahuetes, los anacardos y

el resto de frutos secos y semillas están vetados porque son demasiado ricos en proteínas y grasas. Al tostarlos se añade sal, las grasas ven alterada su configuración y los frutos secos y las semillas se tornan más perjudiciales.

- *Las guindillas* (chiles jalapeños, etcétera) contienen los mismos componentes aromáticos intensos presentes en las especias prohibidas. Las guindillas y similares tienden a inhibir las respuestas de curación y deberían evitarse. Los pimientos morrones verdes, amarillos y rojos pueden consumirse sin limitación.
- *Los brotes de mostaza y de zanahoria.*
- *La levadura química y el bicarbonato de soda* contienen sodio y aluminio, que son muy tóxicos. Las levaduras químicas sin sodio ni aluminio (Featherweight™, una levadura química basada en el potasio) pueden usarse ocasionalmente.
- *Los componentes fluorados* que forman parte de cualquier producto como el agua, el dentífrico, los enjuagues bucales, los tintes para el cabello, los productos para las permanentes de peluquería, los cosméticos, los desodorantes que se aplican sobre las axilas, los pintalabios y las lociones deben evitarse siempre.

Cómo preparar las comidas del programa Gerson de alimentación

Como los alimentos del programa de nutrición Gerson son de fácil digestión, la gente que lo sigue suele necesitar unas raciones mayores y más frecuentes. Consuma tanta cantidad de estos alimentos como sea posible, incluso durante la noche, si lo desea. Los alimentos que deben ingerirse incluyen la fruta fresca o cocinada, los zumos de frutas y hortalizas frescas, las hortalizas y verduras frescas y cocinadas, las ensaladas, la sopa especial Hipócrates, las patatas, los copos de avena, el pan de centeno sin sal (limitado a una o dos rebanadas diarias) y las infusiones.

La preparación de las hortalizas

Admitimos que, de acuerdo con los estándares actuales de preparación de los alimentos, las comidas de la terapia Gerson se consideran cocinadas en exceso. El doctor Gerson creía que los alimentos debían estar bien hechos para que estuvieran tiernos y fueran fáciles de masticar y digeribles, lo que ayudaría al sistema digestivo debilitado a obtener la mayor cantidad posible de volumen blando, además de la nutrición en su forma más accesible a partir del alimento consumido. Los alimentos cocinados y blandos proporcionan, por tanto, una amortiguación para el considerable volumen de zumos y alimentos crudos ingeridos. Se supone que la preparación actual de las hortalizas al dente mantiene las enzimas intactas. Eso no es del todo correcto: todas las enzimas se destruyen a 60 °C. La terapia Gerson aporta gran cantidad de enzimas mediante los zumos de frutas y hortalizas crudas, las ensaladas y la fruta.

Todo el alimento debe prepararse con ingredientes frescos. Los alimentos enlatados, embotellados, envasados o congelados siempre contienen aditivos e inhiben la recuperación del organismo. No se debería añadir sal, salsas de soja ni ninguna otra fuente de sodio a ningún alimento que se vaya a consumir. Todos los alimentos preparados que contengan sal, como sucede con la mayoría de los panes, deberían eliminarse de la dieta.

No es infrecuente cansarse de consumir alimentos con la misma consistencia blanda en cada comida. En las fases iniciales del tratamiento se anima a la gente a comer grandes cantidades de alimentos y a cocinarlos bien. La fruta cruda y las ensaladas con apio, cebolletas y rábanos aportan alimentos crujientes y masticables para así obtener una variación con respecto a las hortalizas cocinadas y blandas. El doctor Gerson no quería que sus pacientes se alejaran de los métodos de cocción usados, pero a medida que la salud del paciente mejoraba era posible incluir algunos alimentos cocinados al dente para aportar una cierta variación. Como los defensores de la terapia Gerson consideran que el alimento es la medicación, cualquier cambio en la dieta o en la técnica de cocción debería discutirse con un profesional de la salud con formación en la terapia Gerson.

Alimentos cocinados

Todas las hortalizas, a excepción de las prohibidas, son recomendables. Las hortalizas deberían cocinarse con una cantidad mínima de agua o de sopa (quizás dos o tres cucharadas soperas) a fuego lento, justo al punto de ebullición, hasta que estén bien hechas. Generalmente, este proceso llevará entre cincuenta y sesenta minutos sobre el hornillo. Para evitar que el alimento se queme, coloque una esterilla o aro metálico disfusor entre el hornillo y la cacerola para que ayude a distribuir el calor homogéneamente. Las hortalizas también se pueden cocinar en recipientes de vidrio tapados, donde el calor es más homogéneo y es menos probable que los alimentos se quemen. Siempre se debería usar una tapa que encaje bien para que los alimentos conserven la humedad, aunque no los cocinaremos en ollas exprés.

Las cebollas, los tomates y la calabaza contienen mucha agua y generalmente no necesitan la adición de líquido para cocinarse; además, pueden añadir sabor a los alimentos cocinados. El apio también es bueno para conferir sabor.

Las remolachas y las patatas pueden hervirse enteras (sin pelarlas) en agua y las pelaremos cuando estén hechas, o podemos hornearlas.

Las patatas también se pueden cortar en rodajas y hornearlas, o podemos hacer puré con ellas, servirlas en una ensalada de patatas o prepararlas de muchas otras maneras.

Las espinacas liberan mucha agua y ácido oxálico al cocinarse. Debido a ello, el agua sobrante tras cocerlas es amarga y deberíamos desecharla.

El maíz puede consumirse hervido o crudo.

Hierbas aromáticas y especias

Como las sustancias aromáticas de las hierbas y las especias, tal y como sucede en el caso de la piña y las bayas, tienden a interferir con el proceso de curación, el doctor Gerson limitó el uso de estas sustancias aromáticas a cantidades pequeñas de las relativamente suaves, como la pimienta de Jamaica, el anís, el laurel, el cilantro, el eneldo, el hinojo, el macis, la mejorana, el romero, la salvia, el azafrán, el estragón, el tomillo, la acedera y la ajedrea. El cebollino, las cebollas, el ajo y el perejil pueden usarse en mayor cantidad.

Ensaladas

Es esencial que el paciente consuma tantas ensaladas preparadas con hortalizas crudas como pueda. Los siguientes ingredientes para las ensaladas pueden rallarse finos, picarse o triturarse y mezclarlos o consumirlos por separado:

- Manzanas
- Zanahorias
- Berros
- Cebolletas
- Apio (el bulbo o las ramas)
- Hojas de lechuga

- Coliflor
- Endivias
- Cebollino
- Achicoria
- Rábanos
- Pimientos verdes
- Tomates

Aliño para ensalada

NUNCA use aliños embotellados. Diluya vino tinto o vinagre de sidra ecológicos con agua al gusto para usarlos a modo de aliño para las ensaladas y añada un poco de jugo de caña azucarera liofilizado, algunas hierbas aromáticas y cebolla o ajo, para obtener algo de variedad de sabores. Puede usar zumo de limón en lugar de vinagre. Podemos emplear el aceite de linaza recetado como parte del aliño para las ensaladas.

Sopa especial Hipócrates

El doctor Gerson consideraba que era extremadamente importante consumir la sopa especial Hipócrates (creada por Hipócrates como un alimento básico para casi todos los pacientes aquejados por enfermedades degenerativas) a la hora de la comida y la cena. Aunque gran parte de la terapia Gerson está orientada a la detoxificación del hígado, la sopa Hipócrates ayuda a limpiar los riñones. Especialmente después de que los pacientes se hayan acostumbrado a comer sin sal (generalmente al cabo de una o dos semanas después de iniciar el tratamiento), esta sopa especial es un sabroso entrante para cada comida.

Para preparar la sopa especial Hipócrates, debería lavar concienzudamente las siguientes hortalizas, pero no pelarlas, cortarlas en daditos, cubrirlas con agua y cocinarlas durante dos horas. Páselo todo por un pasapurés que retenga sólo las fibras y las pieles. El resultado es una sopa densa y cremosa. Deje que se enfríe antes de introducirla en el frigorífico. Prepare una cantidad suficiente para consumirla en unos dos días, ya que la sobrante, que perderá su valor nutricional después de este período, no deberá consumirse. Aquí se muestran las cantidades de hortalizas:

- 1 bulbo mediano de apio. Si no es la temporada, reemplácelo por 3 o 4 ramitas de apio.
- Una pequeña cantidad de perejil.
- 680 g de tomates (o más, si lo desea, durante el verano).

- 2 cebollas medianas.
- 1 raíz de perejil mediana (es difícil de encontrar; si no la puede adquirir, omítala).
- 2 puerros pequeños (si no puede encontrarlos, sustitúyalos por 2 cebollas medianas más).
- Varios dientes de ajo.
- 450 g de patatas

Hasta que la persona que se está curando no se haya acostumbrado a comer sin sal, puede añadir ajo crudo triturado para aportar un toque de sabor a esta sopa especial Hipócrates, además de a las hortalizas, las ensaladas, etcétera. El ajo es saludable y puede utilizarse en cualquier momento y en la cantidad que desee.

Patatas

Las patatas, que son ricas en proteínas de origen vegetal, son de gran ayuda nutricional para cualquier persona que se esté curando. Recomendamos consumirlas a la hora de la comida y de la cena. Reemplácelas sólo ocasionalmente por arroz integral o salvaje de cultivo ecológico. Las patatas tienen un mayor valor nutritivo si las preparamos al horno. También podemos hervirlas con su piel, majarlas con un poco de sopa, pelarlas (después de hervirlas) o cortarlas y mezclarlas con aliño para ensalada para obtener una ensalada de patata. Asimismo, es posible cocinarlas a la cazuela con cebolla, tomates, apio, etcétera. Si se receta yogur desnatado tras seguir la dieta Gerson entre seis y diez semanas, añada cebolla, cebollino o ajo al yogur para obtener un aliño sabroso para sus patatas al horno, sus ensaladas o sus hortalizas. Puede servir boniatos una vez por semana.

Copos de avena

Debería consumirse una gran ración de copos de avena (½ taza de copos de avena de cultivo ecológico más 1 taza, o un poco más, de agua purificada) cada día para desayunar. No debería usar otros cereales. La avena no sólo aporta una buena cantidad de vitaminas del grupo B, además de proteínas, sino lo que es más importante todavía, que proporcionan una capa en el tracto intestinal para los zumos de hortalizas y frutas crudas que vendrán a continuación. Los cereales fuertes y en forma de grano no pueden aportarlo. Para obtener variedad, añada manzana cruda rallada, papaya u otras frutas; miel, jarabe de arce puro al cien por cien o melaza residual sin componentes azufrados; uvas pasas o cualquier otra fruta pasa o deshidratada, ciruelas pasas guisadas u otras frutas frescas o secas/pasas guisadas.

Pan y otros tipos de almidón

Puede comer algo de pan de centeno sin sal ni grasas sólo después de consumir toda la comida requerida. El pan no debería constituir la base de ninguna comida. Si el pan está seco, puede rallarlo y usarlo en recetas que necesiten pan rallado. En ocasiones podrá emplear también copos de patata, tapioca o almidón de maíz.

Azúcares y edulcorantes

Use sólo azúcar moreno de cultivo ecológico, jarabe de arce, miel clara o melaza sin componentes azufrados, y consuma sólo hasta 2 cucharaditas de postre diarias de todos los edulcorantes combinados, y únicamente si no padece hipoglucemia y/o diabetes.

Infusiones

La infusión de menta y otras infusiones están permitidas y recomendadas por sus distintas propiedades beneficiosas concretas. Las hojas de menta o hierbabuena ayudan a la digestión, la manzanilla es relajante y la valeriana puede ayudarle a dormir. El tahebo (o pau d'arco) es una infusión muy valiosa contra el cáncer y puede tomarse a voluntad por la noche.

Menús de ejemplo

Para *desayunar* debería consumir:

- 250 ml de zumo de naranja.
- Una ración generosa de copos de avena con la salsa de fruta que prefiera.
- Pan de harina de centeno de cultivo cien por cien ecológico, sin sal y sin grasas, tostado y con miel.

La *comida* debería consistir en:

- Una ensalada de muchos ingredientes crudos mezclados.
- 250 ml o más de sopa especial Hipócrates templada.
- 250 ml de zumo de manzana y zanahoria mezclados.

- Una patata al horno (con aliño de yogur, si le está permitido).
- Hortalizas recién cocinadas.
- Fruta cruda o guisada.

Para la *cena* el menú es el mismo que para la comida.

Le sugerimos que varíe las comidas usando distintas hortalizas y diferentes métodos para cocinar las patatas, preparando diversos tipos de ensaladas, etcétera. Puede servir arroz integral de cultivo ecológico una vez por semana.

Véanse los Apéndices del Programa horario para el paciente.

9

TRECE VASOS DE ZUMO

En 1981, cuando tenía treinta y ocho años, la hepatitis infecciosa aguda afectó a Paul Schofield, de Orlando (Florida). Se manifestó en forma de fiebre, ictericia y náuseas intensas. Mr. Schofield enfermó tanto que tuvo que abandonar su trabajo de marroquinería y puso en alquiler la tienda en la que había vendido sillas de caballo, cinturones, sombreros y maletas hechas por él mismo. Se sentía, día tras día, débil, hasta el punto de llegar casi a desmayarse.

La *hepatitis* consiste en una inflamación del hígado provocada por virus o bacterias y que aparece debido a la exposición a sustancias tóxicas, a productos derivados de la sangre contaminados, o a anomalías inmunológicas. La hepatitis infecciosa aguda puede también trasmitirse mediante los alimentos o las bebidas contaminados por un portador o un paciente, y suele tener lugar en aquellos lugares en los que las condiciones sanitarias son malas. Tras un período de incubación que oscila entre las dos semanas y los cuarenta días, el paciente muestra unos niveles anormalmente elevados de enzimas hepáticas, fiebre y malestar.

La patología de la hepatitis vírica

La hepatitis vírica es una enfermedad sistémica bastante común caracterizada por la destrucción, la necrosis y la autolisis de células hepáticas que da lugar a anorexia, ictericia y hepatomegalia (aumento anormal de tamaño del hígado). Cada año se producen varios casos de esta enfermedad. En la actualidad se reconocen cinco tipos concretos de hepatitis (aunque se desconocían en 1981). Las cinco variantes de la hepatitis son:

- *La tipo A* (hepatitis infecciosa o de incubación breve). La incidencia de la hepatitis A está aumentando entre los homosexuales y entre aquellas personas afectadas por una inmunosupresión relacionada con el virus de la inmunodeficiencia humana (VIH). El consumo de marisco procedente de aguas contaminadas también puede provocarla.
- *La tipo B* (hepatitis sérica o de incubación larga). También está incrementando entre las persona positivas al VIH y representa hasta el 10 % de los casos de hepatitis vírica que se producen tras una transfusión de sangre en EE.UU. por ejemplo. Se transmite mediante las secreciones humanas y las heces, durante las relaciones sexuales y a través de la transferencia de virus en el alimento preparado por trabajadores del ramo de la hostelería infectados.
- *La tipo C* (no determinada en cuanto al tipo concreto de microorganismo). Este microorganismo patógeno se adquiere básicamente mediante la transfusión de sangre procedente de donantes asintomáticos. De todas las enfermedades hepáticas víricas, la incidencia de la hepatitis de tipo C está siendo la que más aumenta entre la población actual.
- *La tipo D* se produce con más frecuencia, como complicación de la hepatitis B aguda o crónica, ya que este virus tipo D necesita el antígeno de superficie de ese microorganismo hermano con doble cápsula para replicarse.
- *La tipo E* (anteriormente clasificada bajo el tipo C con el nombre *tipo no-A y no-B*) se da principalmente entre la gente que acaba de volver recientemente de una región endémica, como la India, África, Asia o Centroamérica.

De las cinco hepatitis víricas, la B y la C son las más peligrosas, ya que son las que pueden evolucionar, con más probabilidad, para convertirse en un cáncer hepático, y lo más probable es que uno de estos tipos fuera el que infectó a Schofield.

En la época en la que se infectó, la piel de Schofield mostró una notable decoloración amarilla, que se mantuvo durante tres semanas. Su médico no pudo aportarle un tratamiento curativo porque no había ninguno conocido en esos tiempos (en 1981), especialmente en el caso de aquellos médicos que habían practicado exclusivamente su tipo concreto de medicina alopática (dependiente de los fármacos). No existían fármacos para tratar este problema. La única sugerencia médica fue que descansara mucho, durmiera siestas y bebiera fluidos tales como refrescos carbonatados (que son tóxicos) o zumo de naranja. Aunque hizo esto durante no menos de ocho meses, Schofield no mejoró en modo alguno.

Paul Schofield empieza a tomar zumos siguiendo la terapia Gerson

Un masajista terapéutico que le hacía masajes le recomendó leer el libro *A cancer therapy: Results of fifty cases*, y así lo hizo el paciente. Las ideas del libro le parecían correctas y lógicas, por lo que adquirió una licuadora Norwalk® para preparar zumos (la famosa prensa hidráulica del doctor Norwalk) e inició la terapia Gerson por su cuenta. Siguiendo las instrucciones del doctor Gerson, Paul Schofield bebió grandes cantidades de zumo consistentes en un vaso de 250 ml de zumo de manzana y zanahoria o de verduras durante cada hora de vigilia: un mínimo de trece vasos y a veces más. Según comenta el propio Schofield:

> Empecé, inmediatamente a sentirme mejor. Mis resultados de las pruebas de enzimas hepáticas mejoraron. Pasaron de la elevada cifra patológica de 2.400 al rango normal de 20. Al cabo de dos meses, cuando mi médico volvió a examinarme, su conclusión fue que ya no estaba infectado: mis recuentos sanguíneos eran normales. Durante varios años, no obstante, sufrí síntomas parecidos a los de la gripe. En tales ocasiones volvía inmediatamente durante una semana a seguir todo el proceso de la toma de zumos requerido en el programa de la terapia Gerson.
>
> A veces, beber los zumos durante sólo algunos días era suficiente para ayudarme a librarme de los síntomas de la hepatitis. Incluso después de un único día bebiendo los trece vasos de zumo, mi cuerpo, y especialmente mi hígado, se sentían mejor. Aprendí que, para eliminar cualquiera de los virus de la hepatitis A, B, C, D y E, uno debe consumir los zumos recién preparados de hortalizas y frutas de cultivo ecológico.

Hoy en día, tal y como revela su fotografía, Paul Schofield es feliz y goza de buena salud. Sus síntomas de la hepatitis ya no aparecen y, si lo hacen, este hombre sabe que puede eliminarlos rápidamente tomando zumos de frutas y hortalizas de cultivo ecológico recién preparados.

Algunos consejos aportados previamente por el doctor Gerson con respecto a la obtención de zumos

Para la preparación de zumos de frutas y hortalizas, el doctor Gerson recomendó dos aparatos: un triturador o un pasapurés, por un lado, y una prensa, por el otro. Uno de sus consejos para la obtención de zumos fue que todas las partes de la máquina para preparar zumos que entraran en contacto con los alimentos triturados debían ser de acero inoxidable. Los defensores de la terapia respaldan actualmente un aparato en concreto que utiliza estos dos procesos.

Al igual que en el caso de Schofield, el aparato preferido por los pacientes de la terapia Gerson es la licuadora Norwalk®. Fue inventada hacia 1936 por Norman W. Walker (doctor en ciencias) y podemos encontrar dos modelos: la 270-S Norwalk con un acabado inoxidable y la 270 Norwalk con un acabado de veta de madera. (*Véase* el Apéndice para obtener una lista de nombres, ubicaciones y otras informaciones que recomiendan dónde se pueden encontrar los productos y los suministros recomendados para los seguidores de la terapia Gerson.)

El doctor Gerson pedía a sus pacientes en proceso de recuperación que prepararan siempre zumos recién hechos con frutas y hortalizas de cultivo ecológico. Les aconsejó que nunca intentaran preparar, por la mañana, zumo suficiente para todo el día. Además, como otro consejo que comenta ampliamente en su obra original, el doctor Gerson aconseja no beber agua porque se necesita toda la capacidad de nuestro estómago para dar cabida a los zumos y a la sopa especial Hipócrates de hortalizas (*véase* el capítulo 8). Los componentes de la sopa se absorben fácilmente a través de la mucosa gastrointestinal. Llenar el estómago de agua tiende a diluir la acción de los ácidos del estómago y de las enzimas digestivas.

Este capítulo aporta una descripción completa de los tipos de licuadoras junto con el proceso de obtención de los zumos. En comparación con el texto original del doctor Gerson, aquí aportamos mucha información nueva procedente de aquellos pacientes que han preparado sus propios zumos en su hogar y han recuperado su salud. Una combinación entre el efecto enzimático de los zumos de productos de cultivo ecológico recién hechos junto con una dieta terapéutica sin sal (*véase* el capítulo 10), una suplementación nutricional adecuada y limitada (*véase* el capítulo 11) y la administración de enemas de café (*véanse* los capítulos 12 y 13) –todos ellos métodos demostrados– da como resultado un bienestar renovado y duradero, natural y seguro. La obtención de zumos de productos de origen vegetal y la ingesta del producto resultante es la forma más deliciosa de tener una buena salud.

Renueve su bienestar bebiendo zumos elaborados con hortalizas y frutas de cultivo ecológico recién preparados

Preparar los zumos y consumirlos son aspectos integrales del programa de la terapia Gerson. Los dos autores de este libro reafirman, incondicionalmente que: *Para cualquier persona enferma, además de para alguien que goce de buena salud, beber con frecuencia a lo largo del día zumos recién preparados obtenidos a partir de frutas y hortalizas de cultivo ecológico es crítico para renovar o mantener el bienestar.*

Una nota importante: aunque no existen unos estándares para el término, frecuentemente usado, *de cultivo ecológico*, suele hacer referencia a aquellos productos plantados y cultivados sin pesticidas químicos, herbicidas ni abonos sintéticos en bosquecillos, huertos o viñedos libres de estas sustancias químicas desde hace entre tres y siete años.[73]

Además de aportar una ingesta suficiente de líquidos, los zumos recién preparados aportan prácticamente todos los nutrientes (vitaminas, minerales, enzimas, sustancias químicas de origen vegetal y herbal y otras sustancias alimenticias vitales, incluidas incluso las proteínas) necesarias para que su organismo se cure a sí mismo. La ingesta de zumos es incluso más importante para curar las enfermedades degenerativas que consumir los mismos nutrientes contenidos en los alimentos enteros. De hecho, los zumos son alimento, por supuesto, pero que se encuentran en una forma mucho más asimilable por el tracto gastrointestinal. El consumo de zumos permite una mejor digestión y una mayor absorción. Si una persona se ciñe al protocolo de la terapia Gerson y consume trece vasos de 250 ml (unos 3,25 litros de zumo a diario), esta gran cantidad de líquidos, junto con tres comidas vegetarianas, aporta el equivalente a entre 7,7 y 9,1 kilos de alimento al día. Pocas personas (posiblemente nadie) podría consumir esa cantidad de material comestible

73. Winter, R.: *A consumer's dictionary of medicines: Prescription, over-the-counter, and herbal, plus medical definitions*, Crown Trade Paperbacks, Nueva York, 1993, p. 343.

sólido durante las horas de vigilia normales. Beber zumos nos permite ingerir cantidades enormes de alimentos en un breve período de tiempo.

Las enfermedades degenerativas suelen potenciar una mala digestión en aquellas personas afectadas por ellas. Debido a la intoxicación causada por los órganos con un mal funcionamiento, la presencia de una cantidad reducida de ácidos gástricos, la disfunción digestiva general y otros problemas similares directamente relacionados con las degeneraciones corporales, estas personas pueden sufrir pérdida de apetito y la incapacidad de comer o de mantener en su interior y asimilar incluso pequeñas cantidades de alimento. (Este estado tan molesto se conoce con el nombre de *caquexia*.) Aun así, los pacientes que padecen este problema suelen ser capaces de mantenerse bastante bien alimentados mediante el simple consumo de zumos recién preparados. Los nutrientes transformados en zumos son mucho más vitales para el organismo que el contenido en fibra de los alimentos enteros. Sin embargo, deben añadirse alimentos sólidos a la ingesta total del paciente.

La preparación de zumos ayudó al doctor Gerson a curar a sus pacientes

Para lograr la curación de sus numerosos pacientes aquejados de tuberculosis, cáncer, diabetes, artritis, enfermedades cardiovasculares y de otros afectados por enfermedades degenerativas, Max Gerson buscó nuevos métodos para superar su malnutrición subclínica. Incluso las personas obesas pueden tener carencias de nutrientes. Para solventar el problema de todas las personas enfermas, el doctor Gerson halló como solución la preparación de zumos de frutas y hortalizas en casa, y resultó una técnica valiosa. Los zumos obtenidos de los alimentos frescos y consumidos por estas personas muy enfermas aportaban la forma más sencilla y eficaz de proporcionarles una nutrición de la máxima calidad. Este singular método de alimentación que desarrolló durante el período de aproximadamente treinta y cinco años, que van desde 1923 hasta 1958 dio lugar a los mejores resultados clínicos nunca observados en la práctica médica en esa época de mediados del siglo XX.

Hoy en día, ya en el siglo XXI, ambos autores se muestran reacios a efectuar cambios en un protocolo que ha sido extremadamente eficaz para tratar, revertir y lograr una remisión prácticamente permanente de las enfermedades degenerativas de todo tipo. Éstos son los tipos de enfermedades graves para las que la medicina alopática ha tenido muy poco que ofrecer. Aun así, el personal del Gerson Institute no es de mente estrecha. Si apareciera un método mejor como alternativa a la alimentación con dosis elevadas de nutrientes proporcionada por la extracción de zumos o las otras técnicas perfeccionadas por el doctor Gerson, sería utilizado en el protocolo de la terapia Gerson.

No obstante, durante el transcurso de sus treinta años de práctica clínica activa, el doctor Gerson cambió su protocolo considerablemente. Modificó muchas veces lo que él mismo describió como sus «recetas de zumos» en respuesta a los resultados de los análisis de sangre de sus pacientes, a las respuestas de las reacciones de curación, las alergias, las variaciones de peso y otros estados metabólicos. Las respuestas fisiológicas de las personas muy debilitadas o enfermas le exigieron, con frecuencia, modificar las medicaciones y los zumos casi a diario, especialmente durante sus primeras semanas de seguimiento de la terapia Gerson. Ésa es también la situación para los pacientes actuales.[74]

Preguntas y respuestas sobre el consumo de zumos

Tomar zumos genera muchas preguntas para las que hay pocas respuestas. Por ejemplo, nos interesamos, pero no podemos responder por completo a algunas de las siguientes preguntas de aquellos que utilizan la terapia Gerson:

- **¿Cuándo o con qué frecuencia se debería beber zumos?** El doctor Gerson aconsejó que una persona enferma debería beber 250 ml de zumo por lo menos una vez por hora, pero no es infrecuente encontrarse con que este régimen es difícil de seguir.
- **¿Qué debe hacerse como respuesta o solución intermedia si se es incapaz de seguir el programa al pie de la letra?** Beba tanto zumo como pueda, pero siga intentando ingerir más. En esta situación, por lo que respecta a la obtención de los zumos y su consumo, cuanto más, mejor.
- **¿Cuánto zumo debería beber?** Como se ha mencionado, intente tomar 3,25 litros de zumos de frutas y hortalizas de cultivo ecológico cada veinticuatro horas.

---

74. The Gerson Institute: «Gerson Therapy practitioner's training seminar workbook», The Gerson Institute, Chula Vista (California), 1996, pp. 17, 18.

- **¿En cuánto tiempo se debe consumir el zumo después de obtenerlo?** Sin duda, la respuesta es: «¡Al instante!».
- **¿Es aceptable conservar el zumo para tomarlo más adelante?** La respuesta directa e inflexible es: «¡No!». Pero seamos sinceros, si trabaja lejos de su hogar y no puede ir con una máquina para obtener zumos que pesa unos 23 kilos, llevarse zumo de manzana/zanahoria en un recipiente tipo termo (con un revestimiento interior de vidrio o acero inoxidable) o en frascos de 250 ml llenados hasta arriba, no es algo tan malo. Hágalo si es la única manera de obtener su ración diaria de zumos de frutas y hortalizas de cultivo ecológico. Nunca conserve ni se lleve consigo zumos de verduras (elaborados con verduras para ensalada) para tomarlos después, ya que se oxidan rápidamente y pierden todo su valor nutritivo.
- **¿Sabemos qué frutas y hortalizas es mejor combinar o son incompatibles?** Nuestras observaciones nos dicen que casi todos los alimentos de origen vegetal son compatibles, aunque el doctor Gerson recomendó el uso de combinaciones concretas, como la de zanahoria y manzana, sólo zanahoria y el zumo obtenido de varias verduras. Evite otros zumos.
- **¿En qué parte del tracto gastrointestinal es mejor la absorción del zumo?** Todo el tracto gastrointestinal (unos 7 metros desde la entrada del estómago hasta el ano) trabaja mediante enzimas sobre los zumos y lleva sus nutrientes al torrente sanguíneo, pero no hay una gran absorción de nutrientes en el estómago, el intestino grueso ni el recto.
- **¿Existe una «fuerza vital» introducida en el organismo a partir de la ingesta de zumos?** Se trata, estrictamente, de nuestra opinión, pero contestamos: «¡Sí!». Las enzimas vivas de las hortalizas y las frutas pueden ser absorbidas hacia el interior del yo físico, mental y espiritual, y probablemente vigorizan nuestra alma. Por lo menos así lo esperamos.
- **¿Funcionan mejor los riñones si se consumen los zumos recomendados?** Sí. Las pruebas fisiológicas han mostrado que las enzimas de los zumos son agentes limpiadores (a veces tienen una naturaleza verdaderamente diurética). Puede comprobar este concepto por sí mismo extrayendo el zumo de unos espárragos blancos y tomándolo. Beber zumo de apio es casi igual de bueno desde el punto de vista diurético. Si toma zumos como éstos orinará mucho, lo que

dará como resultado unos riñones con un buen funcionamiento y un tracto urinario limpio.

Como hemos especificado, tenemos algunas opiniones procedentes de nuestras observaciones o buenas respuestas con una base científica para las preguntas que pueda formular, aunque no para todas ellas.

Algunas normas personales sobre la obtención de zumos

Ahora aportaremos algunos conocimientos para que los asimile. Como las enzimas terapéuticas contenidas en los zumos recién obtenidos de productos de origen vegetal se oxidan para desaparecer y ser destruidas por los radicales libres debido a la exposición al oxígeno del aire durante cualquier período de tiempo prolongado, debemos aportar las dos partes de una norma firme que tendrá que obedecer. Aunque será inevitable llegar a soluciones intermedias, la siguiente norma con dos partes procede de representantes que le ofrecen consejos telefónicos cuando llama al Gerson Institute:

1. Si le resulta posible, intente preparar sus vasos de 250 ml de zumo al momento y bébalos inmediatamente. Esto es de especial importancia para los pacientes muy enfermos.
2. Por la mañana, *no* prepare todos los zumos que vaya a consumir durante el día para conservarlos y tomarlos más adelante, ya que antes del final del día probablemente esté tomando un zumo de peor calidad al que le faltarán muchos nutrientes.

Tipos de aparatos para extraer el zumo

Debido, en parte, a una creencia intuitiva, pero principalmente a partir de la observación de los resultados en sus pacientes, el doctor Gerson supuso que el método de extracción de jugo afectaba, sin lugar a dudas, a la concentración de los nutrientes que llegaban al organismo de sus pacientes. Más de cincuenta años después de su muerte, sabemos, a partir de los análisis de los zumos obtenidos con cada tipo de aparato para obtener jugo, que algunas máquinas son mejores que otras para la producción de líquidos para beber de buena calidad. Además, los resultados clínicos experimentados por los pacientes que usaban cada tipo de aparato para extraer zumo proporcionan más respaldo a las asunciones originales del doctor Gerson.

Aunque existen seis tipos de máquinas para obtener zumo (las describiremos brevemente), nuestra preferencia se centra en un tipo de producto concreto. Primero mencionaremos los aparatos de peor calidad e iremos pasando a los mejores que podemos usar en el caso del programa de la terapia Gerson.

A continuación mostramos las descripciones de los tipos de mecanismos para la extracción de zumo que nos permiten obtener jugos de frutas y hortalizas, pero que, en comparación con el sexto (nuestro favorito), pocos de ellos proporcionan, no sin dificultad, algo realmente bebible en una cantidad y con una calidad aceptables.

1. Extractores de zumo mediante trituración (masticación)

Estos aparatos, tal y como describe su nombre, trituran o «mastican» las hortalizas o las frutas y extraen su zumo en un solo paso. La calidad del zumo es bastante buena, pero la cantidad de pulpa de las hortalizas y las frutas que queda desaprovechada es excesiva, y algunas de las enzimas de origen vegetal quedan retenidas en dicha pulpa. Aunque el zumo obtenido de los trituradores es más rico en nutrientes que el extraído de las máquinas que funcionan mediante centrífugación (*véase* a continuación), es menos nutritivo que el conseguido con el tipo de trituradora/prensa que preferimos (*véase* el sexto aparato descrito). Además, a la licuadora mediante «masticación» se le calienta la cámara de trituración, lo que tiende a dañar la calidad enzimática del zumo resultante. Entre las marcas comerciales de estas máquinas para la extracción de zumo mediante «masticación» tenemos la Champion®, la Green Power® y la Royal®. Su precio es moderado y oscila entre los 190 y los 580 euros.

2. Extractores de zumo mediante centrifugación

Estos aparatos, que son, con mucho, los más comunes y económicos entre los extractores de zumo, son también los menos deseables para satisfacer las necesidades de un paciente sometido a la terapia Gerson.

Una máquina para la obtención de zumo mediante centrifugación funciona empujando las hortalizas o la fruta contra un disco rotatorio cuyos dientecillos la reducen a pulpa. La fuerza centrífuga empuja la pulpa contra una cesta de malla a través de la cual se filtra el zumo, mientras la pulpa queda retenida. Este mecanismo parece bueno, pero el procedimiento de centrifugación tiene algunos inconvenientes:

a. El producto no se tritura lo suficientemente fino, especialmente en el caso de las verduras de hoja.
b. La fuerza centrífuga es menos eficaz que la acción de presión de otros aparatos a la hora de obtener zumo. Este mecanismo insuficiente provoca que los minerales y las sustancias químicas de origen vegetal permanezcan en la pulpa y, por tanto, el zumo obtenido tiene un menor contenido en enzimas curativas y otros nutrientes.
c. El doctor Gerson dijo de las máquinas para la extracción de zumos mediante centrifugación: «Cuando la rueda trituradora rota contra algo que le opone resistencia y hay un suministro insuficiente de aire, se produce electricidad positiva, lo que induce una electricidad negativa en las paredes circundantes. El intercambio de [iones] positivos y negativos destruye las enzimas oxidantes y hace que el zumo tenga unas propiedades deficientes». Explicaba que los pacientes que usaban aparatos para la obtención de zumos gracias a la fuerza centrífuga no experimentaban éxitos en el proceso de curación mediante su autoadministración de esta terapia.[75]

Entre las licuadoras por centrifugación, las que tienen una cesta de paredes verticales, como la Acme Juicerator® original (que puede que ya no se fabrique más) tienen un problema de deficiencia de enzimas en el zumo. En contraste, las licuadoras por centrifugación con unas cestas en ángulo (actualmente populares debido a su amplia promoción y publicidad), como es el caso de la Juiceman®, la Braun®, la Hamilton-Beach® y otras, no se ven afectadas por un problema tan grave. Aun así, las licuadoras por centrifugación producen, si las comparamos con otros tipos de aparatos, una cantidad reducida de zumo que, además, tiene carencias generales en nutrientes. Al igual que sucede con las máquinas «masticadoras», las licuadoras por centrifugación tienen un precio moderado.

3. Extractores de zumo de los tallos del trigo joven

Estos aparatos, que son pequeños y muy especializados, están diseñados específicamente para extraer el jugo rico en clorofila de los tallos del trigo joven. La terapia Gerson no utiliza los tallos del trigo joven, ya que muchos pacientes encuentran que es extremadamente áspero para

75. *Ibidem*, p. 19.

su asimilación por parte del estómago. Aparte de eso, los componentes deseables de los tallos del trigo joven ya se encuentran en el zumo de hojas verdes de la terapia Gerson, cuya ingesta se recomienda entre dos y cuatro veces al día y que es más suave para el tracto digestivo.

4. Exprimidores de cítricos

Usados exclusivamente para obtener el zumo de las naranjas y los pomelos, un exprimidor de cítricos es un aparato que no puede usarse con ninguna otra fruta ni hortaliza. El doctor Gerson creía que el zumo de cítricos era el menos importante para conseguir un efecto terapéutico y lo añadía, principalmente, por la conveniencia del paciente, como una forma de iniciar su día. Estimuladas por el bombo publicitario de las industrias de los zumos de naranja, muchas personas beben zumo de naranja a primera hora de la mañana.

Aun así, los nutricionistas han dicho que el zumo de naranja provoca una producción excesiva de moco si se consumen grandes cantidades. En nuestra opinión, puede que sea mejor que reemplace los zumos de pomelo y naranja por zumo de manzana o de zanahoria. Los zumos de cítricos no deberían ser consumidos por aquellos pacientes que sufran enfermedades relacionadas con el colágeno, como la artritis reumatoide o el lupus eritematoso.

5. Batidoras/licuadoras

Ciertas licuadoras, como la Vita-Mix® Total Nutrition Center, son batidoras potentes, pero no realmente licuadoras. Trituran los ingredientes y se obtiene una pulpa fina, pero no extraen su zumo. Como con una batidora/licuadora no conseguimos reducir la masa, para obtener los nutrientes equivalentes a 3,25 litros de zumo de fruta y hortalizas de cultivo ecológico, una persona necesitaría ingerir una cantidad alarmantemente elevada de producto. Según nuestros cálculos, equivaldría a, por lo menos, 2,7 kilos de zanahorias, 3,6 kilos de manzanas y 4 lechugas cada día, además de tener que consumir tres comidas normales. Eso supone una cantidad excesiva de volumen como para que alguien la introduzca en su tracto digestivo en un período de veinticuatro horas, especialmente si se trata de personas enfermas con poco apetito y con un aparato digestivo con trastornos.

Aun así, cualquier licuadora o aparato para extraer el zumo es mejor que no tener uno. Incluso las licuadoras menos eficaces nos permitirán obtener un zumo que aportará más nutrientes que los que podríamos consumir en la cantidad equivalente de producto.

No obstante, no permita que el precio sea el factor dominante a la hora de escoger su máquina para extraer zumo. En el Gerson Institute se han llevado a cabo observaciones en repetidas ocasiones en las que algunos pacientes que seguían la terapia Gerson rigurosamente usando una licuadora por centrifugación barata no han conseguido experimentar reducciones en las masas tumorales ni reacciones de curación incluso después de varias semanas de seguimiento del programa. Sin embargo, cuando usaban la trituradora/prensa que vamos a describir, sus reacciones de curación se produjeron rápidamente y hubo una importante mejora de sus trastornos. Por tanto, sepa que la elección de una licuadora adecuada puede suponer un asunto de vida o muerte.

Entre los distintos tipos de licuadoras que se venden en la actualidad, preferimos únicamente un par de marcas del tipo concreto de extractor de zumo al que hemos aludido. Ahora hablaremos de este sexto tipo de licuadora.

6. La combinación de trituradora y prensa

Este aparato, que posee una trituradora para convertir las hortalizas y la fruta en una pulpa fina y jugosa y una prensa hidráulica para extraer las enzimas del zumo de esta pulpa es la elección más aceptable para las personas que padecen enfermedades degenerativas graves, y especialmente para los pacientes aquejados de cáncer. Ésta es nuestra licuadora favorita. Después de triturar, se extrae el zumo de la pulpa de las hortalizas o la fruta prensándola a una presión muy elevada, de unos 140 kg/cm^2.

El doctor Gerson recomendaba este tipo de aparato por encima del resto, y sugería a sus pacientes que mezclaran bien la pulpa de distintas hortalizas para potenciar la extracción de ciertos nutrientes. Esto sólo es posible con una licuadora que tenga las funciones de triturado y prensado separadas. Las investigaciones muestran que la selección, por parte del doctor Gerson, de un tipo de aparato triturador/prensador permite obtener hasta cincuenta veces más cantidad de ciertos nutrientes esenciales como el licopeno de los tomates maduros o la proantocianidina de las membranas de las semillas de las uvas, que tienen unas propiedades anticancerígenas demostradas.

El zumo de fruta o de hortalizas obtenido del aparato triturador/prensador tiene mucho más cuerpo que el extraído con otros tipos de licuadoras. Además, carece de pulpa y permite conseguir un 35 % más de zumo a partir de la misma cantidad de producto que el que obtendríamos con otros tipos de máquina. Las hortalizas verdes de hoja aportan mucho más jugo al ser procesadas con una licuadora trituradora/prensadora. Podrá apreciar que preferimos este tipo de licuadora frente a las demás y, de hecho, ambos autores poseen este tipo de aparato y lo utilizan varias veces al día.

El inconveniente es que la licuadora trituradora/prensadora es cara, y sólo dos fabricantes las producen: la Norwalk® Juicer Sales and Service Company y la K & K Company. Dependiendo del modelo escogido, los precios de los dos tipos de licuadora trituradora/prensadora son los más caros de entre todos los aparatos para extraer zumo. Su precio al por menor oscila entre los 670 y los 1.750 euros. En una encuesta que llevamos a cabo vimos que no menos de cuatro de cada cinco pacientes sometidos a la terapia Gerson escogieron una licuadora trituradora/prensadora para la autoadministración de sus tratamientos personales o, simplemente, para disfrutar de unos deliciosos zumos de hortalizas y fruta recién preparados.

Cuando esté pensando en su inversión en una licuadora, sepa, por tanto, que la máquina trituradora/prensadora, que es más cara, permite obtener más zumo a partir de menos producto que otros tipos de licuadoras y que a largo plazo le aportará más beneficios. Dada la cantidad de producto consumida por una persona sometida a la terapia Gerson, la licuadora más cara acabará, en nuestra opinión, retornándole su inversión en menos de un año.

Cómo licuar sin sufrir un ataque de nervios[76]

Cualquiera que sea el aparato licuador usado, para obtener los distintos zumos sin sufrir un ataque de nervios, especialmente durante las primeras semanas de seguimiento del programa de la terapia Gerson, le ofrecemos algunas ideas útiles.

El paciente o la persona al cargo del enfermo pasarán entre tres y cinco horas diarias delante de la licuadora obteniendo los líquidos curativos que aportan nutrición a las distintas partes del cuerpo, los tejidos

76. The Gerson Support Group: *The little juicing book*, The Gerson Institute, Chula Vista (California).

y las células que han carecido de ella. (Ésa es una de las razones por las que el sistema inmunológico del paciente funciona peor de lo que se supone que debería.) Por tanto, aquí tenemos nuestro listado de lo que creemos que serán unas recomendaciones útiles:

- Coloque el aparato en una ubicación agradable a la vista: delante de un ventanal, cerca de la música, al lado de sus fotografías favoritas, etcétera.
- Como será necesaria agua para limpiar la licuadora regularmente, colóquela cerca del fregadero.
- Como en ocasiones el zumo sale disparado en direcciones nada deseables, supone una buena práctica colocar la máquina sobre una bandeja de cocina grande para evitar tener que limpiar demasiado la encimera.
- No es infrecuente que la pulpa de las hortalizas (especialmente de las zanahorias y las verduras de hoja) acaben en el techo (sobre todo durante las primeras semanas del régimen de ingesta de zumos); pero estos sucesos pueden minimizarse colocando la palma de su mano sobre el tubo abierto en el que se introducen los alimentos. Sin permitir que sus dedos acaben triturados junto con las hortalizas, esta acción evitará salpicaduras y tener que volver a introducir los alimentos.
- Póngase un delantal grande para proteger su ropa de las salpicaduras.
- Calcule con antelación cuántas zanahorias, manzanas, verduras, pimientos, acelgas, col lombarda, etcétera serán necesarios para la extracción de zumo diaria. Lávelos y frótelos antes, córtelos en trozos pequeños e introdúzcalos en bolsas para cada sesión.
- Piense en convertir su lavadora en una «centrifugadora para ensaladas» gigante introduciendo las verduras que usará ese día en una bolsa de malla y usando el programa de secado parcial de la lavadora durante veinte segundos, para así eliminar el exceso de agua.
- Use unas almohadas pequeñas dispuestas en el interior de una bolsa de basura grande para introducir las verduras que usará ese día y así evitar que se queden mustias antes de usarlas.
- Adquiera hortalizas y fruta varias veces por semana para asegurarse así de su frescura. No las conserve durante toda una semana antes de convertirlas en zumo. Esta sugerencia hace especial

referencia a las verduras de hoja. Aun así, puede que necesite un segundo frigorífico.

- Por supuesto, compre sólo productos de cultivo ecológico y evite, a cualquier precio, cualquier vegetal que haya estado en contacto con sustancias químicas como pesticidas y herbicidas. Las sustancias químicas presentes en la superficie de la fruta y las hortalizas son una importante razón de que las enfermedades degenerativas de todo tipo provoquen la invalidez y la muerte. Todas las familias tienen algún miembro que padece alguna enfermedad degenerativa y que se manifiesta en forma de síntomas patológicos.
- Puesto que algunos productos de cultivo ecológico no se pueden encontrar cuando no es su temporada (como las manzanas), es buena idea acordar con el distribuidor de fruta y hortalizas comprar y pagar los suministros de un par de meses (aunque las verduras no se conservarán) para que los guarde en su cámara frigorífica hasta que el paciente los necesite.
- Si puede permitírselo, instale su propia cámara frigorífica para el almacenamiento de los productos cuando no es su temporada.
- Tras cada obtención de zumo, intente desmontar la máquina y lavar sus componentes. Puede ser tentador hacer esto después de usarla tres o cuatro veces, pero tenga presente que las bacterias u otros microorganismos similares pueden hallarse entre los restos de comida.
- Utilice un cubo junto al fregadero y un grifo de tipo ducha en el mismo para que la limpieza de la licuadora sea más fácil.
- En el caso de una licuadora prensadora como la Norwalk®, elimine la pulpa de los paños de la prensa con agua, escúrralos, colóquelos en unas bolsas con cierre e introdúzcalas en el congelador. Esto hará que se mantengan libres de microorganismos.
- Una vez a la semana hierva los paños para la prensa en agua purificada.
- Si, tras algún tiempo, el sabor del zumo no es fresco o las «explosiones de pulpa» se producen con demasiada frecuencia, la causa será, probablemente, un uso excesivo de los paños. Será el momento de reemplazarlos, ya que los poros de los mismos quedan obturados con las fibras de la pulpa.
- Si su trabajo o los viajes le dificultan la obtención de zumos frescos durante el día, aquí tenemos el procedimiento que debe seguir.

> Adquiera un termo con un revestimiento interior de vidrio o acero inoxidable y llénelo por completo con el zumo para así evitar la exposición al aire. Evite conservar los zumos verdes, aunque sí puede hacerlo con el zumo de zanahoria/manzana.

A partir de nuestras observaciones a lo largo de más de un cuarto de siglo aconsejando sobre la terapia Gerson, hemos llegado a algunas conclusiones. Una importante es que los pacientes afectados por enfermedades degenerativas que preparan y consumen zumos a lo largo del día experimentan un mayor porcentaje de éxito en la curación que aquellas personas que preparan los zumos varias horas antes de consumirlos.

Los defensores del programa de obtención de zumos de la terapia Gerson han ideado numerosas recetas. Los pacientes y otros partidarios del Gerson Institute han creado varias recetas de combinaciones de zumos. Por ejemplo, hay recetas de zumo de zanahoria y manzana, zumo de zanahoria sola, zumos de cítricos, zumos de verduras de hoja y muchas más. La mayoría de estas recetas se muestran en el capítulo 22. Nuestra última sugerencia es leer ese capítulo (el último del libro) y usar sus recetas en su propio beneficio.

10

LA DIETA GERSON SIN SAL

En abril de 1997, Celia Collins, de cincuenta y ocho años, una titiritera profesional, llegó a la Clínica Gerson de Sedona (Arizona), que ahora está cerrada, con un diagnóstico de cáncer de mama. Su patología se describía en el historial médico que llevaba consigo como «un carcinoma en los conductos mamarios con infiltración (con los márgenes cerrados) en la mama derecha, de 1,5 cm de diámetro y que afectaba a tres ganglios linfáticos». El carcinoma fue clasificado por el oncólogo de esta mujer como un cáncer en fase II y de grado III (de la máxima agresividad) y no receptivo a los estrógenos. En abril de 1997, la tomografía axial computerizada (TAC) a la que se sometió Collins mostró algunas zonas en su hígado y sus pulmones que los médicos tenían que «estudiar».

Decidió someterse a una mastectomía parcial, tras la cual su oncólogo le recomendó seis meses de quimioterapia, pero el cirujano no estaba de acuerdo. Dijo que, por su experiencia, una serie de tratamientos químicos tóxicos nunca habían prolongado la vida de nadie y que no le recomendaba aceptar la quimioterapia. El oncólogo quería, además, que Collins se sometiera a siete semanas de radioterapia con algunas sesiones de radiación extra para los márgenes cerrados. El cirujano tampoco expresó ningún entusiasmo por la radioterapia.

«Estaba estupefacta viéndome enfrentada a las opciones negativas del oncólogo. *No* tenían sentido, por lo que empecé a buscar algunas otras posibilidades. Escogí la terapia Gerson antes que aceptar la quimio y la radioterapia», explicó Collins a la publicación. (Para conocer a esta antigua paciente aquejada por el cáncer, puede ver su fotografía en la siguiente página.)

Estaba intrigada por la dieta Gerson sin sal, ya que había sospechado, desde hacía años, que la mayoría de nosotros tomamos demasiada sal a través de un sazonado excesivo. Además, experimentaba frecuentemente edema celular (hinchazón) debido al cloruro de sodio añadido a los alimentos. Por tanto, Celia Collins pensó que se adaptaría bien al programa terapéutico Gerson de comidas sin sal. Así, se embarcó de inmediato en el plan de menús de la terapia Gerson.

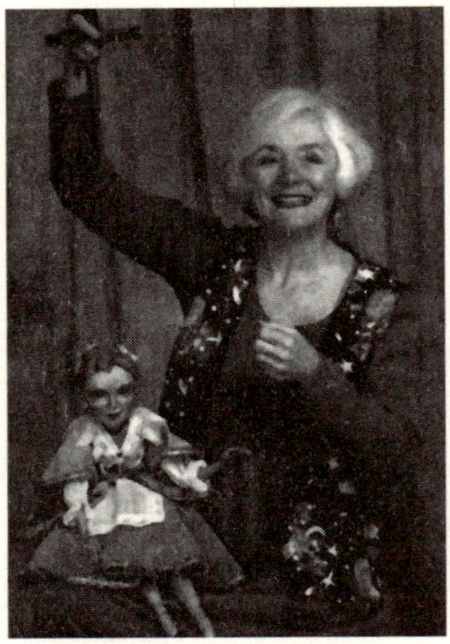

Celia Collins

«Una vez tomada la decisión, mi hija y yo partimos hacia la Clínica Gerson de Sedona (Arizona), donde nos involucramos en la curación. Todos eran muy revitalizantes y estimulantes, incluso la mujer de la limpieza. Los cuidados, la maravillosa comida sin sal, los otros pacientes y el personal...: todos eran especiales y buenos. Como resultado de ello, mi curación se produjo con celeridad. Me sometí a otro TAC en septiembre de 1997, tras haber seguido la terapia Gerson durante seis meses, y todos los escáneres dieron como resultado que estaba libre de cáncer: mis lesiones habían desaparecido. Mi cirujano, que también me dio su opinión sobre mis pruebas diagnósticas, también lo hizo oficial. Me dijo que estaba libre del cáncer sin haberme sometido ni a quimio ni a radioterapia –comentaba Celia Collins–. ¡Estoy tan contenta!

Por qué es necesaria una dieta sin sal

Un concepto terapéutico importante propuesto por el doctor Max Gerson es que aumentar los niveles de potasio del paciente aquejado de cáncer al tiempo que se reduce el sodio en la dieta, actúa en contra de la formación de los tumores.[77] El doctor Gerson era un destacado defensor del consumo de una dieta sin sal para eliminar el sodio (de símbolo químico Na) retenido, el cloro (Cl) y el agua (H_2O), junto con toxinas

77. Regelson, W. (1980): «The "grand conspiracy" against the cancer cure», comentario, *Journal of the American Medical Association*. 243: 337-339, 25 de enero.

y venenos de los tejidos de todo el organismo. El doctor Gerson escribió que la excreción del NaCl (la sal común) aumenta en los casos de tuberculosis, cáncer y otras enfermedades crónicas tras dos o tres días siguiendo la dieta sin sal.

Esta excreción de sal incrementada con el seguimiento de la dieta sin sal se mantiene a su nivel máximo hasta dos semanas y luego desciende a su nivel normal. A veces se producen brotes de purgación en forma de náuseas, diarrea y alteraciones nerviosas. El Gerson Institute los ha considerado «reacciones de curación». Estas reacciones vienen motivadas por una mayor secreción de bilis y la estimulación del sistema nervioso visceral. Tras cada brote, los pacientes se sienten más aliviados y mejoran física y mentalmente.[78]

Freeman Cope (doctor en medicina), mientras escribía en la revista revisada por colegas *Physiological Chemistry and Physics*, expuso: «Se ha observado, experimentalmente, que la dieta rica en potasio y pobre en sodio de la terapia Gerson cura muchos casos de cáncer avanzado en la especie humana, pero la razón no estaba clara. Estudios recientes [hablamos de 1978] en el laboratorio del doctor F. G. Ling y colegas indican que los entornos ricos en potasio y pobres en sodio pueden hacer que las proteínas celulares dañadas recuperen su configuración intacta normal. Por tanto, los daños en otros tejidos, que vienen indicados por las toxinas y los productos del metabolismo del cáncer, probablemente sean reparados parcialmente por la terapia Gerson mediante este mecanismo».[79]

Deben explicarse más cosas acerca de la ingesta de sal y de la adición de potasio, que es el mineral antagonista del sodio. Hablaremos del potasio más adelante. La presión sanguínea alta no sólo mejora gracias a la utilización de potasio y a la reducción en la ingesta de sodio, sino que la dieta sin sal es responsable de revertir tanto las enfermedades agudas como las crónicas de todo tipo, como la artritis, la diabetes, la esclerosis múltiple, los trastornos cardiovasculares, el síndrome de fatiga crónica y muchas otras. De hecho, cada una de las cincuenta y dos afecciones enumeradas

78. Gerson, M.: *A cancer therapy: Results of fifty cases and the cure of advanced cancer by diet therapy: A summary of 30 years of clinical experimentation,* 6.ª ed. The Gerson Institute, Bonita (California), 1999, pp. 164-166.

79. Cope, F. W. (1978): «A medical application of the Ling association-induction hypothesis: the high potassium, low sodium diet of the Gerson cancer therapy», *Physiological Chemistry and Physics,* NMR. 10: 465-468.

en este libro que reaccionan de forma positiva con el programa dietético del doctor Gerson, queda ejemplificado por los casos de pacientes que han respondido extremadamente bien al hecho de evitar la ingesta de sal. Un consumo excesivo de sodio puede ser nefasto.

Albert Schweitzer afirma que la dieta rica en sal del hombre blanco perjudica a los negros africanos

En 1954, el afamado benefactor, organista de conciertos, médico misionero y premio Nobel, el profesor y doctor Albert Schweitzer (doctor en medicina) escribió que los negros africanos que residían en la región de su hospital Lambaréné en Gabón (África Ecuatorial Francesa) habían estado alternando sus prácticas dietéticas y adaptándose a la dieta con sal del hombre blanco. Los esfuerzos médicos del doctor Schweitzer por el bien de estas gentes se veían dificultados debido a su elevada ingesta de sal.

«Muchos nativos, especialmente los que viven en las comunidades más pobladas, ya no llevan la misma vida que antes (solían alimentarse casi exclusivamente de fruta y hortalizas, plátanos, tapioca, ñame, malanga, boniatos y otras frutas. Ahora han empezado a consumir leche condensada, mantequilla en lata, conservas de carne y pescado (saladas) y pan», escribía el doctor Schweitzer. Vio que la aparición del cáncer, la apendicitis y otras enfermedades degenerativas entre la población negra africana se debía a este cambio en la dieta.[80]

«Basándome en mi propia experiencia, y remontándome a 1913, puedo decir que si se daban casos de cáncer en aquel entonces era algo muy raro, pero desde aquella época se ha hecho más frecuente [...] Es obvio establecer la conexión entre el hecho del incremento del cáncer con el aumento del uso de sal por parte de los indígenas –seguía comentando el premio Nobel–. «Durante los últimos cuarenta años se ha ido acumulando experiencia práctica acerca de los efectos de la limitación de la sal sobre enfermedades renales. Únicamente a este respecto se mostró que la limitación radical de la ingesta de sal correspondiente a la alimentación sin sal normal y corriente reduce la carga sobre los riñones enfermos [de la población negra africana]. Tan pronto como los riñones enfermos no

80. SCHWEITZER, A. (1954): *Briefe aus dem Lambarenespital (Cartas desde el Hospital de Lambaréné)*, África.

se irritan en exceso y sobrecargan por la ingesta excesiva de cloruros en la dieta, se recuperan en un período de tiempo sorprendentemente corto y... ¡eliminan más NaCl con una dieta sin sal que con la dieta rica en sal!»

No obstante, cuando se elimina la sal, ¿es necesario sustituir algo más? Algunos suplementos nutricionales, especialmente el potasio, son recomendables. Aunque la composición de todos los suplementos nutricionales usados como parte de la terapia Gerson es el objeto del capítulo 11, comentaremos la eficacia del potasio de inmediato.

La utilidad del potasio para el metabolismo humano

El potasio (cuyo símbolo químico es K) es un mineral necesario para la vida de todas las plantas y los animales. Es el mineral esencial imprescindible en el interior de los tejidos y las células del cuerpo para su funcionamiento normal y sin complicaciones y para que lleven a cabo todas sus actividades. Como es necesario en el interior de las células y no en los fluidos, recibe el apelativo del mineral «intercelular». El potasio está presente en todos los alimentos, y especialmente en la fruta, las hortalizas y los cereales integrales. Los alimentos de origen animal, como el pescado y la carne, también contienen potasio, pero el de los alimentos de origen vegetal es más fácil de absorber.

El potasio se absorbe de los alimentos a través del tracto intestinal. El exceso se elimina con la orina. Los riñones desempeñan un importante papel a la hora de determinar cuánto potasio es absorbido o eliminado. Si los riñones están irritados por sustancias químicas, drogas u otros problemas, pueden excretar demasiado potasio, con lo que se contribuye a su deficiencia. El potasio también puede perderse a través de los vómitos, la diarrea y los drenajes quirúrgicos, además de mediante los laxantes y los diuréticos (sustancias que incrementan la excreción de orina). La pérdida a través de la piel es escasa, pero puede producirse si se suda mientras se realiza un ejercicio excesivo o se tiene demasiado calor o una insolación.[81]

Parte de la terapia Gerson implica no sólo el consumo de una dieta abundante en alimentos ricos en potasio, sino también su suplementa-

81. *The Mosby Medical Encyclopedia,* New American Library, Nueva York, 1985, p. 589.

ción con dosis elevadas de este mineral. De hecho, en la Facultad de Ciencias de la Vida de la Universidad de Bar-Ilan, en Ramat-Gan (Israel), el profesor Jacob Shoham (médico y doctor), vertió sus comentarios acerca de las cantidades de potasio en su amistosa y bien fundada carta de consulta de fecha 28 de septiembre de 1998 dirigida a Charlotte Gerson. El doctor Shoham escribió: «El potasio es, obviamente, un pilar central de toda la estructura de la terapia Gerson. Estamos hablando de unas cantidades enormes de K (unos 20 g en la solución [suplementaria] de potasio durante las primeras cuatro semanas, que luego se reducían a la mitad: unos nueve a diez gramos en los zumos y probablemente entre dos y tres gramos en la comida, lo que da como resultado unos treinta gramos diarios durante las primeras semanas y después unos veinte gramos por día».

El doctor Jacob Shoham estaba preocupado por la posibilidad de una hiperkalemia (una superabundancia de potasio en el metabolismo de una persona), lo que posiblemente podría ocurrir a partir del seguimiento de la recomendación de una suplementación con K de la terapia Gerson. Aun así, los signos o síntomas adversos de la hiperkalemia no son un efecto de la elevada dosis de suplementación con potasio. Varios pacientes de la terapia Gerson se han automedicado accidentalmente, mediante la malinterpretación del etiquetado, con unas cantidades de aproximadamente treinta y dos veces la dosis recomendada de K durante períodos de hasta tres semanas. Pasaron por esto y apenas sufrieron ningún efecto adverso. Con el tiempo, y a partir de la experiencia de los usuarios, aumentar la ingesta de K para neutralizar el sodio (Na) excesivo en los tejidos parece ser una práctica segura y eficaz. El exceso de K es excretado fácilmente por unos riñones normales.

Además, hace más de cuarenta años, el doctor Gerson contestó a la pregunta sobre la hiperkalemia en su célebre libro. Comenta: «El contenido de potasio en el suero sanguíneo es, en muchos casos, engañoso». Prosigue y dice: «[El potasio en el suero sanguíneo] no aporta ninguna indicación clara sobre una cantidad creciente o descendente de K presente en los *tejidos* de los órganos vitales [...] Son necesarios más exámenes coincidentes del nivel de K llevados a cabo al mismo tiempo en el suero sanguíneo y en los tejidos y en distintas fases de la enfermedad [cancerosa] para tomar tales decisiones».[82]

---

82. *Op. cit.*, Gerson, M., 1990, p. 93.

El doctor Gerson advierte que la hiperkalemia se produce a partir de siete factores concretos: (1) «pérdida de fluidos: sangre, la mayor parte de los casos de deshidratación»; (2) «Epilepsia: la mayoría de los casos»; (3) «Los pacientes aquejados de cáncer con mayor frecuencia antes de aproximarse a la fase terminal (en el transcurso de la eliminación)»; (4) «Nunca en los pacientes afectados por un cáncer durante el período de recuperación»; (5) «La enfermedad de Addison»; (6) «La anuria-uremia (la incapacidad del hígado y los riñones para excretar el exceso de potasio en una solución perdida por los órganos esenciales»; (7) «El asma agudo y crónico y otras alergias degenerativas».[83]

El potasio pertenece a un grupo químico relacionado con los ácidos fosfóricos y los carbohidratos, y estas tres sustancias se combinan fácilmente con las soluciones coloidales. Por tanto, el doctor Gerson sugiere que podemos hablar de estos cuatro ingredientes relacionados del metabolismo como del *grupo del potasio.* El Na forma parte de su propio grupo químico: el *grupo del sodio.*

Ingerimos una enorme cantidad de sodio: no necesariamente en los alimentos que nos preparamos, sino en aquellos que compramos ya envasados, y especialmente en los ingredientes mezclados que la gente consume en los restaurantes. Comer fuera de casa es una forma insalubre de alimentarse y vivir. Es una fuente subyacente de enfermedades degenerativas, como la hipertensión, el ictus y el cáncer.

En su boletín informativo mensual *Health & Healing*®, Julian Whitaker (doctor en medicina) escribe: «La forma de volver a equilibrar su balance entre el sodio y el potasio consiste en consumir muchas hortalizas, legumbres, cereales integrales y fruta. Estos alimentos saludables tienen una excelente relación sodio/potasio de por lo menos 1:50». El doctor Whitaker añade que algunas frutas, como las naranjas, aportan una buena proporción mineral de 1 parte de sodio por 260 partes de potasio. Los plátanos tienen una relación sodio/potasio incluso mejor, de 1:440.[84] No obstante, los plátanos son demasiado ricos en azúcares, especialmente para los pacientes aquejados de cáncer. Podemos consumirlos, pero con mucha moderación.

83. *Ibidem.*

84. Whitaker, J. (1999): «Minerals, Part 3: Lower your blood pressure with the 'K factor'», *Health & Healing*® 9: 1-3, junio.

La suplementación con potasio de la dieta Gerson

En los hospitales que aplican la terapia Gerson, cuando los pacientes inician sus programas terapéuticos, se llevan a cabo análisis de sangre y de orina una vez por semana. Ésta también sería la situación si alguien está bajo el cuidado de un médico con certificación para aplicar la terapia Gerson. La monitorización de los valores de la sangre y la orina de los pacientes de forma continua es de gran importancia.

Las pruebas de laboratorio en cuanto a monitorización deberían repetirse cada, aproximadamente, seis semanas, dependiendo de la gravedad del proceso de la enfermedad del paciente. En las primeras fases, con el paciente debilitado, lo recomendable sería cada cuatro semanas. Estos análisis de laboratorio deben venir acompañados de numerosos exámenes clínicos. Una de las pruebas más importantes implica la determinación de los niveles de potasio en el suero sanguíneo. Los niveles de K en los pacientes enfermos sometidos a la terapia Gerson oscilan, normalmente, entre los 5,9 y los 6 miliequivalentes por litro (mEq/l). Los rangos normales en los pacientes no sometidos a la terapia Gerson son de 3,1 a 5,4 mEq/l.[85]

Especialmente durante las fases iniciales del tratamiento, los pacientes de la terapia Gerson ingieren una significativa suplementación de potasio de hasta 150 mEq/día. Incluso en presencia de unos niveles elevados de potasio en el suero sanguíneo, es necesario continuar con la suplementación con K. El doctor Gerson nos explica que los iones de K son indispensables para ciertas reacciones enzimáticas, y el K desempeña un papel en la síntesis de proteínas tisulares. Normalmente, los músculos, el cerebro y el hígado tienen un contenido en K mucho más elevado que el de Na. Mientras el K permanezca en unos niveles normales, el Na disminuirá, y eso hace mantener un estado saludable.

En los hospitales que aplican la terapia Gerson, tras un análisis de sangre al admitir al paciente, se le administra de inmediato una solución de potasio al 10 %. La administración de K es en forma de 2 cucharaditas, diez veces al día, añadidas a todos los zumos, y esta dosis se mantiene entre tres y cuatro semanas. La cantidad de K se reduce entonces a la mitad. A modo de advertencia, el doctor Gerson comenta: «La combi-

85. The Gerson Institute: Gerson™ *Therapy practitioner's training seminar workbook,* The Gerson Institute, Bonita (California), 1996, p. 31.

nación de los niveles en sangre junto con las observaciones clínicas nos muestran que el restablecimiento del contenido de potasio en los órganos es un proceso difícil y prolongado».[86]

Se elabora una solución de compuestos de potasio con 33 g de acetato y otros tantos de monofosfato y de gluconato de potasio diluidos en 946 ml de agua destilada. Como se ha dicho, la dosis varía entre 1 y 4 cucharaditas, lo que representa entre 3,5 y 14 g de K por día. Esta medicación se añade en cantidades iguales a los zumos de zanahoria y manzana, verduras y naranja (pero no al zumo puro de zanahoria) a diario, agregando entre 1 y 4 cucharaditas de postre por cada toma de zumo.

Se aporta más información sobre la suplementación nutricional con las sales compuestas de potasio en el capítulo 11. Hacemos hincapié en la medicación con potasio porque supone una clave para conseguir los beneficios curativos de la terapia Gerson. Esta medicación con K es fundamental para el tratamiento del síndrome de daños en los tejidos (la penetración del Na en los tejidos), que se produce en todos los cánceres y en la mayoría de las enfermedades degenerativas. Se combina con las otras medicaciones y el régimen dietético para incrementar los niveles celulares de K, reducir el edema intercelular y restaurar la función celular normal.

Como ya hemos comentado antes, los pacientes han malinterpretado esta medicación con dosis elevadas de K, incluso aunque se proporcionan las instrucciones en el envase. Debe diluir el contenido del envase con el K concentrado en polvo en 946 ml de agua. Vierta la dilución obtenida en los zumos con ayuda de una cuchara. No añada el producto en polvo al zumo o corre el peligro de añadir una dosis excesiva. No se producen efectos secundarios adversos a esta dosis, excepto, quizás, una irritación en la garganta debido a las sales de potasio, que tienen un sabor fuerte. Consumir gachas de avena alivia la irritación potencial de la garganta.

Conserve la solución de potasio en un recipiente de vidrio, y no en uno de plástico o metal. No hace falta refrigerarlo, aunque debería conservarlo en un armario o despensa oscuros o en una botella o tarro de color marrón o ambarino. Estos 946 ml le durarán entre una y tres semanas, dependiendo de la dosis recetada. Deseche la solución de potasio

86. *Op. cit.*, Gerson, M., 1990, pp. 208, 209.

que haya podido sobrar y prepare una nueva si, tras cierto tiempo, la solución empieza a tener un aspecto turbio.

Compuesto de potasio para la solución de los enemas

La misma solución de potasio que se añade a los zumos para beber puede usarse directamente en los enemas para el alivio de los espasmos abdominales que se producen debido a las contracciones del colon. La dosis de este compuesto de potasio consiste en añadir 2-3 cucharaditas de la solución a cada enema. A veces, puede que sea necesaria una cantidad menor de agua mezclada con el compuesto de potasio en los enemas, simplemente porque quizás los espasmos abdominales sean demasiado intensos como para aceptar un incremento de presión en forma de líquido en el colon. Deje de añadir el compuesto de potasio al enema de café después de seis a ocho días o provocará la irritación del colon.

El síndrome de daños en los tejidos debido al envenenamiento celular

Según un informe de Freeman Cope (médico, facultativo pionero y galeno investigador), publicado en 1977, la ciencia médica ha aprendido que las estructuras celulares sufren intoxicaciones debido a la exposición a los carcinógenos, los aterógenos, los antígenos, los alérgenos y otros contaminantes perjudiciales de nuestro entorno. Los contaminantes celulares pueden provocar falta de oxígeno, traumatismos, afecciones generalizadas u otros daños en las células de los tejidos que toman la forma de un síndrome, una serie de signos y síntomas que se manifiestan en forma de un patrón repetido. Cualquier parte del organismo puede padecer el *síndrome de daños en los tejidos*, un ciclo de destrucción celular que el doctor Cope define como «el estado de configuración alterada en el que las proteínas celulares pierden su preferencia por una asociación con el K^+ en favor del Na^+, y el contenido en agua de la célula aumenta (la célula se hincha)».[87]

Tal y como describe el doctor Cope, el síndrome de daños en los tejidos hace que las células disfuncionales del paciente enfermo manifiesten esta serie de síntomas patológicos:

---

87. *Op. cit.*, Cope, F. W., 1978.

1. Las células dañadas pierden potasio.
2. Las células implicadas aceptan sodio fácilmente.
3. Las células se hinchan debido a un contenido excesivo en agua.

El síntoma que el médico puede reconocer con más facilidad recibe el nombre de *edema celular*. El edema celular no permite la producción de energía en forma de adenosín trifosfato (ATP). El ATP es la molécula o compuesto en forma en la que se almacena la energía en el cuerpo. Es la «divisa» de energía del organismo resultante de la metabolización de los azúcares mediante oxidación. El ATP se elabora y luego se usa, se vuelve a producir y se utiliza una vez más, y así continuamente. Durante el transcurso de este proceso metabólico, el ATP libera energía para su uso por parte de la célula. El ATP consiste en una molécula de adenosina que posee tres enlaces fosfato potentes que contienen la energía necesaria. La célula debe disponer de ATP o morirá. Si muere un número suficiente de células, el tejido sucumbe. Si demasiados tejidos perecen, un órgano o un sistema o aparato se consumen. Si demasiados órganos mueren, la persona fallece.

Cuando hay una cantidad excesiva de agua presente en la célula, la producción de ATP se ve inhibida o se detiene. Al mismo tiempo, la síntesis de proteínas y el metabolismo de los lípidos (grasa) se detiene. Con la terapia Gerson, la célula se ve expuesta a una menor cantidad de sodio, se le permite establecer enlaces con el potasio, se ve librada de su contenido excesivo en agua y su función mitocondrial mejora. Ciertos orgánulos, que son esas diminutas factorías químicas en el interior de cada célula llamados mitocondrias, llevan a cabo las funciones de suministro de energía quemando el azúcar junto con oxígeno, sintetizando proteínas y metabolizando las grasas.

Para eliminar el exceso de agua celular que se muestra en forma del edema, antes de que el doctor Freeman Cope describiera y diera su nombre al síndrome de daños en los tejidos, Max Gerson ya estaba tratando este problema allá por la década de 1920. El doctor Gerson eliminó el sodio de la dieta, elaboró un programa de alimentación que era rico en potasio, suplementó la dieta con potasio adicional y desarrolló el medio para eliminar del torrente sanguíneo las toxinas que inhiben las funciones enzimáticas el metabolismo y la respiración celulares normales.

Para hacerse una idea de lo que es el síndrome de daños en los tejidos, piense en el descrubrimiento del doctor Cope de la siguiente manera:

considere la célula una nación industrializada, ya las mitocondrias sus ciudades industriales. Son las urbes con el tejido empresarial. Cuando una célula (como nación) ha perdido su potasio, ganado sodio y se ha hinchado con agua, es como si todas las alcantarillas de sus ciudades hubieran quedado atascadas. Entonces, las ciudades industriales detienen su función. Estas urbes no pueden producir energía para desatascar el alcantarillado. Toda la nación industrializada (la célula) tiene un exceso de contaminación, se torna gravemente disfuncional en todos los aspectos de su existencia y muere. El síndrome de daños en los tejidos ha sido el agente responsable de la muerte celular.

Consumiendo la dieta sin sal y suplementándola con cantidades elevadas de potasio, puede evitarse el síndrome de daños en los tejidos clínicamente no discernible pero mensurable en el laboratorio. Durante la época en la que el doctor Gerson estaba escribiendo su libro salvador de vidas, *A cancer therapy: Results of fifty cases and the cure of advanced cancer by diet therapy: A summary of 30 years of clinical experimentation*, esta información se publicó en la revista *Cancer*[88] de la American Cancer Society, destinada a los profesionales de la salud. No hay mejor manera de eliminar de los tejidos enfermos el conjunto del mal funcionamiento con hinchazón y repleto de metabolitos parciales y edema celular que la aplicación de la dieta sin sal y rica en potasio de la terapia Gerson.

---

88. Waterhouse, C.; Craig, A. (1957): «Body-composition and changes in patients with advanced cancer», *Cancer*, 11(6), noviembre/diciembre.

11

SUPLEMENTOS NUTRICIONALES DE LA DIETA

Tom Powers Jr., de cuarenta y dos años y que vive en el norte del estado de Nueva York, se fijó en un lunar en su sien derecha mientras se afeitaba. Como resultado de la descripción que dio por teléfono, su médico de cabecera le pidió que se hiciera una biopsia de inmediato y le concertó una cita con un laboratorio anatomopatológico. Mediante un instrumento especial que atraviesa la piel directamente, se tomó una pequeña muestra cilíndrica mediante una biopsia por sacabocado. Poco después, Tom Powers supo que tenía un melanoma maligno.

Tal y como se ha descrito en el capítulo 6, el *melanoma maligno* es un tumor muy peligroso formado por melanocitos, que son las células sintetizadoras de melanina. Normalmente se produce en la piel, los ojos y las mucosas, y suele desarrollarse debido a una exposición excesiva al sol. La metástasis de este cáncer cutáneo a otras partes del cuerpo, especialmente a los ganglios linfáticos y al hígado, es frecuente. La melanina o sus precursores (los melanógenos) se excretan a través de la orina, y la piel puede estar muy pigmentada.

Mientras Tom Powers esperaba, decidiendo qué hacer, los tumores metastáticos del melanoma recidivaron, esta vez en tres ubicaciones: primero en el lugar de la biopsia, que se había sometido a una operación; luego en el tórax y, por último, en el brazo izquierdo. Estas reapariciones del cáncer se produjeron sólo ocho días después de la biopsia. Era obvio que las circunstancias del paciente hacían temer por su vida.

«Consulté a cuatro médicos diferentes, que se mostraron de acuerdo en que ni la cirugía, ni la radioterapia ni ninguna forma conocida de quimioterapia, solas o en combinación, aportaban esperanzas de curación para este tipo de cáncer en la fase en la que se encontraba. En palabras sencillas: mi situación se consideraba terminal», escribió Tom Powers Jr. (Podemos ver la fotografía de Powers más abajo.)

El paciente y su familia oyeron decir, de boca de sus amigos y de un antiguo participante en el programa Gerson, que la terapia Gerson era muy eficaz como tratamiento para el melanoma maligno. (Le volvemos a recomendar que se dirija al capítulo 6 en busca de los porcentajes de éxito del tratamiento Gerson según la fase en que se encuentre el melanoma.)

«El hecho de que mi cáncer hubiera metastatizado no descartaba las posibilidades de que experimentara una remisión completa. Había evitado la radio y la quimioterapia, y eso me favorecía, ya que significaba que mi sistema inmunitario no se había visto suprimido artificialmente y que respondería mejor a este plan de tratamiento metabólico con sus suplementos nutricionales altamente especializados –comentó Powers–. Los suplementos consistían en sales de potasio, extracto de tiroides, solución de Lugol (yodo), enzimas pancreáticos y niacina, además de inyecciones medicinales de vitamina B_{12} y extracto de hígado. El aceite de ricino tomado por vía oral y mediante enemas se usa como detoxificador del hígado en lugar de cómo suplemento nutricional.

El 14 de mayo de 1982 inicié la terapia Gerson y me convertí en un experto en tratarme en mi hogar. El genio del doctor Gerson hacía, para mi agradecimiento, que su suplementación nutricional funcionara a la perfección. Se produjo la remisión. Para el 1 de julio de 1982 todos los tumores visibles habían desaparecido. Simplemente se desvanecieron y mi piel volvió a tener un aspecto normal. Ya no tuve que someterme a más intervenciones quirúrgicas ni tampoco a radio ni a quimioterapia. Cuando mi médico de cabecera volvió a verme en septiembre de 1982 quedó realmente sorprendido al observar que la enfermedad había remitido por completo. Seguí la terapia Gerson durante veinte meses, y muchos años después el cáncer no ha recidivado», concluía Tom Powers Jr.

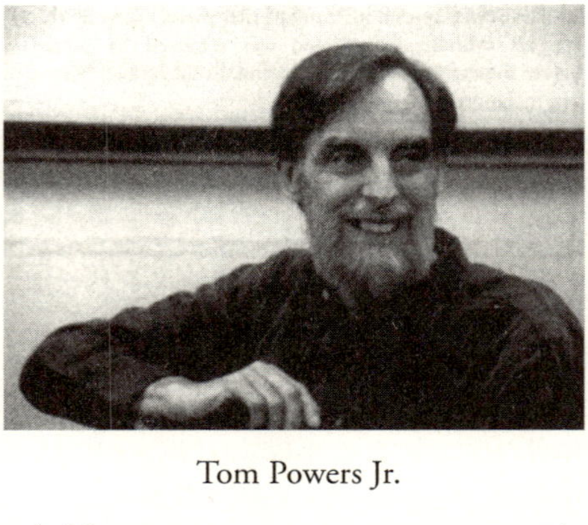

Tom Powers Jr.

Según las directrices presentadas por la American Cancer Society, este paciente experimentó una «curación». El último informe que Tom Powers Jr. remitió sobre su remisión o curación prolongada de un melanoma maligno llegó al Gerson Institute en diciembre de 2000. Hasta donde sabemos ha gozado de una excelente salud durante dieciocho años.

Los suplementos nutricionales defendidos por el doctor Gerson

Como ha mencionado Tom Powers, la terapia Gerson usa sólo algunos suplementos nutricionales. Por ejemplo, se emplean suplementos de yodo en forma de solución de Lugol. Esta solución (tal y como describe la Farmacopea Estadounidense), que se incorpora frecuentemente a los medicamentos, está formada por 5 g de yodo y 10 g de yoduro de potasio por cada 100 ml de agua purificada.

El jugo de hígado crudo ha formado parte integral del programa Gerson de consumo de zumos de hortalizas y fruta hasta 1989. A partir de entonces, debido a la contaminación bacteriana y parasitaria en la mayoría de los hígados de ternera disponibles comercialmente, la práctica de tomar jugo de hígado crudo tuvo que abandonarse. En lugar de ello, el paciente puede recibir inyecciones de extracto de hígado. Además, la suplementación con la coenzima Q_{10} ayuda a reemplazar parte de los componentes del hígado crudo. (El capítulo 12 habla sobre la importancia de la detoxificación o limpieza del hígado.)

Además de la detoxificación hepática, siempre se recetan tabletas de enzimas pancreáticos junto con un compuesto de potasio, yoduro de potasio, extracto de tiroides, niacina y ácido hidroclórico, además de pepsina (una enzima digestiva). La niacina forma parte de la coenzima NADH, que detoxifica al organismo de contaminantes causantes del cáncer.

¡Eso es todo! En general, no es necesaria más suplementación nutricional, ya que el plan de alimentación vegetariano de productos de cultivo ecológico está repleto de nutrientes naturales. Un paciente aquejado de una enfermedad degenerativa que siga el programa Gerson vuelve a recuperar su salud y permanece en este estado simplemente consumiendo lo que nos ofrece la naturaleza como su tesoro. Explicaremos todo lo que se necesita saber sobre la forma de alimentación, de suplementación y de detoxificación de la terapia Gerson empezando de inmediato después de la siguiente sección.

La sopa hipócrates de la terapia Gerson

Una de las principales recomendaciones del programa nutricional del doctor Gerson para contrarrestar todos los tipos de enfermedades agudas y crónicas es que toda persona debería consumir cierta cantidad diaria de sopa de hortalizas, y no hablamos de las sopas Heinz's™, Campbell's™ u otras sopas en conserva de otras marcas comerciales, que contienen abundante sal, sino una sopa que puede preparar en un momento. (Proporcionamos la receta para preparar la sopa especial Hipócrates del doctor Gerson hacia el final del capítulo 8 a modo de discusión sobre el plan de alimentación.) Tal y como hemos dicho, la sopa especial Hipócrates de la terapia Gerson es un alimento básico para todos los pacientes a la hora de comer y cenar porque ayuda a los riñones a cumplir con su labor de detoxificación.

Además de la sopa Hipócrates, las hortalizas frescas son obligatorias, guisadas en su propio jugo. (En la época del doctor Gerson, ni él ni los miembros de la comunidad científica de nutrólogos habían identificado todavía las sustancias químicas de origen vegetal presentes en ciertas hortalizas.) Estas sustancias ingeridas de esta forma se absorben y asimilan fácilmente. Como ya le hemos aconsejado, los nutrólogos bien informados se refieren a las sustancias químicas de origen vegetal de este tipo con el nombre de *nutracéuticos*, ya que tienen un efecto de tipo farmacéutico en el organismo, casi como el de los componentes concretos de los suplementos nutricionales, pero que se asimilan de forma mucho más fácil.

Estos buenos hábitos alimentarios junto con la detoxificación, como al administrarse enemas de café de cultivo ecológico, mantienen al intestino libre de productos de desecho que provocan enfermedades, al hígado limpio y a todo el sistema corporal fuerte. ¿Qué podría ser mejor para poder disfrutar de cada día? Tal y como aprenderá leyendo el capítulo 12, la única forma verdaderamente saludable de tomar café es mediante la utilización de una bolsa para enemas usada de la forma adecuada.

Suplementación adicional con medicación para la glándula tiroides

En la siguiente sección aprenderá que el yodo es un oligoelemento necesario para la síntesis de la hormona tiroidea, y esto es importante porque la deficiencia de yodo es una fuente de patologías de la glándula tiroides. Cuando se producen estas patologías, aparecen los síntomas de los problemas de salud a largo plazo (incluida la alteración del sistema inmunitario), y puede que sea necesaria la medicación para la glándula tiroides. Esta medicación es, de hecho, parte integral de la suplementación nutricional adicional de la terapia Gerson.

La glándula tiroides añade yodo al aminoácido tirosina para sintetizar distintas hormonas tiroideas. Como regulan el metabolismo en todas las células del organismo, una deficiencia de hormonas de la glándula tiroidea puede afectar, virtualmente, a todas las funciones corporales. La gravedad de los síntomas en los adultos oscila entre unos estados de deficiencia extremadamente leves, como en el caso de un *hipotiroidismo subclínico*, a una deficiencia grave, que a veces puede poner la vida en peligro, como en el caso del *mixedema*.[89, 90]

La deficiencia de hormona tiroidea puede proceder de una síntesis defectuosa de la hormona o de la falta de estimulación por parte de la hipófisis, que secreta la hormona estimulante de la glándula tiroides (TSH). Cuando los niveles de la hormona tiroidea en sangre son bajos, la hipófisis secreta TSH. Si los niveles de hormona tiroidea en sangre son bajos y los de TSH son altos, esto suele indicar una síntesis defectuosa de hormona tiroidea, lo que se conoce con el nombre de *hipotiroidismo primario*. Si los niveles de TSH son bajos y los de hormona tiroidea también, un endocrinólogo verá que la hipófisis del paciente es la responsable del reducido funcionamiento de la glándula tiroidea. Este problema recibe el nombre de *hipotiroidismo secundario*.[91, 92]

Como la hormona tiroidea potencia la producción de mitocondrias, que son las diminutas factorías químicas u orgánulos de cada célula que producen la energía celular (ATP), el doctor Gerson utilizó glándula

---

89. Petersdorf, R., *et al.*, editores: *Harrison's principles of internal medicine.* McGraw-Hill, Nueva York, 1983, pp. 614-623 (Trad. cast.: *Principios de medicina interna.* McGraw-Hill, Madrid, 1987.)

90. Mazzaferri, E. L. (1986): «Adult hypothyroidism», *Postgraduate Medicine*, 79:64-72.

91. Barnes, B. O.; Galton, L.: *Hypothyroidism: The unsuspected illness,* Thomas Crowell, Nueva York, 1976.

92. Langer, S. E.; Scheer, J. F.: *Solved: The riddle of illness,* Keats Publishing, New Canaan (Connecticut), 1984.

tiroides pura desecada como medicación suplementaria adicional para combatir la baja actividad de esta glándula. El Gerson Institute sigue recomendando este producto, que consiste en glándula tiroides porcina desecada suministrada en forma de tabletas que contienen 65 o 130 mg (en EE.UU. las producen West Pharmaceutical/Jones Medical Laboratories). La dosis inicial normal del tratamiento en el caso de un paciente aquejado de cáncer es de 100 a 325 mg diarios, para reducirse a entre 65 y 195 mg diarios después de tres a diez semanas. No se recomienda la utilización de hormona tiroidea sintética, ya que sólo la natural alivia los síntomas del hipotiroidismo de forma permanente.

Si la hormona tiroidea hace que el corazón del paciente se acelere hasta los 120 latidos por minuto (taquicardia), podemos sospechar de una excesiva dosis de hormona tiroidea, por lo que deberíamos dejar de administrar esta medicación, por lo menos temporalmente, y posteriormente reducirla. Tampoco se administrará hormona tiroidea durante la menstruación.

Además de la suplementación con glándula tiroides porcina desecada, se administra yodo, que es un componente químico indispensable de la hormona tiroidea humana. En el programa Gerson se aportan suplementos nutricionales de yodo en forma de una solución (de Lugol), que se usa de forma habitual en la medicina ortodoxa.

Suplementación nutricional con solución de Lugol

La solución de Lugol, que tomó su nombre de su inventor, el médico francés Jean Guillaume Auguste Lugol, que vivió entre 1786 y 1851, es un líquido de color marrón intenso y con olor a yodo. Está formada por el mineral yodo (de símbolo químico I) y yoduro de potasio (KI) disueltos en agua purificada. Cada 100 ml de la solución de Lugol contienen entre 4,5 y 5,5 g de yodo y entre 9,5 y 10,5 g de yoduro de potasio. La medicina ortodoxa, siguiendo las directrices de la *Farmacopea Estadounidense*, usa esta concentración, administrada por vía oral, como fuente de yodo a modo de preparación para un paciente que tenga que someterse a una intervención quirúrgica tiroidea. También se la conoce con el nombre de *solución de compuesto de yodo*.[93]

93. *Dorland's illustrated medical dictionary,* 28.ª ed. W. B. Saunders Company, Philadelphia, 1994, p. 1543.

La solución de Lugol contiene potasio, el principal ión presente en el líquido intracelular. Al actuar juntos, la solución de Lugol y el potasio son medicaciones bioquímicamente sinérgicas que incrementan el nivel de energía celular de las células normales, reducen el edema intercelular, restauran las funciones celulares normales y aumentan el nivel de potasio intracelular. Como son sinérgicos, interaccionan para dar lugar a una actividad superior, que es mayor que la suma de los efectos de las dos sustancias administradas a los pacientes por separado.

Max Gerson utilizó una solución de Lugol con la mitad de potencia, compuesta por 5 g de yoduro de potasio más 10 g de yodo, y añadió agua hasta alcanzar 200 ml. La dosificación normal para los pacientes aquejados de cáncer que no han recibido un tratamiento previo con quimioterapia es de tres gotas seis veces al día. Esta dosis se reduce, después de dos a tres semanas, a una gota seis veces al día. Los pacientes tratados con quimioterapia, además de aquellos que padezcan otras enfermedades degenerativas, empezarán con una gota seis veces por día. Tras cinco o seis semanas, esta dosificación pasa a ser de tres a cuatro gotas diarias.[94]

La solución de Lugol se convierte en un factor crítico en el control del ritmo de oxidación de las células cuando se administra correctamente al añadirla, junto con potasio (*véase* la sección que viene a continuación), a los zumos de naranja y de manzana/zanahoria. No se debería añadir al zumo de verduras ni al zumo puro de zanahoria. La precisión y las dosis adecuadas de solución de Lugol son esenciales para el éxito de la terapia Gerson.

La dosis con la mitad de potencia se toma sólo durante las primeras tres a cuatro semanas de tratamiento de la siguiente manera: añada tres gotas a cada uno de los seis vasos de zumo de naranja y de zanahoria/manzana a diario durante ocho semanas. Luego reduzca la dosis a sólo una gota en cada uno de tres vasos de zumo por día durante la duración del tratamiento.

Cuando un paciente está siendo tratado en un hospital que aplica la terapia Gerson o por un médico que ha recibido formación y su certificación para administrar esta terapia en una consulta privada, la solución de Lugol se prepara a la mitad de su concentración normal, con una

94. *Gerson Therapy practitioner's training seminar workbook,* The Gerson Institute, Bonita (California), 1996, p. 49.

dilución del 5 %. El producto debe usarse tal y como se lo suministren y no diluirlo más.[95]

La solución de Lugol funciona provocando que el yodo invada los tumores cancerosos cuando están inflamados. Esta situación puede ser especialmente importante para el cáncer cutáneo inflamatorio, como en el caso de una afección inflamatoria en una mama (carcinoma) y del melanosarcoma antes de que se produzca la curación y, de nuevo, con los repuntes de inflamación. El yodo de la solución es necesario para el control de la diferenciación celular normal. La dosis superior, como la que se usa durante las semanas iniciales de la terapia Gerson, es favorable para inhibir el crecimiento excesivo del tejido tumoral.[96]

Se produce una respuesta fisiológica similar a la que existe frente a la solución de Lugol al administrar sales compuestas de potasio, que eliminan los productos tóxicos de las sales compuestas de sodio. Los iones potasio son los factores neutralizantes de los iones sodio y reaccionan como antídotos frente a éstos.

Sales compuestas de potasio

El doctor Gerson descubrió que los pacientes con enfermedades degenerativas crónicas muestran un marcado descenso en los niveles de potasio (K), que es una de las sustancias elementales importantes para la producción de enzimas, además de para la contracción y la fuerza muscular. Según su investigación, el inicio de todas las enfermedades crónicas reside en la pérdida de iones K^+ del interior de las células y la invasión por parte de iones sodio (Na^+) y agua. Esta situación (tal y como se comentó en el capítulo diez) provoca edemas y el mal funcionamiento celular/fisiológico resultante que le acompaña: la pérdida de potenciales eléctricos en las células, la formación inadecuada de enzimas, la reducción en la oxidación celular, otros síntomas del síndrome de daños en los tejidos (SDT) y cosas peores. La síntesis de casi todas las enzimas del organismo por parte de las células requiere K como catalizador (agente activador). En contraste, el Na que penetra en los tejidos inhibe (ralentiza o detiene)

95. *The Gerson handbook,* 4.ª ed. The Gerson Institute, Bonita (California), 1996, p. 6.

96. Gerson, M.: *A cancer therapy: Results of fifty cases and the cure of advanced cancer by diet Therapy,* The Gerson Institute, Bonita (California), 1990, p. 205.

la producción de enzimas. Por tanto, para estimular la acción enzimática es imprescindible eliminar el exceso de Na y reemplazarlo por K para que las células lo utilicen. Al mismo tiempo, los procedimientos de detoxificación eliminarán las sustancias intermediarias acumuladas y otras sustancias tóxicas alterantes.[97]

Aparte de la detoxificación con enemas de café (*véase* el capítulo siguiente), la mejor forma de eliminar el sodio de los tejidos y volver a llenarlos de potasio consiste en administrar grandes cantidades de zumos de fruta y hortalizas frescas. Los zumos contienen muchísimo K y enzimas que limpian las células. No obstante, más que los zumos solos, una solución de sales compuestas de potasio añadida a estos zumos asegura una ingesta y asimilación de K en cantidad.

Tal y como se ha comentado en el capítulo 10, se prepara una solución de sales compuestas de potasio con 33 g de acetato de potasio, otros tantos de monofosfato de potasio y la misma cantidad de gluconato de potasio diluidos en 946 ml de agua destilada. Las dosis normales de potasio varían entre 1 y 4 cucharaditas de la solución preparada diez veces por día, lo que representa entre 3,5 y 14 g de potasio a diario. Se añade esta cantidad de medicación cada día en proporciones iguales a cada uno de los zumos de zanahoria/manzana, de naranja y de verduras, pero no a los de zanahoria sola.[98]

El principal beneficio de estas sales compuestas de potasio es para el tratamiento del SDT, que se produce en todos los cánceres y en la mayoría del resto de las enfermedades degenerativas. El compuesto de K se combina con otros medicamentos y con el régimen dietético para obtener unos efectos similares a los del yodo. La solución de las sales de compuestos de potasio, que no necesita refrigeración, debería conservarse en una botella de vidrio oscura (no de plástico ni metálica). Deshágase de ella si, con el tiempo, la solución se enturbia.[99]

Como se ha comentado, el K actúa de forma sinérgica con el I, y juntos reducen la hinchazón en los tejidos, en parte porque permiten que se elimine Na.

---

97. Gerson, C.: «Restoring the healing mechanism in other chronic diseases», en Gerson, M.: *A cancer therapy: Results of fifty cases and the cure of advanced cancer by diet Therapy*, The Gerson Institute, Bonita (California), 1990, pp. 391-399.

98. *Op. cit., Gerson Therapy practitioner's training seminar workbook*, p. 47.

99. *Ibidem*, p. 48.

Acidol pepsina

La *pepsina*, que es un nombre general de varias enzimas del jugo gástrico sintetizadas en el estómago, cataliza la hidrólisis de las proteínas para dar lugar a polipéptidos. Las células parietales (de la pared) del estómago secretan ácido clorhídrico (HCl) suficiente desde la sangre para acidificar el alimento predigerido por la saliva y hacer que alcance un pH bajo, de entre 1,5 y 3,0. Este pH ácido desactiva temporalmente a las enzimas de origen vegetal y el alimento predigerido pasa a la porción pilórica o inferior del estómago (el píloro), donde las células principales de la mucosa estomacal también secretan pepsina. En el píloro, la pepsina prosigue con la digestión de las proteínas. Hace falta una cantidad suficiente de HCl para activar la pepsina desde su forma enzimática inactiva llamada pepsinógeno en el interior de las células principales y para mantener el pH del estómago por debajo de 3,0, que es el pH óptimo al que la pepsina realiza su función.[100]

La acidol pepsina es la más importante de las tres enzimas gástricas por su rapidez en la hidrólisis de proteínas, preferentemente de los residuos aminoácidos de fenilalanina, triptófano, tirosina y leucina. La acidol pepsina es secretada por la mucosa gástrica en forma de pepsinógeno y tiene un pH óptimo de 1.5 a 2.[101]

Las cápsulas de acidol pepsina (betaína clorhidrato y pepsina) forman parte de la medicación de la terapia Gerson y su fin es ayudar a la digestión de los alimentos y los zumos. Son una fuente de ácido clorhídrico suplementaria administrada por el doctor Gerson y sigue usándose en la actualidad. Debe tomarlas (a modo de fuente de HCl) antes de cada comida a una dosis de dos cápsulas tres veces por día.

Suplementación con niacina (vitamina B_3)

La *niacina* o *vitamina B_3*, que actúa como coenzima en varias funciones bioquímicas importantes, está implicada en el metabolismo de los lípidos (grasas), las funciones del tracto gastrointestinal, el funcionamiento del sistema nervioso y la potenciación del desarrollo de una piel sana.

100. Lee, L.; Turner, L.: *The enzyme cure: how can plant enzymes help you relieve 36 health problems.* Future Medicine Publishing, Tiburon (California), 1998, p. 20.

101. *Op. cit., Dorland's Illustrated Medical Dictionary*, p. 1254.

Un gran número de estudios científicos muestra que la niacina es eficaz a la hora de reducir los niveles de colesterol y de triglicéridos en la sangre. Además, la vasodilatación (el ensanchamiento de los vasos sanguíneos, que favorece un incremento de la circulación sanguínea) es otro beneficio cardiovascular derivado de la utilización de la niacina. También reduce significativamente la incidencia del cáncer gastrointestinal y el riesgo de padecer problemas en la vesícula biliar.[102]

La ingesta diaria óptima (IDO) de vitamina B_3 para la suplementación nutricional de mantenimiento varía entre los 25 y los 300 mg cada día. No obstante, con fines terapéuticos, el doctor Gerson hizo que sus pacientes tomaran seis tabletas de niacina de 50 mg a diario durante seis meses. En los casos avanzados de cáncer o de otras enfermedades degenerativas, utilizó 50 mg de niacina cada hora (1.200 mg de niacina cada día). Según los estándares actuales y de acuerdo con la práctica de la medicina ortomolecular, tal y como recomendó un candidato al premio Nobel de medicina de 2001, el psiquiatra ortomolecular canadiense Abram Hoffer (médico y doctor), 1.200 mg de niacina es una dosis normal.[103, 104]

Ingerir una dosis tan elevada de niacina puede dar lugar a que la piel enrojezca, sensación de calor y prurito temporales. La administración de niacina debería interrumpirse durante la menstruación o ante una hemorragia de cualquier tipo.

Nota: para la terapia Gerson se recomienda la forma nicotínica de la niacina en lugar de la forma niacinamida («sin rojecer»), que apenas muestra efectos beneficiosos para la mayoría de las enfermedades degenerativas a excepción de las artritis, como la osteoartritis. Si el enrojecimiento propio de la niacina molesta al paciente, deberá tomar la pastilla después de las comidas o dejar que se disuelva debajo de su lengua. El tratamiento no debería interrumpirse porque provoca una vasodilatación que mejora la circulación sanguínea, eleva la temperatura de la piel, incrementa la oxigenación, potencia la nutrición celular y da lugar a un

102. Lieberman, S.; Bruning, N.: *The real vitamin and mineral book*, Avery Publishing Book, Garden City Park (Nueva York), 1997, pp. 97-99.

103. Hoffer, A.; Walker, M.: *Putting it all together: The new orthomolecular nutrition.* Keats Publishing, New Canaan (Connecticut), 1996.

104. Hoffer, A.; Walker, M.: *Smart nutrients: A guide to nutrients that can prevent and reverse senility.* Avery Publishing Group, Garden City Park (Nueva York), 1994.

efecto de detoxificación general. También tiene un efecto en la digestión de las proteínas.

Pancreatina

La *pancreatina*, que es una secreción ezimática del páncreas, es una sustancia vital que contiene tres grupos enzimáticos concretos para la digestión y la absorción del alimento. Son las *lipasas*, para la absorción de las grasas y las vitaminas liposolubles; las *amilasas*, para la digestión de las moléculas de almidón para dar lugar a moléculas de azúcares de menor tamaño; y las *proteasas*, para la digestión de moléculas de proteína en forma de aminoácidos. Cada uno de estos grupos enzimáticos contiene distintas enzimas: por ejemplo, entre las proteasas tenemos la tripsina, la quimotripsina y la carboxipeptidasa. Las proteasas también ayudan a la digestión del tejido tumoral, del cicatricial y de otras zonas dañadas.

La suplementación con algunos o con todas estas enzimas derivadas de la pancreatina se utiliza para el tratamiento de las malas digestiones, la mala absorción, las deficiencias nutricionales y las molestias abdominales. Son de utilidad para superar los síntomas de los trastornos digestivos como la celiaquía, la fibrosis quística, las alergias alimentarias, el síndrome de las levaduras (o candidiasis crónica), los trastornos autoinmunitarios como el lupus eritematoso, la esclerodermia, la esclerosis múltiple y muchos tipos de cáncer, las lesiones deportivas y los traumatismos y las infecciones víricas como el herpes zoster y el sida.[105]

En conferencias pronunciadas a usuarios de productos y servicios médicos, el doctor Gerson explicó: «La pancreatina [en forma de una tableta sin revestimiento] se administra cuatro veces al día y se dan tres tabletas en cada toma. Así, [los pacientes aquejados de cáncer] disponen siempre de suficiente tripsina, pepsina, lipasa y diastasa en su organismo. La sangre puede transportarlas por todo el organismo y digerir las masas tumorales allá donde se encuentren».[106]

Al seguir el protocolo actual de la terapia Gerson, la dosificación recomendada de pancreatina para reducir la masa de un tumor maligno

---

105. Murray, M. T.: *Encyclopedia of nutritional supplements,* Prima Publishing, Rocklin (California), 1996, pp. 394-399.

106. *Op. cit.*, Gerson, M., 1990, p. 411.

suele ser de tres tabletas de 325 mg cuatro veces al día. Aunque algunas personas (pocas) no toleran la pancreatina, a la mayoría les favorece y tienen menos problemas digestivos, espasmos debidos a los gases y debilidad. (No debería administrarse a los pacientes aquejados de sarcoma.) Se recomienda utilizar una pancreatina sin excipientes consistentes en cereales elaborada por la Key Company de St. Louis (Missouri).

Aceite de linaza

El lino, cuyo nombre científico es *Linum usitatissumum*, nos ofrece el aceite de linaza, que es el producto comestible más rico en *ácido alfa-linoleico* (a-LNA), el importante ácido graso omega-3, que es obligatorio para tener una buena salud física. El aceite de linaza es un agente terapéutico importante para tratar la degeneración grasa en las enfermedades cardiovasculares, el cáncer, la diabetes y otras patologías. Además, su contenido en LNA y en otros componentes regula la presión sanguínea, las plaquetas, el riñón, el sistema inmunitario y las funciones arteriales, refuerza la respuesta inflamatoria del organismo y desempeña papeles en el metabolismo del calcio y de la energía. Los cofactores de conversión adicionales para transformar el LNA en prostaglandinas de la serie 3 requieren que la dieta o la suplementación en la dieta aporte vitaminas B_3, B_6 y C, además de magnesio y zinc.[107] (Las *prostaglandinas* son ácidos grasos con una función similar a la de las hormonas que actúan en concentraciones muy bajas sobre los órganos internos y el sistema nervioso autónomo y el central.)

El doctor Gerson valoró mucho el trabajo de la investigadora alemana Johanna Budwig (doctora), especializada en los lípidos, que recomendaba el aceite de linaza para la administración de enemas en el caso del cáncer de colon y de la obstrucción intestinal. Las investigaciones en Norteamérica han acabado descubriendo el valor del LNA del aceite de linaza para tratar pequeños tumores, metástasis, trastornos inflamatorios, altos niveles de triglicéridos, problemas cardiovasculares, diabetes, pérdida de peso y otras enfermedades degenerativas.[108]

107. Erasmus, U.: *Fats that heal, fats that kill*, Alive Books, Burnaby, Columbia Británica (Canadá), 1997, p. 282.

108. *Ibidem*, pp. 282, 283.

La terapia Gerson requiere que sus seguidores consuman aceite de linaza de cultivo ecológico prensado en frío, como el obtenido por Omega, Arrowhead Mills, Barleans y otras marcas que consiguen su producto aplicando el proceso de purificación Organo. No obstante, los consumidores nunca deberían calentar este aceite, como al verterlo sobre una patata muy caliente u otras hortalizas ni usarlo para cocinar, ya que el calor altera los enlaces químicos de las cadenas de los ácidos grasos y hace que el aceite de linaza sea perjudicial para el organismo. Además, no debe consumir semillas de linaza enteras debido a que contienen otros compuestos que interfieren en el proceso de curación.

El aceite de linaza ayuda al organismo a utilizar la vitamina A. Durante el primer mes de seguimiento de la terapia Gerson, tome dos cucharadas soperas de aceite de linaza cada día. Después del primer día y durante el ajuste del tratamiento, limite el consumo de aceite de linaza a una cucharada sopera diaria. Lo mejor es tomarlo en la comida o la cena, como parte del aliño de la ensalada, o vertido encima de patatas y hortalizas.

Polen de abeja y jalea real

Hay dos tipos de polen de flores: uno extremadamente liviano arrastrado al azar por el viento y otro más pesado que transportan las abejas y otros insectos. El *polen de abeja* es, por tanto, el más pesado y es una sustancia no transportada por el aire y producida por la parte masculina de las flores y conocida con el nombre de *pólenes entomófilos*, que son llevados de un lado a otro por las abejas mientras buscan su alimento entre los grupos de flores. Los pólenes entomófilos dependen únicamente de los insectos para su transporte y para que así fertilicen las flores. Como no son transportados por el aire, los pólenes entomófilos del polen de abeja no dan lugar a las frecuentes alergias al polen.

El polen de abeja contiene ingentes cantidades de ingredientes nutritivos, entre los que se incluyen diez aminoácidos, diez minerales, quince vitaminas, diez nutracéuticos, antibióticos potentes contra *E. coli* y las bacterias del género *Proteus* y sustancias estimulantes del crecimiento humano. En todo el mundo, los científicos y los investigadores médicos elogian las propiedades nutritivas del polen de abeja.[109]

---

109. Brown, R.: *The world's only perfect food: The bee pollen bible*, Hohm Press, Prescott (Arizona), 1993, pp. 131-145.

La terapia Gerson incorpora el polen de abeja en su programa, especialmente para aquellos pacientes que se enfrentan al cáncer. Se usan entre 2 y 4 cucharaditas de polen de abeja al día en el momento de la continuación del tratamiento en el que se reintroducen las proteínas en la dieta del paciente, empezando aproximadamente la décima o duodécima semana. Los pacientes no afectados por cáncer pueden empezar a consumirlo antes, hacia la sexta semana. A pesar de que el polen de abeja es una sustancia que no provoca reacciones alérgicas, algunos pacientes pueden mostrar alergias, por lo que la dosis inicial quizás tendría que ser de sólo ½ cucharadita al día.

La *jalea real* es una sustancia muy nutritiva con que se alimenta a la reina durante toda su vida, y desempeña un papel esencial para su diferenciación y crecimiento. Es excepcionalmente rica en hormonas, veinte aminoácidos, azúcares, acetilcolina, ADN, ARN, ácidos grasos, gelatina, colágeno, gammaglobulinas, antibióticos y vitaminas del grupo B, además de las vitaminas A, C y E.[110]

Como suplemento nutricional opcional que puede añadirse a la terapia Gerson si se desea, la dosificación recomendada de jalea real es de 100 mg en cápsulas tomadas una hora antes del desayuno. No consuma jalea real junto con alimentos calientes.

Inyecciones de vitamina B_{12} y extracto de hígado

La *vitamina B_{12}*, que es necesaria para una digestión correcta, la absorción de los alimentos, la síntesis de proteínas y el metabolismo de los carbohidratos y las grasas, es, ciertamente, un suplemento nutricional adecuado que incluir en la terapia Gerson. Es particularmente eficaz para el tratamiento de la anemia. Además, ayuda a la formación normal de las células y a la longevidad celular, evita los daños en los nervios, conserva la fertilidad y potencia el crecimiento y el desarrollo normales mediante el mantenimiento de las vainas de grasa que recubren y protegen las terminaciones nerviosas.[111]

---

110. *Ibidem*, pp. 211-218.

111. Balch, J. F. y Balch, P. A.: *Prescription for nutritional healing*, 2.ª ed. Avery Publishing Group, Garden City Park (Nueva York), 1997, p. 16. (Trad. cast.: *Recetas nutritivas que curan: vitaminas, minerales, plantas medicinales y suplementos dietéticos*. Editorial Océano, Barcelona, 2007.)

La vitamina B_{12} se administra por medio de inyecciones intramusculares en el glúteo medio: 0,1 cm^3 (100 µg) una vez al día durante cuatro a seis meses o más. Se acompaña, simultáneamente (en la misma jeringa) de 3 cm^3 de extracto de hígado. El doctor Gerson vio que esta terapia con hígado da lugar a la formación de nuevos corpúsculos de glóbulos rojos (reticulocitos) y ayuda al organismo a hacer un uso correcto de los aminoácidos. Observó que el extracto de hígado estaba indicado en la intoxicación durante la gestación; para la tuberculosis pulmonar y de otros órganos; la artritis deformante en sus fases más avanzadas; las enfermedades mentales y las astenias corporales; los trastornos espásticos, especialmente la angina de pecho; y los tumores malignos.

El doctor Gerson informa de que «las leucemias y los mielomas requieren mayores dosis de zumo de hígado [que ya no se puede obtener] y de vitamina B_{12}... En el caso de todas estas enfermedades, tenemos razones para asumir que los daños concomitantes en el hígado se han dado como resultado de una intoxicación permanente o de trastornos funcionales de los órganos vecinos».[112]

Vitamina C

Dado que la dieta Gerson ya contiene grandes cantidades de vitamina C natural, la suplementación rutinaria diaria con esta vitamina no debería resultar necesaria. No obstante, la *vitamina C* es el principal nutriente en lo concerniente al respaldo general del sistema inmunitario. La vitamina C se usa a modo suplementario para combatir las infecciones y como parte de una tríada de medicamentos naturales y no tóxicos para aliviar el dolor. También contrarresta la patología propia de los radicales libres generada por la administración de quimio o radioterapia.

La dosis de vitamina C en la terapia Gerson se administra por vía oral en forma cristalina (en polvo), como por ejemplo la vitamina C de Bronson, en una cantidad entre 1 y 1,5 g por día. *Nunca* use ascorbato cálcico o sódico, ya que estos dos productos concretos provocarán graves efectos perjudiciales. La dosis elevada de vitamina C por vía intravenosa está relacionada con la supervivencia a largo plazo en pacientes aqueja-

112. *Op. cit.*, GERSON, M., 1990, pp. 79-81.

dos de variedad de cánceres, incluso después de que los tumores hayan metastatizado.[113]

Picolinato de cromo

Se ha visto que este suplemento es de ayuda para superar la diabetes tipo 2 (o senil) y, en cierto grado, la diabetes tipo 1 (o juvenil). También se administra a estos pacientes.

Tabletas de carbón activo

Las *tabletas de carbón activo* se usan como mecanismo controlador de la diarrea, para la absorción de gas en el tracto intestinal y aplicadas, por vía externa, en forma de cataplasmas. Están formadas por 648 mg de carbón vegetal extremadamente desecado. El número de tabletas ingeridas (dosis) es variable dependiendo de la gravedad de los síntomas.

Bilis de buey en polvo y jabón de castilla

Con el fin de emulsionar, la *bilis de buey en polvo* y el *jabón de castilla* son dos productos que se mezclan el uno con el otro, creando una suspensión de aceite de ricino. Así, tal y como se describe en el capítulo 13, la bilis de buey en polvo y el jabón de castilla tienden a hacer que los enemas de aceite de ricino creen una suspensión.

Tratamiento polarizante

Desarrollado por el afamado cardiólogo e investigador Demetrio Sodi-Pallares (doctor en medicina), de la Ciudad de México, se infunde una solución llamada *GKI* por vía intravenosa como adición a la terapia Gerson. La GKI consiste en un litro de una disolución de dextrosa al 10 % en agua, 20 mEq de cloruro de potasio y 15 unidades de insulina «lente». Se administra un máximo de 3 litros de GKI al paciente a lo largo de veinticuatro horas para conseguir la reducción del edema intercelular, el incremento de la absorción celular de potasio, la estimulación de la

113. Null, G.: *The complete encyclopedia of natural healing*, Kensington Books, Nueva York, 1998, p. 102.

glucólisis aeróbica y anaeróbica (en especial, el ciclo de Krebs y la fosforilación oxidativa), la reducción de la acidosis intercelular y la potenciación de la síntesis de proteínas. Se trata de un analgésico potente y no tóxico. El tratamiento polarizante es una reciente adición al protocolo de la terapia Gerson.

La GKI, que es la solución polarizante básica, se describe en el *Merck manual of standard medical procedures*, un texto médico estándar. El doctor Sodi-Pallares informa de que en muchos pacientes que sufren una deficiencia de potasio es necesario proporcionar GKI como mecanismo de transporte para ayudar al potasio a pasar a través de la membrana celular. Consiguió esto usando glucosa (G), una solución de potasio (K) y una pequeña cantidad de insulina (I), que se inyectan juntos por vía intravenosa. El tratamiento polarizante potencia la curación del corazón enfermo, de los tejidos dañados por el cáncer y de otras enfermedades degenerativas. Los pacientes con edema experimentan una reabsorción acelerada y la eliminación de los fluidos tisulares que se han acumulado.[114] Como la terapia Gerson proporciona abundante potasio, además de glucosa en los zumos, en el caso de algunos pacientes se pueden usar sólo 3 unidades de insulina lente para obtener el mismo resultado.

Amigdalina/laetril

Se pensaba que el *laetril*, que es la forma purificada de la *amigdalina*, que se encuentra en los huesos de albaricoque y en muchos otros alimentos, curaba el cáncer, pero con el tiempo hemos visto que no lo hace por sí mismo. El laetril es un glucósido cianogénico (lo que significa que contiene cianuro), pero no es tóxico. Se ha usado en algunos centros que aplican la terapia Gerson como analgésico para aliviar el dolor y por otras propiedades anticancerígenas. Aunque no es una parte estándar del protocolo de la terapia Gerson, sus pacientes pueden solicitar a su médico que les recete laetril para usarlo en su tratamiento. Su utilización se ha hecho más común y es más eficaz si se aplica con hipertermia y baños y fomentos calientes.[115]

---

114. *The Gerson handbook: An adjunct of A cancer therapy – Results of fifty cases by Max Gerson, M.D. Practical guidance, resources, and recipes for Gerson Therapy patients,* 4.ª ed. Gerson Institute, Bonita (California), 1996, p. 7.

115. *Ibidem*, p. 50.

12

LA DETOXIFICACIÓN DEL HÍGADO CON ENEMAS DE CAFÉ

Kent Gardner, un taxidermista de cuarenta y seis años que vive en Phoenix (Arizona), descubrió que sólo tenía un 8 % de probabilidades de sobrevivir cinco años debido a que padecía un cáncer que afectaba a su esófago y su laringe. En la garganta de Gardner crecía un tumor maligno del tamaño de una pelota de golf que ponía su vida en un peligro inminente.

> Adquirí el libro de la terapia Gerson [*A cancer therapy: Results of fifty cases*], lo leí dos veces en menos de veinte días y decidí: ¿qué tengo que perder? Sabía que me estaba muriendo. Los enemas de café fueron un contratiempo mental que tuve que superar, pero una vez que probé uno pude sentir la diferencia en la potenciación de mi salud y me di cuenta de su importancia. (Eso fue lo que escribió Kent Gardner para la *Gerson Healing Newsletter*. Puede observar la fotografía de Gardner en la siguiente página.)
>
> Después de alrededor de un mes y medio, la hinchazón se había reducido bastante y el tumor había desaparecido. Reducía su tamaño cada semana que pasaba y se pudría en mi garganta. Francamente, era una sensación horrible. Esta cosa que ahora se estaba descomponiendo producía un olor espantoso y constante que no se parecía a nada que conociera, incluso después de haber trabajado durante veinte años como taxidermista.
>
> Mientras todavía estaba siguiendo la terapia Gerson al pie de la letra, unos dos meses y medio más tarde, mientras cerraba el vehículo para dirigirme a una ferretería de mi localidad, el tumor muerto palpitó (vibró) durante unos dos segundos y, mientras tragaba, sentí que se liberaba. Entré en la ferretería tambaleándome y sintiendo pánico. Empecé a sudar pro-

fusamente y comencé a perder la consciencia. Caí de rodillas mientras experimentaba una serie de convulsiones y supe que tenía un gran problema.

Razonando, más tarde, sobre esta situación, me di cuenta de que el tumor había caído hacia mi estómago, donde se mezcló con los jugos digestivos, dando lugar a sustancias tóxicas amoniacales y gases. Tuve que haber intentado vomitarlo, pero mi ego y no ser capaz de pensar con claridad no me permitieron vomitar en público. Hasta este día. No recuerdo ni sé cómo conseguí volver hasta mi vehículo y conducir hasta casa, lo que suponía un viaje de veinte minutos. Durante los siguientes cinco días estuve completamente postrado en cama.

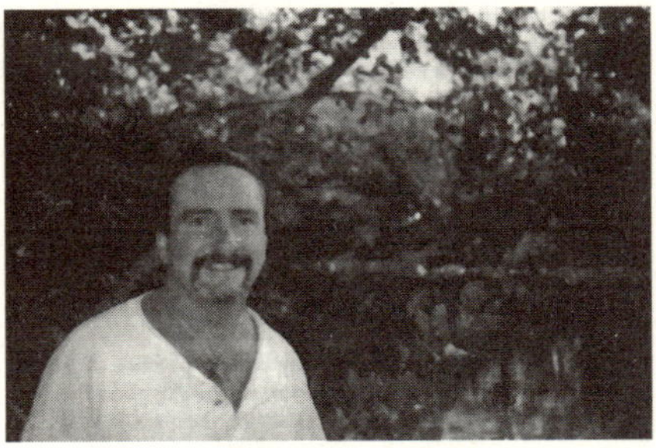

Kent Gardner

Recibí tres enemas de café al día, y mi mujer me ayudó, haciendo todo lo que resultaba necesario. Los efectos tóxicos del tumor eran múltiples: dolor de cabeza, vómitos, calambres abdominales intensos, achaques similares a los de la gripe y dolores articulares y musculares, fiebre, insomnio, un pulso rápido, sequedad en la boca, falta de apetito, estreñimiento y muchos otros problemas. Me encontraba en un terrible estado de completa enfermedad.

Pero al sexto día me sentí mejor y pude caminar. Desde entonces he estado caminando sobre el agua. Debido a esa experiencia, he hecho mis deberes y mi experiencia me ha instruido mucho más allá de mi cociente intelectual por lo que respecta al cuerpo humano y a la nutrición. Todas la células y los seres vivos de este planeta necesitan agua, alimento y aire. Es la calidad, y no la cantidad, la que determina una salud perfecta o la enfermedad. No puede destrozar y contaminar su cuerpo y esperar tener una salud óptima. Lo que todos necesitamos son enemas de café a diario, algo que yo me administro regularmente: tenga cáncer o no.

Los orígenes de los enemas de café como parte de la terapia Gerson

Los polémicos, ridiculizados y controvertidos enemas de café tienen un inusual origen en cuanto a convertirse en un componente principal de la terapia Gerson.

Ciertamente, los enemas no son algo nuevo: fueron transcritos como parte del *Manual de disciplina*, cuyo origen se remonta a hace más de dos mil años, y es uno de los libros de los Manuscritos del mar Muerto. Además, el *Evangelio esenio de la paz*, un manuscrito del siglo III d. C. escrito en arameo y que se encuentra en los archivos secretos del Vaticano, recomienda fervientemente la administración de enemas de la siguiente manera:[116]

> Te digo, en verdad, que el ángel del agua sacará de tu cuerpo toda la suciedad que lo profanaba por fuera y por dentro. Y todas las cosas sucias y que huelen mal saldrán fuera de ti, de la misma forma en que la suciedad de la ropa lavada en agua es arrastrada y se pierde en el flujo del río. Te digo, en verdad, sagrado es el ángel del agua que limpia todo lo sucio y hace que las cosas que hieden tengan un buen olor [...]
>
> Piensa en que no es suficiente con que el ángel del agua te abrace por el exterior. Te digo, en verdad, que la suciedad del interior es mucho mayor que la del exterior. Y aquel que se limpie por fuera pero permanezca sucio en su interior es como una tumba bien pintada por fuera, pero que dentro de sí está lleno de todo tipo de suciedad y de abominaciones terribles. Por tanto te digo, en verdad: permite que el ángel del agua te bautice también en tu interior, para que puedas liberarte de todos tus pecados anteriores y que, del mismo modo, por dentro puedas hacerte tan puro como la espuma del río brillando a la luz del sol [...]
>
> Busca, por tanto, una calabaza muy rastrera, con un tallo de la longitud de un hombre, vacíala y llénala de agua del río que el sol ha calentado. Cuélgala de la rama de un árbol y arrodíllate sobre el suelo ante el ángel del agua y permite que el extremo del tallo de la calabaza rastrera entre en tus posaderas y que el agua fluya por todo tu intestino. Después, reposa arrodillado sobre el suelo ante el ángel del agua y reza al Dios vivo para que te perdone todos tus pecados pasados, y reza al ángel del agua para que libere a tu cuerpo de toda suciedad y enfermedad. Luego permite que el agua fluya fuera de tu cuerpo, que se lleve de tu interior todas las cosas sucias y hediondas de Satán. Y verás con tus ojos y olerás con tu nariz todas las abominaciones y la suciedad que profanaban el

116. Szekely, E. B.: *The Essene Gospel of peace*, International Biogenic Society, Londres, 1981, pp. 15, 16. (Trad. cast.: *El evangelio de los Esenios*, Editorial Sirio, Málaga, 2005.)

templo de tu cuerpo; incluso todos los pecados que moraban en tu organismo, atormentándote con todo tipo de dolores. Te digo, en verdad, que el bautismo con agua te libera de todos ellos. Renueva tu bautismo con agua durante cada día de tu ayuno hasta el día en que veas que el agua que sale de tu interior sea tan pura como la espuma del río. Luego lleva tu cuerpo al río que fluye y ahí, en los brazos del ángel del agua, da las gracias al Dios viviente por haberte liberado de tus pecados. Y este sagrado bautismo por parte del ángel del agua es el Renacimiento hacia una nueva vida.

Por tanto, los enemas se han usado con fines generales de detoxificación desde tiempos antiguos. No obstante, el uso del café para incrementar la efectividad del tratamiento y para reducir el dolor probablemente sólo data de la primera guerra mundial. Un defensor de la terapia Gerson, el doctor Jerry Walters, cuenta la siguiente historia sobre las administraciones originales de los enemas de café:

> Durante la primera guerra mundial, Alemania estaba rodeada por las fuerzas militares de los aliados, y los ciudadanos alemanes sufrían escasez o carecían de muchos productos de importación. Entre otras cosas, los suministros de morfina estaban acabándose. Además, apenas había café que beber. Asimismo, también se carecía de calmantes, anestésicos y otros fármacos. Cuando los soldados volvían del frente, gravemente heridos y con necesidad de ser operados, sólo solía quedar muy poca anestesia: quizás únicamente la suficiente para poderles operar.
>
> Cuando la anestesia se eliminaba, es obvio que el dolor aquejaba al soldado herido. En muchos casos, después de que los médicos finalizaran la operación, recetaban enemas de agua a los pacientes, pero las enfermeras buscaban desesperadamente algo más para ayudar a los soldados a superar su dolor.
>
> Lo que sucedió es que siempre había café, a disposición únicamente de los cirujanos. Con frecuencia tenían que trabajar durante todo el día y necesitaban mantenerse despiertos gracias a la cafeína A veces se dejaban un poco de su café solo. Parece ser que alguna enfermera tuvo la ocurrencia de que como el café hacía bien a los cirujanos, quizás también sería de ayuda para los soldados. Por tanto, las enfermeras vertieron un poco del café sobrante en los cubos para los enemas de los soldados. Los que recibían enemas de café reportaron que les estaban haciendo algún bien y que su dolor se veía muy aliviado.

Estos informes procedentes de la primera guerra mundial despertaron el interés de dos investigadores: el profesor O. A. Meyer (doctor en medicina) y el profesor Martin Heubner (doctor en medicina), de la Facultad de Medicina de la Universidad de Göttingen. (*Véase* la conferencia del doctor Max Gerson que describe este acontecimiento, reproducida íntegramente en el Apéndice II de *A cancer therapy: Results of fifty cases.*) Durante la década de 1920, estos dos profesores y médicos estudiaron el efecto de la cafeína al administrarla a ratas por vía rectal. Observaron que los enemas que contenían cafeína estimularon la apertura de los conductos biliares de los animales de laboratorio, y los profesores publicaron sus hallazgos en la bibliografía médica alemana.

Durante algún tiempo después de conocer las investigaciones de los profesores Meyer y Heubner, el doctor Max Gerson usó una combinación de dos fármacos, la cafeína y el citrato de potasio, en forma de gotas, que añadía al agua para el enema. Pero más adelante descubrió que una solución preparada con café molido hervido era más eficaz y más fácil de obtener para cualquiera que quisiera administrarse enemas de café. Por tanto, el doctor Gerson incorporó un programa de detoxificación con enemas de café a la terapia Gerson, y ese mismo procedimiento se sigue usando en la actualidad.[117]

La acción beneficiosa de un enema de café

Los enemas preparados con café molido y con agua caliente por goteo han demostrado ser un método ventajoso para restaurar la función hepática. La cafeína contenida en el café y administrada a modo de enema detoxifica claramente al hígado y es un enfoque terapéutico importante de la terapia Gerson. «Este tratamiento debería seguirse a rajatabla, tanto en la clínica como después en casa, durante por lo menos dos años [...] El hígado es el principal órgano para la regeneración del metabolismo del organismo para la transformación del alimento ingerido en energía», escribe el doctor Gerson.[118]

---

117. GERSON, M.: «The cure of advanced cancer by diet therapy: a summary of 30 years of clinical experimentation,» apéndice II en *A cancer therapy: Results of fifty cases,* 6.ª ed. The Gerson Institute, Bonita (California), 1999, pp. 407, 408.

118. *Ibidem*, p. 247.

Durante una conferencia que tuvo lugar en 1985, que versaba sobre el tratamiento del cáncer, y que fue dirigida por el fallecido doctor Harold Manner (doctor), especialista en el tratamiento del cáncer con métodos alternativos, y que se celebró en la localidad de King of Prussia (Pennsylvania), el mismo doctor habló del funcionamiento interno de un enema de café. Comentó al público que había sabido de estas acciones fisiológicas por el doctor Max Gerson, que había expuesto este tema de la misma forma por lo menos treinta años antes. Cedió al doctor Gerson todo el mérito por el desarrollo de esta técnica para la detoxificación del hígado para el tratamiento del cáncer. Los siguientes párrafos son paráfrasis de la descripción del doctor Manner del mecanismo de limpieza del organismo cuando se administra un enema de café.

Mientras el enema de café es retenido en el intestino (durante un período óptimo que oscila entre los doce y los quince minutos), toda la sangre del organismo pasa a través del hígado cada tres minutos. Los vasos sanguíneos hemorroidales se dilatan debido a la exposición a la cafeína; a su vez, las venas porta del hígado también se dilatan. Simultáneamente, los conductos biliares se llenan de sangre, el flujo de bilis aumenta y la musculatura lisa de estos órganos se relaja. El suero sanguíneo y sus numerosos componentes se detoxifican cuando este líquido vital pasa a través del hígado cargado de cafeína. Los 946 ml de agua retenidos en el intestino estimulan el sistema nervioso visceral, favoreciendo el peristaltismo. El agua introducida en el intestino diluye la bilis y provoca un incremento incluso mayor del flujo de bilis. Se produce una eliminación de bilis tóxica que se ve afectada todavía más por el catalizador enzimático del organismo conocido por los fisiólogos con el nombre de glutatión S-tranferasa (GST).

La GST incrementa su cantidad en un 700 % en el intestino delgado, lo que supone un excelente efecto fisiológico, ya que esta enzima destruye los radicales libres. Estos radicales libres descompuestos abandonan el hígado y la vesícula biliar en forma de sales biliares que fluyen por el duodeno. Éstas son transportadas por el intestino mediante el peristaltismo, van desde el intestino delgado, a través del colon para finalmente salir por el recto.

En 1990, el cirujano austriaco Peter Lechner (doctor en medicina) y sus colegas, que habían estado investigando el tratamiento contra el cáncer del doctor Gerson, comentaron los beneficios derivados del incremento de la cantidad de la GST en el intestino. Fue entonces cuando el doctor Lechner informó de que:[119]

- La GST se une a la bilirrubina y a sus glucurónidos para que puedan ser eliminados de los hepatocitos (células hepáticas).
- La GST bloquea y detoxifica los carcinógenos, que requieren oxidación o reducción para activarse. Su función catalítica da lugar a un efecto protector contra muchos carcinógenos químicos.
- La GST forma un enlace covalente con casi todas las sustancias muy electrófilas (radicales libres), lo que supone la condición previa para su eliminación del organismo. Los productos intermedios de los venenos potenciales para el hígado (*citostáticos hepatotóxicos*) también pertenecen a esta categoría de la patología debida a la formación de radicales libres.

Antes del hallazgo publicado explicado anteriormente, el doctor Lechner había decidido, en 1984, que el enema de café tenía un fin muy concreto: reducir las toxinas en el suero sanguíneo. Su informe médico afirma: «Los enemas de café tienen un claro efecto sobre el colon que puede observarse con ayuda de un endoscopio. Wattenberg y sus colaboradores pudieron demostrar, en 1981, que el ácido palmítico que contiene el café potencia la actividad de la glutatión S-transferasa y de otros ligandos muchas veces por encima de lo normal. Es este grupo enzimático el principal responsable de la conjugación de los radicales libres electrófilos que la vesícula biliar luego eliminará».[120]

Empezando a finales de la década de 1970, el laboratorio propiedad y supervisado por el bioquímico Lee W. Wattenberg (doctor) identificó dos sales del ácido palmítico: el palmitato de cafestol y el palmitato de kahweol (ambos presentes en el café), como los potentes intensificadores de la glutatión S-transferasa. Esta potenciación convierte a esta enzima en un importante sistema de detoxificación que cataliza la unión de una amplia variedad de aceptadores de electrones (los electrófilos) del torren-

119. Lechner, P.; Kronberger, I. (1990): «Erfahrungen mit dem Einsatz der Diät-Therapie in der chirurgischen Onkologie», *Aktuel Ernährungmedizin,* 2(15): 72-78.

120. Lechner, P. (1984): «Dietary regime to be used in oncological postoperative care», *Proceedings of the Österreicher Gesellschaft für Chirurgie*, 21-23 de junio.

te sanguíneo al grupo sulfhidrilo del glutatión. Como las formas reactivas carcinogénicas últimas de las sustancias químicas son electrófilos, el sistema glutatión S-transferasa se convierte en un importante mecanismo para eliminar cualquier célula cancerosa existente (detoxificación carcinogénica).[121, 122, 123]

Esta detoxificación de las células cancerosas ha sido demostrada innumerables veces mediante experimentos en ratones de laboratorio en los que la detoxificación del hígado aumenta un 600 % y el intestino delgado detoxifica un 700 % más cuando se añaden granos de café a la dieta de los animales. Se producen resultados análogos en los humanos que se administran enemas de café.[124, 125, 126]

Los enemas de café provocan la excreción de los productos de descomposición del cáncer

El enema de café tiene un objetivo muy específico en el tratamiento y la reversión de las enfermedades degenerativas. Tal y como afirma el doctor Peter Lechner, reduce la cantidad de toxinas en el suero sanguí-

---

121. Chasseaud, L. F. (1979): «The role of glutathione S-transferase in the metabolism of chemical carcinogens and other electrophilic agents», *Advanced Cancer Research,* 29: 175-274.

122. Jakoby, W. B. (1978): «A group of multifunctional detoxification proteins», *Advanced Enzymology and Related Areas of Molecular Biology*, 46: 383-414.

123. Sparnins, V. L.; Wattenberg, L. W. (1981): «Enhancement of glutathione S-transferase activity of the mouse forestomach by inhibitors of benzo[a] pyrene-induced neoplasia of forestomach», *Journal of the National Cancer Institute,* 66: 769-771

124. Sparnins, V. L. (1980): «Effects of dietary constituents on (G-S-T) glutathione S-transferase activity», *Proceedings of the American Association of Cancer Researchers and the American Society of Clinical Oncologists*, 21: 80, Abstract 319.

125. Sparnins, V. L.; Lam, L. K. T.: Wattenberg, L. W. (1981): «Effects of coffee on glutathione S-transferase (G-S-T) acivity and 7-12-dimethylbenz(a) anthracene (DNMA)-induced neoplasia», *Proceedings of the American Association of Cancer Researchers and the American Society of Clinical Oncologists.* 22: 114, Abstract 453.

126. Lam, L. K. T.; Sparnins, V. L.; Wattenberg, L. W. (1982): «Isolation and identification of kahweol palmitate and cafestol palmitate as active constituents of green coffee beans that enhance glutathione S-transferase activity in the mouse», *Cancer Research,* 42: 1193-1198.

neo al eliminar, literalmente, los venenos de los fluidos que nutren a las células normales. Invariablemente, algunas pequeñas cantidades de estos tóxicos están contenidas en su interior. Cada célula se ve retada por las toxinas, la privación de oxígeno, la malnutrición o los traumatismos, que alteran colectivamente la configuración molecular de la célula y provocan que pierda su preferencia por el potasio. Como se ha explicado en los capítulos 10 y 11, el sodio compite con el potasio por los lugares de asociación en las células dañadas.

La pérdida de potasio celular y el incremento de sodio en la célula dan como resultado una reducción en el flujo de electrones a través de la célula dañada, algo a lo que algunos bioquímicos hacen referencia como *macromolécula*. Esta macromolécula dañada ya no resulta atractiva para los iones paramagnéticos y, posteriormente, puede producirse una desorganización de las moléculas de agua. Como el agua de la fase de bulto, estructurada en forma de un estado de elevada energía, es el principal mecanismo controlador del contenido en agua (y de su pureza) en la célula, cualquier alteración en la estructuración del agua dará como resultado la hinchazón debida a un exceso de agua y de solutos extracelulares. Cuando el entorno interior de la macromolécula se contamina con un exceso de agua y de materiales extracelulares, la producción mitocondrial de ATP (adenosín trifosfato) se ve muy afectada. El resultado es que las macromoléculas no pueden producir suficiente energía para repararse por sí solas a no ser que se elimine el desafío.

Las toxinas séricas endógenas pueden ser generadas en el interior de las macromoléculas por bacterias y células malignas. Se ha visto que alrededor de casi cualquier tumor maligno activo hay esferas de tejido normal dañado en el que la estructuración del agua se ve afectada por las agresiones crónicas de las toxinas tumorales. La producción de energía y la inmunidad se ven reducidas en estas macromoléculas, que están hinchadas debido a un exceso de sal y agua. Este tejido dañado posee una menor circulación sanguínea, ya que las células edematosas, que tienen un tamaño excesivo, se agolpan en el interior de los capilares, las arteriolas y los vasos linfáticos.[127]

127. Cope, F. W. (1977): «Pathology of structured water and associated cations in cells (the tissue damage syndrome) and its medical treatment», *Physiological Chemistry and Physics,* 9(6): 547-553.

Al mostrar que la mejora en la circulación sanguínea y la integridad de los tejidos evitaría la diseminación y provocaría la destrucción de los tumores malignos, el doctor Max Gerson consideró axiomático que ningún cáncer podía existir en presencia de un metabolismo normal. El ejemplo favorito del doctor Gerson de este hecho era que los tejidos de los animales de laboratorio sanos que recibían un transplante de tumores malignos los destruían rápidamente mediante el proceso de inflamación que surge en los animales hospedadores sanos. Se defienden de estas proteínas extrañas. Para provocar que las células malignas transplantadas «se asienten» en los animales de experimentación, los técnicos de laboratorio deben dañar primero sus glándulas tiroides y adrenales. Por supuesto, los esfuerzos del doctor Gerson estaban dirigidos hacia la curación y la normalidad. Su deseo era crear un metabolismo próximo al normal en los tejidos que rodeaban a los tumores malignos de sus pacientes.

Los sistemas enzimáticos del hígado y del intestino delgado son responsables de la conversión y la neutralización de las cuatro toxinas tisulares más comunes: las poliaminas, el amoniaco, el nitrógeno tóxico ligado y los electrófilos, que pueden provocar daños en las membranas celulares. Estos sistemas enzimáticos protectores pertenecientes al hígado y al intestino ven sus efectos beneficiosos enormemente incrementados con los enemas de café. Muchísimos años después de su muerte, los editores de la revista científica *Physiological Chemistry and Physics* halagaron al doctor Gerson volviendo a publicar uno de sus artículos. Afirmaron que «Los enemas de cafeína provocan la dilatación de los conductos biliares, lo que facilita la excreción de los productos tóxicos de la descomposición del cáncer por parte del hígado y la diálisis de los productos tóxicos de la sangre a través de la pared del colon».[128]

Resultados relativos al alivio del dolor debido a la administración de enemas de café

Antes de los hallazgos reportados por el doctor Lee Wattenberg y el doctor Peter Lechner, el periodista médico Mark F. McCarty escribió,

128. Gerson, M. (1978): «The cure of advanced cancer by diet therapy: a summary of 30 years of clinical experimentation», *Physiological Chemistry and Physics*, 10(5): 449-464.

en 1981, en la revista *Medical Hypotheses*,[129] «En el Subcomité de Investigación del Senado que dirigía la vista sobre la investigación contra el cáncer en 1946,[130] cinco médicos independientes que habían tenido experiencia con pacientes tratados por el doctor Gerson presentaron cartas que indicaban que se habían visto sorprendidos y animados por los resultados que habían observado, y solicitaron una extensa prueba del método que incluyera la administración de enemas de café. Uno de estos doctores afirmó que "el alivio del dolor intenso se consiguió en alrededor del 90 % de los casos"».

Las observaciones registradas en 1946 eran ciertas entonces y lo siguen siendo del mismo modo en la actualidad. Aunque la utilización de café en forma de enema suele provocar sorpresa y risa en las personas que no se administran enemas, además de en aquellas que prefieren tomar su café en la cafetería más cercana, esta misma gente se beneficiaría enormemente de la administración de café a través del recto. Podrían librarse de su dolor y de otros achaques, cualquiera que sea su fuente, aceptando el valor de este método de detoxificación. Desde el punto de vista del paciente, sin importar qué enfermedad degenerativa esté provocando los síntomas, el enema de café implica el alivio de la confusión, de la tensión nerviosa general, de la depresión, de los numerosos síntomas relacionados con la alergia y, sobre todo, del dolor intenso.[131]

Los enemas de café estimulan el flujo de bilis

El enema de café pertenece a una categoría propia como agente terapéutico. La administración de café por vía oral no tiene, en modo alguno, el mismo efecto que su administración por vía rectal. Por el contrario, tomar café asegura, virtualmente, la reabsorción de la bilis tóxica. Mientras otros agentes clasificados como estimulantes del flujo

---

129. McCarthy, M. (1981): «Aldosterone and the Gerson diet – a speculation», *Medical Hypotheses*, 7: 591-597.

130. Subcommittee of the Committee on Foreign Relations of the United States Senate, 1946. Seventy-ninth Congress, Second Session, Hearings on Bill S. 1875, pp. 95-126. United States Government Printing Office, Washington D.C.; 1, 2 y 3 de julio de 1946.

131. Hildenbrand, G. (1986): «A coffee enema? Now I've heard everything», *Gerson Healing Newsletter*, núm. 13, mayo/junio, p. 99

de la bilis (coleréticos) incrementan la producción de bilis por parte del hígado, difícilmente favorecen ninguna detoxificación por parte de los sistemas enzimáticos de ese órgano. Los coleréticos no hacen sino asegurar el tránsito de la bilis desde los intestinos hasta su salida por el recto. Es un hecho fisiológico que la bilis normalmente es reabsorbida hasta diez veces por el organismo antes de salir del intestino en las heces.

La capacidad intensificadora de las enzimas del enema de café es única entre los coleréticos. Como no permite la reabsorción de la bilis tóxica por parte del hígado a través de la pared intestinal, es un método totalmente eficaz de detoxificar el torrente sanguíneo a través de los sistemas enzimáticos existentes en el hígado y el intestino delgado. Dado que la práctica clínica ha mostrado a los médicos que usan la terapia Gerson que los enemas de café son bien tolerados por los pacientes cuando se usan con una frecuencia de hasta cuatro horas a lo largo de un período de veinticuatro horas, el enema de café debería clasificarse en la bibliografía médica como el único agente colerético que no se reabsorbe, que es eficaz y cuyos resultados son repetibles. Esta clasificación podría extenderse para incluir la curación de patologías que requieren la absorción rápida y la no reutilización de la bilis.

Resumen de los beneficios fisiológicos que aportan los enemas de café

El doctor Gerson hipotetizó sobre las acciones y los efectos fisiológicos de los enemas de café y observó los beneficios clínicos que aportaban. Introducir 946 ml de una solución de café hervido aportará los siguientes beneficios fisiológicos:

- Diluye la sangre portal y, como consecuencia de ello, la bilis.
- La teofilina y la teobromina, los principales componentes nutracéuticos del café, dilatan los vasos sanguíneos y contrarrestan la inflamación en el intestino.
- Los palmitatos del café potencian a la glutatión S-transferasa, que es responsable de la eliminación de muchos radicales libres tóxicos del suero sanguíneo.
- El líquido del propio enema estimula el sistema nervioso visceral, favoreciendo el peristaltismo y el tránsito de la bilis tóxica diluida desde el duodeno hasta el exterior, a través del recto.

- Como el enema estimulante es retenido durante hasta quince minutos, y como toda la sangre del cuerpo pasa a través del hígado casi cada tres minutos, los enemas de café representan una forma de diálisis de la sangre a través de la pared intestinal.

Los enemas de café son seguros cuando se usan en el contexto del régimen combinado de la terapia Gerson. La intención del doctor Gerson al aportar una dieta consistente en fruta, hortalizas y cereales integrales con restricción del sodio, rica en potasio y rica en micronutrientes era suministrar todos los nutrientes (conocidos y desconocidos) necesarios para la respiración celular y la producción de energía. Los entornos ricos en potasio y pobres en sodio tienden a devolver a las macromoléculas celulares a sus estados de configuración normal y a mejorar la estructuración y el contenido en agua. La adición, por parte del doctor Gerson, de sales de potasio suplementarias en forma de acetato, gluconato y fosfato (monobásico) a la dieta, en la que el malato se aporta mediante el consumo frecuente de manzanas, mejora la eficacia del ciclo del ácido tricarboxílico (el ciclo de Krebs) en la producción mitocondrial de energía. El ciclo de Krebs consiste en una serie de reacciones enzimáticas en las que el organismo utiliza carbohidratos, proteínas y grasas para producir dióxido de carbono, agua y energía para las funciones de los órganos.

Ya en el siglo XIX se había observado cómo la restricción de las proteínas de origen animal, utilizada por el doctor Gerson como parte temporal del tratamiento de sus pacientes aquejados por enfermedades degenerativas, ayudaba a la reducción del edema celular. La administración de dosis elevadas de hormona tiroidea y de solución de Lugol da como resultado la multiplicación de las mitocondrias, que tienen su propio ADN y ARN y se replican independientemente en la célula. Se sabe que la hormona tiroidea mejora la oxidación de los azúcares por parte de las células y, por tanto, la producción de ATP, de modo que la energía celular aumenta ostensiblemente.

Estos numerosos mecanismos de tratamiento, que incluyen los enemas de café, propuestos por el doctor Max Gerson consiguen lo siguiente:

- Reducir las toxinas del suero sanguíneo para eliminar las agresiones crónicas a las células normales dañadas (macromoléculas).
- Mejorar el contenido en ión potasio de las células.
- Reducir el contenido celular en sodio.

- Reducir la hinchazón celular mediante la mejora de la estructuración del agua.
- Incrementar la cantidad de mitocondrias en las células y su actividad.
- Suministrar los micronutrientes necesarios para la producción de energía por parte de las células y su reparación.

Para una persona que intente hacer frente a cualquier tipo de enfermedad crónica o aguda resultante de algún proceso degenerativo, la contribución en forma de unos niveles bajos de toxinas en el suero sanguíneo mediante la administración de enemas de café es básica para conseguir un incremento en la producción de energía por parte de las células, un favorecimiento de la integridad celular, una mejora en la circulación de la sangre, una potenciación de la inmunidad y una reparación de los tejidos y una regeneración celular mejores. Se ha visto, clínicamente, cómo todos estos efectos fisiológicos beneficiosos son resultado de la administración del régimen combinado del programa curativo de la terapia Gerson. Incuestionablemente, los enemas de café se encuentran entre los aspectos más vitales de la terapia Gerson.

13

LOS ENEMAS DE CAFÉ Y CÓMO ADMINISTRARLOS

Ampliamente conocido como, prácticamente, el distintivo de la terapia Gerson, la técnica de administrar o de recibir enemas de café a los participantes en el programa ha cosechado su parte de vilipendio. Cierto número de críticos, detractores generales y rotundos calumniadores ha condenado esta práctica. Aun así, la autoinyección por vía rectal de 946 ml de un líquido que contiene café es terapéutica y curativa.

Como ejemplo del desacreditamiento de los enemas de café tenemos al editor de la revista *Journal of the American Medical Association*, Morris Fishbein (doctor en medicina). El doctor Fishbein, que ya ha fallecido, era un enemigo declarado del doctor Max Gerson y de todo lo que tuviera que ver con su programa de tratamiento. En público y en privado, al hablar de los métodos de curación alternativos, conocidos entonces como «terapias no convencionales contra el cáncer», el doctor Fishbein solía contar, siempre, el mismo y antiguo chiste: «¿Cómo quieres tu enema de café?, ¿con leche o con azúcar?».

Sobre los enemas de café

Incluso con una supuesta curiosidad médica relativa a sus enemas de café, la terapia Gerson se ha ganado el respeto mundial. Por ejemplo, en una carta con fecha de 8 de marzo 1999, el conde Baldwin de Bewdley, miembro de la Casa de los Lores de Inglaterra, invitó a Charlotte Gerson a que hablara a los miembros del Parlamento británico de la terapia Gerson. Los pares y los miembros del Parlamento asistieron a su exposición ante el Grupo Parlamentario de Medicina Alternativa y

Complementaria el 19 de mayo de 1999, y su conferencia fue un gran éxito.

Además, la hija del doctor Gerson acepta invitaciones para dirigirse a clases de las facultades de medicina, y hay muchas entre las que escoger. Es difícil describir las expresiones de incredulidad que surgen entre la audiencia de estudiantes de medicina cuando se presenta el tema de los enemas de café. Invariablemente, se escuchan, en varios asientos de la clase, risillas provocadas por la vergüenza. Y luego, siempre aparece un estudiante listillo que interrumpe en voz alta diciendo: «¿Cómo querrá su café?», parafraseando al doctor Fishbein. Charlotte Gerson ni se inmuta y responde ágilmente: «Solo, *sin* leche ni azúcar». Las risas relajan a toda la clase y Charlotte prosigue explicando este aspecto de la detoxificación del famoso programa de tratamiento de su padre.

Las respuestas entre la audiencia de doctores en ciernes suele ser: «¡Vaya! ¡Seguro que disfrutas mucho con eso!». O, «¿No podrías, simplemente, beber tres o cuatro tazas de café?». O, «¿Por qué ir tan lejos para conseguir un «chute» de cafeína?». Y finalmente, los estudiantes que piensan activamente y cuyo interés médico se ve motivado aparecen con la pregunta más importante: «¿Qué es lo que provoca un enema de café?».

Como ya dimos la respuesta completa en el capítulo anterior, ya conoce usted las respuestas correctas. Si no es así, vuélvase a leer el capítulo 12.

El doctor Gerson resume el procedimiento de los enemas de café

El doctor Gerson resumió, de forma sucinta, el mejor procedimiento para la autoadministración de un enema de café. Había escrito los sencillos pasos de forma abreviada para poder seguirlos de manera fácil. Estas indicaciones aparecen en su famoso texto para el usuario de productos y servicios médicos, y el Gerson Institute lo ha seguido aplicando con mejoras, tal y como se describe en su libro de bibliografía educativa.

El doctor Gerson recomienda a la persona que adopte una posición corporal concreta al serle administrado el enema de café. Escribe: «Para que los enemas sean más eficaces, el paciente debería recostarse sobre su lado derecho, con ambas piernas recogidas cerca del abdomen, y debe respirar profundamente para así absorber la mayor cantidad posible de líquido en todas las partes de su colon. El líquido debería retenerse entre diez y quince minutos».

Como describió el ya finado Harold Manner (doctor) en el capítulo 12, en el transcurso de doce minutos, casi toda la cafeína del café es absorbida a través de la pared intestinal y llega a los vasos sanguíneos hemorroidales. A partir de ellos, fluye directamente hacia las venas portales y luego hacia el hígado. El doctor Gerson advierte a los pacientes aquejados de cáncer y a otras personas muy enfermas que, durante los primeros meses de tratamiento, los enemas pueden administrarse con una frecuencia de hasta cada cuatro horas (durante el día y la noche) para que su efecto sea óptimo. Algunos pacientes afectados por un cáncer terminal salvan su vida y recuperan su salud sometiéndose a cinco enemas de café cada día durante algunos meses seguidos.[132]

En sus escritos, la formulación que el respetado médico germano-estadounidense había aportado como la mejor concentración para un enema de café es la siguiente:

1. Añada 3 cucharadas soperas colmadas de café molido (no instantáneo) a 946 ml de agua.
2. Deje que la solución hierva durante 3 minutos y luego caliéntela a fuego lento justo por debajo del punto de ebullición durante 15 minutos más.
3. Filtre la solución.
4. Llene un recipiente con capacidad para los 946 ml de líquido y deje que se enfríe hasta alcanzar la temperatura corporal.
5. Use esta solución a temperatura corporal para infundirla en el intestino.

La cantidad diaria de infusión de café para todo un día se puede preparar de una vez, aunque también se puede elaborar una solución de café más concentrada y luego diluirla en el grado necesario para la administración de enemas distintos durante aplicaciones consecutivas.

132. Gerson, M.: *A cancer therapy: Results of fifty cases and the cure of advanced cancer by diet therapy*, 6.ª ed. The Gerson Institute, Bonita (California), 1999, p. 190.

Las mejoras en los enemas de café a lo largo de medio siglo

La detoxificación del organismo es una de las contribuciones más importantes de la terapia Gerson para potenciar la vida. El enema de café es el procedimiento básico, pero como el colon es un órgano con gran capacidad de absorción, los enemas pueden administrarse por varias razones. Tal y como aprendió en el capítulo anterior, los enemas se remontan a la antigüedad y han sido descritos en la bibliografía a lo largo de los tiempos.

Durante el pasado medio siglo o más, desde que el doctor Gerson implantó los enemas de café como parte de su programa de tratamiento, se han añadido muchas mejoras a modo de refinamientos en la administración de los enemas. Esta sección describirá algunos de esos nuevos métodos que el Gerson Institute ha incorporado.

La autoadministración del enema de café habitual se ha modificado ligeramente y ahora se lleva a cabo de la siguiente manera:

1. Tome 3 cucharadas soperas colmadas de café molido y añádalas a 946 ml de agua hirviendo (use agua destilada si el agua del grifo está fluorada, y agua filtrada si el agua corriente de su región es normal).
2. Deje que la mezcla hierva, sin tapar, 3 minutos, y cueza a fuego lento, justo por debajo del punto de ebullición y tapada otros 15 minutos.
3. Filtre la solución con un colador fino para retener el café molido, o use un colador más grueso recubierto con un paño a modo de filtro, como, por ejemplo, un pedazo de una sábana de hilo vieja o de una camiseta interior de punto de mujer. Añada agua caliente suficiente para llenar un recipiente de vidrio hasta que marque 946 ml. (Se habrá perdido algo de agua durante el proceso de cocción y de filtrado.)
4. Prepárese para introducir esta solución de café a través de su recto cuando alcance la temperatura corporal.

Procedimiento para la administración del enema de café

El paciente debería tumbarse en el suelo sobre una colchoneta o sobre un colchón protegido con una sábana bajera de plástico, colocando encima de ambos una toalla para aportar mayor comodidad. En lugar del suelo o de una cama, algunos pacientes usan una cama plegable de camping o el famoso banco para enemas. Este banco para enemas consta de una mesa que tiene un tamaño de unos 1,20 x 0,60 m (como una mesilla para aperitivos), recubierta con una capa de gomaespuma de entre 8 y 10 cm de grosor que, a su vez, está recubierta de una capa de Naugahyde (cuero artificial recubierto de vinilo) o de plástico para su fácil limpieza.

De hecho, si puede acostarse y levantarse con facilidad, el suelo del cuarto de baño es lo ideal para la administración de un enema. Si es así, quizás prefiera colocar algún tipo de acolchamiento blando sobre el suelo del cuarto de baño y cubrirlo con plástico y una toalla (un colchón de los de las tumbonas del jardín es excelente), añadir una almohada y tumbarse sobre ese suelo acolchado. En cualquier caso, asegúrese de que usted o que el paciente al que esté ayudando se sientan cómodos y no pasen frío.

El paciente debería tumbarse sobre su lado derecho, con las piernas recogidas en una posición cómoda. Si, debido al dolor, es incapaz de tumbarse sobre su lado izquierdo, también es aceptable que se tumbe sobre la espalda, con las piernas recogidas. Túmbese sobre el lado izquierdo sólo como último recurso, ya que el enema de café llegará, con más facilidad, a una mayor profundidad en el intestino si está tumbado sobre su costado derecho. Tómese su tiempo para permitir que la fuerza de la gravedad haga que el líquido vaya entrando en su recto y su intestino. Haga que la parte inferior de la bolsa o el cubo para enemas estén elevados únicamente unos 50 cm por encima del extremo del tubo que penetra en su ano.

El enema, una vez introducido por completo en el colon, debería, en condiciones ideales, retenerse entre doce y quince minutos. Transcurrido ese tiempo, prácticamente toda la cafeína disponible debería haberse absorbido. No es recomendable retener el líquido más de quince minutos, ya que éste también será absorbido por el organismo. Si una persona no puede retener el enema doce minutos, debería hacerlo lo mejor que pueda sin intentar aguantar el líquido desesperadamente, ya que podría provocarle calambres abdominales. Si sólo puede retenerlo entre seis y nueve minutos, deje que el líquido salga tras este intervalo más breve. Al final, el hecho de aguantar el enema en el interior del intestino durante doce minutos no supondrá ninguna molestia. No lleva más que práctica, y hay gente que ha necesitado tres o cuatro meses conseguir este período ideal de retención del enema.

Un enema de café para el paciente postrado en la cama

En ocasiones, el paciente está postrado en la cama y no puede levantarse para la administración de un enema o para ir al lavabo. En tal caso, es necesaria la colaboración de un ayudante. Luego proceda tal y como hemos descrito anteriormente:

1. Recubra el colchón y la ropa de cama con una capa de plástico y una toalla.
2. Haga que al paciente se le aplique el enema mientras esté tumbado en la cama.
3. El paciente deberá retener el líquido durante entre doce y quince minutos y le proporcionaremos un orinal.
4. Si la incontinencia supone una complicación, el enema deberá administrarse mientras el paciente esté tumbado sobre el orinal.

Como hemos mencionado (y esto es un aspecto importante), la bolsa o el cubo para el enema no debería estar más de 50 cm por encima del cuerpo, para que así el café no penetre en el intestino a demasiada presión. La razón se pone de evidencia muy rápidamente. Una altura excesiva podría provocar demasiada presión y hacer que se produzca un peristaltismo inverso, acompañado de calambres.

Si aparecen calambres, detenga el flujo del líquido, ya sea pinzando el tubo para obturar su luz o bajando el cubo o la bolsa hasta la altura del cuerpo durante un rato. Luego vuelva a restablecer el flujo del enema.

Algunos pacientes han reportado, al inicio del tratamiento, que experimentan dificultades para la introducción de los 946 ml de líquido en su colon. Si ése es su caso o el de la persona a la que está ayudando, empiece con una cantidad que se pueda manejar con facilidad. Permita que el paciente tome y retenga esa menor cantidad, que la expulse y que luego acepte el resto del enema.

Hay personas que pueden aceptar el volumen completo (946 ml) de café desde el principio, pero durante el período en el que están experimentando su primera reacción de curación son incapaces, siquiera, de aceptar la mitad de ese volumen. Esto puede deberse a la presión tóxica por parte del hígado. Es necesario el mismo procedimiento que acabamos de describir: aceptar tanto líquido como sea cómodo retener, expulsarlo y luego aceptar el resto.

Variantes de la solución del enema de café

Hay muchas variantes del enema de café. Algunos pacientes afectados por un intestino irritable, colitis, diarrea, hemorragias o calambres quizás encuentren más cómodo usar 473 ml del café normal y añadir 473 ml de manzanilla. Esta combinación resulta de alivio para el tracto intestinal y suele ayudar a solucionar los síntomas mencionados.

En caso de una diarrea grave, puede que sea necesario eliminar el café y usar sólo manzanilla. Generalmente, a medida que los síntomas van desapareciendo, se puede añadir, lentamente, un poco de café concentrado a la infusión, empezando con 30-60 ml, luego 180-240 ml (siempre manteniendo los 946 ml como volumen ideal), hasta que el paciente pueda aceptar de nuevo el enema sólo de café.

La manzanilla, en lugar del café, también es recomendable al inicio de la terapia Gerson. Durante ese período, cuando se solicita a los pacientes que se apliquen cinco enemas de café diarios, el último de ellos, que se administra a las 22.00 h, podría hacer que no puedan dormir. En tal caso, recomendamos a estas personas que sustituyan el último enema de café por uno de manzanilla. Generalmente, tras tres o cuatro días, el enema de café de las 22.00 h ya no provoca insomnio.

En algunos pocos casos concretos (durante reacciones graves, en el caso de la absorción de un tumor grande o de dolor que afecta al paciente durante la noche), el doctor Gerson recomendaba también un enema nocturno. Si el paciente no puede dormir debido al dolor o a molestias, es mejor que se levante de la cama a las 02.00 o a las 03.00 h para la administración de un enema de café que no que esté agitado y dando vueltas en la cama sin poder dormir. La administración de ese enema de café suele permitir que el paciente pueda volver a dormir. A algunos puede parecerles sorprendente, pero estos enemas administrados en plena noche nunca parecen mantener al paciente despierto.

Los enemas admimistrados muy temprano por la mañana son también extremadamente importantes para los drogodependientes, que se despiertan con pesadillas debido a los síntomas de la toxicidad o del síndrome de abstinencia. Aquí les aportamos un consejo, algo que hemos advertido: antes de la administración del enema nocturno o del primero de la mañana, es buena idea comer una pieza de fruta o tomar un poco de salsa de manzana o de ensalada de fruta (dejaremos esta comida en la mesilla de noche, al lado de la cama del paciente) para así elevar un poco el nivel de azúcar en sangre.

Información más explícita sobre el tratamiento con aceite de ricino

Aparte de la autoadministración del enema de café, otra característica importante de la detoxificación es el tratamiento con aceite de ricino. Con el fin de conseguir una técnica de limpieza extremadamente intensiva, el doctor Gerson recetó un tratamiento con aceite de ricino para que el paciente aquejado por un cáncer lo tomara cada dos días. (Esta medicación con aceite de ricino no se aplica a los pacientes aquejados de cáncer tratados previamente con fármacos citotóxicos o quimioterapia. Éstos *no* deberían tomar aceite de ricino.)

Aquí tenemos cómo debería proceder un paciente con el tratamiento de aceite de ricino:

1. A alrededor de las 05.00 h, tome 2 cucharadas de aceite de ricino, seguidas de una taza de café solo con 1 cucharadita de azúcar moreno de cultivo ecológico.
2. A las 06.00 h, adminístrese su enema de café habitual.
3. A las 10.00 h, reemplace el enema de café por un enema de aceite de ricino.

Prepare el enema de aceite de ricino de la siguiente manera:

a. Introduzca en la bolsa o el cubo (para administrar el aceite de ricino es preferible el cubo, ya que es más fácil de limpiar que la bolsa) 4 cucharadas soperas de aceite de ricino.
b. Añada ¼ de cucharadita de bilis de buey en polvo.
c. Tome una pastilla de jabón normal (no use detergente) y frótela unos momentos en un enema de café que esté a temperatura corporal.
d. Tome este café jabonoso y mézclelo con el aceite de ricino y la bilis de buey en polvo. (Hay personas que prefieren usar una batidora eléctrica.)

Al mezclarlo todo, el aceite de ricino tiende a flotar sobre la superficie. Por tanto, deberá remover constantemente mientras el líquido va penetrando en su recto (es algo complicado, de modo que si no puede hacerlo, pida a alguien que le ayude a remover la mezcla mientras se la aplica). Este enema, junto con el aceite de ricino tomado por vía oral, es casi imposible de retener. No se esfuerce demasiado por retenerlo. En lugar de ello, libérelo cuando lo encuentre necesario.

Algunos pacientes informan de que cuando liberan el enema de aceite de ricino, les provoca quemazón en el ano. Puede producirse escozor, pero lo que debemos recordar es que *el aceite de ricino no provoca quemazón*. En realidad, esto se debe a la liberación de materias altamente tóxicas de los tejidos del organismo. Ésta es otra de las razones de por qué es tan importante la administración de estos enemas de aceite de ricino. De hecho, tras dos o tres tratamientos con aceite de ricino, la quemazón se reduce y desaparece. Esta ausencia indica que el nivel de sustancias tóxicas en el cuerpo es menor y que ya no irrita el recto y el ano. Si siente escozor, use un poco de vaselina para aliviar la zona. También puede utilizar un poco de ungüento de óxido de zinc (pero *no* en forma de supositorios, que contienen calmantes).

Algunos pacientes, si previamente han sufrido hemorroides, experimentan un recrudecimiento de esta situación. Puede sentir molestias durante algunos días, pero *no* debería, bajo ningún concepto, retener los enemas. Puede aplicarse ungüento de óxido de zinc localmente. No obstante, tenga presente que las hemorroides suelen estar provocadas por la presión tóxica y que, por tanto, la detoxificación es extremadamente importante y, por tanto, retener los enemas no es adecuado. Se ha observado, en estos pacientes, que las hemorroides desaparecen al poco tiempo y que no vuelven a aparecer. Tan sólo lleva tiempo y paciencia.

Recrudecimiento de los síntomas físicos debidos al tratamiento con los enemas

La frecuencia de la administración de los enemas de café, además de los tratamientos con aceite de ricino, se reduce tras cierto período de tiempo. Algunos pacientes padecen tal grado de toxicidad que no les va bien la reducción de la frecuencia de administración de los enemas. Si reducen la detoxificación demasiado pronto y se sienten enfermos, intoxicados o con dolor de cabeza, deberían volver a pasar al nivel de tratamiento más intenso durante un tiempo. Más adelante podrán intentar reducir la frecuencia de nuevo. Cada paciente necesita adaptar la frecuencia de la detoxificación a sus propias necesidades. A veces, cuando al paciente le va bien con la administración menos frecuente de enemas, pueden seguir produciéndose los recrudecimientos de los síntomas. Entre ellos podemos tener la liberación de nuevas sustancias tóxicas, un incremento de las inflamaciones o el dolor, los dolores de cabeza o la falta de apetito. En tales ocasiones, un enema más de café o de aceite de ricino ha logrado obrar maravillas.

A veces, los recrudecimientos de los síntomas se ven acompañados de diarrea. En tales ocasiones, el paciente quizás debería administrarse sólo dos enemas de manzanilla diarios para la limpieza poco agresiva del colon. Cuando la diarrea desaparezca, el paciente podría aplicarse un enema de manzanilla seguido, entre cuatro y seis horas después, de un enema de café y otro enema de manzanilla por la noche. Cuando el colon se haya calmado, podremos reiniciar el programa regular, pero aun así, parte de los enemas de café pueden mezclarse con manzanilla.

Algunos recrudecimientos de los síntomas son extremadamente intensos y hacen que el hígado secrete gran cantidad de bilis. Ésta podría refluir hacia el estómago. La bilis es muy alcalina, pero el estómago no puede retener nada que no se mantenga en un medio ácido. La bilis (alcalina) dará lugar entonces, de inmediato, a unas náuseas intensas, casi siempre acompañadas de vómitos. En tales casos, el paciente debería interrumpir los enemas de café, ya que, simplemente, estimulan un mayor flujo de bilis y más vómitos. Tome muchas infusiones de menta y gachas de avena. Use sólo los enemas de manzanilla. Cuando haya superado el recrudecimiento de los síntomas, y las náuseas y los vómitos hayan remitido por completo, reinstaure los enemas de café.

Algunos pacientes padecen problemas porque tienen muchos gases. Cuando el gas provoque mucha presión, será difícil administrar el enema de café. En tales ocasiones seguramente será necesario bajar el cubo para aproximarlo a la altura del cuerpo del paciente mientras esté tendido cabeza abajo, o incluso por debajo del cuerpo del paciente (si está en una cama o un banco) para permitir que el líquido vuelva a fluir hacia el cubo mientras, al mismo tiempo, permitimos que el gas se expulse por el recto. No obstante, si el gas está a demasiada altura en el tracto intestinal, esta técnica no funcionará.

En *A cancer therapy* (capítulo 27, p. 201), el doctor Gerson habla sobre algunos de los problemas generados por el recrudecimiento de los síntomas, entre los que se incluyen las dificultades con los enemas de café. Ya hemos mencionado (*véanse* páginas anteriores) que, durante estas desagradables reacciones de empeoramiento de los síntomas, los pacientes se encuentran, en ocasiones, con problemas para administrarse el enema, pese a que antes el procedimiento se producía sin problema alguno. El otro inconveniente es que el paciente se aplica el enema, lo retiene durante el período óptimo de doce minutos y luego lo expulsa, pero... ¡el líquido infundido no se libera! Este intestino tan poco colaborador suele ser producto de los espasmos y calambres intestinales, lo que no tiene por qué verse acompañado de dolor ni molestias. Hay varias medidas que el paciente puede tomar en caso de que experimente espasmos en el colon:

1. Túmbese en la cama, sobre su costado derecho, con las piernas estiradas hacia arriba y, quizás, con una botella o bolsa de agua caliente sobre el abdomen.
2. No se asuste.
3. Si, después de un tiempo sigue sin poder expulsar el café, adminístrese otro enema de café añadiendo 3 cucharaditas de una solución de agua oxigenada (peróxido de nitrógeno) al 3 % al enema.
4. Si el espasmo no remite, tome aceite de ricino por vía oral.
5. Durante los siguientes días, añada 3 o 4 cucharaditas de la solución de compuesto de potasio regular en cada enema de café. *No prosiga con el potasio en el enema de café durante más de una semana ya que, de otro modo, el colon se irritaría.*

Durante el transcurso de estos espasmos del intestino, nunca hay peligro alguno para el paciente, incluso si es incapaz de expulsar el café. Toda la solución del enema es fácil de absorber a través del colon y de excretar por los riñones y la orina si no se expulsa de la forma usual.

Sigue habiendo otras formas de utilizar terapia del enema de la técnica Gerson. En realidad, no se trata de enemas limpiadores, sino más bien de lavativas rectales. En algunos (pocos) casos, los pacientes, durante una reacción de curación, vomitan casi todo lo que ingieren. Se deshidratan y se tornan hipoglucémicos. En tales ocasiones es fácil calentar el zumo de zanahoria o el de verduras que preparamos normalmente (incluidos los medicamentos) hasta que alcancen la temperatura corporal e introducir los 250 ml en una bolsa o cubo para los enemas y dejar que se introduzcan en el recto. (Use sólo zumo de zanahoria/manzana y de verduras, pero *no* zumo de naranja. *No añada agua al zumo.*) Esta lavativa no debería expulsarse. Como sólo contiene 250 ml puede retenerse fácilmente hasta su completa absorción. La administración de los enemas de zumo de fruta y verdura puede repetirse cada hora, a medida que se vayan preparando. Tan pronto como el paciente pueda, debería empezar a tomar los zumos con normalidad.

En el mismo sentido, el doctor Gerson también sugirió, en casos de úlceras graves en el útero o en el cuello uterino, el uso de una ducha vaginal preparada con zumo de verduras. Este zumo aporta una limpieza suave, además de detoxificación, y el procedimiento estimula la curación.

El doctor Gerson sugirió la preparación de todo el café necesario para todo un día de una sola vez. En tal caso puede preparar una solución de café concentrada.

Cómo preparar el café concentrado

Para concentrar el café para usarlo más adelante de forma diluida, use una cacerola más bien grande y 2,36-2,84 litros de agua. Aquí tenemos cómo se prepara el café concentrado:

1. Cuando el agua hierva, añada 15 cucharadas soperas colmadas de café molido. Como cada enema debería contener el equivalente a 3 cucharadas soperas de café, las 15 cucharadas soperas le aportarán suficiente concentrado de café para preparar cinco enemas.
2. Vuelva a llevar la solución a ebullición durante unos minutos, déjela a fuego lento, y justo por debajo del punto de ebullición, unos 15 minutos más y cuélela.
3. Distribuya el concentrado resultante en cinco partes iguales. (Puede introducir cantidades iguales en cinco recipientes de 946 ml.)
4. Luego rellene cada recipiente hasta completar los 946 ml con agua destilada y así poder usarlo como enema.
5. Si necesita modificar el enema de café y añadirle una infusión de manzanilla (como ya hemos explicado anteriormente), puede agregar 473 ml de manzanilla al café concentrado.
6. Para acabar, rellene el recipiente con agua suficiente para obtener 946 ml. Antes de usar esta mezcla, caliéntela a la temperatura corporal.

Tercera parte

ADAPTACIÓN DE LA TERAPIA A DISTINTAS ENFERMEDADES

14

LA TERAPIA GERSON ESTÁNDAR PARA LA MAYORÍA DE LOS CÁNCERES

En 1984, Alexandra Lennox, de Sacramento (California), de cuarenta y cuatro años, divorciada y con tres adolescentes a su cuidado, volvió a recibir un diagnóstico de un carcinoma intraductal invasivo en su mama izquierda tras una mastectomía parcial practicada con anterioridad. El diagnóstico inicial de la paciente, que dio lugar a la mastectomía parcial inicial, había resultado más sencillo y menos peligroso que esta segunda vez.

Inmediatamente después de su segunda operación para la extracción del tumor, el cirujano mamario vio que los márgenes de los tejidos cancerosos de su pecho no eran «limpios», lo que implica que la mastectomía parcial no había eliminado todo el cáncer. El cirujano recomendó, por tanto, el examen de los ganglios linfáticos y le propuso la mastectomía total de su pecho izquierdo.

Una buena amiga de Alexandra pudo conseguirle una cita con el jefe del departamento de oncología de la Facultad de Medicina de la Universidad de Stanford. Tras examinarla, el oncólogo afirmó, de forma indiferente y ateniéndose a los hechos: «Sin duda, su problema es una enfermedad que, normalmente, se prolonga entre dos y diez años; pero no creo que siga viva en dos años, ya que la enfermedad se halla muy extendida. Solucione sus asuntos lo mejor que pueda y páselo lo mejor posible, y no se preocupe: disponemos de fármacos potentes para cuando empiecen sus dolores».

La devastadora declaración del médico sobre el final potencial de su vida no fue fácil de aceptar para la señora Lennox, ya que había estado enfrentándose a numerosas complicaciones en su vida diaria. Antes del diagnóstico, por ejemplo, había sufrido una depresión grave, unos niveles bajos de azúcar en sangre crónicos (hipoglucemia), intensos dolores de cabeza constantes, miodesopsias (moscas o manchas voladoras) oscuras en sus ojos que dificultaban su visión, innumerables alergias, candidiasis (numerosos síntomas relacionados con el síndrome de la levadura), cálculos en los riñones y una buena dosis de alteración emocional (principalmente ira tras su divorcio de su marido alcohólico tras diecisiete años de matrimonio. Y se preocupaba por sus tres hijos adolescentes, que consumían alcohol y drogas, cosa que parecían haber aprendido, por asociación, de su ex marido.) Incuestionablemente, esta desafortunada mujer padecía un estrés mental y emocional enorme.

Tras el nuevo examen de su pecho y la confirmación del diagnóstico de cáncer, concertó una cita con otro especialista, un oncólogo que aplicaba radioterapia. Mientras estaba sentada en su consulta, sintió repulsión al verse en compañía de tantos pacientes débiles, con vendas y muy enfermos, a los que habían llevado hasta allí empujando sus sillas de ruedas. Esta mujer no pudo concebir la idea de vivir en ese estado de mala salud y salió de la consulta del médico sin ni siquiera verle.

Mientras conducía de vuelta a casa aterrorizada, la angustiada mujer empezó a darse cuenta de que algunos de los jardines de césped de su vecindario tenían un color verde lleno de vida, mientras que otros eran marrones y tenían un aspecto enfermo. Le sorprendió la idea de que si unos nutrientes adecuados para los jardines podían mejorar el crecimiento del césped, ¿por qué no podía responder el cuerpo humano de la misma forma? Alexandra Lennox pensó que con una nutrición excelente podría seguir viviendo durante, por lo menos, otros cinco años o hasta que se pudiera encontrar una cura para el cáncer. Luego, en el interior de su mente, escuchó claramente una voz que le decía: «¡Puedes alimentar y nutrir tu mente y tu cuerpo y volver a ponerte bien!».

Llegado ese punto, condujo sin detenerse en su casa y fue hasta una tienda de alimentos ecológicos con el fin de aprender sobre la nutrición y del cáncer de boca del propietario del negocio o de cualquier otra forma disponible. Al ver que en las estanterías de la tienda había muchos libros sobre cómo seguir una dieta para perder peso, la paciente preguntó, en concreto, acerca de información para el tratamiento del cáncer. Teniendo en cuenta la situación de Alexandra, el propietario del negocio le recomendó el libro del doctor Gerson: *A cancer therapy: Results of fifty cases.*

«El protocolo Gerson contra el cáncer es la terapia más dura de seguir, pero es la mejor», le dijo el propietario de la tienda de productos ecológicos. Como consecuencia de ello, esta desesperada víctima del cáncer adquirió el libro.

El programa dietético del doctor Gerson la asustó al principio, pero telefoneó al Gerson Institute de Bonita (California) y cuatro días más tarde llegaba a un hospital de Tijuana (México) que ofrecía la terapia Gerson con supervisión médica.

Fue sola, acompañada de una buena ración de negatividad que se manifestaba en las cartas y las llamadas telefónicas de su familia. Aun así, la mujer se mantuvo firme. Con el tiempo, los análisis mostraron su mejoría constante y, finalmente, volvió a Sacramento a tratarse ella por sí sola.

Tras dos años de seguimiento de la terapia Gerson, Alexandra Lennox pudo, finalmente, considerar que había vencido el cáncer de mama. Había conservado sus dos pechos y estaba prosperando. Volvió a tener relaciones sexuales con hombres. Sus amigas la describían como vivaz, habladora, inteligente y con un aspecto «realmente fabuloso». Después de dos años más, se sintió en la cima de sus capacidades.

Resumen de la terapia Gerson estándar para las enfermedades degenerativas

¿Qué es lo que hizo Alexandra Lennox para recuperar su salud y eliminar el cáncer, además de sus otros problemas de salud? A continuación tenemos un resumen de la terapia Gerson estándar para las enfermedades degenerativas.

Este capítulo expone el protocolo estándar de la terapia Gerson seguido por aquellos pacientes afectados por enfermedades degenerativas que no pretenden enfrentarse a las complicaciones del tratamiento. El capítulo habla de:

- *Por qué no se debe beber agua* cuando se sigue la terapia Gerson para eliminar problemas de salud graves.
- *Por qué se tiene que tomar extracto de tiroides* regularmente cinco veces por día.
- *Por qué se debe tomar solución de Lugol (yoduro de potasio, a la mitad de su concentración normal)* a una dosificación de ocho a diez gotas por día como terapia contra el cáncer.

- *Por qué se tiene que tomar una solución líquida de compuesto de potasio* a una dosis de 4 cucharaditas diez veces por día, lo que representa 2 g o 50 mEq de cada uno de los siguientes elementos: acetato de potasio, gluconato de potasio y monofosfato de potasio (aunque esto no se aplica en el caso de ciertos pacientes aquejados de cáncer).
- *Por qué se ha de consumir aceite de linaza prensado en frío* a razón de 1 cucharada sopera dos veces por día (con una reducción posterior del consumo de este aceite a 1 cucharada sopera una vez al día después de cuatro semanas).
- *Por qué se tiene que seguir la rutina de obtención y consumo de zumos* que requiere de la ingesta de trece vasos de 250 ml de zumo de manzana/zanahoria, de zanahoria sola, de verduras de hoja y/o de naranja.
- *Por qué se debe ingerir niacina* a una dosis de 50 mg seis veces al día.
- *Por qué se tiene que tomar un suplemento de pancreatina porcina*: tres tabletas de 325 mg de enzima cuatro veces por día.
- *Por qué hay que administrar una inyección intramuscular de hígado/vitamina* B_{12}: 300 μg de vitamina B_{12} junto con 3 cm^3 de extracto de hígado cada día.
- *Por qué se debe ingerir Acidol® (betaína clorhidrato y pepsina)* a razón de dos cápsulas tres veces al día antes de las comidas.
- *Por qué se tiene que tomar coenzima* Q_{10} con una dosificación variable.
- *Por qué hay que tomar laetril (amigdalina)*, de utilidad contra todos los cánceres primarios, pero especialmente indicado contra las metástasis de los cánceres óseos.
- *Por qué se debe usar Wobe-Mugos® o Megazyme Forte®*, que son enzimas para contrarrestar el gas gastrointestinal y para reducir las masas tumorales.
- *Por qué se tiene que tomar levadura de cerveza*, con sus efectos tanto positivos como negativos (por ejemplo, está contraindicada en el caso de los pacientes aquejados de cáncer).
- *Por qué hay que administrar cinco enemas de café de 946 ml* cada uno a diario durante un período variable de hasta dos años.
- *Por qué se debe ingerir aceite de ricino* (por vía oral y rectal) cada dos días a modo de tratamiento.

- *Por qué hay que someterse a cambios en las medicaciones durante el primer año.*

Considerados como la base de la terapia Gerson, los breves retazos de los temas que exponemos en este capítulo no hacen sino copiar ligeramente las instrucciones para el tratamiento que se han administrado con anterioridad (o que quizás sean administrados más adelante). De hecho, este capítulo podría considerarse como el pivote de todo el libro y seguramente será consultado frecuentemente por los lectores que intenten ayudarse a sí mismos o a un ser querido a vencer a las enfermedades degenerativas de cualquier tipo, pero especialmente los distintos cánceres y leucemias.

Las razones para evitar el agua como bebida

Generalmente, a la gente se le dice que para mantener las funciones corporales a su nivel óptimo debería beber unos ocho vasos de 250 ml (unos dos litros) de agua a diario. Con la terapia Gerson, las normas son distintas. Debemos estudiar el agua desde algunos ángulos para comprender por qué esta regla cambia.

En primer lugar, cuando la gente consume una dieta con un exceso de sal, es normal que tenga sed, ya que nuestra fisiología humana nos fuerza a beber agua suficiente para poder mantener un exceso de sodio en la solución. Si es demasiado concentrada, la acumulación de sodio provoca problemas en el suero sanguíneo, además de en las células.

El sodio de la sal común puede matar. Como se reportó a nivel mundial el 27 de julio de 1999, Leroy Elders, un bebé de Gran Bretaña de tan sólo tres meses, murió debido a una sobredosis de sal después de que sus jóvenes progenitores le dieran alimentos para adultos. Los periódicos de Londres explicaron que los padres de la criatura le dieron copos de avena para el desayuno y puré de patatas con jugo de carne asada porque la comida para bebés era demasiado cara. Después de una autopsia, el pediatra del bebé dijo: «El organismo de Leroy contenía nueve gramos de sal, en comparación con la dosis máxima diaria de siete gramos recomendada para un hombre adulto. La cantidad de sodio era demasiado alta como para que los riñones de la criatura la pudieran procesar, y le envenenó provocándole la muerte».[133]

133. Nordwall, S. P. (1999): «Salt poisoning», *USA Today*, 28 de julio, p. 6A.

En segundo lugar, otra causa de la sed es consumir una dieta rica en proteínas de origen animal y grasas. Los productos intermedios o los finales de la digestión de las proteínas y las grasas afectan al organismo y hacen que la persona que las consume se sienta sedienta. Los nutricionistas han observado que la gente frugívora (aquella que sólo consume fruta) no suele sentir sed. La fruta contiene agua destilada natural, es de fácil digestión y no provoca la aparición de residuos tóxicos. Por tanto, el organismo no requiere líquidos adicionales.

El doctor Max Gerson prohibió a los pacientes sometidos a la terapia Gerson que bebieran agua por varias razones. La primera es que los pacientes que siguen esta terapia consumen a diario trece vasos de 250 ml de zumos recién preparados, lo que es mucho líquido. En segundo lugar, los pacientes sometidos a esta terapia también consumen sopa sin sal dos veces al día, lo que les aporta líquidos adicionales. Estos dos componentes concretos de la terapia Gerson suman unos 4 litros de ingesta de líquido cada día, que es más que suficiente para satisfacer las necesidades de una persona.

Algunos pacientes que siguen el programa Gerson solicitan, no obstante, más líquido, o se despiertan algunas noches con la necesidad de beber más fluidos. Como a los enfermos como ellos no se les permite beber agua, se les deberían proporcionar infusiones, como la de menta, azahar, tila y/o tahebo (lapacho o pau d'arco). Se debería conservar cierta cantidad de estas infusiones en un termo que dejaremos en la mesita de noche, al lado de la cama. Además, si al paciente le cuesta dormir, algunas hierbas, como la valeriana, nos permiten preparar una infusión que induce el sueño.

En tercer lugar, el doctor Gerson no permitía a sus pacientes beber agua porque tiende a diluir el ácido del estómago y los jugos digestivos del tracto gatrointestinal. Se sabe que los pacientes que padecen enfermedades crónicas suelen tener un nivel bajo de ácido gástrico, lo que hace que no sea buena idea dejarles beber agua. El doctor Gerson observó que, si estos pacientes consumían agua, su digestión se veía afectada, dando lugar a gases y a otras molestias intestinales. Por el contrario, si alguien que ya sufre problemas intestinales toma infusión de menta, ésta estimula la digestión y alivia los gases u otros trastornos intestinales.

Tenga en cuenta que todos los tés negros y/o verdes contienen cafeína (similar a la del café) y deberían considerarse drogas, y que su consumo en la terapia Gerson está prohibido.

En cuarto lugar, la calidad del agua del grifo de muchos países suele ser mala. De hecho, el agua corriente clorada o fluorada en más del 60 % de las ciudades o poblaciones grandes es responsable de enfermedades. El cloro, y especialmente el flúor, son sustancias muy perniciosas: ambas pertenecen a la familia química de los halógenos y tienen unas propiedades similares. El flúor, que es el segundo elemento más tóxico (sólo por detrás del arsénico), es extremadamente activo y puede desplazar a los elementos menos activos de la familia de los halógenos, como el cloro y el yodo. El flúor es carcinógeno y un veneno mortal que, por ejemplo, han hecho consumir a los habitantes de EE.UU. con el apoyo de la Asociación Dental Estadonidense (ADE).[134, 135, 136, 137]

El flúor era, en su origen, un subproducto muy tóxico de la industria del aluminio. Cuando se eliminaba por el alcantarillado mataba a millones de peces, lo que acabó dando lugar a la prohibición de esta práctica. A partir de entonces, el flúor tuvo que eliminarse de forma especial siguiendo un proceso *muy* costoso. La industria del aluminio dio con una forma de vender el flúor en grandes cantidades en lugar de tener que eliminarlo y se le ocurrió añadirlo al agua potable. A su vez, convencieron a la Asociación Dental Estadounidense para que respaldara la idea (no fue una idea original de la ADE).

Cómo consumir agua fluorada puede dañar la glándula tiroides

El yodo es un mineral esencial para el organismo, y es necesario para que la glándula tiroides sintetice la hormona tiroxina. Esta hormona es extremadamente importante, ya que controla el metabolismo, que es el ritmo al que se quema el alimento. También forma parte esencial del sistema inmunitario. La tiroxina controla, mediante variaciones de la

134. Cousins, G. (1994): «Health today», *New Frontier,* mayo.

135. Valerian, V. (1995): «On the toxic nature of fluorides, part 2: fluorides and cancer», *Perceptions*, septiembre/octubre, pp. 30-37.

136. Glasser, G. (1995): «Dental fluorosis: a legal time bomb», *Health Freedom News*, julio, pp. 40-45.

137. Yiamouyiannis, J.: *Fluoride: The aging factor*, Health Action Press, Delaware (Ohio), 1993, p. 61.

temperatura corporal, la temperatura normal de la persona, o la fiebre, si resulta necesaria para superar una infección.

Cuando la función de la glándula tiroides queda reducida por el consumo de flúor (o cloro) en el agua, el yodo se ve desplazado de esta glándula. Esto debilita el sistema inmunitario. Entonces, la fisiología de la persona se ve acosada por tres tipos de patología: (1) es incapaz de generar fiebre, (2) aparecen alergias e infecciones y (3) el alimento no se metaboliza adecuadamente. Estas tres patologías dan como resultado la falta de energía y el almacenamiento de calorías en forma de un exceso de grasa. Como se ha visto, el agua potable fluorada y/o clorada se convierte en la fuente de esta patología de la glándula tiroides.

Otro problema derivado de un funcionamiento reducido de la glándula tiroides es el desarrollo y el depósito de placas en las arterias, lo que recibe el nombre de *arterioesclerosis* (o endurecimiento de las arterias). Esto da lugar a un mal suministro de sangre al corazón, al cerebro y a las extremidades. Con mucha frecuencia, los infartos y los ictus son resultado de la arterioesclerosis. El endocrinólogo Broda Barnes (doctor en medicina) demostró que una función tiroidea reducida y los ataques al corazón están relacionados. Mediante la administración de extracto de tiroides a sus pacientes afectados, el doctor Barnes pudo revertir la instauración de la arterioesclerosis y ayudarles a superar sus dificultades con las enfermedades cardíacas.

Con unos tipos similares de reversión de las enfermedades debido a la ingesta de extracto de tiroides, es obvio por qué los pacientes sometidos a la terapia Gerson toman este extracto de forma regular cinco veces al día.

Además, en presencia de una función tiroidea reducida, los porcentajes de cáncer aumentan. Hace muchos años, en ciertas regiones de EE.UU., se observó que un número inusualmente elevado de personas padecían bocio (enfermedad de Graves). El organismo de una persona afectada hace que la glándula tiroides aumente de tamaño para intentar ayudar a esa glándula a producir más tiroxina.

La razón de la existencia de este problema es una carencia de yodo en la tierra y en la dieta de las personas que viven en esas regiones. Si se aporta una cantidad suficiente de yodo, la mayoría de las glándulas tiroides inflamadas suelen recuperar su tamaño normal. Se observó que en estos «cinturones geográficos del bocio» de EE.UU. también había una mayor incidencia de cáncer. En un esfuerzo por proporcionar yodo a la población de estas regiones afectadas por el bocio, el gobierno de EE.UU, introdujo la «sal yodada». Como se asume que todo el mundo consume sal, los burócratas pensaron que esta adición de yodo en la sal suministraría la suficiente cantidad de este mineral a la población. Estaban en lo cierto: el bocio prácticamente desapareció tras la yodización de la sal.

Por qué es necesaria la solución de Lugol en la terapia Gerson

La sal yodada supone, no obstante, un nuevo problema: tal y como se ha ilustrado anteriormente con el caso de la muerte del bebé británico de tres meses, la sal es una sustancia química perniciosa y mortífera. El doctor Gerson comprobó que todas las enfermedades crónicas aparecen por la pérdida de potasio y la invasión del cloruro de sodio (el condimento o compuesto químico que llamamos sal común) en el interior de la célula. La sal inhibe la producción de enzimas a nivel celular. Además, la sal potencia una mitosis (división celular) excesiva de las células. En otras palabras, favorece el cáncer. Obviamente, debemos evitar consumir sal y, a cambio, tenemos que obtener el yodo necesario para el organismo de otras fuentes.

Para restablecer el metabolismo tiroideo y el basal, además de la función fisiológica más importante de sus pacientes (el sistema inmunitario), el doctor Gerson utilizó la solución de Lugol a la mitad de su concentración normal. La solución de Lugol consiste en una solución de yoduro de potasio y de yodo al 5 % en agua. Esto permite que los pacientes, además de los enfermos, obtengan yodo sin ingerir el dañino sodio.

La ingesta de solución líquida de compuesto de potasio

Hasta que se estudian sus análisis de sangre, los pacientes con un historial de insuficiencia cardíaca, episodios de infartos de miocardio, ataques isquémicos transitorios u otros tipos de complicaciones cardiovasculares no deberían tomar compuestos medicinales que contengan potasio. Si éste no es el caso, se recomienda la utilización de la solución de compuesto de potasio (un líquido) en el programa terapéutico Gerson en una cantidad de 4 cucharaditas diez veces por día. Esta dosis representa, aproximadamente, 3½ g o 50 mEq de acetato de potasio y otros tantos de gluconato de potasio y de monofosfato de potasio (un total de 14 g o de 150 mEq por día).

Los pacientes sometidos a la terapia Gerson que tienen un historial de insuficiencia o de disfunción renal, gastritis, náuseas, metástasis óseas importantes, o cualquier indicio de problemas de hemorragias, deberían empezar con sólo 1 cucharadita de la solución del compuesto de potasio diez veces al día. Las dosis pueden incrementarse paulatinamente, con el paciente en observación por parte del asesor médico de la terapia Gerson.

Eliminar el flúor y el yodo del agua que toma

Para mantener la función tiroidea normal es imperativo que las personas sanas, y especialmente cualquier paciente que siga la terapia Gerson, eviten el cloro y el flúor, que dañan a la glándula tiroides. Si el agua del grifo está clorada, puede eliminar el cloro contaminante hirviéndola.

Pero hervir el agua de bebida no elimina los efectos tóxicos del flúor. Por el contrario, como el flúor se añade al agua en forma de fluoruro de sodio, que es una sal, hervir el agua concentra este mineral todavía más. Parte del agua se evapora y queda menos volumen de agua para diluir las sales de flúor.

Además, existen distintos filtros distribuidos comercialmente para aquellas personas que son conscientes de la contaminación del agua. Desafortunadamente, los filtros eliminan muchos, *pero no todos* los fluoruros. Incluso una pequeña cantidad que permanezca en el agua es perjudicial y no podrá ser tolerada por una persona gravemente enferma. Por tanto, si el agua corriente está fluorada, debería destilarse para eliminar todas las sales de fluoruro y hacer que su consumo sea aceptable para el paciente sometido a la terapia Gerson. También es importante usar un filtro de carbón activo en el purificador de agua, ya que ciertas fracciones volátiles, como los bencenos sintetizados comercialmente y otros solventes, superan el proceso de destilación.

Se han publicado algunos artículos en revistas relativos al posible peligro del consumo de agua destilada. Se alega que el agua destilada «arrastra» minerales del organismo. Este «arrastre», si realmente se produce, no supone un problema. En primer lugar, los minerales que contienen algunas aguas minerales son minerales inorgánicos que apenas se absorben (ésa es la razón por la que debemos consumir alimentos de origen vegetal: contienen enzimas que transforman los minerales inorgánicos en una forma orgánica que el organismo puede asimilar con facilidad). Además, estos minerales inorgánicos no están en proporciones muy adecuadas: suele haber demasiado sodio y calcio, junto con los francamente perniciosos nitratos y nitritos. En algunos casos, los distribuidores bienintencionados de aguas minerales corrientes y embotelladas incluso añaden fluoruros a su producto, y eso es algo que no se debe hacer.

Debe hacerse hincapié en que la necesidad de minerales del organismo *no* debería proceder del agua que se bebe, sino de la fruta fresca, las ensaladas y los zumos de hortalizas. Éstos son aportados en abundancia por el plan de la dieta de la terapia Gerson.

Ahora los lectores podrían muy bien preguntarse: ¿Si los pacientes que siguen la terapia Gerson no pueden beber agua, por qué preocuparse por su pureza? Aquí tenemos estas respuestas:

1. Aunque es cierto que a los pacientes de la terapia Gerson no se les permite beber agua, siguen teniendo que consumir sopa preparada con agua, tomar infusiones elaboradas con agua y cocinar algunas hortalizas con una cantidad mínima de agua.
2. Lo más importante es que los pacientes se aplican entre tres y cinco enemas de café a diario que, por supuesto, se preparan con agua. Estos enemas curativos son extremadamente importantes para ayudar a detoxificar el hígado, pero el colon es un órgano con gran capacidad de absorción. No sólo se absorbe la cafeína del enema de café, sino que los aditivos químicos del agua también se absorben con facilidad. El agua utilizada para los enemas debería ser la más pura que podamos encontrar.
3. La molécula de flúor es muy pequeña y activa, y no sólo pasa muy rápidamente desde el colon hasta el torrente sanguíneo, sino que también se absorbe a través de la piel. El agua usada para satisfacer todas las necesidades del paciente, incluidos las sopas, las infusiones, la cocina, los enemas internos y la limpieza externa, debe carecer de cloro y de flúor, además de otros contaminantes.
4. El agua que vaya a usarse por vía oral o anal debe purificarse. Cada vez que la Asociación Dental Estadounidense y sus miembros recomiendan que la gente ingiera flúor, casi todos los que seguimos este consejo erróneo nos estamos intoxicando. La purificación del agua puede ayudarnos a eliminarlo.

Por qué se ingiere aceite de linaza prensado en frío

El doctor Gerson, en su anterior trabajo con pacientes aquejados de tuberculosis y con personas afectadas por muchas otras enfermedades crónicas, era muy consciente de que estos pacientes necesitaban algún ácido graso esencial en su dieta. Hasta que descubrió que los pacientes aquejados de cáncer no podían tolerar ninguna grasa usó yemas de huevo crudas y un poco de mantequilla sin sal para los pacientes no cancerosos. Aun así, cuando los tumores de sus pacientes con cáncer desaparecieron y quiso añadir algo de aceite, yemas de huevo o mantequilla a la dieta de estas personas, se encontró con que su cáncer reaparecía.

Como otros médicos e investigadores no pudieron observar a pacientes que se habían recuperado de un cáncer, no disponía de orientación con respecto a este rebrote del cáncer. Por tanto, el doctor Gerson tuvo que experimentar con sus propios pacientes. Escogió a aquellas personas enfermas afectadas por cánceres externos (tumores malignos, como, por ejemplo, enfermedades mamarias inflamatorias), con lesiones fácilmente observables. Luego, con cuidado, después de que los tumores hubieran desaparecido, añadió uno u otro aceite a la dieta del paciente. Invariablemente, en un período de tiempo relativamente breve (una semana o dos), la lesión ya cerrada o curada reaparecía y los tumores volvían a crecer. En cuanto eliminaba la grasa o el aceite alimentario, los tumores volvían a desaparecer.

El doctor Gerson probó todo tipo de aceites insaturados, como el de oliva, los de frutos secos, los de semillas y otros. No encontró ninguno que fuera seguro para los pacientes afectados por cáncer durante el proceso de curación y recuperación del organismo. Debido a ello, especificó, en su famoso libro *A cancer therapy: Results of fifty cases*, que no se debe emplear «Ninguna grasa ni ningún aceite» en las recomendaciones de la terapia del paciente.[138]

Finalmente descubrió que llevaba hasta dieciocho meses (mucho tiempo después del restablecimiento de los órganos vitales y del aparato digestivo) poder dar a estos pacientes un poco de mantequilla sin sal o aceite vegetal. Aun así siguió investigando, ya que era muy consciente de la importancia de los ácidos grasos esenciales.

Finalmente, en 1958, una vez que su libro ya había entrado en la imprenta, durante el último año de su práctica y su vida, el doctor Max Gerson se encontró con el trabajo de Johanna Budwig (doctora), que también había estudiado los ácidos grasos esenciales. La doctora Budwig

138. Gerson, M.: *A cancer therapy: Results of fifty cases and the cure of advanced cancer by diet therapy: A summary of thirty years of clinical experimentation*, 5.ª ed. The Gerson Institute, Bonita (California), 1990, p. 242.

(que seguía viviendo en Alemania y era candidata al premio Nobel de medicina) había observado que el aceite de linaza es distinto a cualquier otra grasa y aceite alimentario y que es beneficioso para el paciente afectado por el cáncer sin provocarle ningún problema nuevo.

Por una rara casualidad del destino, el doctor Gerson recordó que el negocio de su padre consistía en el prensado de semillas de linaza, aunque no había pensado en este producto para usarlo en su práctica médica. El doctor Gerson se dispuso entonces a emplearlo de inmediato en sus propios pacientes y vio que, de hecho, el aceite de linaza mejoraba los resultados de su tratamiento contra el cáncer. Parece que los ácidos grasos ayudaban a transportar la vitamina A (betacaroteno) por el torrente sanguíneo para así incrementar la respuesta inmunitaria del paciente. Además, como el aceite de linaza es rico en los ácidos linoleico y linolénico, estos dos ácidos grasos esenciales insaturados omega-3 ayudaban a disolver las placas ateroescleróticas, lo que mejoraba la circulación sanguínea. De esa manera, la ingesta de aceite de linaza proporciona a la persona enferma (o sana) otro beneficio.

Somos afortunados porque ahora podemos obtener aceite de linaza de cultivo ecológico extraído mediante prensado en condiciones de refrigeración (ya que el calor daña el aceite), embotellado en recipientes de plástico de color negro, de forma que la luz no pueda oxidar el aceite, y refrigerado adecuadamente por los propietarios de las tiendas de alimentos saludables (naturales, ecológicos). Obviamente, es imperativo que este aceite esté protegido del aire, la luz y el calor para evitar que se enrancie.

Este aceite es sabroso, con un sabor similar a los frutos secos, si lo usamos como aliño para las ensaladas y sustituye a otros aceites. Si se obtiene fresco y se transporta con rapidez, el aceite de linaza se conservará en el congelador unos seis meses y en la nevera (sin abrirlo) unos tres meses; pero una vez se abre la botella, incluso manteniéndola refrigerada, el aceite de linaza debería consumirse en tres semanas. *Nunca* deberíamos calentarlo, ni usarlo para cocinar, hornear ni freír. Tampoco es bueno añadir aceite de linaza a una sopa caliente o una patata que acabemos de sacar del horno y todavía esté caliente. Se debería permitir que la patata se enfríe hasta alcanzar una temperatura adecuada para comerla antes de añadir el aceite. No consuma semillas de linaza, ya sean enteras o molidas: ingiera sólo el aceite, ya que es un medicamento. El hecho de que el paciente consuma las dosis recetadas (evitando una ingesta excesiva o insuficiente) es vital para que se produzca la mejor curación posible.[139]

Como el doctor Gerson no mencionó el aceite de linaza en su libro debido a las razones antes mencionadas, no había indicaciones sobre las cantidades que debían utilizarse. Afortunadamente, encontramos una carta del doctor Gerson a su gran amigo, el ganador del premio Nobel Albert Schweitzer, en la que le describe no sólo los buenos resultados obtenidos desde la utilización del aceite de linaza, sino también las cantidades usadas. Gerson escribe que durante las primeras cuatro semanas del tratamiento, se aporta a los pacientes 2 cucharadas soperas al día (1 cucharada sopera con la comida y otra con la cena). Luego, a lo largo de los meses siguientes, se reduce la dosis a 1 cucharada sopera por día. El Gerson Institute sigue usando esta misma receta con buenos resultados. En algunos (pocos) pacientes, la cantidad de aceite de linaza tenía que adaptarse dependiendo de varios factores: los resultados de pruebas de medición de los electrolitos en sangre, los niveles de colesterol HDL y LDL en sangre y los niveles de triglicéridos.

La suplementación con niacina/ácido nicotínico (vitamina B_3)

Para los pacientes aquejados de cáncer con un historial de quimioterapia nulo o escaso y que no se han sometido a una ostomía ni ninguna otra intervención quirúrgica, la suplementación con niacina/ácido nicotínico (vitamina B_3) es adecuada. La niacina forma parte integral del protocolo de la terapia Gerson. Su dosificación estándar es de 50 mg seis veces al día.

Los pacientes para los que esta vitamina está totalmente contraindicada son aquellos con un historial de hemorragias, úlceras, gastritis y los que están recibiendo, al mismo tiempo, prednisona, otros esteroides o Coumadin (warfarina/cumarinas).

Como alternativa, los pacientes con una insuficiencia hepática primaria o una actividad tumoral metastática en el hígado, una hepatitis de cualquier tipo (A, B, C, D o E) o una cirrosis hepática pueden recibir un máximo de 100 a 150 mg de niacina a diario.

139. *The Gerson Therapy physician's training manual,* The Gerson Institute, Bonita (California), 1996, p. 114.

La suplementación con pancreatina

El doctor Gerson escribió: «Vi que la pancreatina [enzimas pancreáticas puras obtenidas de extracto de páncreas de cerdo y que se elabora en Nueza Zelanda] era, en muchos casos, de gran ayuda en la terapia. Algunos (pocos) pacientes no pueden tolerar la pancreatina, aunque la mayoría se muestran satisfechos por padecer menos problemas digestivos debidos a los espasmos provocados por los gases y menos dificultades para recuperar su peso y su fuerza. Usamos las tabletas después de la detoxificación: cada una de ellas contiene 325 mg y no está recubierta. El paciente toma tres o cuatro tabletas tres veces al día, después de las comidas, y más adelante menos».[140]

Tal y como hizo el doctor Gerson, el facultativo de medicina complementaria y alternativa (MCA) Michael B. Schachter (doctor en medicina) de Suffern (Nueva York) solía recetar enzimas pancreáticas administradas por vía oral para tomar con las comidas y así ayudar a metabolizar las proteínas, las grasas y los carbohidratos.

También cumplen una función más específica contra el cáncer. Si se ingieren entre comidas, algunas de estas enzimas se absorben intactas y pueden tener efectos sistémicos beneficiosos para el paciente aquejado de cáncer. Las acciones incluyen un efecto antiinflamatorio y una tendencia a disolver el recubrimiento protector que hay alrededor de las células cancerosas.[141]

Las enzimas pancreáticas de la pancreatina «digieren la cubierta proteica que protege a las células cancerosas de su destrucción por parte de nuestro sistema inmunitario», explica el facultativo de MCA Robert C. Atkins (doctor en medicina), de la ciudad de Nueva York. En efecto, las enzimas pancreáticas eliminan el «escudo» que permite a las células cancerosas protegerse. «Es fascinante cómo muchos de los programas exitosos contra el cáncer que he estudiado incorporan enzimas pancreáticas», dice el doctor Atkins.[142]

---

140. *Op. cit.*, Gerson, M., pp. 211, 212.

141. Diamond, W. J.; Cowden. W. L.; Goldberg, B.: *An alternative medicine definitive guide to cancer,* Future Medicine Publishing, Inc., 1997, p. 375.

142. *Ibidem*, pp. 35, 36.

La administración de inyecciones de extracto de hígado/vitamina B_{12}

Para los pacientes afectados por enfermedades degenerativas es beneficioso que les administren una inyección intramuscular diaria de 100 μg de vitamina B_{12} (cianocobalamina), junto con 3 cm^3 de extracto de hígado. Excepto que un paciente tenga unos niveles excesivamente altos de vitamina B_{12} en la sangre o muestre una reacción alérgica a esta vitamina, su uso no tiene contraindicaciones conocidas.

Ingerir cápsulas de acidol antes de las comidas

En el caso de aquellos pacientes que no sufran complicaciones, pueden tomar dos cápsulas de Acidol (un producto que combina betaína clorhidrato y pepsina) tres veces al día, antes de las comidas. No obstante, las personas que padezcan úlceras gástricas, gastritis, náuseas graves, hemorragias intestinales o problemas esofágicos no deberían tomar Acidol. Los pacientes que, al mismo tiempo, estén tomando Coumadin (cumarina) al mismo tiempo que siguen la terapia Gerson también deberían evitar este producto.

Suplementación con coenzima Q_{10}

La coenzima Q_{10}, que prácticamente se considera una vitamina, es esencial para generar energía en forma de adenosín trifosfato (ATP) en los organismos vivos que usan oxígeno. No obstante, no se considera una vitamina, ya que el organismo produce su propio conezima Q_{10}.

La coenzima Q_{10} desempeña un papel vital en el sistema antioxidante fisiológico. Cuando se combina con la vitamina E, el selenio y el betacaroteno, la coenzima Q_{10} puede reducir significativamente los daños debidos a los radicales libres en los tejidos del hígado, el riñón y el corazón.[143]

El Gerson Institute recomienda la dosis inicial de 90 mg de coenzima Q_{10} una vez al día. Si no se experimentan efectos secundarios (princi-

143. Leibovitz, B., *et al.* (1990): «Dietary supplements of vitamin E, beta carotene, coenzyme Q10, and selenium protects tissues against lipid peroxidation in rat tissue slices», *Journal of Applied Nutrition,* 120: 97-104.

palmente taquicardia o arritmia), el paciente puede incrementar la dosis hasta 300 mg el segundo día y hasta 600 mg del tercer día en adelante.

La legitimidad de la suplementación con laetril

«Tras años de observación de los pacientes que usaban amigdalina [laetril], puedo decir, con completa seguridad, que no es tóxica ni inútil –dice Douglas Brodie (doctor en medicina), de Reno (Nevada)–. Tampoco creo que sea una cura ni una panacea contra el cáncer. La experiencia de mi clínica, como la de muchas clínicas de todo el mundo, es que la amigdalina tiene la capacidad de mejorar el estado de bienestar de paciente, aliviar el dolor provocado por el cáncer y reducir la necesidad de medicamentos contra el dolor.»[144]

El especialista en cáncer, el doctor Etienne Callebout (doctor en medicina), de Londres (Inglaterra), dice: «La amigdalina merece tener un lugar regular en la terapia contra el cáncer. No es tóxica y es hidrosoluble, y existen pruebas considerables de que funciona contra el cáncer».[145]

El laetril tiene un gran potencial de lucha contra el cáncer con respecto a los cánceres secundarios, incluida una reducción del 60 % de las metástasis pulmonares. Otras investigaciones indican que puede prolongar la vida de los pacientes aquejados por el cáncer mama y óseo.[146, 147]

La legitimidad de la suplementación con laetril está asegurada por el éxito de su utilización continua contra el cáncer durante estos últimos cuarenta años. Aunque el éxito en la reducción del dolor implica un mínimo de entre diez días y dos semanas de administración a diario, el laetril está indicado para las metástasis óseas. El doctor Brodie prefiere una dosis de 9 g por vía intravenosa (IV). Aquellos que no tomen el laetril por vía intravenosa IV, pueden suplementar su dieta con 500 mg de

144. *Op. cit.*, DIAMOND, W. J.; COWDEN. W. L.; GOLDBERG, B., pp. 78, 79.

145. *Ibidem*, p. 110.

146. NOWICKY, J. W. (1983): «New immunostimulating anticancer preparation: Ukrain», *Proceedings of the 13th International Congress of Chemotherapy*, Viena (Austria), 28 de agosto-2 de septiembre.

147. NOWICKY, J. W., *et al.* (1992): «Ukrain as both an anticancer and immunoregulatory agent», *Drugs under Experimental and Clinical Research*, XVIII: Supplement, pp. 51-54.

amigdalina por vía oral tres veces al día, siguiendo con esta dosis incluso después de que las pruebas físicas del cáncer hayan desaparecido.

La toma de Wobe-Mugos® o de Megazyme Forte®

Las dos enzimas importadas de Alemania a Wobe-Mugos® y Megazyme Forte®, derivan de fuentes vegetales y animales. Ambas son enzimas proteolíticas (que digieren las proteínas) y que se usan defensivamente contra los tumores. Contienen las siguentes sustancias enzimáticas: pancreatina, papaína, bromelaína, tripsina, quimotripsina, lipasa, amilasa y rutina (un bioflavonoide), que están indicadas, principalmente, cuando la persona enferma se ve afectada por una acumulación de gases grave y excesiva.

Algunos informes advierten que estas dos enzimas son de utilidad para ayudar a reducir el tamaño de los tumores malignos. Se administran en forma de inyecciones, tabletas o supositorios. Estos suplementos aportan al paciente aquejado por una enfermedad degenerativa una potenciación del metabolismo de todo el organismo.

Precaución a la hora de tomar levadura de cerveza

Originalmente, el doctor Gerson hizo que la levadura de cerveza formara parte de su programa terapéutico, pero fue mucho antes de la aparición de la infección por *Candida albicans*, que provoca el síndrome de la levadura. Él lo introdujo como tratamiento para los pacientes aquejados de cáncer antes de la utilización del zumo de hígado.

En la mayoría de las circunstancias actuales, la levadura de cerveza rara vez se recomienda ya para la terapia contra el cáncer debido al riesgo creciente de candidiasis, que provoca una distensión abdominal extremada y gas. Se han observado pocos beneficios clínicos por la toma de levadura de cerveza.

En los pacientes aquejados de cáncer, se han apreciado respuestas negativas tras la ingesta de esta levadura, y se especula que esta sustancia ya no es tan eficaz como en los tiempos del doctor Gerson. Eso se debe a que los pacientes que sufren cáncer han experimentado un incremento de su acidez: por tanto, la levadura no está pensada para ellos. Parecen poseer una presencia mucho mayor del microorganismo patológico *Candida* en su organismo debido a los cambios en la dieta y otros factores ambientales.

Los enemas de café son muy recomendables

Tal y como se aconsejó en los capítulos 12 y 13, es muy recomendable la administración de cinco enemas de café de 946 ml cada uno para aquellos pacientes afectados por enfermedades degenerativas. Deberían administrarse cada día, durante un período variable de hasta dos años, con un número de tomas que se irá reduciendo lentamente. Cada enema de café ayuda a purgar el colon y el hígado de las toxinas acumuladas, las células muertas y los productos de desecho.

El enema de café se prepara con granos de café descafeinado de cultivo ecológico, y se deja que el líquido se enfríe hasta alcanzar la temperatura corporal. Luego se administra mediante una bolsa para enemas. El café contiene coleréticos, que son sustancias que incrementan el flujo de la bilis (que es rica en toxinas) desde la vesícula biliar. El enema de café es, probablemente, el único colerético activo desde el punto de vista farmacéutico que se conoce en la bibliografía médica que se puede usar de forma segura muchas veces al día sin efectos adversos.[148]

El doctor Gerson reconoció, al principio de su enfoque terapéutico, que el enema de café es eficaz para estimular un complejo sistema enzimático implicado en la detoxificación hepática que ya hemos descrito en algunos de los capítulos anteriores y que se llama *sistema enzimático glutatión S-transferasa*. El incremento en la actividad de estas enzimas asegura una gran reducción de la actividad de los radicales libres y que las acciones patológicas de los carcinógenos se vean bloqueadas.[149]

La cafeína estimula, además, la dilatación de los vasos sanguíneos y la relajación de la musculatura lisa, lo que incrementa todavía más el flujo de bilis. Este efecto no se da cuando el café se consume a diario. De hecho, la única forma beneficiosa de ingerir café es a ravés del recto.

---

148. Lam, L. K. T., *et al.* (1982): «Isolation and identification of kahweol palmitate and cafestol palmitate as active constituents of green coffee beans that enhance gluthatione S-transferase activity in the mouse», *Cancer Research,* 42: 1193-1198.

149. Hildenbrand, G. (1990): «How the Gerson Therapy heals.» *Gerson® Healing Newsletter.* 6:3/4.

El tratamiento rutinario con aceite de ricino

Al seguir la terapia Gerson, la aplicación del tratamiento con aceite de ricino es algo rutinario. El doctor Gerson recomendaba su consumo por vía oral y mediante enema para la eliminación de la diarrea tóxica, los vómitos de bilis y otras reacciones intensas. Escribió: «Estas reacciones intensas son, de hecho, indicaciones del inicio de la mejoría, con un incremento en la producción de bilis, una mayor actividad del hígado y la eliminación de toxinas y venenos. Tras un período de uno o dos días, los pacientes sienten un gran alivio, muestran una mejor circulación, complexión y color, y tienen más apetito».[150]

Los tumores y los quistes de todos los tamaños también pueden reducir su volumen o eliminarse por completo con la aplicación de compresas de aceite de ricino. En un examen de las propiedades inmunoestimulantes de las compresas de aceite de ricino llevado a cabo en dieciséis personas, aquellas a las que se les aplicaron las compresas mostraron una mejoría significativa en la producción total de linfocitos y de otras células inmunitarias.[151]

El cambio de medicamentos durante el primer año de tratamiento

Aproximadamente un mes después del alta del tratamiento del paciente hospitalizado (entre las seis y las nueve semanas tras la admisión en un hospital que administra la terapia Gerson y el inicio de la terapia), se reduce la medicación con extracto de tiroides, potasio y solución de Lugol. Otros suplementos generalmente siguen tomándose en las dosis iniciales. El potasio suele reducirse de las 40 a las 20 cucharaditas diarias. El extracto de tiroides se limita a 130-195 mg al día. La toma de Lugol disminuye a seis gotas diarias.

Frecuentemente, estos niveles de medicación se mantienen durante nueve y catorce meses, y los ajustes en otros suplementos se basarán en los análisis de sangre y en otros métodos diagnósticos. Esto supone un

150. *Op. cit.*, Gerson, M., p. 81.

151. Biser, L.: «Study indicates castor oil improves immune system», *The Layman's Course on Killing Cancer*, University of natural Healing, Charlottesville (Virginia), 1992, p. 6.

cambio en el protocolo presentado inicialmente por el doctor Gerson en su libro, tal y como se editó. En lugar de ello, ahora los pacientes deben recibir dosis más altas de los tres medicamentos principales durante períodos de tiempo más prolongados que en la época del doctor Gerson. Cuando las medicaciones se reducen con demasiada rapidez, los enfermos suelen experimentar dificultades y una ralentización de su recuperación o una recidiva de la enfermedad.

La terapia Gerson estándar es, en sentido estricto, para pacientes aquejados de cáncer o que padecen otras enfermedades degenerativas sin otras complicaciones. Se producen modificaciones en el programa cuando se utiliza quimioterapia antes de la instauración de este tratamiento natural y no tóxico. Desgraciadamente, la quimioterapia hace que luego sea más difícil tratar al paciente, tal y como se explica en el capítulo 15.

15

TERAPIA MODIFICADA DURANTE LA QUIMIOTERAPIA

En 1996, F. C., un ama de casa y profesora de piano de cuarenta y seis años, se sometió a una mamografía, seguida de un procedimiento diagnóstico mediante ultrasonidos en su ciudad natal de Stockport. Para completar la evaluación de su cáncer de mama le tomaron una biopsia con una aguja que mostró un carcinoma infiltrante de 2,5 cm. En el transcurso de la mastectomía posterior, extrajeron quince ganglios linfáticos, catorce de los cuales eran malignos. El examen de las radiografías también mostró que el cáncer se había extendido a sus pulmones.

Sus médicos le recomendaron que se sometiera a quimioterapia, y se inició un protocolo de doce tratamientos que duraría todo un año. Los agentes citotóxicos que le habían programado son increíblemente agresivos y tienden a acumularse en los tejidos corporales del paciente.

Durante el transcurso de cada serie mensual de tratamientos de quimioterapia, F. C. enfermó tanto, y sufría unas náuseas y vómitos tan insoportables y que duraban tantos días y noches que rara vez dormía y apenas comía. Esta mujer perdía kilos de masa muscular de forma constante. Ella misma comenta: «No podría explicarle lo horrible que era». Por supuesto, además, perdió todo el cabello.

Por otro lado, la quimioterapia redujo gravemente el número de glóbulos blancos, provocando una acusada depleción de leucocitos (neutropenia), lo que indicaba que su sistema inmunitario había quedado devastado. Como los neutrófilos son una parte importante del sistema inmunitario, su completa supresión provocó que la paciente sufriera múltiples clases de infecciones graves. La neumonía, el herpes labial y otras enfermedades siguieron inmediatamente a cada una de las sesiones mensuales de quimioterapia.

Para conservar su vida mediante el control de sus infecciones, F. C. tuvo que ser ingresada en el hospital después de cada serie de tratamientos. Esta situación se hizo crítica y los médicos se vieron forzados a detener la quimioterapia después de que F. C. se hubiera sometido a sólo nueve de las doce sesiones propuestas. Sus pulmones no habían mostrado mejoría. El cáncer permanecía inalterable y la enviaron a casa catalogándola como «terminal», sin que existiera otro tratamiento disponible.

Esta paciente moribunda afectada por el cáncer (cuya grave enfermedad se había visto complicada por los agentes citotóxicos) supo, gracias a una naturópata de su región, que la terapia Gerson había vencido batallas al cáncer. En marzo de 1997, F. C. ingresó en el Centro de Tratamiento Gerson de Tijuana (México). Ella misma escribió: «Sentí inmediatamente que este hospital Gerson era un lugar de curación».

Pero para esta mujer concreta, el proceso de detoxificación no fue fácil. Experimentaba reacciones graves debido al tratamiento anterior con quimioterapia, con muchas náuseas y vómitos continuos. Gradualmente, no obstante, la terapia Gerson funcionó y eliminó las sustancias tóxicas acumuladas en su organismo.

A F. C. le llevó varios meses superar los daños provocados por su tratamiento con quimioterapia, y experimentó unos seis meses de ataques o recrudecimientos de los síntomas provocados por las sustancias químicas que permanecían en su organismo. Estas reacciones de curación suelen observarse en la mayoría de los pacientes que han recibido los venenos acumulativos de los agentes citotóxicos.

Tras unos ocho meses de seguimiento de su régimen de la terapia Gerson en su hogar, la paciente acabó sintiéndose mucho mejor. En esa época, sus amigos decían que tenía un aspecto mucho más saludable, y que su actitud se tornó alegre y vivaz. Seguía combatiendo los ataques ocasionales de náuseas, aunque se maravillaba por la transformación de su estado de salud.

Previamente, tras su alta del hospital Gerson, sus radiografías después de haberse sometido a su nuevo programa dietético durante tres semanas, habían mostrado una mejoría tan espectacular que ya no existía ningún crecimiento de los tumores pulmonares y mamarios. El tamaño de los tumores se mantuvo estable. Además, la mujer subrayó que: «espiritual y emocionalmente estoy haciendo lo correcto».

Tras seguir durante un año la terapia Gerson, las reacciones curativas de esta paciente seguían apareciendo ocasionalmente como motivo de la quimioterapia anterior. Escribe: «Muchas veces, mi sensación era la de que estaba pasando a través de una tormenta interior, con períodos de calma que iban llegando». Pero todo iba bien para F. C. Ella misma informa de que «ahora mi piel resplandece, mi memoria ha mejorado, mi cabello ha vuelto a crecer con fuerza y tiene una textura maravillosa sin usar acondicionador».

Una de las infecciones que le había afectado durante las sesiones de quimioterapia eran hongos en las uñas de los pies, especialmente en las de los dedos gordos. Tras algunos meses siguiendo la terapia Gerson, esas zonas con hongos desaparecieron y ya vuelve a tener unas uñas de los pies normales. Dice que «al ver las uñas de los pies nuevas y limpias, creo que indican que mi sistema inmunitario está mejorando. Además, las varices de mi pierna izquierda están reduciéndose y ya no sobresalen».

Durante la reacción de curación por la que pasó durante seis meses, a finales de 1997, su piel mostraba tonalidades grises y volvía a vomitar violentamente debido a unas náuseas tan intensas que evitaban que durmiera. Según comentó: «Era una situación muy similar a la que experimenté inmediatamente después de recibir la quimioterapia, cuando estaba tan enferma». Entonces, las sustancias químicas almacenadas estaban saliendo de su organismo, pero sus efectos contaminantes siguieron haciéndole sentir enferma mientras se iban eliminando.

También describe ese recrudecimiento que surgió a los seis meses como si pareciera que la gripe la hubiera invadido, pero supo que esta reacción de curación señalaba el punto de inflexión en su victoria contra el cáncer. Las perspectivas de esta mujer se hicieron mucho más positivas. «La terapia Gerson no sólo cura a la humanidad, sino que sana al entorno,» nos contó.

F. C. no está totalmente recuperada de la quimioterapia que le administraron. Esta antigua paciente aquejada de cáncer que ha eliminado sus tumores ya lleva muchos meses con el tratamiento y sigue experimentando reacciones de curación ocasionales. Informamos de su historia porque al Gerson Institute suelen llegar preguntas sobre si hay pacientes que previamente hubieran recibido un tratamiento con quimioterapia y que se hayan recuperado. A estos pacientes les decimos que lleva más tiempo recuperar la salud tras la quimioterapia, pero que, con perseverancia, es completamente posible. Este caso puede considerarse típico sobre cómo alguien puede superar el cáncer de mama con metástasis en los pulmones, incluso después de haberse sometido a una quimioterapia citotóxica muy agresiva. Este capítulo está dedicado a aquellos pacientes inmunocomprometidos a los que les han administrado quimioterapia.

Qué es la quimioterapia y cómo actúa

El prefijo *quimio-* de la palabra *quimioterapia* indica que hay sustancias químicas implicadas en algún proceso o procedimiento, y el sufijo *-terapia* indica que el procedimiento es un tratamiento. Por tanto, el término *quimioterapia* señala, únicamente, que el tratamiento aplicado contra el cáncer utiliza sustancias químicas (fármacos).

Estas sustancias químicas administradas a modo de fármacos destruyen las células cancerosas a las que llegan, ya sea interfiriendo en el crecimiento celular o evitando que se reproduzcan. Los distintos fármacos funcionan de diferentes formas para interrumpir el ciclo vital de cada célula cancerosa. Algunos afectan a la célula maligna durante una o más de sus fases de crecimiento y no tienen efectos adversos sobre dicha célula durante el resto de fases. Otros fármacos afectan a la célula durante todo su ciclo vital.[152]

La idea del oncólogo es utilizar la quimioterapia como principal método para reducir la multiplicación de las células cancerosas o para destruirlas. Sería ideal que un fármaco administrado no afectara a las células sanas y destruyera a las mortíferas. No obstante, casi todos los agentes quimioterapéuticos destruyen células de los tejidos, ya sean patológicas o fisiológicas, enfermas o sanas, mutagénicas u homeostáticas. Casi todos los agentes quimioterapéuticos con los que cuenta el oncólogo son citotóxicos, y, en este sentido, la partícula *cito-* hace referencia a cualquier célula mientras que *-tóxico* indica su capacidad ponzoñosa.

Estos fármacos citotóxicos se remontan a la década de 1940, cuando una observación en la Facultad de Medicina de la Universidad de Yale reconoció que el potente gas mostaza nitrogenado de la primera guerra mundial había provocado daños selectivos en el sistema linfático y la

152. Morra, M.; Potts, E.: *Choices: realistic alternatives in cancer treatment*, Avon Books, Nueva York, 1980, pp. 174, 175.

médula ósea de los soldados. Se supuso que esta propiedad podría ser de utilidad como tratamiento contra los tumores malignos. Como consecuencia de ello, la primera aplicación exitosa de la quimioterapia tuvo lugar en Yale a mediados de la década de 1940, al adaptar el personal de esa universidad el gas mostaza como método para el tratamiento del cáncer. A partir de esta práctica se crearon agentes alquilantes a modo de terapia citotóxica. Las características principales de los agentes alquilantes, como la fosfamida, el melfalán y el clorambucil, son que se unen y destruyen los componentes de todas las células, principalmente el material genético de su ADN (ácido desoxirribonucleico).[153]

Al igual que sucede con todas las células de los tejidos de las plantas y los animales, las células humanas cancerosas poseen ADN. De hecho, el «cáncer» es algo que sucede cuando una parte del organismo de alguien crece de forma incontrolable y daña a otras partes sanas sencillamente porque un único grupo de células crece y se multiplica de forma desordenada y descontrolada. Por tanto, el cáncer es una enfermedad en la que una célula anormal del cuerpo muta y se multiplica de manera incontrolada.[154]

La razón por la que se produce una irregularidad en el crecimiento celular es que el ADN de un tipo de célula se vuelve capaz de desobedecer o escapar de los mecanismos de control que normalmente hacen que crezca de forma normal y ordenada. La clave para comprender la naturaleza del cáncer consiste en averiguar qué es lo que mantiene normalmente al ADN ordenado y cómo el ADN de algunas células es capaz de escapar a esta regulación. Si los científicos poseyeran este conocimiento, comprenderían qué es lo que provoca el cáncer, lo que nos podría ayudar a todos a averiguar cómo prevenirlo.[155]

Al no conocer por completo la razón del desarrollo de esta enfermedad maligna, cualquiera de nosotros que esté experimentando el crecimiento de un tumor puede beneficiarse de la aplicación personal de la

153. Moss, R. W.: *Questioning chemotherapy*, Equinox Press, Brooklyn (Nueva York), 1995, p. 173.

154. Bognar, D.: *Cancer: Increasing your odds for survival*, Hunter House, Alameda (California), 1998, p. 10.

155. Buckman, R.: *What you really need to know about cancer,* The John Hopkins University Press, Baltimore, 1997, p. 9.

terapia Gerson. Esto será así excepto que el sistema inmunitario de la persona haya quedado comprometido debido a un tratamiento previo con los agentes citotóxicos propios de la quimioterapia. Luego tendrá que seguirse un protocolo Gerson reducido o aminorado.

El protocolo Gerson aminorado para pacientes tratados previamente con citotoxinas

Tal y como vamos a comentar en detalle, para la terapia Gerson, en lo relativo a los pacientes aquejados de cáncer que se han sometido a una quimioterapia exhaustiva, este capítulo es otra porción fundamental de nuestro libro. Muchas personas que padecen cáncer se someten a quimioterapia como primer recurso, cuando en realidad ésta debería encontrarse entre los últimos procedimientos de tratamiento que deben seguirse. Tenga en cuenta que la quimioterapia degrada todavía más un sistema inmunitario ya dañado. *Nota:* todos los fármacos citotóxicos son carcinógenos: *provocarán* cánceres futuros.

Al autoadministrarse la terapia Gerson, su protocolo de medicación para cualquier paciente que haya recibido un tratamiento con quimioterapia difiere del protocolo estándar. Por ejemplo, la cantidad de medicación varía considerablemente, y no pueden aportarse unas directrices absolutas. Aun así, podemos aportar información general sobre un protocolo reducido o menos intensivo contra el cáncer. Deben tenerse en cuenta el número de sesiones del tratamiento citotóxico, sus dosis y los fármacos concretos administrados. Eso se debe a que la utilización del protocolo Gerson completo y no modificado puede ser extremadamente peligrosa para los pacientes aquejados de cáncer que se han sometido a un tratamiento previo exhaustivo con agentes citotóxicos.

La siguiente discusión sobre el protocolo de la terapia Gerson reducida es específico para los pacientes que se han sometido a quimioterapia. Actuar teniendo estos conocimientos les ayudará a responder más rápidamente y a experimentar una mejor recuperación a largo plazo de sus cánceres. De otro modo, algunos pacientes desinformados afectados por el cáncer podrían automedicarse con el protocolo Gerson más agresivo que hemos descrito en el capítulo 14, lo que podría afectar a su recuperación a largo plazo.

Para alguien enfermo debido al cáncer, incrementar las probabilidades de supervivencia y de un eventual bienestar tendrá lugar con más rapidez y eficacia siguiendo algunas advertencias propuestas por el Gerson Institute. Estas normas y recomendaciones concretas son el resultado de más de cincuenta años de experiencia y de paciente retroalimentación con respecto a su uso.

Una condición física afectada tras la quimioterapia

Todos deben ser conscientes de que cualquier forma de quimioterapia es precursora de los daños en la condición física de todas las personas a las que se administran agentes citotóxicos de cualquier tipo. Esto se debe a que los fármacos quimioterapéuticos entran en el torrente sanguíneo directamente mediante una inyección intravenosa o indirectamente a través de su absorción por medio de la mucosa gástrica o intestinal, tras lo cual se supone que los fármacos son transportados hacia donde las células tumorales estén medrando. La administración de un tratamiento químico es ciertamente diferente a la cirugía y a la radioterapia, que concentran su efecto sobre alguna parte o región concreta del organismo. La quimioterapia se usa cuando existe la posibilidad de que las células cancerosas puedan estar depositadas en otros lugares aparte del tumor primario o que estén circulando por todo el organismo por el torrente sanguíneo.[156]

Tal y como hemos mostrado en capítulos anteriores, la quimioterapia rara vez consigue la supervivencia a cinco años vista (o «curación») de alguien afectado por el cáncer: menos del 15 % de los casos para todos los tumores malignos. Puede que detenga temporalmente el crecimiento celular irregular, o que el fármaco administrado alivie el dolor y permita que la vida se prolongue un poco más.[157] Pero, en nuestra opinión, la quimioterapia como primer recurso es un error. En lugar de ello debería utilizarse como último recurso si otros tratamientos más suaves han fallado.

En la quimioterapia contra el cáncer se usan más de sesenta y cinco fármacos citotóxicos disponibles comercialmente, y se están estudiando otros tantos en pruebas clínicas. Algunos agentes quimioterapéuticos provocan problemas menores en forma de efectos adversos como la somnolencia, la fatiga general, la diarrea, la pérdida del cabello, las úlceras

156. *Op. cit.*, Morra, M.; Potts, E., p. 176.
157. *Ibidem*.

en la boca, unos recuentos sanguíneos bajos, las náuseas y los vómitos. Éstos son los efectos secundarios inmediatos conocidos con mayor frecuencia, porque un paciente aquejado de cáncer los experimenta de forma clara y obvia.

No obstante, lo que rara vez se comenta entre el oncólogo y el paciente son los otros efectos más graves, que son residuales, duraderos y tienen implicaciones más importantes para la calidad de vida ya de por sí deteriorada del paciente,

El paciente tratado previamente con productos químicos suele quedar, con frecuencia, en un estado físico muy debilitado. Esta debilidad surge debido a que (1) se provoca una reducción en el número de los componentes de la sangre que transportan el oxígeno y otros nutrientes a las células, (2) distintas mutaciones celulares, que pueden acabar provocando los cánceres secundarios, lo que es algo común, (3) la aceleración del crecimiento del tumor, en lugar de su reducción de tamaño, y (4) un envenenamiento profundamente arraigado de los tejidos vitales que es improbable que se solucione a no ser que las sustancias químicas anticancerosas sean eliminadas de las células de esos tejidos dañados.

Estas manifestaciones de debilidad física son efectos secundarios importantes de los que rara vez se habla, pero que son las principales razones para evitar la administración de quimioterapia con fármacos citotóxicos.

Incluso aunque el paciente permanezca en un buen estado físico tras someterse a la quimioterapia, aquí tenemos una breve discusión sobre esos efectos secundarios adversos mencionados:

1. Recuentos sanguíneos bajos

La reducción prolongada en los números de componentes de la sangre debido a la quimioterapia da lugar a la debilidad física, el aletargamiento mental, la fatiga crónica, la lasitud espiritual, la depresión emocional y a una postración rotunda. Por ejemplo, un número reducido de glóbulos blancos deja a la persona que se ha sometido a quimioterapia con una vulnerabilidad a las infecciones. Evitar a cualquiera que padezca un resfriado o la gripe se convierte entonces en una obligación. Además, el bajo recuento de plaquetas resultante debido a la quimioterapia da lugar a que sea fácil que aparezcan cardenales y hemorragias. Como consecuencia de ello, el paciente debe tener cuidado para evitar los cortes, quemaduras o heridas y debería mantenerse alejado de las aspirinas, el alcohol y otros fármacos que hacen que la sangre sea más fluida. A veces, si el recuento de plaquetas de una persona cae hasta niveles excesivamente bajos, puede que sean necesarias transfusiones.[158]

2. Mutaciones celulares

Algunos años después de recibir un tratamiento de quimioterapia, los pacientes pueden desarrollar cánceres secundarios, como, por ejemplo, una leucemia aguda. La Agencia Internacional para la Investigación del Cáncer (IARC) ha identificado veinte agentes anticáncer que normalmente se usan y que son, de hecho, potentes carcinógenos.[159, 160] Estos casos de generación de cáncer están frecuentemente relacionados con dos agentes alquilantes comerciales especialmente populares: el Cytoxan™ y el Alkeran™, además de casi todas las sustancias químicas anticancerígenas de tipo hormonal. Las combinaciones de estos fármacos mortíferos administrados a los pacientes en forma de «cóctel» son incluso peores con respecto a sus efectos secundarios residuales favorecedores del cáncer.

En su respetado libro médico *Cancer: Principles and practice of oncology*, Leonard DeVita (doctor en medicina), firme defensor de la quimioterapia, admite las propiedades potenciadoras del cáncer de los fármacos citotóxicos. El doctor DeVita afirma: «Las combinaciones quimioterapéuticas pueden aumentar significativamente el riesgo de padecer tumores secundarios, especialmente leucemias no linfocíticas. La combinación de ciclofosfamida, lomustina y vincristina [tres agentes citotóxicos] da lugar a una incidencia de la leucemia del 14 % en el transcurso de los cuatro años posteriores al tratamiento. El gas mostaza nitrogenado, la vincristina, la prednisona y la procarbacina usados para el tratamiento de la enfermedad de Hodgkin's dan lugar a unos porcentajes de leucemia del 17 % [...] La radiación incrementa el riesgo de padecer leucemia».

---

158. Dollinger, M.; Rosenbaum, E. H.; Cable, G.: *Everyone's guide to cancer therapy,* 3.ª ed. rev. Andrews McMeel Publishing, Kansas City (Misuri), 1997, p. 67.

159. Ludlum, D. B.: «Therapeutic agents as potential carcinogens», en *Chemical carcinogenesis and mutagenesis,* editado por P. L. Grover y C. S. Cooper, Springer-Verlag, Berlín (Alemania), 1990, pp. 153-175.

160. Marselos, M.; Vainio, H. (1991): «Carcinogenic properties of pharmaceutical agents evaluated in the IARC monographs programme», *Carcinogenesis.* 12: 1751-1766.

3. La aceleración del crecimiento de los tumores

Como resultado directo del hecho de entrar en contacto con los agentes quimioterapéuticos, que supuestamente reducen el tamaño de los tumores malignos, a veces se acelera el crecimiento de los tumores. Las células que constituyen su estructura se tornan, aparentemente, resistentes a los fármacos y, como paradoja del objetivo, ven potenciada su capacidad de expandirse y metastatizar. Los estudios clínicos de los pacientes y las investigaciones en los laboratorios con animales han demostrado esta paradoja.[161, 162]

4. Toxicidad profundamente arraigada

La quimioterapia provoca que los tejidos experimenten reacciones complejas debido al intento del organismo por detoxificarse. Los agentes citotóxicos son los contaminantes supremos, considerados por el organismo como productos de desecho, y el metabolismo quiere deshacerse de estos residuos presentes en su interior. Durante el transcurso de este proceso se desarrollan internamente problemas de salud subclínicos y obvios.

Los órganos del cuerpo protestan por la presencia de venenos médicos de varias formas: (1) mediante un funcionamiento comprometido del hígado; (2) a través de una diarrea continua para eliminar la irritante bilis; (3) mediante dolores en forma de calambres en la parte baja del abdomen; (4) a través de flatulencias y gases; (5) mediante otros síntomas sistémicos generales manifestados en forma de sensaciones similares a las que se producen cuando se tiene una gripe, de dolor de cabeza, sudores, un olor corporal intenso, debilidad, mareos, desmayos, espasmos intestinales y achaques y dolores musculares.

Estas molestias son indicaciones de la existencia de venenos profundamente arraigados en el interior del organismo debido a los agentes citotóxicos. Se trata de reacciones tóxicas que aparecen de forma sutil pero repetida. Una vez que las citotoxinas han sido eliminadas gracias al uso de la terapia Gerson, estos envenenamientos se recrudecen en forma

161. Houston, S. J., *et al.* (1992): «The influence of adjuvant chemotherapy on outcome after relapse in patients with breast cancer», *Proceedings of the Annual Meeting of the American Society of Cancer Oncologists,* 11: A108.

162. «Side glance: laboratoty-bred mice», *Journal of the National Cancer Institute,* 1995, 87: 248.

de lo que el personal del Gerson Institute describe como «reacciones de curación» similares a las descritas anteriormente por F. C.

El tratamiento previo con quimioterapia sin experimentar debilidad

Hemos afirmado que la quimioterapia es tóxica; no obstante, los síntomas y los signos de la debilidad física resultante no aparecen necesariamente en todos los casos. Lo más probable es que las disfunciones subclínicas estén presentes en el paciente al que le administran sustancias químicas tóxicas, pero los signos obvios de estas disfunciones pueden pasar desapercibidos, y este conjunto de circunstancias nos lleva a una situación de un pretratamiento con quimioterapia sin que el paciente experimente debilidad.

Un paciente que acepta la terapia Gerson después de haberse sometido a un tratamiento previo con sustancias químicas y fármacos sintéticos quizás no haya experimentado debilidad física. Por tanto, este capítulo le aconseja cómo puede seguir la terapia Gerson. La persona tratada con fármacos bendecida con una ausencia de efectos adversos externamente visibles habrá conservado un apetito normal, no habrá tenido que ser ingresada y no habrá experimentado una pérdida de peso extremada. Estamos describiendo a un individuo extremadamente afortunado.

Aun así, cualquiera que encaje en esta descripción debería recibir el protocolo Gerson aminorado descrito en el título de este capítulo. El número de sesiones de quimioterapia, las dosis y los fármacos tóxicos concretos recibidos debe tenerlos en cuenta el paciente y cualquier profesional sanitario que aconseje la terapia Gerson. El seguimiento del protocolo Gerson completo y sin modificaciones en el caso de cualquier paciente que se haya sometido a quimioterapia, con independencia del tiempo transcurrido desde el último tratamiento, puede ser extremadamente peligroso.

A partir de las experiencias del personal del Gerson Institute, sabemos que los pacientes tratados previamente con quimioterapia responden más rápidamente y experimentan una mejor recuperación a largo plazo cuando siguen el protocolo Gerson modificado o «reducido». La medicación siguiendo los aspectos del protocolo usual y más agresivo se llevará a cabo a expensas de la seguridad y de la recuperación a largo plazo. Como consecuencia de ello, advertimos a esos pacientes que padecen cánceres complicados por la quimioterapia que deberían seguir el programa reducido de la terapia Gerson descrito a continuación.

El protocolo reducido de la terapia Gerson para pacientes tratados con sustancias químicas

Cualquier persona afectada por una o más enfermedades degenerativas (el cáncer entre ellas) y con un historial de quimioterapia debería seguir el protocolo modificado de la terapia Gerson.[163] Por ejemplo, tal y como se describe en *A cancer therapy: Results of fifty cases*, escrito por Max Gerson, tomar zumos de fruta y hortalizas de cultivo ecológico recién preparados es una potente fuente de nutrición y un elemento detoxificador increíblemente poderoso.[164] El consumo de zumo se lleva a cabo, por tanto, de forma distinta en el caso del paciente tratado previamente con sustancias químicas.

El consumo de zumo

Para un paciente aquejado de cáncer que ha sido tratado con fármacos químicos tóxicos, es aconsejable iniciar el régimen de toma de zumos bebiendo sólo entre 60 y 120 ml de zumo de hortalizas o fruta recién preparado. Al principio del proceso de consumo de zumos, debido a su intensa eficacia, elimine los tres zumos sólo de zanahoria recomendados.

La dosis de cualquiera de los zumos variará dependiendo del estado del paciente, de su capacidad para tolerar estos zumos y de cualquier posible efecto secundario resultante. Si el paciente puede tolerar la cantidad reducida de zumo, se incrementarán las cantidades al cabo de dos o tres días. Normalmente se consumirán de 60 a 120 ml, o entre 120 y 180 ml

163. *Gerson™ therapy practitioner's training seminar workbook*, The Gerson Institute, Bonita (California), 1996.

164. Gerson, M.: *A cancer therapy: Results of fifty cases and the cure of advanced cancer by diet therapy: A summary of thirty years of clinical experimentation*, The Gerson Institute, Bonita (California), 1999.

de una vez y, eventualmente, después de siete a diez días, se progresará hacia la aceptación de las tomas completas de 250 ml. Por último, se podrá hacer tomar al paciente tratado con sustancias químicas los tres zumos sólo de zanahoria a diario.

Debe tenerse cuidado para asegurarse de que el paciente siga tolerando todos los zumos sin náuseas ni otros efectos secundarios significativos. Si aparecen estos efectos, reduzca las dosis de zumo.

Recomendamos que los pacientes sigan con el siguiente programa de consumo de zumos: cada día, lo mejor es beber (a) un zumo de naranja, (b) cuatro zumos de verduras de hoja, (c) cinco zumos de manzana/zanahoria y (d) tres zumos de zanahoria. Para reducir las náuseas e incrementar la tolerancia al consumo de zumos, añádales gachas hasta un 50 % de su volumen.

Solución de compuesto de potasio (líquida)

La dosificación inicial recomendada para la solución de compuesto de potasio es de 1 cucharadita diez veces por día, lo que representa unos 500 mg o 12,5 mEq de cada uno de los siguientes elementos: acetato, gluconato y monofosfato de potasio (K). Esto suma un total de 1,5 g o 37,5 mEq/día.

En los pacientes que estén en buen estado a pesar de la quimioterapia, la dosificación normal de 4 cucharaditas diez veces por día podría alcanzarse, cuidadosamente, en varios pasos a lo largo de un tratamiento de entre siete y diez días si no se observan efectos adversos. Aquellos pacientes que se encuentren en un estado más delicado que el ideal deberían incrementar su dosis a 2 cucharaditas diez veces al día y luego, bajo una atenta observación, incrementar muy lentamente la dosis hasta las 3 y luego las 4 cucharaditas diez veces por día, mientras el paciente sea capaz de tolerarlo.

Existen contraindicaciones a la solución de compuesto de K: los pacientes que presentan un historial de insuficiencia renal o disfunción renal generalizada, gastritis, náuseas, metástasis óseas significativas o cualquier indicación de problemas de coagulación deben empezar con 1 cucharadita diez veces al día. La dosis puede incrementarse lentamente después de observar los efectos del compuesto. Cualquiera con un historial de insuficiencia cardíaca, infarto de miocardio o de fallo cardiaco congestivo *no* debería consumir potasio hasta que un médico haya estudiado sus análisis.

Solución de Lugol (yoduro de potasio o KI) a la mitad de su concentración normal

La dosis recomendada de solución de Lugol es de seis gotas por día. No obstante, su consumo tiene contraindicaciones en el caso de los pacientes que han sido tratados previamente con quimioterapia. Además, si la persona tiene un historial de alergia al yodo, la solución de Lugol no está indicada, por lo menos inicialmente. Puede añadirse, con precaución, después de tres a cinco días, empezando con una gota y luego incrementando la dosis en el grado en que lo permita la tolerancia.

Los pacientes con insuficiencia hepática, con un tumor primario o metastatizado en el hígado, hepatitis o cirrosis hepática, deberían empezar con una o dos gotas de solución de Lugol al día, para así evitar las hemorragias o una reducción del recuento de las plaquetas en la sangre. Aquellos pacientes con metástasis óseas deberían tomar una menor cantidad de solución de Lugol para evitar un deterioro óseo excesivo y dolor. Cualquier paciente que se sepa que esté afectado por una intoxicación por metales pesados debería, además, recibir, adicionalmente, una dosis inicial de entre una y dos gotas al día.

Extracto de glándula tiroides

La hormona tiroidea se toma a una dosis de 65 mg una o dos veces al día, pero el uso del extracto de glándula tiroides tiene unas contraindicaciones similares a las de la solución de Lugol. Esté atento a los signos de hipertiroidismo, como la taquicardia, la ansiedad, el insomnio y los temblores. Reduzca la dosis si cualquiera de estos síntomas hace acto de presencia. Adviértase también que una taquicardia pasajera puede ser una reacción tóxica o de recrudecimiento. Los pacientes con un historial de insuficiencia cardíaca o de otros problemas del corazón deberían empezar tomando un máximo de 130 mg de extracto de glándula tiroides a diario.

Niacina

Este nutriente (la niacina o vitamina B_3) se administra a una dosis de 50 mg seis veces al día. Existen algunas contraindicaciones, como en el caso de los pacientes que padecen insuficiencia hepática, una actividad tumoral primaria o metastática en el hígado, hepatitis o cirrosis hepática. Estos pacientes deberían tomar un máximo de 100 a 150 mg de niacina al día. Aquellos con un historial médico de hemorragias, úlceras o gastritis, o que estén tomando prednisona al mismo tiempo, otros esteroides o cumarinas no deberían tomar niacina.

Pancreatina

Esta enzima pancreática de origen porcino se puede administrar a una dosis de tres tabletas de 325 mg cada una cuatro veces al día. Está contraindicada para los pacientes afectados por un sarcoma.

Inyección de extacto de hígado/vitamina B_{12}

Esta combinación se administra una vez al día en forma de inyección intramuscular con una dosis de 100 µg de vitamina B_{12} junto con 3 cm^3 de extracto de hígado. Aparte de dar lugar a unos niveles excesivos de vitamina B_{12} y a reacciones alérgicas ocasionales, no se conocen contraindicaciones para la inyección de extracto de hígado/vitamina B_{12}.

Acidol

El producto compuesto por enzimas gastrointestinales conocido como Acidol (betaína hidrocloruro y pepsina) se toma a una dosis de dos cápsulas tres veces al día ingeridas antes de las comidas. Este producto, que constituye una ayuda gástrica, tiene contraindicaciones que consisten en úlceras gástricas, gastritis, úlceras graves, hemorragias intestinales o problemas esofágicos. Los pacientes que experimenten estas complicaciones y los que tomen cumarinas no deberían tomar Acidol.

Coenzima Q_{10}

Aunque no es una vitamina, la coenzima Q_{10} tiene propiedades similares a las de las vitaminas. La dosis inicial es de 90 mg una vez al día. Si no aparecen efectos secundarios en forma de taquicardia o arritmia, incremente la dosis, el segundo día, a 300 mg al día, y el tercer día auméntela hasta los 600 mg. A partir de ahí permanezca con esta dosis.

Wobe-Mugos y Megazyme Forte

Estas enzimas gastrointestinales están indicadas principalmente cuando el paciente padece gases graves y excesivos. Algunos estudios indican, además, que las enzimas pueden ser de utilidad para reducir las masas tumorales.

Laetril

El laetril, conocido genéricamente con el nombre de amigdalina, está indicado para el tratamiento de las metástasis óseas y puede ser de utilidad para el tratamiento de los cánceres pulmonares. Si se dispone de laetril, se usa principalmente para reducir los niveles de dolor, y generalmente es eficaz entre diez días y dos semanas después del inicio de su administración a diario. La dosis es de 3 g (5 cm^3) por vía intravenosa una vez al día.

Levadura de cerveza

Este tipo de levadura alimentaria derivada de la producción de la cerveza no es recomendable en la mayoría de los casos debido al riesgo de que se desarrolle o empeore el síndrome de la levadura (candidiasis). Además, muchas personas que toman esta levadura informan de una distensión abdominal extremada y de gases.

Tratamiento con aceite de ricino

Este aceite vegetal está contraindicado en aquellos pacientes que se hayan sometido a quimioterapia. Aun así, el aceite de ricino puede administrarse a los pacientes que hayan recibido quimioterapia después de permanecer entre seis y nueve meses siguiendo la terapia Gerson. No obstante, debería tomarse con mucha precaución, ya que pueden producirse efectos secundarios extremadamente tóxicos debido a la eliminación de los residuos de la quimioterapia del organismo. El aceite de ricino es un potente detoxificador, y la citotoxicidad acumulada desde hace mucho tiempo puede salir de los tejidos. Esta liberación puede provocar unas reacciones de curación graves.

Enemas de café

Tal y como hemos descrito detalladamente, los enemas de café se aplican a los pacientes que se han sometido previamente a un tratamiento de quimioterapia en forma de un enema de 946 ml dos o tres veces al día. En algunas personas se reducirá esta dosis a la mitad de su concentración mezclando 473 ml de manzanilla con 473 ml de café. La dosis del enema puede incrementarse en el grado necesario, pero se debe tener cuidado para no sobreestimular el hígado y provocar unos efectos secundarios extremadamente tóxicos debido a la eliminación de los residuos de la quimioterapia depositados en el interior del organismo.

Terapia de control para el paciente tratado previamente con quimioterapia

La terapia de control o de seguimiento es necesaria si se sigue este protocolo de la terapia Gerson aminorada. Los cambios en las medicaciones se llevarán a cabo durante el primer año del tratamiento. Por ejemplo, aproximadamente un mes después de recibir el alta en el centro donde el paciente estaba ingresado y tras recibir su tratamiento (probablemente entre seis y nueve semanas después de la admisión en el hospital que aplica la terapia Gerson y el inicio de esta terapia), se ajusta la medicación con el extracto de tiroides, el potasio y la solución de Lugol. Si el paciente ha recibido unos niveles extremadamente reducidos de estos fármacos, podremos incrementar la medicación entre un 25 y un 50 %. Los otros suplementos suelen mantenerse en los niveles iniciales.

Si el paciente estaba recibiendo unos niveles normales de acuerdo con el protocolo Gerson (por ejemplo 40 cucharaditas de potasio y 18 gotas de solución de Lugol), estos niveles de medicación se reducirán aproximadamente un 50 %. Los niveles de medicación ajustados suelen mantenerse durante entre nueve y catorce meses. Las adaptaciones suplementarias suelen llevarse a cabo basándose en los resultados de los análisis de sangre y otras pruebas diagnósticas.

Nótese que este protocolo de control difiere significativamente de la información que aparece en el libro original del doctor Gerson A cancer therapy. Ahora se deberá mantener a los pacientes con unas dosis más elevadas de los tres medicamentos principales durante períodos más prolongados que en la época del doctor Gerson. Cuando las medicaciones se reducen con demasiada rapidez (tal y como se programa en *A cancer therapy*), los pacientes suelen tener dificultades y experimentan una ralentización de la recuperación o una recidiva de la enfermedad.

En el caso de aquellos pacientes especiales que se han sometido a quimioterapia antes de emprender la terapia Gerson, seguir las instrucciones que aparecen en este capítulo asegurará una mejora de la salud y un potencial restablecimiento.

16

TERAPIA MODIFICADA PARA PACIENTES AFECTADOS POR CÁNCER Y MUY DEBILITADOS

Joergon van Zsidy (médico y naturópata), de Montreal, Quebec (Canadá) quiere que la gente sepa que es un paciente de cáncer que se ha recuperado y sobrevivido. El doctor van Zsidy participó en el programa terapéutico Gerson cuando se encontraba en el estado más debilitado de su anterior enfermedad degenerativa. Ahora está en una forma excelente, pero durante esa terrible época, el doctor van Szidy afirmaba: «Estaba al borde de la muerte y más enfermo de lo que nadie podría imaginar que se puede sentir alguien. Incuestionablemente, la terapia Gerson me salvó la vida y todavía hoy me funciona».

En 1988, el doctor van Szidy, que antes era psiquiatra y ejercía su profesión en Holanda, pero que en la actualidad es médico naturópata y profesor de universidad en Montreal, Quebec (Canadá), se dio cuenta de su prolongado y extremo cansancio y de su falta de energía (lo que hoy se conoce y se identifica como *síndrome de fatiga crónica*). Simultáneamente, y justo después de su fatiga, el doctor van Szidy desarrolló un malestar adicional, como zonas con prurito por todo su cuerpo, depresión, dolores de cabeza intensos y náuseas. Al principio intentó tratarse por su cuenta. «Aun así –admite hoy–. Tenía a un loco por médico y a un segundo loco por paciente.»

Durante las siguientes semanas, el doctor van Szidy no sintió mejoría con sus cuidados y recetas personales, y, a continuación, le sobrevino el estreñimiento crónico, que se extendió a lo largo de un período muy prolongado. El estreñimiento era tan grave que, a veces, no defecaba durante cinco días. Como complicación de su estreñimiento, siempre le acompañaba un dolor crónico en las articulaciones como resultado de una duradera osteoartritis, especialmente en las dos rodillas.

Para superar el continuo dolor en las rodillas, el doctor van Szidy tomó aspirinas y otros analgésicos. No obstante, al no mostrar mejoría en ninguno de sus síntomas, empezó a consultar a profesionales de la salud a los que conocía. Los médicos a los que acabó consultando profesionalmente debido a sus diversas molestias le aportaron algunas recomendaciones de tratamientos que oscilaban desde vagas a insultantes. Como consecuencia de ello decidió, meramente, vivir con sus problemas de salud y tratarlos lo mejor que pudo.

Un año más tarde, este médico naturópata convertido en paciente tuvo que hacer frente a un grupo distinto de signos y síntomas. Sus nuevos problemas incluían unos bultos (tumores) grasos (lipomas) que le aparecieron bajo la piel y que, tras ser sometidos a biopsias en diversos puntos resultaron no ser malignos, pero los análisis de sangre, que formaban parte de las pruebas para su diagnóstico, sugerían que padecía hepatitis, y se puso amarillo debido a la ictericia. A continuación, el doctor van Zsidy empezó a perder peso, y la cosa fue seria. Después de seis meses, cuando ya había perdido casi 23 kilos, había sido hospitalizado siete veces para solucionar sus vómitos, su extremada debilidad y sus ganglios linfáticos inflamados. Por supuesto, el paciente había dejado de tratarse desde hacía ya tiempo y un grupo de especialistas médicos se estaba ocupando de sus diversas necesidades, pero nada fue de utilidad y el amplio número de signos y síntomas seguía presente.

Incluso con exámenes repetidos no se halló cáncer hasta que un médico especialista en medicina interna que le sometió a un escáner por tomografía computerizada (TAC) descubrió tres nódulos linfáticos con un resultado positivo a tumores malignos. Tras someterse a muchas pruebas clínicas y analíticas adicionales, finalmente se descubrió que el lóbulo hepático derecho del doctor van Szidy tenía algunos pequeños nódulos malignos que crecían en él. Además, el lóbulo hepático izquierdo mostraba una neoplasia mayor, con un tamaño de 2 x 3 cm. Si el diagnóstico inicial de hepatitis había sido correcto, ahora se había convertido en un cáncer hepático confirmado.

El destino todavía no había dicho la última palabra a este desgraciado hombre, ya que le sobrevinieron más problemas. Los pies del paciente se hincharon, su abdomen se distendía por la acumulación de líquido (ascitis), el hígado canceroso aumentó enormemente de tamaño, la comida le provocaba náuseas y el dolor que sentía en las rodillas aumentó hasta ser atroz. Además, al doctor van Szidy el abdomen le dolía y sentía calambres continuamente debido a lo que podría describirse como una «indigestión crónica». Este hombre se sentía realmente fatal, débil y agotado y deseaba que se pusiera fin a este sufrimiento.

No obstante, su especialista en medicina interna y el oncólogo que le atendía rechazaron la quimioterapia, ya que ambos coincidían en que el estado de su paciente estaba demasiado avanzado como para que los agentes citotóxicos le hicieran algún bien; la prednisona se descartó, ya que había padecido tuberculosis cuando era un bebé. (La administración de corticoesteroides está contraindicada cuando están presentes lesiones tuberculosas antiguas y encapsuladas.)

Cuando el peso del doctor van Zsidy era ya de sólo 44 kilos y estaba tan débil que no podía levantarse de la cama para hacer sus necesidades, el paciente y sus médicos estuvieron de acuerdo en que no sobreviviría más de un par de días. Este hombre le dijo a su hermano que quería morir en su casa, en las montañas que rodean Montreal, desde donde podía ver el río y las colinas. Por tanto, su hermano lo dispuso todo para que le llevaran a su hogar en una ambulancia. Tras pedírselo, su vecino, al que consideraba un amigo íntimo, cavó una tumba en el cementerio privado de la propiedad de los van Zsidy. Fue un encargo tristísimo.

Como tenía incontinencia y ya no podía soportar la pérdida de su dignidad personal, el doctor van Zsidy esperaba la muerte con impaciencia y pensó seriamente en acelerar el proceso suicidándose. Lo intentó, pero su debilidad física total evitó que lo hiciera. Por tanto, el paciente esperó y sufrió su infierno personal en la Tierra.

A pesar de que ingería numerosos analgésicos, los ataques de dolor corroyente, constante y agudo interrumpían su sueño. Al observar su estado, a cualquiera le resultaría difícil encontrar a alguien más frágil, en un estado tan lamentable y tan débil como Joergon van Zsidy (médico y naturópata).

Entonces sucedió algo que modificó dramáticamente esta situación. El hermano del doctor van Zsidy le trajo una copia muy manoseada de la tercera edición revisada del libro del doctor Gerson para que lo leyera, y fue algo que le abrió los ojos. Este paciente se propuso probar la terapia dietética: un último intento por sobrevivir.

El doctor van Zsidy decidió seguir el programa Gerson. La gente de su entorno, su familia, sus amigos y sus vecinos le ayudaron a llevar a cabo el enfoque terapéutico Gerson contra el cáncer. Entre otros procedimientos por los que este individuo casi sordo tuvo que pasar tenemos la detoxificación cotidiana mediante enemas de café. De hecho, el doctor van Zsidy incrementó el número de enemas hasta uno cada hora (quizás entre ocho y diez enemas más por día de los que debería haberse aplicado). Sus seres queridos le ayudaron a llevar a cabo los distintos trámites, y los resultados de estos enemas fueron sorprendentes para el paciente y para aquellos que se los administraron. El paciente nos ha informado que vio cantidades innumerables de parásitos en sus heces y que éstas desprendían un hedor horrible.

Además, este hombre empezó a beber grandes cantidades de zumos de fruta y hortalizas de cultivo ecológico recién preparados, consumía tantas hortalizas de cultivo orgánico como su cuerpo admitía y tomaba los medicamentos recetados. Como consecuencia de ello, el doctor Joergon van Zsidy empezó a ganar peso a un ritmo de unos 0,7 kilos por semana. Al poco tiempo, su debilidad desapareció y su energía retornó. Después de ocho meses, la artritis de sus rodillas se desvaneció por completo y, de caminar kilómetros por los senderos de montaña pasó a correr por ellos. El doctor van Zsidy siguió fielmente la terapia Gerson de esta forma durante dos años, durante los cuales afirma, para que lo publiquemos aquí: «Me sentía mejor de lo que me había sentido nunca».

Esa experiencia iniciática del doctor Joergen van Zsidy con la terapia Gerson tuvo lugar hace siete años, y este médico consume sólo hortalizas y fruta de cultivo ecológico. Su dieta no incluye proteínas de origen animal ni cereales. Toma muchos zumos de hortalizas y fruta de cultivo ecológico recién preparados y continúa con los enemas de café, a veces regularmente, pero sobre todo de forma irregular.

Para completar su historia clínica, el doctor van Zsidy dice: «Durante los últimos siete años no he vuelto a sentir un retorno de la debilidad de ningún tipo, y nunca padezco resfriados, gripes, dolores de cabeza, artritis ni ningún otro dolor. Mi cáncer hepático ha desaparecido, ya no noto los síntomas de la enfermedad y ni siquiera ligeras molestias. Gracias a Dios y al doctor Gerson he vuelto a ser una persona sana».

El protocolo Gerson para un paciente aquejado de cáncer y con debilidad

El protocolo de nutrición, dieta y medicación de la terapia Gerson para el tratamiento de un paciente aquejado de cáncer en un estado de gran debilidad, haya o no pasado por un tratamiento previo con sustancias químicas, suele ser ultraconservador. La terapia Gerson modificada implica unas directrices concretas que aportamos en este capítulo. Las precauciones relativas al autotratamiento con respecto a los procedimientos de la terapia Gerson para este tipo de paciente debilitado se explican en los siguientes párrafos. Ademas, el médico que trata al paciente debería tener especial cuidado a la hora de monitorizar regularmente el desequilibrio electrolítico, las hemorragias, la deshidratación o cualquier otra complicación relacionada con el cáncer, con independencia del tipo de tumor maligno. Un estado físico debilitado del paciente canceroso que va a embarcarse en la terapia Gerson supone una situación delicada. Tal y como se repite más adelante, hay riesgos directamente relacionados con la falta de vigor físico.

Cualquiera que participe en la terapia Gerson (paciente, cuidador, médico y otros profesionales de la salud) debe reconocer que los aspectos de la gestión de la detoxificación y el equilibrio sal/agua del protocolo Gerson son extremadamente importantes. No se permite ninguna sobreestimulación de los sistemas corporales, ya que un paciente gravemente discapacitado no podrá organizar un proceso de curación apropiado si éste se realiza de forma demasiado rápida o intensa. Las variables del paciente incluirán su estado corporal general, su sintomatología, los resultados de sus análisis de sangre, su edad, su diagnóstico y varios otros factores.

Nótese que todos los pacientes con un historial de un tratamiento previo con sustancias químicas deberían ser sometidos al protocolo Gerson reducido, y que aquellos que se encuentren en un estado físico debilitado (hayan recibido o no quimioterapia) también deberían tomar parte en este protocolo menos intenso.

Este capítulo nos presenta el protocolo Gerson reducido adecuado para el tipo de pacientes cancerosos y debilitados que hemos descrito. El programa que aportamos es una modificación de la terapia Gerson estándar descrita en el capítulo 14 y varía en cierto sentido con respecto al plan de tratamiento modificado comentado en el capítulo 15. A continuación se explica, para cada una de las medicaciones, su dosificación, intervalos de tiempo, contraindicaciones, aspectos dietéticos que deben tenerse en cuenta y el control y el seguimiento tras el primer año de terapia, empezando con el consumo de zumos.

El consumo de zumos por parte del paciente que permanece en un estado debilitado

Debemos hacer hincapié en que el consumo de zumos en la terapia Gerson es un aspecto crítico de este régimen. Los zumos proporcionan la mayor parte de las vitaminas, los minerales, las enzimas, las sustancias químicas de origen vegetal y otros nutrientes esenciales para la curación, junto con una ingesta adecuada de líquidos. Tomar zumos de hortalizas y fruta de cultivo ecológico recién preparados permite una mayor absorción y utilización de todos los nutrientes que se encuentran en todos los alimentos de los que se obtienen los zumos. Los pacientes afectados por enfermedades degenerativas experimentan casi siempre dificultades para digerir y absorber los alimentos. Esto puede deberse a la toxicidad, al mal funcionamiento del sistema digestivo, a la reducción en la producción de ácido gástrico o a una variedad de causas distintas. Una debilitación gastrointestinal como ésta es la razón por la que muchos pacientes tienen dificultades para digerir y absorber las píldoras o cápsulas de vitaminas y minerales.

Después de que el doctor Gerson tratara a un paciente debilitado (frecuentemente alguien que se encontraba en estado terminal), su objetivo era encontrar formas de incrementar la absorción de nutrientes. Hizo esto para aportar una curación fisiológica en constante aumento y para provocar remisiones o curaciones en los pacientes terminales. Su experimentación clínica mostró que el zumo fresco obtenido de los alimentos de cultivo ecológico aportaba la forma más fácil y eficaz de tener una nutrición de alta calidad, y que el consumo de estos zumos recién preparados daba lugar a los mejores resultados clínicos.

El personal del Gerson Institute sigue evaluando los efectos de los zumos recomendados. Han tenido en cuenta la adición de otros zumos y productos de la obtención de estos zumos, y buscan formas de potenciar el proceso de curación y minimizar las penurias para llevar a cabo la terapia Gerson. Nadie dice que el enfoque Gerson sea fácil. Hasta el momento, los miembros del personal no han hallado ninguna forma de reducir, reemplazar o eliminar ninguno de los zumos ya recomendados.

Además, debe subrayarse que es obligatoria la preparación de los zumos *justo antes del momento de su consumo*. Este procedimiento funciona, razón por la cual el Gerson Institute se muestra reacio a realizar cambios. Es difícil para los miembros del personal del Gerson Institute justificar arriesgar vidas en aras a la experimentación cuando ya existe un protocolo probado para tratar y curar las enfermedades degenerativas.

Preguntas sobre las directrices para el consumo de zumos

¿Cuáles son las funciones del zumo en el proceso de curación? ¿Por qué se han escogido ciertos zumos? ¿Por qué se usan de formas concretas? ¿Por qué razones deben los zumos estar recién preparados? Éstas son sólo algunas de las preguntas que nos hacen los pacientes de la terapia Gerson. Las contentamos de la siguiente forma:

Durante el transcurso de los treinta años de práctica clínica del doctor Max Gerson (desde 1928 hasta 1958), su terapia contra las enfermedades degenerativas cambió considerablemente. Las variaciones se produjeron en la cantidad, el volumen y el tipo de zumos recetados. A lo largo de los años, muchos pacientes han usado, con éxito, tan sólo la tabla de zumos y medicamentos publicados en la sexta edición del libro del doctor Gerson: *A cancer therapy: Results of fifty cases* a modo de guía para su curación (*véanse* sus «Tablas» y su «Régimen dietético combinado»).[165]

Aunque la mayoría de los protocolos de tratamiento recetados por los médicos de la terapia Gerson siguen las directrices revisadas que aparecen en el libro, los pacientes que se encuentran al cuidado de los médicos experimentados que aplican la terapia Gerson pueden ver modificada su «receta de zumos» como consecuencia de los resultados de sus análisis de sangre, sus respuestas en forma de reacciones de curación y otros signos y síntomas. Los pacientes muy afectados o debilitados suelen necesitar alteraciones o modificaciones en sus medicaciones y zumos casi a diario durante las primeras semanas del tratamiento.

Los profesionales sanitarios que asesoran sobre el enfoque Gerson admiten que no comprenden con claridad cómo esos zumos tan especiales recién preparados con fruta y hortalizas de cultivo ecológico favorecen la curación, excepto por la obvia suplementación de vitaminas, minerales, enzimas y oligoelementos que aportan. La suplementación con nutrientes probablemente no sea suficiente por sí sola para explicar por qué existe una diferencia entre el consumo de los zumos ingeridos justo después

165. Gerson, M.: *A cancer therapy: Results of fifty cases: A summary of 30 years of clinical experimentation and the cure of advanced cancer by diet therapy*, 6.ª ed. The Gerson Institute, Bonita (California), 1999, pp. 223-248.

de su preparación y los tomados varias horas después. Seguramente, la oxidación de parte del zumo que ha estado reposando durante cierto período de tiempo provoque la pérdida de algunas vitaminas y enzimas. El oxígeno es el que lo provoca.

Se han producido muchos debates con respecto a la actividad enzimática en los zumos cuando se acaban de preparar. La importancia de estas enzimas en numerosas funciones bioquímicas está ampliamente aceptada. Aun así, tal y como sabe cualquier estudiante de biología, las enzimas se destruyen de inmediato al entrar en contacto con el ácido del estómago. ¿Qué marca la diferencia en la respuesta curativa entre el zumo recién obtenido y el que ya tiene unas horas? Una posibilidad es que algunas de las enzimas presentes en el zumo recién preparado sean absorbidos directamente a través de las membranas mucosas de la boca o del esófago, antes de llegar al estómago. Esta teoría procede de la observación de que los pacientes alimentados mediante una sonda nasogástrica o estomacal no responden favorablemente a la terapia Gerson.

Otra posibilidad, procedente de la bibliografía médica esotérica que trata con las energías humanas y de las plantas, es que existe un tipo de «fuerza vital», *qi* o *prana* de las plantas presente en los zumos cuando se acaban de preparar. Algunos creen que esta «fuerza vital» beneficia a la fuerza vital del paciente. Este zumo favorece la curación a nivel energético o psíquico en lugar de a nivel celular o bioquímico.

El Gerson Institute posee pocas pruebas que respalden ninguna de las asunciones comentadas anteriormente, pero su personal no quiere descartar ninguna posibilidad que nos aporte a todos una mejor comprensión. Además de la suplementación nutricional, los zumos también sirven para limpiar los riñones gracias a su elevado contenido en líquido.

Así pues, sea como sea que se produzca el proceso de curación debido al consumo de zumo recomendado por los defensores de la terapia Gerson, es vital reconocer que la recuperación física tiene lugar como resultado de la ingesta de zumos recién preparados. Dicho consumo debe ser constante. El proceso se ha validado mediante resultados positivos a largo plazo. Todo esto aporta al personal del Gerson Institute las razones suficientes para seguir las directrices originales del doctor Gerson con respecto al consumo de zumos para superar el cáncer y otras enfermedades degenerativas.

La forma de consumir zumo por parte de los pacientes aquejados de cáncer y debilitados

En la mayoría de las situaciones es aconsejable iniciar el régimen de consumo de zumos por parte de un paciente aquejado de cáncer y debilitado con unos 120 ml por dosis. Elimine temporalmente los tres zumos sólo de zanahoria. La dosis de zumo dependerá del estado del paciente y de su capacidad para tolerar los zumos y los posibles efectos secundarios resultantes. Si el paciente puede tolerar esta menor cantidad de zumo, podemos incrementarla después de entre cuatro y siete días, lo que normalmente implica aumentar el volumen de 120 ml a 150 o 180 ml por dosis. Los incrementos deben monitorizarse cuidadosamente y se debe estar atento para asegurarse de que el paciente siga tolerando todos los zumos sin náuseas ni otros efectos secundarios importantes.

El programa para el consumo de zumos debería seguir las directrices que aportamos aquí. Consuma, cada día:

1 zumo de naranja
4 zumos de verduras de hoja
5 zumos de manzana/zanahoria
3 zumos de zanahoria sola

Puede añadir gachas a cualquiera de los zumos (hasta un 50 % de su volumen) para reducir las náuseas e incrementar su tolerancia.

Cambios en la medicación y otras modificaciones en el protocolo para el paciente canceroso y debilitado

Un factor frustrante para alguien con un tumor maligno en desarrollo es que las mismas calorías del alimento que mantienen el metabolismo saludable de las células normales pueden ser utilizadas por las células malignas necesitadas de energía. Esta situación tiende a dar lugar al desfallecimiento, a una pérdida de peso debilitante, a la falta de energía, a la fatiga precoz y a la ausencia de fuerza para llevar a cabo incluso tareas personales como peinarse, cocinar o ir a hacer la compra. Esto se conoce con el nombre de *caquexia*, que es un declive corporal general relacionado con casi cualquier enfermedad crónica. Va de la mano con la debilidad en el caso del paciente aquejado de cáncer, hayan entrado o no en juego la quimioterapia, la inmunoterapia o la radioterapia.

¿Por qué se produce la debilidad relacionada con la caquexia? Una hipótesis es que el paciente, al mismo tiempo que su tumor maligno, padezca, además, un «hipermetabolismo», que es un estado en el que el organismo, con deficiencias inmunológicas, quema sus reservas de energía con demasiada rapidez. Una segunda teoría es que el paciente enfermo crónico no puede sintetizar masa corporal magra (tejido muscular) de forma normal, aunque el tejido graso sí que se forma con facilidad. La ganancia de peso que puedan manifestar estas personas probablemente consista sólo en grasa y agua y no en músculo ni en tejido magro.

No obstante, tenga presente que ambas teorías no han superado las distintas pruebas para demostrarlas llevadas a cabo por los mejores oncólogos, incluso tras repetidas investigaciones clínicas y de laboratorio.[166]

Una tercera causa probable es que el sistema digestivo del paciente canceroso sea incapaz de digerir las grasas y las proteínas de origen animal («alimentos estándar») hasta obtener los productos finales que pueden utilizarse para nutrir a los tejidos normales. Estos alimentos, parcialmente digeridos, no pueden nutrir a las células corporales normales. No obstante, el tejido tumoral medra con estos productos «intermedios». Por tanto, el paciente pierde peso mientras el tumor es nutrido y crece. Por otro lado, los alimentos aportados por la terapia Gerson son ricos en nutrientes y enzimas que, no sólo son de fácil digestión, incluso por parte del sistema digestivo dañado del paciente aquejado por una enfermedad crónica, sino que las enzimas de los alimentos frescos y crudos y los zumos ayudan a destruir el tejido tumoral. Ésa es la razón por la que los pacientes no sólo mantienen su peso (o lo ganan) sino que, además, pueden desintegrar el tejido tumoral.

Los miembros del personal y los pacientes que siguen las directrices expuestas en la terapia Gerson saben que la debilidad del paciente, se haya sometido o no a quimioterapia, requiere un protocolo especial modificado. Para la persona enferma privada de fuerza y turbada por su estado tenemos, a continuación, una lista de algunas modificaciones del protocolo Gerson estándar. Nótese que las instrucciones que aparecen en este capítulo, excepto por algunas exclusiones o desviaciones de las dosificaciones, son bastante similares a las indicaciones aportadas en el capítulo 15.

166. Nixon, D. W.; Zanca, J. A.: *The cancer recovery eating plan: The right foods to help fuel your recovery,* Times Books, Nueva York, 1994, pp. 23-26.

Solución de compuesto de potasio (líquida)

La dosis inicial recomendada para la solución de compuesto de potasio es de 1 cucharadita 10 veces al día, lo que representa unos 500 mg o 12,5 mEq de cada uno de los siguientes elementos: acetato, gluconato y monofosfato de potasio (K). Esto supone una suma total de 1,5 g o 37,5 mEq de K diarios.

Los pacientes con un debilitamiento extremo no deberían tomar una suplementación en forma de potasio durante entre tres y cinco días, o hasta que su estado mejore y se estabilice. La dosis normal de 10 cucharaditas al día puede incrementarse cuidadosamente a 2 cucharaditas 10 veces diarias después de entre cinco y siete días. Si no se observan efectos adversos, aumente la dosis a 3 y luego a 4 cucharaditas diez veces al día, según lo tolere el paciente.

Existen contraindicaciones para la solución de compuesto de potasio. Los pacientes con un historial de insuficiencia renal o una disfunción renal generalizada, gastritis, náuseas, metástasis óseas importantes o cualquier problema de hemorragias deberían comenzar con 1 cucharada sopera de K diez veces al día. La dosis puede incrementarse lentamente tras la observación de los efectos del compuesto. Cualquiera con un historial de insuficiencia cardíaca, un infarto de miocardio o fallo cardíaco congestivo *no* debería tomar potasio hasta que un médico haya estudiado sus análisis de sangre.

Solución de Lugol (yoduro de potasio o KI) a la mitad de su concentración normal

El KI contenido en la solución de Lugol se ingiere a una dosis de una o dos gotas diarias. Hay contraindicaciones para esta solución en el caso de los pacientes debilitados. Si la persona tiene un historial de alergia al yodo, la solución de Lugol no es recomendable, por lo menos inicialmente. No obstante, puede añadirse con cuidado al cabo de entre tres y cinco días, empezando con una gota e incrementando la dosis según nos lo permita la tolerancia del paciente.

Los pacientes debilitados con insuficiencia hepática, una actividad tumoral primaria o secundaria en el hígado o cirrosis hepática deberían empezar con una o dos gotas de solución de Lugol al día, para evitar las hemorragias o una reducción de las plaquetas. Aquellos pacientes con metástasis óseas también deberían tomar menos solución de Lugol para evitar el excesivo deterioro de los huesos y el dolor. Cualquier enfermo que se sepa que está afectado por una intoxicación por metales pesados debería recibir, además, una dosis inicial de entre una y dos gotas al día.

Hormona tiroidea

La hormona tiroidea se toma en dosis de entre 0 y 100 mg una vez al día, pero esta hormona tiene contraindicaciones similares a la de la solución de Lugol. Esté atento a los signos de hipertiroidismo, entre los que se incluyen la taquicardia, la ansiedad, el insomnio, los temblores y otras complicaciones. Reduzca la dosis si cualquiera de estos signos o síntomas está presente. Tenga también en cuenta que la taquicardia transitoria es, ya por sí sola, indicativa de una reacción tóxica o de recrudecimiento de los síntomas. Los pacientes con un historial de insuficiencia cardíaca o de cualquier otro problema cardíaco deberían empezar con la dosis diaria más baja posible de hormona tiroidea.

Niacina (ácido nicotínico) o vitamina B_3

La vitamina B_3 se administra a una dosis de 50 mg tres veces al día. Existen algunas contraindicaciones, como en el caso de los pacientes que tienen insuficiencia hepática, una actividad tumoral primaria o metastática en el hígado, hepatitis o cirrosis hepática. Deberían recibir un máximo de 100 a 150 mg de niacina a diario. Los pacientes con un historial médico de úlceras sangrantes o gastritis y aquellos que reciban al mismo tiempo prednisona u otros esteroides o cumarina no deberían tomar niacina.

Pancreatina

Esta enzima pancreática de origen porcino permite una dosis de tres tabletas de 325 mg cuatro veces al día. Está contraindicado en el caso de los pacientes aquejados de sarcoma.

Inyección de extracto de hígado/vitamina B_{12} (cobalamina)

Esta combinación se toma una vez al día en forma de una inyección intramuscular que contiene 100 µg de vitamina B_{12} y 3 cm^3 de extracto de hígado. Aparte de en el caso de los pacientes con unos niveles excesivos de vitamina B_{12} y con reacciones alérgicas ocasionales, no se conocen contraindicaciones para las inyecciones de extracto de hígado y vitamina B_{12}.

Acidol

El producto enzimático gastrointestinal llamado *Acidol* (betaína hidrocloruro y pepsina) se toma a una dosis de dos cápsulas tres veces al día con las comidas. Este fármaco, que representa una ayuda digestiva, tiene contraindicaciones, como en el caso de las úlceras gástricas, las gastritis, las náuseas graves, las hemorragias intestinales y los problemas esofágicos. Los pacientes con estas afecciones y los que tomen cumarina al mismo tiempo que siguen el tratamiento Gerson no deberían recibir acidol.

Coenzima Q_{10}

Aunque no es una vitamina, la coenzima Q_{10} tiene unas propiedades similares a las de las vitaminas. Administraremos una dosis inicial de 90 mg una vez al día. Si no surgen efectos secundarios en forma de taquicardias o arritmias, el segundo día incremente la dosis de coenzima Q_{10} a 300 mg diarios, y el tercero vuelva a aumentarla hasta los 600 mg. A partir de ahí, siga administrando la dosis más elevada.

Wobe-Mugos y Megazyme Forte

Estas enzimas gastrointestinales se usan, principalmente, cuando el paciente está afectado por unos gases excesivos. Algunos informes indican también que las enzimas pueden ser de utilidad para reducir las masas tumorales.

Laetril

El laetril, conocido con el nombre genérico de amigdalina, está indicado para el tratamiento de las metástasis óseas y puede que también sea útil para el tratamiento de los cánceres pulmonares. Cuando se dispone de laetril, éste se usa fundamentalmente para reducir el dolor, aunque este efecto requiere la administración diaria durante entre diez días y dos semanas para obtener unos resultados óptimos. La dosis es de 2 g (5 cm^3) por vía intravenosa dos veces al día. Puede ser de utilidad para los pacientes afectados por el cáncer y muy debilitados, se hayan o no sometido a quimioterapia. Es un médico el que debe tomar esa decisión.

Levadura de cerveza

Este tipo de levadura alimentaria derivada de la producción de la cerveza no resulta recomendable en la mayor parte de los casos debido a que existe un riesgo potencialmente incrementado de que el síndrome de la levadura (candidiasis) se desarrolle o empeore. Además, muchas personas que toman levadura de cerveza comentan que sufren una distensión abdominal extremada y la acumulación de gases.

Tratamiento con aceite de ricino

Este aceite de origen vegetal está contraindicado en aquellos pacientes que se han sometido a un tratamiento previo con quimioterapia. En el caso de los enfermos no tratados con quimioterapia pero muy debilitados, el tratamiento con aceite de ricino puede aplicarse después de entre seis y nueve meses siguiendo la terapia Gerson. Aun así se debería tomar con gran precaución, ya que pueden producirse efectos secundarios extremadamente tóxicos debido a la eliminación resultante, por parte del organismo, de los residuos de la quimioterapia previa. El aceite de ricino es un potente detoxificador, y la citotoxicidad arraigada desde hace tiempo puede salir de los tejidos. Esta eliminación puede dar lugar a unas reacciones de curación graves.

Enemas de café

Los enemas de café son un tratamiento estándar para los pacientes aquejados de cáncer que se han quedado sin fuerzas. La dosis consiste en un enema de 946 ml una o dos veces al día. En el caso de algunas personas, la dosis puede reducirse a la mitad de su concentración mezclando 473 ml de manzanilla con 473 ml de café. La dosis con café puede incrementarse gradualmente a medida que sea necesario, pero se debe tener cuidado para no sobreestimular al hígado y provocar unos efectos secundarios extremadamente tóxicos debido a la eliminación de los perniciosos residuos de la quimioterapia depositados en el organismo.

Terapia de control durante el primer año para el paciente canceroso y debilitado

Es necesaria una terapia de control en este protocolo Gerson aminorado para el paciente con cáncer y debilitado. Los cambios en las medicaciones se llevarán a cabo durante el primer año del tratamiento Gerson. Por ejemplo, aproximadamente un mes después del alta del paciente del centro donde está siendo tratado (probablemente entre seis y nueve semanas después de su ingreso en el hospital Gerson y el inicio de esta terapia), se ajusta la medicación con extracto de tiroides, potasio y solución de Lugol. Si el paciente ha recibido unas dosis extremadamente reducidas, podremos incrementar estos medicamentos en un 25-50 %. Los otros suplementos suelen mantenerse en sus niveles iniciales.

Si el paciente estaba recibiendo los niveles normales de la terapia Gerson (por ejemplo 40 cucharaditas de potasio y 18 gotas de solución de Lugol), se reducirán estos niveles aproximadamente un 50 %, asumiendo que el paciente está progresando satisfactoriamente y está recuperando fuerza. Si el paciente ha estado recibiendo unos niveles normales de medicamentos, como, por ejemplo, 40 cucharaditas de K y 18 gotas de solución de Lugol, estos niveles de medicación se reducirán en, aproximadamente, un 50 %. Los niveles de medicación ajustados suelen mantenerse durante entre nueve y catorce meses. Las adaptaciones suplementarias suelen llevarse a cabo basándose en los resultados de los análisis de sangre y otras pruebas diagnósticas.

Nótese que este protocolo de control difiere significativamente con respecto a la información que aparece en el libro original del doctor Gerson A cancer therapy. Hoy en día se debe mantener a los pacientes con dosis superiores de los tres principales medicamentos durante períodos más prolongados que en la época del doctor Gerson. Cuando las medicaciones se reducen con demasiada rapidez (como, por ejemplo, de acuerdo con el programa que aparece en *A cancer therapy*), los pacientes suelen encontrarse con dificultades y experimentan una ralentización de su recuperación o una recidiva de la enfermedad.

En el caso de aquellos pacientes postrados, vulnerables o agotados, se hayan sometido o no a quimioterapia antes de seguir la terapia Gerson, seguir las instrucciones que aparecen en este capítulo asegurará una mejoría del estado de salud y la recuperación potencial de la enfermedad. El estado de debilitamiento puede superarlo prácticamente cualquier persona mediante la aceptación de las recomendaciones expuestas originalmente por Max Gerson.

17

TERAPIA MODIFICADA PARA PACIENTES NO AFECTADOS POR CÁNCER

Un fin de semana de febrero de 1995, Pamela Ptak, residente en Pittsburgh (Pennsylvania), que ahora tiene cuarenta y un años, condujo hasta casa de sus padres, en Springfield (Massachusetts), para visitarlos, como hacía regularmente. Cuando se despertó a la mañana siguiente en la misma cama en la que había dormido cuando era una adolescente, notó que había un punto gris grande fijo en el centro del campo visual de su ojo izquierdo. Cuando se colocó delante del espejo y cerró el ojo derecho ya no podía verse la cabeza, que estaba tapada por este punto ocular central, que era oscuro, retorcido, ondulado y de una tonalidad grisácea. Además, este punto del ojo izquierdo de Pamela provocaba que perdiera buena parte de la visión en color.

Volvió asustada a Pittsburgh, y dependía completamente de su ojo derecho para ver mientras conducía. Una vez llegó a su hogar acudió a un oftalmólogo que le habían recomendado en su hospital local de la zona este de Pittsburgh. El oftalmólogo pensó que el problema de esta nueva paciente era una *retinopatía serosa central*, un problema que suele desaparecer solo. La *retinopatía serosa central* se caracteriza por un desprendimiento agudo localizado de la retina neural o epitelio pigmentario de la retina en la zona de la mácula.

Desgraciadamente para la paciente, este especialista estaba equivocado. En lugar de lo que le dijo, el punto que bloqueaba la vision de su ojo no desapareció y permaneció afectando a Pamela Ptak hasta junio de 1995. Durante ese período de cuatro meses, los síntomas ocasionados por ese punto empeoraron.

Tras volver a ver al mismo médico, la sometieron a otra prueba diagnóstica llamada *angiograma con fluoresceína*, que mostraba que múltiples puntos estaban ahora formando capas en las retinas de ambos ojos de la paciente. El oftalmólogo vio que el tejido que se encontraba por detrás de la retina estaba «comido» y lleno de hoyos. Pudo observar, gracias a lo que la prueba revelaba, que se había formado un grupo de vasos sanguíneos parecido a un «nido de pájaro» y que había sufrido una hemorragia en el centro. Esta descripción gráfica provocó en Pamela una gran desazón e hizo que fuera a consultar a otro oftalmólogo para tener una segunda opinión.

El segundo especialista dijo que esta mujer padecía un problema diferente: *histoplasmosis ocular*, y le instó a que se sometiera a una intervención quirúrgica para eliminar el nido de vasos sanguíneos, pero a Pamela la cirugía para la corrección de su histoplasmosis ocular no le hacía ninguna gracia.

La histoplasmosis ocular consiste en una infección degenerativa aguda del ojo como resultado de la inhalación de esporas del hongo *Histoplasma capsulatum*. La infección, que puede transformarse en crónica, permanece asintomática hasta que se produce alguna alteración en la retina. Este segundo médico dio con el origen de su enfermedad ocular, que estaba relacionado con su trabajo en un entorno muy tóxico, en una agencia publicitaria, donde estaba constantemente expuesta a colas en forma de aerosol, a materiales artísticos tóxicos, a una gran presión para cumplir los plazos y a un gran estrés emocional. Además, Pamela Ptak rociaba regularmente en su apartamento venenos para matar a las cucarachas y otros pesticidas debido a la infestación por plagas biológicas. Una de ellas podría haber sido el mismo hongo que provocaba su problema.

Cuando estaba sopesando si someterse o no a la intervención quirúrgica en su ojo, un amigo le recomendó que pensara en la terapia Gerson como método alternativo de curación. Funciona contra cualquier enfermedad degenerativa, crónica o aguda, incluidas aquellas provocadas por microorganismos patógenos. Como esta joven mujer ya estaba familiarizada con el concepto de este tratamiento (había visto cómo dos amigos a los que les habían diagnosticado cáncer habían salvado su vida mediante su aplicación), decidió iniciar el programa de curación del doctor Max Gerson por su cuenta. No lo consideró un sacrificio, ya que un supermercado de alimentos saludables que tenía justo debajo de su casa proveía a su clientela productos de cultivo ecológico a unos precios justos, y todo ello suponía la mayor parte de la dieta de Pamela.

Así pues, durante sólo un mes, desde finales de junio hasta el 31 de julio de 1995, Pamela Ptak siguió fielmente la terapia Gerson en su hogar, incluida la administración de dos enemas de café: uno antes de salir a trabajar por la mañana y otro nada más llegar a casa por la tarde. Preparaba una buena cantidad de los zumos y se los llevaba en termos para tomarlos regularmente a lo largo de su jornada laboral. Deseaba que el programa Gerson funcionara durante las siguientes semanas pero, aunque su visión pareció estar menos bloqueada por el punto gris, ella no estaba segura de ello.

El 1 de agosto, la paciente acudió una vez más a la consulta del segundo oftalmólogo para hablar de la intervención quirúrgica ocular que le había recomendado. Cuando el médico observó la retina izquierda de Pamela quedó realmente sorprendido, pero complacido. El punto había reducido su tamaño y era prácticamente invisible. No había signos de hemorragias. La terapia Gerson había estimulado tanto el sistema inmunológico de esta mujer que había matado espontáneamente a *Histoplasma capsulatum* por su cuenta. No necesitaba antifúngicos, antibióticos ni ninguna operación. El punto acabó dejando de bloquear su visión, y hoy en día ve a la perfección.

A la terapia le llevó poco más de un mes. Pamela Ptak nos informa con alegría para nuestra publicación: «Aquí tenemos otra patología curada por la terapia Gerson».

El protocolo Gerson para pacientes no cancerosos afectados por distintas enfermedades

El programa Gerson no consta de un único protocolo de dieta/medicación para enfermedades no malignas de distintas clases, sencillamente porque cada enfermedad tiene unos orígenes dietéticos distintos y unas necesidades de tratamiento variables. Aun así, el protocolo estándar aportado por la terapia del doctor Max Gerson nos aporta un punto de inicio del que habla este capítulo. Existen muchas modificaciones de la dieta, del programa de consumo de zumos y de las medicaciones para las distintas enfermedades.

Tenga por seguro que el protocolo publicado aquí funciona, aunque existen variables. Las variables se imponen sencillamente debido a: (a) el estado general del paciente, (b) los resultados de sus análisis de sangre, (c) su sintomatología, (d) su edad, (e) sus diagnósticos médicos y (f) muchos otros factores. Aun así, prácticamente todos los tipos de problemas de salud responden a la terapia Gerson.

Empezando por orden alfabético por las «adicciones», algunas de las enfermedades más comunes que responden bien a un protocolo modificado de la terapia Gerson tienen sus programas de tratamiento variables descritos en este capítulo. En primer lugar, no obstante, le proporcionamos el programa terapéutico general para aquellos pacientes que padecen enfermedades no malignas. Este programa terapéutico general es el formato básico que se debe seguir cuando alguien está afectado por cualquier enfermedad crónica o aguda. Asegúrese, o asegure a sus seres queridos a los que esté ayudando, de que cualquier modificación adecuada y necesaria para enfermedades concretas se haya incorporado al protocolo general que viene a continuación.

Nótese que la utilización de un protocolo completo y no modificado de la terapia Gerson en el caso de enfermedades no cancerosas no suele ser recomendable. Aunque no tiende a ser tan peligroso como la aplicación incorrecta de la terapia en pacientes con un historial previo de quimioterapia, siguen existiendo riesgos considerables con el uso del protocolo intensivo en presencia de ciertas enfermedades.

Se deben dar explicaciones adecuadas a cualquiera que use la terapia con respecto al razonamiento que hay tras la aplicación del protocolo reducido. De otro modo, los pacientes se automedicarán a veces con el protocolo más agresivo a expensas de su seguridad y de sus perspectivas de recuperación a largo plazo.

El protocolo estándar para enfermedades no cancerosas

Zumos

El régimen para el tratamiento de enfermedades no cancerosas puede empezar con el consumo diario de diez vasos de zumo de 250 ml, eliminando el zumo solo de zanahoria. Si el paciente se encuentra en buena forma física, debería poder tomar las raciones de 250 ml sin dificultades. No obstante, si esta persona muestra algún síntoma de debilitamiento, empiece con menores cantidades de zumo: normalmente 120 o 180 ml.

Como sucede siempre con la terapia Gerson, asegúrese de que el paciente pueda tolerar todos los zumos sin experimentar unas náuseas importantes ni ningún otro efecto secundario antes de plantearse un incremento de la cantidad de zumo.

El programa de consumo de zumos que debe seguir una persona bastante enferma, pero no afectada por el cáncer, es:

a. Zumo de naranja.
b. Zumo de verduras de hoja.
c. Zumo combinado de manzana y zanahoria.

Solución de compuesto de potasio (líquida)

La dosis inicial recomendada para la solución de compuesto de potasio es de 2 cucharaditas diez veces al día, lo que representa aproximadamente 1 g (1.000 mg) o 25 mEq de acetato de potasio (K) y otros tantos de gluconato y de fosfato (monobásico) de potasio. Esto supone una suma total de K de 3 g o 75 mEq/día. Durante la mayor parte del tiempo, los pacientes no necesitan la dosis completa de 40 cucharaditas de potasio que los pacientes aquejados de cáncer sí necesitarían.

La solución de compuesto de K tiene contraindicaciones: los pacientes con un historial de insuficiencia renal, o de una disfunción renal generalizada, gastritis, náuseas o cualquier indicio de problemas hemorrágicos deberían empezar con 1 cucharadita diez veces al día. La dosis puede incrementarse lentamente fijándose en los efectos del compuesto. Cualquiera con un historial de insuficiencia cardíaca, infarto de miocardio o fallo cardíaco congestivo *no* debería tomar potasio hasta que un médico haya examinado los análisis de sangre y determine que la ingesta de K resultaría beneficiosa.

Solución de Lugol (yoduro de potasio o KI) a la mitad de su concentración normal

El KI contenido en la solución de Lugol se ingiere a una dosis de entre tres y seis gotas al día. La solución de Lugol tiene contraindicaciones para ciertos pacientes enfermos pero que no están aquejados de cáncer. Si la persona tiene un historial de alergia al yodo, la solución de Lugol no es recomendable, por lo menos inicialmente. No obstante, se puede añadir con cuidado después de entre tres y cinco días, empezando con una gota y aumentando la dosis según nos lo permita la tolerancia del enfermo.

Otros pacientes afectados por una insuficiencia hepática, hepatitis o cirrosis hepática deberían comenzar tomando una o dos gotas de solución de Lugol al día, para así evitar las hemorragias o una reducción en el recuento de plaquetas. Aquellos pacientes que se sepa que están afectados por una intoxicación por metales pesados deberían, además, recibir, inicialmente, dos dosis de entre una y dos gotas al día.

Hormona tiroidea

La hormona tiroidea se toma a una dosis de 65 mg una o dos veces al día. Lo normal es que los pacientes que no padecen enfermedades malignas no tengan una deficiencia tiroidea tan acusada como los pacientes aquejados de cáncer. En algunos casos, los profesionales de la salud con formación en la terapia Gerson han considerado beneficioso que los pacientes empiecen tomando hasta 325 mg de hormona tiroidea durante sólo entre tres y cinco días, en lugar de los catorce días que se suelen recomendar para aquellas personas con tumores malignos.

Las contraindicaciones para el consumo de hormona tiroidea son similares a las existentes para la solución de Lugol. Esté atento a los signos de hipertiroidismo, entre los que se incluyen la taquicardia, la ansiedad, el insomnio, los temblores, etcétera. Reduzca la dosis si aparecen algunos de estos signos y síntomas. Tenga también presente que la mera presencia de una taquicardia transitoria suele ser indicativa de una reacción tóxica o de recrudecimiento. Los pacientes con un historial de insuficiencia cardíaca o de otros problemas cardíacos deberían recibir un máximo de 130 mg de hormona tiroidea cada día.

Niacina (Vitamina B_3)

Este nutriente se administra a una dosis de 50 mg tres veces al día. Tiene algunas contraindicaciones, como en el caso de aquellos pacientes con insuficiencia hepática, hepatitis o cirrosis hepática. Estas personas con problemas en el hígado deberían recibir un máximo de entre sólo 100 y 150 mg diarios de niacina. Los pacientes con un historial médico de hemorragias, úlceras o gastritis y aquellos que estén recibiendo al mismo tiempo prednisona, otros esteroides o cumarinas no deberían tomar niacina.

Pancreatina

Esta enzima pancreática porcina permite una dosis consistente en tres tabletas de 325 mg cuatro veces al día. Según el doctor Gerson, la pancreatina está contraindicada en aquellos pacientes afectados por sarcoma.

Extracto de hígado/vitamina B_{12}

Este producto se toma en forma de una inyección intramuscular de 3 cm^3 de extracto de hígado junto con 0,05 cm^3 de vitamina B_{12} (una dosis de 100 µg) en la misma jeringa. Aparte de en los casos de unos niveles excesivos de vitamina B_{12} y de las reacciones alérgicas ocasionales, no se conocen contraindicaciones para la inyección de extracto de hígado/vitamina B_{12}.

Acidol

El producto consistente en enzimas gastrointestinales llamado Acidol (betaína clorhidrato y pepsina) se toma a una dosis de dos cápsulas diarias tres veces al día con las comidas. Este fármaco, que constituye una ayuda digestiva, tiene contraindicaciones, entre las que se incluyen las úlceras gástricas, la gastritis, las náuseas graves, las hemorragias intestinales o los problemas esofágicos. Los pacientes con estas afecciones y los que toman cumarinas al mismo tiempo no deberían recibir Acidol.

Coenzima Q_{10}

Aunque no es una vitamina, la coenzima Q_{10} tiene propiedades similares a las de las vitaminas. Se administra a una dosis inicial de 90 mg diarios. Si no se observan efectos secundarios en forma de taquicardias o arritmias, el segundo día de su administración podemos incrementar la dosis de coenzima Q_{10} a 300 mg cada día, y el tercer día se puede aumentar hasta los 600 mg. A partir de ahí, administre la dosis superior.

Wobe-Mugos y Megazyme Forte

Estos dos grupos de enzimas gastrointestinales están indicados principalmente cuando el paciente sufre una acumulación grave y excesiva de gases. Algunos informes indican, también, que estas enzimas pueden ser de utilidad para reducir las masas tumorales.

Laetril

El laetril, conocido con el nombre genérico de amigdalina, no es recomendable para el tratamiento de otros problemas que no sean cáncer.

Levadura de cerveza

Este tipo de levadura alimentaria, que procede de la elaboración de la cerveza, no es recomendable en la mayoría de los casos debido al riesgo potencialmente incrementado de que se desarrolle o empeore el síndrome de la levadura (candidiasis). Además, mucha gente que toma levadura de cerveza comenta una distensión abdominal extrema y de gases.

Tratamiento con aceite de ricino

Este aceite vegetal, si se usa, suele administrarse una o dos veces a la semana. Debería tomarse con mucha precaución, ya que es un poderoso detoxificante, y las toxinas profundamente arraigadas pueden salir de los tejidos. Esta expulsión puede dar lugar a reacciones de curación graves.

Enemas de café

Los enemas de café los aplican, de forma estándar, aquellos pacientes enfermos que siguen la terapia Gerson, en forma de un enema de 946 ml una o dos veces por día, y estos enemas pueden incrementarse hasta los cinco diarios. Recuerde que los enemas de café tienden a estimular el hígado y que pueden provocar efectos secundarios tóxicos debido a la eliminación de algunos residuos nocivos retenidos desde hace tiempo y encapsulados en el interior de las células del organismo.

Terapia de control durante el primer año para aquellos pacientes no afectados por cáncer

La terapia de control es necesaria en este protocolo Gerson aminorado para aquellas personas que padecen enfermedades que no sean cáncer. Los cambios en las medicaciones se llevarán a cabo durante el primer año del tratamiento Gerson. Por ejemplo, aproximadamente un mes después de recibir el alta tras estar ingresado en un centro para someterse al tratamiento (probablemente entre seis y nueve semanas después del ingreso en el hospital Gerson y del inicio de la terapia Gerson), la administración de hormona tiroidea, potasio y solución de Lugol, si se realizaba a los niveles normales, se revisa a la baja. Otros suplementos suelen mantenerse en sus niveles iniciales. Los ajustes suplementarios suelen realizarse basándose en los análisis diagnósticos de sangre y en otros métodos de diagnóstico.

Nótese que este protocolo de control/seguimiento difiere significativamente de la información que aparece en *A cancer therapy: Results of fifty cases.* Los pacientes deben, ahora, recibir dosis más altas de los tres medicamentos principales durante períodos de tiempo más prolongados que en la época del doctor Gerson. Cuando las dosis de los medicamentos se reducen con demasiada rapidez (como cuando se sigue el programa publicado en *A cancer therapy: Results of fifty cases*), los pacientes suelen experimentar dificultades y una ralentización de su recuperación o la recidiva de la enfermedad.

Sin embargo, casi cualquier problema de salud no maligno se beneficiará del tratamiento con la terapia Gerson. Al principio de este libro citamos por lo menos cincuenta y dos enfermedades verificadas que responden extraordinariamente bien al programa Gerson de tratamiento. Hemos sido testigos de su mejora, reversión o curación total.

Algunas enfermedades no cancerosas revertidas mediante la terapia Gerson

Aquí tenemos dieciocho ejemplos, entre el enorme número de problemas de salud degenerativos agudos o crónicos, que prácticamente cualquiera puede eliminar siguiendo el enfoque Gerson modificado para la curación (comentado anteriormente) y siguiendo el prístino estilo de vida recomendado orginalmente en el libro de Max Gerson: (1) las adicciones de prácticamente cualquier tipo; (2) la ateroesclerosis; (3) el síndrome de fatiga crónica; (4) la colostomía reversible; (5) la diabetes de tipo I y II; (6) variedad de afecciones genéticas; (7) el enfisema; (8) enfermedades cardíacas y vasculares; (9) la hepatitis A, B y C; (10) las enfermedades renales; (11) la intoxicación por metales pesados; (12) la esclerosis múltiple; (13) la osteoartritis; (14) la osteoporosis; (15) el tratamiento con esteroides; (16) el lupus eritematoso sistémico; (17) la artritis reumatoide y (18) la colitis ulcerosa.

De acuerdo con la eficacia del enfoque de tratamiento Gerson, aportamos a continuación algunos comentarios sobre una pequeña muestra de estas enfermedades. Todas pueden corregirse permanentemente usando modificaciones del protocolo Gerson.

Adicciones

Las adicciones pueden revertirse o eliminarse por completo en una persona habituada mediante la adaptación del programa Gerson. Las adicciones que responden más fácilmente ante algunos cambios en el enfoque Gerson estándar son:

Codeína, morfina, nicotina, anfetaminas, sedantes/hipnóticos

Aquellas desafortunadas personas que busquen un tratamiento para estas esclavitudes deberían considerarse como un tipo de pacientes sometidos a quimioterapia, y la droga adictiva en cuestión debe restringirse durante un período de entre tres y diez días. De otro modo, si el tratamiento es muy agresivo, pueden producirse reacciones demasiado acentuadas y potentes, como diarrea y la incapacidad de comer y beber. También nos encontraremos con las posibles complicaciones relativas al desequilibrio electrolítico. En aquellos casos en los que las drogas adictivas se recetaron, originalmente, como un alivio médico para el control del dolor, puede que sean necesarios placebos durante las primeras fases del tratamiento de la adicción.

Heroína, cocaína

Basándonos en el limitado número de pacientes tratados con la terapia Gerson, nuestra experiencia es que los síntomas del síndrome de abstinencia están prácticamente ausentes mediante la aplicación del plan de tratamiento Gerson completo e intensivo. No son necesarias modificaciones del programa. No obstante, no podemos descartar el riesgo de sufrir las reacciones graves sobre las que advertimos en el apartado del protocolo para las sustancias narcóticas/sedantes-hipnóticas/anfetaminas descrito justo antes, especialmente dada la posibilidad de un abuso de múltiples drogas. Estos adictos deben ser vigilados cuidadosamente por si hay posibles reacciones, y debe haber unas intervenciones adecuadas por parte de los profesionales de la salud al cargo del enfermo, en caso necesario.

Alcohol

La terapia Gerson no se ha usado frecuentemente para tratar el alcoholismo crónico, pero creemos que los alcohólicos podrían tratarse fácilmente con el protocolo para las sustancias narcóticas/sedantes-hipnóticas/anfetaminas descrito anteriormente. Se debe monitorizar atentamente la función hepática, y las advertencias relativas a la insuficiencia o los problemas hepáticos deberían aplicarse adecuadamente a estas desgraciadas personas.

Nicotina

No es necesaria ninguna modificación especial del protocolo Gerson para superar la adicción a la nicotina. Quizás algunos fumadores puedan pedir algún accesorio de tipo mecánico, como, por ejemplo, algo que introducirse en la boca o sostener en sus manos. Estos objetos pueden resultar suficientes para reemplazar la actividad física relacionada con el tabaquismo. La niacina es un buen nutriente complementario si su consumo no tiene contraindicaciones. Algunos pacientes informan de que la niacina proporciona un efecto similar al de la nicotina. (El componente químico de la niacina es, de hecho, el ácido nicotínico.) En la mayoría de los casos, la adicción a la nicotina puede eliminarse sin que el fumador que participa en la terapia Gerson muestre síntomas del síndrome de abstinencia.

Este tratamiento para el hábito del fumador o para otras adicciones funciona, aunque ofreceremos una explicación más generalizada para una mejor aclaración.

Más información general sobre la adicción a las drogas

Incuestionablemente, el primer pensamiento que acude a nuestra mente cuando pensamos en la adicción a las drogas es lo que sucede en las calles, especialmente en los barrios deprimidos. Lo que es seguro es que, en las dos últimas décadas, el consumo de drogas ilegales ha alcanzado niveles amedrentadores; pero hay otras adicciones a las drogas que probablemente sean todavía más graves y para las que ya hemos propuesto un tratamiento.

Aclaremos que una adicción extremadamente común es la adicción al alcohol (una droga legal). Se sabe que muchísimas personas son alcohólicas declaradas y que existe un número desconocido de alcohólicos que no han reconocido su adicción.

Otra adicción públicamente compartida y aceptada es la adicción al café, que es otra droga legal. Las cafeterías Starbucks se han convertido en un negocio que mueve miles de millones de dólares, y es una enorme empresa consistente en franquicias basada en esta adicción al café. A nivel mundial, se ha engañado a la gente para que crea que consumir esta bebida fangosa y oscura es algo divertido, nutritivo, placentero, inocuo y socialmente aceptable, aunque en realidad no posee ninguno de estos atributos. En lugar de ello, el consumo de café supone una excitación temporal del cerebro que provoca una fatiga precoz y un estado de hipoglucemia, fuerza la presencia de una cantidad excesiva de insulina en el torrente sanguíneo; deteriora las arterias, especialmente aquellas ya afectadas por el endurecimiento debido a la ateroesclerosis y bloquea el flujo de sangre; es un productor potencial de defectos congénitos, y uno no puede sino hacer conjeturas con respecto al número de bebés que han pagado el precio por la adición de sus madres. En cuanto a las madres, muchos de los defensores del movimiento médico holístico creen que el consumo de café es una posible fuente de cáncer de mama.

Numerosas drogas se usan a modo de estimulantes y otras se consideran *recreativas*. En vista de los terribles daños que provocan, el término recreativo es, incuestionablemente, engañoso.

Las drogas también se usan muchísimo en la práctica médica para aliviar el dolor, y aquí nos encontramos con una delicada línea divisoria entre el uso y la adicción a los opiáceos (la morfina es un caso común). Los opiáceos con receta se toman por dos razones: como analgésicos y, a modo de posible consecuencia, debido a la adicción psicológica. Por tanto, llegados a este punto, necesitamos algunas definiciones al hablar de las drogas con receta.

La *tolerancia* indica que tienen que usarse dosis cada vez mayores de la droga, ya que los sistemas y aparatos del organismo se acostumbran a ésta. La tolerancia es un término que contrasta con el de la *dependencia física*, que indica que se producirán síntomas propios del síndrome de abstinencia si se retira la droga repentinamente. No obstante, la adicción se considera un hecho cuando, además de la tolerancia y la dependencia física, también está presente la *dependencia psicológica* o se consume el producto de forma compulsiva con fines no médicos.[167]

Creemos que algunas adicciones, entre las que se incluyen aquellas al alcohol y los cigarrillos, proceden de una deficiencia básica. La persona habituada es consciente de que ansía algo, que, de hecho, son, frecuentemente, nutrientes, y que no está funcionando a pleno rendimiento. Cuando consume alcohol, cigarrillos o café se siente más tranquilo o estimulado para conseguir unos mejores logros físicos o mentales. Cuando dicha persona experimenta con drogas más duras, estrupefacientes, anfetaminas, marihuana, etcétera, queda «enganchada» con facilidad y no puede detenerse.

Una de las principales razones de esta situación de estar enganchado es que la deficiencia subyacente no se ha solucionado y la ingesta de nutrientes en forma de enzimas vivas, vitaminas y minerales sigue siendo insuficiente. Lo peor es que un alcohólico puede dejar de comer para

---

167. McPhee, S. J.; Schroeder, S. A.: «General approach to the patient; health maintenance & disease prevention; & common symptoms», En *Current medical diagnosis and treatment,* 36.ª ed. Publicado por L. M. Tierney, S. J. McPhee y M. A. Papadakis. Appleton & Lange, Stamford (Connecticut). 1997, p. 14.

beber y sufrir deficiencias graves en nutrientes. Una persona adicta al tabaco fumará en lugar de ingerir una comida nutritiva, especialmente si está sometida a estrés.

La terapia Gerson y la adicción a las drogas

Además del protocolo proporcionado anteriormente para tipos concretos de adicciones a las drogas, disponemos de otras ideas acerca de los procedimientos del doctor Gerson. La terapia Gerson ha proporcionado algunos resultados destacables a la hora de superar adicciones, incluso a la heroína y la cocaína. Cuando un paciente adicto toma trece vasos de zumos de fruta y hortalizas recién preparados, su ansia básica queda satisfecha mediante una nutrición óptima y, para su sorpresa, ya no anhela la droga.

Sí, puede aparecer el síndrome de abstinencia. Cuando sus síntomas surjan, en el momento en el que los tejidos corporales empiezan a eliminar las drogas acumuladas en las células hacia el torrente sanguíneo, un enema de café eliminará esa toxicidad. Durante los primeros días, el único problema son las noches. Por la noche no se sirven zumos, y el paciente que se está recuperando de su adicción a las drogas duerme, por lo que no están actuando enemas detoxificadores.

Durante esas primeras noches de liberación de sus adicciones, los pacientes suelen tener pesadillas horribles y se despiertan hacia la 01.00 o las 02.00 h. Deberían, entonces, consumir algo de fruta o zumo y despertarse para administrarse un enema. Esto alivia la toxicidad y las posibles ansias, por lo que el paciente puede volver a dormir. Este problema nocturno se soluciona en menos de una semana. Hemos observado resultados excelentes en la superación de las adicciones, incluso de las más difíciles, en las que estaban implicadas no una, sino múltiples drogas.

Un hombre joven (*véase* la historia de Rob en el capítulo 7) había consumido muchas drogas duras y, un día en concreto, mostró los síntomas. A sus más de treinta años, estaba tendido en el suelo, demasiado débil para levantarse, había perdido unos 20 kilos y se sentía preparado para morir. Su madre le salvó proporcionándole los alimentos y los zumos, además de los enemas de la terapia Gerson. Al cabo de algunos meses, el hijo recuperó 16 kilos y se sentía como antes. No había padecido, prácticamente, problemas de abstinencia, incluso al inicio del tratamiento, y volvió a su vida y su actividad normales.

Vemos que la terapia Gerson también puede conseguir unos resultados rápidos y espectaculares en los fumadores y los alcohólicos. (*Véase* el libro de Beata Bishop *A time to heal.*)[168] Una de los pacientes de la terapia Gerson, otro hombre joven que hoy tiene treinta y cuatro años y era adicto a la cocaína (que es, supuestamente, la drogadicción más difícil de superar), acudió a un hospital que administraba el programa Gerson para que lo trataran. Comentó que *todos* sus amigos íntimos habían fallecido debido al consumo de cocaína.

Este individuo admitió que sufría problemas pulmonares como resultado del consumo de estupefacientes y que probablemente moriría al cabo de algunos meses si la terapia Gerson no lograba ayudarle. Además, fumaba muchísimo. Después de convertirse en un paciente de la terapia Gerson, este hombre sufrió pesadillas similares a las observadas en otras personas. Éstas se aliviaban con un enema de café nocturno, y así quedó libre de la necesidad de drogas y de fumar cigarrillos al cabo de una semana.

Se han llevado a cabo estudios que sugieren que muchas personas son adictas a alimentos a los que, de hecho, son alérgicos. En su libro *Diet, crime and delinquency*, Alexander Schauss (doctor) señala que los criminales violentos jóvenes de una edad entre dieciocho y veintiún años son normalmente adictos al azúcar y/o a un consumo desmesurado de leche, a la que, de hecho, son alérgicos. El doctor Schauss reportó que cuando se retiraban las sustancias culpables y en lugar de ellas se aportaban vitaminas y minerales, junto con una dieta adecuada, estos criminales violentos se volvían tranquilos y razonables.[169]

Por supuesto, la terapia Gerson carece, intencionadamente, de alimentos que tiendan a provocar alergias en algunas personas. La dieta vegetariana ecológica, libre de pesticidas y de aditivos químicos, consigue el objetivo de evitar las alergias y las reacciones alérgicas.

Ateroesclerosis

La ateroesclerosis (o arterioesclerosis), o endurecimiento de las arterias, suele responder extraordinariamente bien al protocolo Gerson. Este problema se elimina mediante la nutrición antibloqueante presente en los

---

168. BISHOP. B.: *A time to heal: Triumph over cancer: The therapy of the future*, Penguin Putnam, Nueva York, 1985.

169. SCHAUSS, A.: *Diet, crime and delinquency*, Life Sciences Press, Seattle (Washington), 1988.

alimentos de una dieta puramente vegetariana y a través de los procedimientos de detoxificación del protocolo Gerson estándar.

Síndrome de la fatiga crónica

A la gente que padece la serie de síntomas identificados con el nombre de síndrome de fatiga crónica y de disfunción inmunitaria (SFCDI), o síndrome de la fatiga crónica (SFC), le va bien con el programa Gerson y debería mostrar una mejoría significativa tras un breve período de tiempo, hasta producirse la recuperación al cabo de unos nueve meses. Estos participantes en el tratamiento Gerson pueden tomar los trece vasos de zumo a diario, si lo desean.

Los pacientes afectados por el SFC suelen sentirse peor tras la administración de enemas en las primeras fases del tratamiento debido a que la toxicidad sale de sus células. Normalmente, al principio, se recomiendan dos enemas diarios que se irán incrementando hasta llegar a cuatro.

Una cantidad excesiva de enemas puede desencadenar unas reacciones adversas potentes. Cualquier paciente con síndrome de fatiga crónica tiende a experimentar unas respuestas emocionales extremadamente intensas, como depresión y llantos, durante y entre los períodos de reacción. Desde un punto de vista psicológico, su tratamiento suele conllevar dificultades.

Colostomía reversible

Los pacientes con colostomías reversibles suelen administrarse dos enemas de una mezcla de manzanilla y café cada día mediante irrigación. El personal que aplica la terapia Gerson aporta instrucciones para el uso de este equipo de irrigación.

Para el paciente con una colostomía, los enemas de café pueden mezclarse al 50 % con manzanilla, para así reducir su potencial de provocar calambres y espasmos. El volumen de los zumos, especialmente el de verduras, suele reducirse a sólo 120 ml. Los zumos de verduras no se absorben bien y pasarán por el tracto gastrointestinal con bastante rapidez.

La diabetes tipo 1 y 2

El término *diabetes* hace referencia a un conjunto de alteraciones metabólicas que provocan hiperglucemia (unos niveles elevados de azúcar en sangre). Las dos principales razones para que los niveles de azúcar en sangre aumenten corresponden a los dos tipos principales de diabetes: la juvenil, o de tipo 1, y la senil, o de tipo 2. El cuerpo hace que la insulina trabaje de distintas formas: una de ellas implica convertir el azúcar en energía que las células pueden utilizar para así controlar el nivel de azúcar en sangre. La ausencia de insulina o los problemas en su secreción dan lugar a problemas de salud graves.

La diabetes tipo 1 está provocada por una ausencia o una deficiencia de insulina que suele deberse a daños en los islotes de Langerhans, que son las células ubicadas en el páncreas que sintetizan la insulina. Aunque la causa de la diabetes tipo 1 no se comprende en su totalidad, muchos factores, como la predisposición genética y las infecciones víricas, pueden desempeñar un papel. Una teoría es que, en combinación con otros factores, los ataques de pancreatitis en la niñez son responsables de daños en esos islotes de células pancreáticas encargadas de la producción de insulina. Un mal funcionamiento del sistema inmunitario parece desempeñar también un papel debido a unos anticuerpos contra las células de los islotes que se encuentran en todos los pacientes afectados por la diabetes tipo 1. Una vez más, esto puede estar relacionado con una infección vírica presente o pasada. Los pacientes suelen recibir el diagnóstico de la enfermedad, pasan por un breve período de remisión pero luego pierden la función para toda la vida.

La diabetes de tipo 1 suele producirse en los niños y no tiene relación alguna con el peso del paciente. Aproximadamente el 8 % de los casos de diabetes en EE.UU. son de este tipo, con unos porcentajes ligeramente superiores en Europa. Los síntomas de la diabetes tipo 1 incluyen un incremento de la micción y de la sed debido a la deshidratación. La visión borrosa y la pérdida de peso (a pesar de tener un apetito normal) son también comunes. Los síntomas debidos a una deficiencia aguda de insulina incluyen los problemas de salud mencionados anteriormente, además de náuseas, vómitos y choque insulínico.[170]

La diabetes tipo 2, en contraposición con la de tipo 1, no es, principalmente, resultado de una deficiencia de insulina, sino más bien de la

170. Karam, J. H.: «Diabetes mellitus & hypoglycemia», *En Current medical diagnosis and treatment,* 36.ª ed., publicado por L. M. Tierney, S. J. McPhee y M. A. Papadakis. Appleton & Lange, Stamford (Connecticut), 1997, p. 1069-1109.

incapacidad del organismo para utilizar de manera adecuada la insulina producida. En estos pacientes, las células de los islotes funcionan correctamente, pero sólo una pequeña cantidad de la insulina sintetizada es utilizada por las células para producir energía. Una vez más, la causa del problema no está clara. Una teoría que parece contar con el respaldo de la observación clínica de la terapia Gerson en funcionamiento en los pacientes diabéticos es que los receptores de la insulina de las células pueden acabar obstruidos por el colesterol. Entre otras causas posibles se incluye la predisposición genética.[171]

Los pacientes con diabetes tipo 2 tienen, frecuentemente, cuarenta años o más y padecen sobrepeso. Frecuentemente acompañan a este tipo de diabetes una presión sanguínea alta y unos niveles también altos de colesterol en sangre, síntomas que normalmente acompañan a la obesidad. Los síntomas de la enfermedad suelen ser más difíciles de detectar en el caso de los pacientes con una diabetes tipo 2, aunque a veces se aprecian un incremento de la sed y de la producción de orina. Las infecciones crónicas de la piel y la mala circulación sanguínea en las extremidades también pueden estar presentes.[172]

Tratamiento convencional y complicaciones potenciales de la diabetes

El tratamiento depende del tipo de diabetes que afecte a la persona. La diabetes tipo 1 siempre se controla con una combinación de dieta e inyecciones de insulina. Los regímenes de insulina, diseñados para aportar un suministro constante, aunque fluctuante, de insulina al organismo se los administra el propio paciente. El control de la dieta, tal y como se recomienda, suele sugerir que la ingesta de proteínas constituya el 10-20 % de la ingesta calórica y que las grasas y los aceites no superen este mismo porcentaje calórico. El porcentaje restante debe equilibrarse con carbohidratos complejos y otros productos, según la dosis de isulina que se inyecte el paciente.

Este mismo régimen dietético se aplica también a los pacientes afectados por una diabetes tipo 2, aunque la pérdida de peso también se convierte en un objetivo frecuente. Además, en el mercado hay una serie

171. Kumar, P.; Clark, M.: *Clinical medicine,* Balliere Tindall Publishing, Londres, 1994, pp. 830-831.

172. *Op. cit.*, Karam, J. H., p. 1090.

de fármacos que no consisten en insulina. Sus funciones oscilan entre el incremento de la producción de insulina en las células de los islotes y la ralentización de la absorción de los carbohidratos. Los pacientes con una diabetes tipo 2 también se administran, en ocasiones, inyecciones de insulina.

El control de la diabetes está casi siempre orientado hacia el control de los síntomas a largo plazo. Frecuentemente, el control de la dieta supone un difícil juego de equilibrios, ya que el paciente debe tener en cuenta su nivel de actividad, los distintos alimentos, sus necesidades metabólicas y otros factores relativos a la salud para su tratamiento cotidiano.

A pesar de los métodos de los tratamientos médicos convencionales, aparecerán algunas complicaciones, entre las que se incluyen los problemas oculares y visuales, como el desarrollo de cataratas, los daños en la retina y el glaucoma. Los problemas renales también afectan frecuentemente a los diabéticos: el riesgo de padecer una enfermedad renal de algún tipo es del 15-20 % en los pacientes con diabetes tipo 2 y del doble de ese porcentaje en los afectados por la diabetes tipo 1.[173]

La diabetes y la terapia Gerson

Los pacientes con una diabetes tipo 1, cuando se tratan siguiendo la terapia Gerson, suelen experimentar una gran reducción en sus necesidades de insulina, aunque muchos dependerán permanentemente de este fármaco. Cuando los islotes de Langerhans son destruidos, el organismo, incluso aunque goce de un estado de salud óptimo, no podrá regenerarlos. Si las células únicamente han sufrido daños, existen algunas probabilidades de que el organismo, ayudado por el protocolo Gerson, pueda sanar y recuperar su funcionamiento.

Además, en aquellos pacientes que presenten cambios degenerativos relacionados con la diabetes, como una reducción de la capacidad visual, daños renales o problemas circulatorios, la terapia suele ser eficaz para revertir el deterioro. Los pacientes con una diabetes tipo 1 necesitan, no obstante, seguir, indefinidamente, un plan de menús obedeciendo de manera estricta la dieta Gerson para mantener así el mejor estado de salud posible.

La diabetes tipo 2 es mucho más fácil de corregir. Los pacientes tratados con el protocolo Gerson suelen ser capaces de eliminar la necesidad

173. *Ibidem*, KARAM, J. H., p. 1096.

del control con insulina. Como se ha mencionado anteriormente, una causa potencial de la diabetes tipo 2 es un efecto de taponamiento de los receptores de la insulina debido a los depósitos de colesterol. Como la dieta Gerson es muy pobre en grasas y no contiene colesterol, es muy eficaz para reducir rápidamente los niveles de colesterol. Sostenemos que la dieta del doctor Gerson es capaz de revertir con rapidez este problema de taponamiento, permitiendo así que los receptores celulares usen la insulina. Muchos miembros del personal del Gerson Institute han observado a pacientes capaces de reducir su dependencia de la insulina casi de inmediato cuando siguen el protocolo Gerson.

Los pacientes diabéticos que siguen la terapia Gerson ingresados en un centro recibirán una versión modificada de la dieta Gerson con una reducción en la ingesta de azúcares. Los pacientes suelen ir avanzando hacia el protocolo Gerson estándar mientras su organismo responde a la terapia y empieza a curarse. Después de varias semanas hemos observado cómo pacientes con diabetes tipo 2 son capaces de continuar con el protocolo Gerson completo, incluidas las cantidades completas de los zumos de zanahoria/manzana que, de otra manera, hubieran provocado problemas graves en el paciente diabético.

La diabetes puede verse complicada todavía más por muchos de los otros problemas con los que atormenta al organismo, principalmente daños renales. Aunque la terapia Gerson puede revertir buena parte de estos daños, cuando los riñones superan cierto estado (generalmente un 20 % o menos de su función normal), este programa de tratamiento ya no es eficaz. Lo mismo se aplica para aquellas personas sometidas a diálisis o que van a iniciarla, o para aquellos que ya se han sometido a un trasplante de riñón.

Resumen de la aplicación de la terapia Gerson para pacientes diabéticos

La diabetes tipo 2 puede, con frecuencia, mejorar espectacularmente y, en algunos casos, curarse mediante el uso de la terapia Gerson. Los pacientes con diabetes tipo 1 suelen experimentar un efecto estabilizador en algunos casos junto con una reversión de los daños renales y retinianos. La hipertensión suele desaparecer. Los pacientes con diabetes tipo 1 a veces pueden abandonar completamente su tratamiento con insulina, pero esto no es algo común. Los niveles de glucosa en sangre necesitan una monitorización cuidadosa.

En lo relativo al consumo de zumos y al seguimiento de la dieta, se realizan algunas modificaciones en el programa Gerson. El zumo de manzana se elimina, el zumo de pomelo reemplaza al de naranja y el de zanahoria/manzana se sustituye parcialmente por el de verduras, dependiendo de la dosis de insulina. Las hortalizas crudas reemplazan a la fruta a la hora de los aperitivos. La miel, el jarabe de arce, el azúcar moreno y otros edulcorantes son eliminados. Si los niveles de glucosa pueden estabilizarse se pueden añadir a la dieta una o dos piezas de fruta diarias. El melón es la fruta preferida.

A la hora de tomar los medicamentos recomendados en la terapia Gerson, la hormona tiroidea se reduce a 65 o 100 mg diarios. La solución de Lugol disminuye hasta tres gotas al día. El potasio (K) se limita a 1 cucharadita por vaso, excepto en los casos de edema grave, en los que el K puede incrementarse hasta las 2 cucharaditas por vaso. Durante las reacciones de curación, las necesidades de insulina pueden aumentar temporalmente. Con el tiempo, las necesidades de suplementación con insulina suelen desaparecer por completo en los casos de diabetes tipo 2. Los pacientes con diabetes tipo 1 suelen necesitar cierta suplementación, pero el resto de procesos degenerativos suele cesar.

Trastornos de origen genético

Los trastornos de origen genético no responden a la terapia Gerson, pero los síntomas de las flaquezas genéticas pueden mejorar. Un caso de fibrosis quística mostró una mejoría significativa mientras el paciente seguía la terapia Gerson.

Enfisema

Se han observado respuestas positivas en pacientes aquejados de enfisema cuando seguían el protocolo Gerson al pie de la letra. La capacidad pulmonar puede aumentar y los síntomas relacionados controlarse.

Cardiopatías y problemas vasculares

La hipertensión responde excepcionalmente bien a la terapia Gerson. De hecho, las mejorías son tan evidentes que los acompañantes de un paciente con problemas cardíacos deberían ser monitorizados en prevención de posibles efectos antihipertensores, ya que hemos observado hipotensión tanto en los pacientes como en sus acompañantes tras la mera administración de la dieta Gerson. La dosificación de los fármacos antihipertensores debería reducirse lentamente, empezando entre el tercer y el quinto día después del inicio del tratamiento. La hipertensión de origen maligno puede tardar más en responder al tratamiento.

Las cardiopatías no responden bien al programa Gerson, y aquí tenemos un ejemplo: en octubre de 1990, un hombre al que llamaremos Frank Winslow ingresó en el hospital que aplica la terapia Gerson de Tijuana (México) con multitud de problemas de salud. Era extremadamente obeso, ya que pesaba 159 kilos. Frank, que ahora tiene más de cincuenta años, ya había sufrido un infarto masivo con treinta y ocho años, y no sólo le había dejado daños cardíacos, sino también hipertensión.

Frank Winslow también padecía gota y tomaba una medicación estándar contra esta afección. Si dejaba de tomarla, aunque sólo fuera durante un día, sufría un grave ataque de gota. También padecía una diabetes intratable. Incluso con su medicación y su insulina, sus niveles de azúcar en sangre oscilaban entre los 240 y los 400 mg/dl (cuando lo normal es que estén por debajo de 120).

Por tanto, se administró a Frank la terapia Gerson un tanto modificada debido a su hipertensión y su diabetes. Generalmente, como ya sabrá, el programa de ingesta de zumos incluye trece vasos de zumos de fruta y hortalizas: un vaso de 250 ml de zumo de naranja, unos cinco vasos con zumo de manzana y zanahoria en una proporción aproximada del 35 y el 65 %, respectivamente (⅓ de manzana y ⅔ de zanahoria), tres vasos de zumo de zanahoria, administrados junto con dos cápsulas de extracto de hígado en polvo cada uno, y cuatro vasos de zumo preparado con distintas verduras de ensalada, cada uno de ellos con una manzana pequeña. Para reducir su ingesta de glucosa no se le suministraba zumo de naranja, sino de pomelo, y el resto de los zumos de Frank contenían menos manzana. También le proporcionaban más zumo de verduras en lugar del de zanahoria.

Siguiendo una adaptación en la dieta que suele realizarse en el caso de los pacientes diabéticos, al paciente no se le suministró un plato de fruta para consumirla en su habitación, algo que suelen recibir otros pacientes. En lugar de ello, a Frank se le servía un plato de hortalizas crudas: palitos de zanahoria, tiras de pimiento verde, ramitas de apio, pequeños ramitos de coliflor, y tomates, de modo que pudiera disponer de algo que mordisquear si tenía hambre. Aparte de eso podía consumir tres comidas de la terapia Gerson completas a las horas correspondientes.

Éstas incluían sólo alimentos de origen vegetal de cultivo ecológico recién preparados sin sal ni grasas y tampoco había alimentos congelados ni enlatados, además de muy pocas hierbas aromáticas.

Entre sus tres comidas y sus trece vasos de zumo, además de su plato de hortalizas crudas diarios, Frank no sentía hambre ni siquiera un momento, pero perdió medio kilo de peso diario durante dos meses y medio. Por supuesto, a este paciente también se le administraban otros componentes de la terapia Gerson: 2 cucharaditas de compuesto de potasio en cada vaso de zumo junto con un poco de extracto de tiroides, solución de Lugol (yodo) y enzimas digestivas.

A Frank se le retiró su medicación contra la gota desde el primer día y nunca volvió a sufrir ningún otro ataque de este mal. También recibía los enemas de café normales en la terapia Gerson y una inyección intramuscular diaria de 3 cm^3 de extracto de hígado que, además, contenía 0,1 cm^3 de vitamina B_{12}. Excepcionalmente (este próximo medicamento no se administra a los pacientes no diabéticos) recibía, también, tres veces al día 200 µg de picolinato de cromo, que es un factor de tolerancia a la glucosa.

Mientras tanto, la presión sanguínea de Frank se redujo (al no contener sal ni grasas, la terapia Gerson suele dar lugar a una reducción de la presión sanguínea en el transcurso de pocos días) y, por tanto, su medicación para reducir la presión sanguínea se modificó.

Al cabo de cinco semanas, Frank Winslow perdió 16 kilos, y sus niveles de azúcar en sangre eran de 105 (normales, con respecto al valor elevado de 240) sin que tomara ninguna medicación ni insulina. Siguió perdiendo medio kilo diario hasta que ya tuvo un peso razonable de 93 kilos (con una altura, descalzo, de 190 cm). Durante todo este tiempo, y consumiendo los alimentos adecuados, el paciente pudo comer de acuerdo con las necesidades de su apetito sin sentir hambre en ningún momento.

Un aspecto muy importante de la terapia del doctor Gerson es el enema de café. Cuando un paciente con este tipo de diabetes y que padece otras complicaciones está perdiendo peso rápidamente, también está metabolizando muchas de las toxinas almacenadas en el tejido graso. En otras palabras: cuando la grasa se disuelve, las sustancias químicas contenidas en el tejido adiposo llegan a la circulación sanguínea general y envenenan al paciente si no se detoxifican de forma intensiva. Los enemas de café ayudan a abrir los conductos biliares del hígado y permiten que las toxinas se eliminen a través del intestino. (*Véanse* todos los detalles del procedimiento de la terapia Gerson en los capítulos dedicados a los zumos, a la preparación de los alimentos y a los enemas de café.)

Existen varios hechos interesantes en este caso que merecen atención. Por un lado, al personal médico del hospital de Tijuana le pareció obvio que Frank padecía un caso típico de función tiroidea reducida, además de sus otros problemas. Tenía gran sobrepeso y ya había sufrido un ataque al corazón grave, además de padecer diabetes, todo ello relacionado con una función tiroidea reducida. Además, sus dos hijos, de catorce y diecisiete años, padecían alergias y asma, respectivamente. Éstos son también signos de una función tiroidea reducida (un problema con frecuencia hereditario) y de una deficiencia inmunitaria. Los muchachos también sufrían estos trastornos.

Lo que es todavía más sorprendente en esta situación familiar es el hecho de que el padre de Frank, que tenía sesenta y siete años, había sido paciente de la terapia Gerson unos siete años antes, ya que padecía un cáncer pancreático avanzado. El diagnóstico de sus médicos era de «desahuciado», y decían que le quedaban entre tres y seis meses de vida. Acudió al centro hospitalario de la terapia Gerson de Tijuana, siguió el protocolo Gerson al pie de la letra y se recuperó por completo. En estos momentos, habían transcurrido ocho años desde la recuperación de Winslow sénior, y este hombre conserva una buena salud en la actualidad. Él también había sufrido tres ataques al corazón antes de que le diagnosticaran su cáncer pancreático. Hoy en día también permanece libre de trastornos cardíacos, se mantiene activo y disfruta de la vida.

Podemos aprender algo estudiando esta situación familiar peculiar. Aquí podemos ver a otro miembro de la familia Winslow con una función tiroidea reducida que había sufrido ataques al corazón y, finalmente, cáncer. Incluso aunque el hijo observó una recuperación espectacular en su padre, se permitió a sí mismo enfermar tanto que estuvo al borde de la muerte antes de acudir a recibir el tratamiento que anteriormente había salvado la vida a su progenitor.

Un factor importante de la terapia Gerson para las enfermedades cardíacas es la utilización de medicación tiroidea para aumentar el metabolismo, quemar grasas y metabolizar el colesterol. Obviamente, se debe empezar administrando hormona tiroidea a un nivel muy bajo para no afectar en exceso al corazón debilitado. En segundo lugar, la suplementación alimentaria con aceite de linaza ayuda a disolver los depósitos de grasa y colesterol en las arterias y aumenta la capacidad de la sangre para transportar oxígeno. También es de gran importancia la utilización de potasio, que ayuda a la función enzimática (y también a disolver las placas) y evita que la sangre se coagule en exceso. Por tanto, el potasio reduce el peligro de la formación de coágulos que provocan ataques cardíacos y/o apoplejías.

El doctor Gerson era consciente, al principio del desarrollo de su terapia, de la extrema importancia del potasio para tratar cualquier enfermedad crónica. Afirmó que, en su opinión, el principio de cualquier enfermedad degenerativa crónica es la pérdida de potasio del interior de la célula y su invasión por parte del sodio (hemos hecho referencia a esto con el nombre de *síndrome de daños en los tejidos*). En lo que respecta al campo de las enfermedades cardíacas, esta opinión acerca del síndrome de daños en los tejidos fue reafirmada por el profesor Demetrio Sodi-Pallares, de la Facultad de Medicina de la Universidad de Ciudad de México. Escribió más de 12 libros y más de 300 artículos sobre su tratamiento de las cardiopatías.

El doctor Sodi-Pallares también afirma que, en su opinión, las cardiopatías no consisten en un trastorno del corazón, sino en una enfermedad del cuerpo: especialmente de la pérdida de potasio y el exceso de sodio. También él, en su tratamiento para los pacientes con cardiopatías, proporciona una dieta pobre en sodio y rica en potasio. Fue mucho después de su trabajo con las cardiopatías y sus numerosas publicaciones cuando fue consciente del trabajo del doctor Gerson y de su filosofía similar. Sólo el doctor Gerson aplicó su dieta pobre en sodio y rica en potasio a todas las enfermedades crónicas, con los mismos resultados excelentes. Unos niveles bajos de sodio y altos de potasio trabajan bien en equipo contra todos los tipos de enfermedades.

Por supuesto, la terapia Gerson también incluye muchos otros elementos y procedimientos, como una terapia nutricional intensiva con muchos zumos recién preparados, enzimas digestivas, aceite de linaza y los enemas detoxificantes de café. En el caso de la arterioesclerosis y las cardiopatías, el doctor Gerson consiguió no sólo una mejoría en el estado de salud, sino la supervivencia a largo plazo. Contrariamente a la creencia y las enseñanzas de la medicina ortodoxa, en el paciente sometido a la terapia Gerson, las placas arteriales y su invasión son reversibles, de modo que las paredes arteriales vuelven a quedar libres de placas.

Otro paciente es el viejo amigo del doctor Gerson: el profesor Henry Schaefer-Simmern, de la ciudad de Nueva York. Este paciente, que tenía unos cuarenta y cinco años, fumaba muchísimo y había sufrido varios infartos de miocardio con pocos días de diferencia entre ellos. Estaba medio muerto y su circulación era pésima, tal como ponían de evidencia sus labios azulados. El profesor Schaefer-Simmern fue sometido a la terapia Gerson a finales de la década de 1940 y permaneció vivo y activo hasta que cumplió ochenta y cinco años.

Casi todas las enfermedades degenerativas agudas o crónicas adicionales pueden ser corregidas permanentemente si el paciente sigue la terapia Gerson modificada.

La hepatitis A, B y C

Hemos observado una aparente remisión completa y una restauración de la función hepática con el uso del protocolo de la terapia Gerson. El tratamiento es idéntico al de cualquier paciente con cáncer que se haya sometido a quimioterapia. Se deberían vigilar atentamente las enzimas hepáticas.

Insuficiencia renal

Debido al bajo contenido en proteínas de la dieta del protocolo Gerson, la insuficiencia renal puede controlarse y se puede maximizar cualquier función renal que no sea inferior al 15 %. Una vez que los pacientes han empezado a recibir diálisis, no pueden ser aceptados para su tratamiento con la terapia Gerson. Como los riñones no se recuperarán en la mayoría de los casos, los pacientes con trastornos renales deben permanecer toda su vida siguiendo la terapia Gerson.

Intoxicación por metales pesados

La administración de solución de Lugol debería reducirse a una o dos gotas diarias cuando se padezca una intoxicación por metales pesados. Se tendría que permitir que el proceso de detoxificación se produzca lentamente. Se suele usar el protocolo Gerson aminorado para pacientes que se han sometido a quimioterapia y cuyo estado físico es bueno para solucionar la intoxicación por metales pesados.

Esclerosis múltiple (EM)

La terapia Gerson ha conseguido unos resultados excelentes en los casos de EM. Con la nutrición y la detoxificación adecuadas, el organismo es capaz de sanar las vainas de mielina dañadas que aíslan a los nervios para que puedan transmitir sus mensajes eléctricos al cerebro y a la médula espinal. La sanación del «aislamiento» dañado puede provocar un empeoramiento transitorio de los síntomas, lo que asustará al paciente de la terapia Gerson. No obstante, si se persiste y se permanece fiel al tratamiento, el organismo restaurará y curará estas vainas, lo que dará como resultado la recuperación completa.

Advertencia: se «asume» que la EM es una enfermedad «autoinmunitaria». A saber, se cree que el sistema inmunitario del propio organismo destruye las vainas de mielina. Con esa asunción y con ninguna otra posibilidad de tratamiento, la medicina ortodoxa suele tratar a los afectados por la EM con fármacos inmunosupresores, como, por ejemplo, la quimioterapia contra el cáncer. Después de tales tratamientos, la terapia Gerson no es tan eficaz. Además, estos pacientes suelen ser tratados durante períodos de tiempo prolongados con prednisona. Esto también hace que la terapia Gerson no sea tan eficaz.

Osteoartritis

La osteoartrtitis, que es más común, pero que debilita al paciente con menos rapidez que la artritis reumatoide, suele producirse en las personas mayores. Se debe a un proceso de lento deterioro de las articulaciones, y surge debido al mismo daño subyacente provocado por un exceso de proteínas que el organismo es incapaz de asimilar y que los riñones no pueden excretar. No obstante, la osteoartritis no aparece acompañada de un proceso inflamatorio, por lo que los daños y la destrucción de las articulaciones se producen de forma lenta. La enfermedad se observa fácilmente en forma de unos bultos duros y óseos en el dedo índice, el meñique o en prácticamente cualquier articulación de las manos y los dedos de los pies. La osteoartritis acaba afectando también a las articulaciones de mayor tamaño.

Se teoriza que ambos tipos de artritis (la osteoartritis y la artritis reumatoide) están relacionadas genéticamente. Hay buenas razones que respaldan esta teoría, ya que en cualquiera de los dos casos debemos recordar que el organismo es incapaz de procesar la sobrecarga de proteínas animales. Esto hace suponer que el páncreas está debilitado y que es incapaz de sintetizar las enzimas proteolíticas necesarias. La tendencia a tener un páncreas débil podría muy bien ser hereditaria.

Pero existe otro aspecto que se debe tener en cuenta. Cuando hay un trastorno hereditario, debemos recordar que lo más probable es que los miembros de la familia en cuestión consuman los mismos alimentos. No sólo eso, sino que las hijas consumirán, de nuevo, los mismos alimentos que aprendieron a preparar de sus madres. De esta forma, se transmite el mismo tipo de dieta en la familia hasta la siguiente generación.

En el Gerson Institute tuvimos un ejemplo interesante sobre esta situación. Una mujer vivaz llamada Lillian Stomatis, de unos cincuenta y cinco años, acudió al hospital que administraba la terapia Gerson para que aliviaran su artritis reumatoide. Su rodilla derecha estaba muy hinchada y estaba tan dolorida que era incapaz de cuidar de sí misma. Para poder arreglárselas en el hospital, trajo consigo a su hija Rosalie para que la ayudara a caminar hasta el baño, a vestirse y llevar a cabo otras tareas personales.

La hija, que era una mujer joven y atractiva, tenía veintiocho años y ya mostraba claramente los signos iniciales de la artritis. Para mayor desgracia, Rosalie se había traído a su hija, una preciosa niña con coletas que tenía cinco años y que ¡ya había mostrado los primeros síntomas de esta misma enfermedad! Así pues, vemos que los cambios degenerativos propios de la artritis aparecen cada vez antes en cada generación.

La gente mayor sigue teniendo unas reservas un tanto mejores y resulta menos afectada por las toxinas presentes en el aire, el agua, la tierra y el alimento cotidiano y los fármacos más nuevos. La gente joven se está acostumbrando cada vez más a tomar fármacos para aliviar el dolor, las molestias, el insomnio, unos niveles bajos de energía y cosas peores. Esta ingesta de fármacos provoca un deterioro más rápido. Además, en los niños muy pequeños, nos encontramos con el problema adicional de la vacunación.

Ha aparecido un gran número de pruebas, tal y como describe Robert A. Mendelsohn (doctor en medicina), antiguo director de la Sociedad Pediátrica Estadounidense y jefe de un gran hospital de pediatría en Chicago antes de su fallecimiento, de que la vacunación ha provocado daños a niños pequeños. En muchas criaturas, la introducción en su organismo de gérmenes o virus atenuados es suficiente para provocar daños graves, disfunciones cerebrales, diabetes y artritis reumatoide. Las advertencias y los escritos del doctor Mendelsohn fueron rebatidos violentamente por la medicina ortodoxa, pero sigue estando presente el hecho de que muchos niños sufrieron daños cerebrales debido a las vacunaciones. Los otros efectos en forma de enfermedades fueron más difíciles de probar. Pero debemos preguntarnos, una vez más, sobre el problema subyacente de vacunar contra las enfermedades: ¿qué es lo que hace la vacunación para provocar la enfermedad en lugar de prevenirla? Las toxinas introducidas en el organismo que no se excretan por completo pueden provocar la inhibición enzimática. Cuando ciertas enzimas se ven bloqueadas o inhibidas, algunos nutrientes no se digieren ni se excretan bien, y es ahí donde empieza la enfermedad.

Un médico de ochenta y dos años, H. R. Feinstein (doctor en medicina), de Los Ángeles, fue atendido en el hospital de la terapia Gerson principalmente porque sufría un dolor bastante intenso en su cadera debido a la artritis y otros médicos le habían recomendado que se operara para implantarle una prótesis. La rechazó, y, en lugar de ello, participó en el programa Gerson. No obstante, padecía otros problemas de salud. Este médico tomaba fármacos para controlar su hipertensión, tenía un nivel de colesterol en sangre de más de 300 (hasta 200 es normal) y sufría una pérdida auditiva importante. El doctor Feinstein acudió acompañado de su esposa, que también padecía artritis, pero su problema era reumatoide y no una osteoartritis. Ella también tenía unos niveles altos de colesterol en sangre.

Este doctor quedó sorprendido de que sus niveles de colesterol bajaran más de 100 puntos en una semana. Luego pudo reducir su medicación para controlar la hipertensión. Hacia el final de su segunda semana en el hospital, el hijo de los Feinstein sufrió un grave accidente de tráfico y el padre estaba, comprensiblemente, muy ansioso y nervioso. Simplemente para asegurarse tomó una dosis extra de medicación para su presión sanguínea, y al poco tiempo sufrió un desmayo. Los médicos que aplicaban la terapia Gerson en el hospital estaban preocupados, ya que este hombre tenía, después de todo, ochenta y dos años, por lo que los facultativos tomaron medidas urgentes, pero descubrieron que la presión sanguínea del doctor Feinstein era demasiado baja simplemente porque había tomado la medicación.

Con el paso del tiempo, y cuando la medicación contra la hipertensión abandonó su torrente sanguíneo, volvió a la normalidad y estaba perfectamente bien. Cuando concluyó la tercera semana en el hospital, la capacidad auditiva del paciente había mejorado ostensiblemente y su presión sanguínea era prácticamente normal sin la ayuda de la medicación.

El dolor en su cadera había desaparecido y su osteoartritis dejó de molestarle. Por supuesto, su cadera no se curó por completo, pero pudo ver, en una radiografía, que el proceso de curación había empezado y que la fricción se había reducido, lo que eliminaba el dolor. En el caso de su mujer, su dedo inflamado también mejoró, pero como se fue corriendo para estar al lado de su hijo, el tratamiento de su esposa se interrumpió y los resultados no fueron tan espectaculares.

Otra paciente con osteoartritis, Marion Sands, una bibliotecaria de sesenta y un años, llegó al hospital Gerson de Tijuana con unos nudillos y unos dedos extremadamente deformados. Llevaba un utensilio de cuero para mantener los dedos alineados en su posición normal. Se sometió a un programa de tres semanas y volvió a casa con los conocimientos necesarios para cuidar de sí misma. Después de unos dos años siguiendo la terapia Gerson en su hogar, sus manos eran casi normales. Tenía los dedos rectos y sus músculos se recuperaron, de forma que, a partir de ahí, pudo usar sus manos bastante bien, y nunca más necesitó ningún tipo de aparato de cuero.

Como se ha mencionado antes, los pacientes que padecen osteoartritis sufren daños graves desde hace mucho tiempo, y se precisa un período largo y un seguimiento continuo de la terapia Gerson para restablecer lentamente los huesos y los músculos. Pero lo importante es que es posible si el paciente tiene suficiente determinación y permanece el tiempo necesario cumpliendo con esta terapia nutricional bastante exigente y restrictiva.

Osteoporosis

En el caso de la osteoporosis, los pacientes sufren la descalcificación de los huesos. La presencia de ese problema tiende a producir una reacción en el médico alopático normal. Lo más frecuente es que le diga al paciente que tome mucha leche (por el calcio). Desgraciadamente, éste es un enfoque muy simplista e incorrecto para este problema.

En primer lugar, debemos recordar que el exceso de proteína, como en el caso de la leche, es lo que provoca esta enfermedad. En segundo lugar, hemos visto, en la obra clásica de Pottenger *Cats, a study in nutrition,*[174] que la leche pasteurizada, afectada por el calor, o que los productos elaborados con leche sometida a un tratamiento térmico, no son absorbidos sin las enzimas vivas y no sólo no aportan beneficios, sino que causan males. El uso de la suplementación con calcio tampoco funciona. Las tabletas de calcio no se asimilan bien. Este mineral debe penetrar en el organismo en la combinación adecuada, junto con enzimas vivas y activas que encontramos en el zumo de zanahoria, el de las hojas de ensalada verdes y consumiendo mucha lechuga fresca.

Mediante estos alimentos frescos de cultivo ecológico, el organismo recibe no sólo calcio farmacéutico, sino todos los nutrientes minerales aparte del calcio: magnesio, manganeso, zinc, cobre, potasio, yodo y muchos más, junto con las enzimas activos que permiten al organismo asimilar estos minerales y almacenarlos en los huesos. De esta forma, la terapia Gerson no sólo alivia la deficiencia de calcio, sino que también permite que el organismo reconstruya sus huesos.

Se ha visto que la terapia Gerson es eficaz para mejorar la calcificación de los huesos en los casos de osteoporosis.

Tratamiento con esteroides

Cuando un paciente (como, por ejemplo, uno aquejado de lupus eritematoso sistémico, artritis reumatoide, trastornos gastrointestinales, tumores cerebrales y otros problemas) recibe un tratamiento alopático con esteroides administrado de forma convencional, esta medicación con cortisona *no* debe interrumpirse repentinamente para pasar a sustituirla por la terapia Gerson. Con la monitorización adecuada, el procedimiento correcto consiste en ir desacostumbrando lentamente al paciente a estas medicaciones con esteroides de la forma más adecuada posible. Estas personas enfermas que toman esteroides, que tienen unos efectos secundarios terribles, tienen más probabilidades de experimentar irritación estomacal. La administración de acidol y niacina debería suspenderse hasta cinco días después de que los esteroides hayan sido eliminados del torrente sanguíneo, y el potasio debería reducirse a 10 o 20 cucharaditas al día.

---

174. Pottenger, F.: *Cats, a study in nutrition,* Price Pottenger Nutrition Foundation, San Diego (California), 1983.

Lupus eritematoso sistémico, artritis reumatoide y esclerodermia

Tras la eliminación de los esteriodes, el lupus eritematoso sistémico (LES), la artritis reumatoide (AR) y la esclerodermia (todas ellas enfermedades relacionadas con el colágeno) responden excepcionalmente bien a la terapia Gerson. No obstante, la curación será mediocre, incluso siguiendo la terapia Gerson, en aquellas situaciones en las que el paciente haya consumido esteroides durante más de dos años, o cuando haya recibido un tratamiento previo con quimioterapia. En el caso del LES y la AR, los enemas deberían limitarse a dos o tres al día. Las reacciones pueden ser intensas, y se debe monitorizar cuidadosamente a los pacientes durante el período de reacción.

Colitis ulcerosa

Las personas que padecen colitis ulcerosa, incluso cuando están sangrando, pueden responder sorprendentemente bien a la terapia Gerson. Hemos observado a varias personas que han experimentado una remisión plena y a largo plazo. La manzanilla reemplaza al café en los enemas al principio del tratamiento, y ciertos alimentos crudos se evitan durante un breve período. La colitis ulcerosa, la enfermedad de Crohn, el síndrome del colon irritable, la permeabilidad intestinal aumentada (o síndrome del intestino «agujereado») y otros trastornos intestinales muestran una reacción positiva cuando la Terapia Gerson se convierte en el plan de tratamiento del paciente.

Cuarta parte

LA UTILIZACIÓN DEL ENFOQUE GERSON

18

ENFOQUES PSICOLÓGICOS DE LA TERAPIA GERSON

Los pacientes de la terapia Gerson soportan una carga psicológica muy pesada. Con frecuencia acuden al programa Gerson después de haber sufrido las penurias de algunos tratamientos ortodoxos difíciles de aceptar. Estas terapias bien asentadas suelen ser extremada y negativamente largas, un tanto desagradables y a veces ponen la vida en peligro. Generalmente, el paciente habrá agotado sus recursos económicos, agotando su sistema inmunitario y habrá sometido a sus emociones a grandes exigencias. Esta situación se produce debido a la necesidad del paciente de someterse a numerosas pruebas diagnósticas, exámenes clínicos amedrentadores, biopsias que le provocan ansiedad y muchos otros procesos médicos o psicológicos que le alterarán.

El paciente aquejado de cáncer está especialmente traumatizado debido a la creencia extendida de que no se puede hacer gran cosa para vencer a esta enfermedad. Y ese punto de vista puede ser cierto en muchos casos, a juzgar por los elevados porcentajes de mortalidad que acompañan a la mayoría de las formas de quimioterapia y radioterapia alopáticas.

Incluso la inmunoterapia, recientemente aceptada, tiene sus escollos inoportunos. Desde el punto de vista convencional, se puede acabar haciendo creer al paciente que, a fin de cuentas, el cáncer es invencible.

El paciente aquejado de cáncer y su familia pueden llegar al centro que aplica el tratamiento Gerson deprimidos y, en muchos casos, dominados por sentimientos negativos, como la preocupación, la profunda pena, el miedo, la tristeza, la ira, la irritabilidad y el ensimismamiento. Incluso para estas personas deprimidas, con ansiedad y generalmente desgraciadas, la terapia Gerson aporta curación y esperanza.

Hemos visto que otros pacientes que se esfuerzan por emplear los procedimientos de la terapia Gerson en una fase más precoz y con menos daños suelen encontrarse con menos dificultades para superar su falta de bienestar. Recibir la terapia Gerson más pronto que tarde es mejor para conseguir la curación y el mantenimiento de un buen estado de salud.

Sea como fuere, los dos tipos de pacientes infelices (los que acuden pronto y los que lo hacen más tarde) se embarcan en el desconocido tratamiento Gerson, que queda fuera de los límites de la medicina ortodoxa. Como consecuencia de ello, se enfrentan a un trabajo largo, exigente, monótono y solitario con gran esperanza y determinación, pero sin garantías de éxito al final. Los aspectos psicológicos desempeñan un papel en el proceso de curación, y el protocolo Gerson (ya sea el estándar o el modificado) proporcionará algunas directrices de procedimiento.

Los aspectos psicológicos de la terapia Gerson

Debido al carácter amenazador para la vida que lleva implícito el cáncer, los pacientes afectados por neoplasias malignas en particular y aquellos aquejados por otras enfermedades crónicas progresan con mayor rapidez y de forma más competente en pos de su curación cuando reciben apoyo psicológico. Un factor importante de la terapia Gerson es que distintos aspectos de la detoxificación tienen unos efectos excelentes en las perspectivas del paciente. La toxicidad inherente de la dieta actual y del estilo de vida estresante tiende a llevar toxinas a la sangre y a la circulación sistémica general. Estos venenos también llegan al cerebro y tienden a afectar a la mente incrementando la ansiedad, la depresión, el miedo, el pánico, etcétera.

Nada más empezar con la detoxificación de la terapia Gerson, en cuestión de algunos días, los pacientes mejoran considerablemente, sienten una mayor confianza y muestran una mayor estabilidad emocional. No obstante, somos firmes defensores de la ayuda psicoterapéutica adicional siempre que se pueda disponer de ella.

El doctor Gerson afirmó una vez que morían más personas como producto del pánico que del cáncer. *El cuerpo no implica sino a una parte de la enfermedad.* Cuando la enfermedad también provoca miedo, la combinación causa una acumulación sistémica de cada vez más toxinas en el organismo y una aceleración del deterioro físico. Es esencial una mejor comprensión del miedo y de las otras emociones negativas y lo que provocan a alguien que va mejorando.

Dado que cada pensamiento y emoción humanos equivalen a un acto metabólico, la ciencia de la psiconeuroinmunología nos explica que los sentimientos, los estados de humor y las perspectivas generales afectan al sistema inmunológico de cada persona. Se ve potenciado por unas perspectivas esperanzadoras y resueltas y minado por una actitud desesperada y de indefensión. Si se conoce la verdad, cualquier diagnóstico de cáncer equivale a un trauma mental y emocional con reacciones que van desde la desesperación y el pánico hasta la apatía o la ira, todas ellas perturbaciones negativas poderosas de la mente consciente. Estas emociones obstaculizan la inmunidad del individuo afectado contra el ataque mortífero de un tumor maligno.

Como el objetivo del personal que aplica la terapia Gerson es recuperar el sistema inmunitario dañado del paciente enfermo, no se debe permitir que los factores psicológicos saboteen la curación física. Un terapeuta con una orientación holística disipa la negatividad mental y emocional (psíquica), para así reforzar la inmunidad física (somática). Si está trabajando por su cuenta como paciente o como cuidador de un paciente que se encuentra en este estado, sin contar con el apoyo del entorno de un hospital que aplique la terapia Gerson, nuestro consejo es que se concentre en sus procedimientos para la curación que se ocupan del control de las emociones negativas. Éstas son destructivas y deben ser eliminadas. El estado interior traumatizado del paciente debe reprogramarse y transformarse en positivo.

«No se debería llevar a cabo ningún intento por curar el cuerpo sin curar al alma», escribió Platón hace casi 2.400 años. El cuerpo y la mente son inseparables: enferman juntos y deben ser sanados juntos. De otro modo, las probabilidades de éxito para recuperar la salud se verán muy reducidas. Ni el programa Gerson ni ningún otro método terapéutico funcionarán de forma eficaz si hay algo en la consciencia del paciente que sigue diciendo «no» a la vida.

Realmente, las emociones negativas ejercen un efecto devastador sobre las funciones del organismo y, especialmente, sobre el sistema nervioso. Las experiencias estresantes provenientes de emociones negativas provocan una estimulación insalubre de la parte autónoma o involuntaria de los nervios, incluidas las ramas simpática y parasimpática. La presión sanguínea, el ritmo cardíaco y el respiratorio, y el consumo de oxígeno aumentan. La glucosa se agota innecesariamente. La filtración renal, las secreciones gastrointestinales y la actividad descienden, lo que afecta a la digestión y a la eliminación de los productos de desecho y las toxinas del organismo. Se observan insomnio, fatiga, pérdida de apetito, apatía, elusión de las responsabilidades y aburrimiento en el paciente.

Todas estas carencias físicas que se manifiestan en el sistema nervioso autónomo deben diluirse y contrarrestarse hasta eliminarlas. ¿Cómo puede alguien hacer eso por su cuenta? ¿Cómo puede un terapeuta ayudar al paciente a neutralizar estas respuestas fisiológicas negativas? El conocido autor Norman Cousins (doctor) proporcionó a sus lectores muchas herramientas para la curación cuando, en su best seller *Anatomía de una enfermedad o La voluntad de vivir* describió cómo las emociones positivas son movilizadores poderosos de los recursos curativos naturales del paciente.

Hacer hincapié en las emociones positivas como herramientas de curación poderosas

Las emociones positivas son unas armas poderosas en la guerra del paciente contra la enfermedad. La risa, la valentía, la tenacidad, el amor y el respeto por los demás, además de la conexión con las percepciones de la espiritualidad del paciente, son pasiones o sentimientos positivos. El doctor Cousins escribió:

> Cada vez más, en la prensa médica, se publican artículos sobre el elevado coste de las emociones negativas. El cáncer en especial se ha relacionado con casos intensos de profunda pena, ira o miedo. Tiene poco sentido suponer que las emociones sólo proporcionan penalidades y que no aportan beneficios. Me convencí completamente, mucho antes de mi grave enfermedad, de que la creatividad, la voluntad para vivir, la esperanza, la fe y el amor tenían una importancia bioquímica y que contribuían intensamente en favor de la curación y el bienestar. Las emociones positivas son experiencias dadoras de vida.[175]

175. Cousins, N.: *Anatomy of an illness*, W. W. Norton & Co., Nueva York, 1979, p, 86. (Trad. cast.: *Anatomía de una enfermedad o La voluntad de vivir*. Kairós, Barcelona, 1993.)

La física y premio Nobel francesa Marie Curie (doctora) afirmó que: «Nada debe temerse en la vida, sino sólo comprenderse. Ahora es el momento de comprender más, de forma que temamos menos». La comprensión del proceso de una enfermedad y de su causa deberían ser el primer paso para superar cualquier patología. La identificación de la razón subyacente de por qué existe una enfermedad permitirá a un paciente angustiado comprender el funcionamiento y el objetivo del programa Gerson y por qué no cabe duda de que es eficaz.

Alguien gravísimamente enfermo con probabilidad encontrará difícil concentrarse en aprender en profundidad los conceptos del doctor Gerson. Como consecuencia de ello, su familia o el cuidador que le acompaña deben ayudarle en esta función. Comprender y aceptar el enfoque Gerson para conseguir el bienestar se lleva consigo parte del miedo, mostrando que hay esperanza de revertir el proceso de la enfermedad.

Unas meras palabras no eliminarán todo el miedo, y reconocemos que un resultado favorable es lo que cuenta realmente. La mejoría precoz en el estado de enfermedad hará más que cualquier otra cosa por resucitar la esperanza. Muchos pacientes recién llegados a un centro sanitario que aplica la terapia Gerson han perdido la voluntad de comer y beber. No obstante, esa situación pronto cambia para mejor. El programa Gerson ayuda a estas personas durante este difícil período, proporcionando al paciente alimentos y zumos sencillos que el organismo es capaz de digerir sin esfuerzo. Esta facilitación del metabolismo es vital, ya que entonces apreciamos una restauración del flujo sanguíneo, una mejoría en el sistema nervioso y una recuperación general de las funciones corporales. El paciente empieza a comer, beber y dormir mucho mejor, y casi de inmediato comienza a sentirse fortalecido. Se estimula un interés por la vida. Probablemente, por primera vez desde que el paciente se enteró de su diagnóstico y su pronóstico, se tienen perspectivas de vivir una larga vida. *Puede* existir un futuro.

Algunas de las funciones de un cuidador (familiar o amigo)

No obstante, la terapia Gerson exige un cambio drástico en el estilo de vida. Para el paciente, vivir cada día tiene, inevitablemente, sus altibajos, y se producen crisis de curación con mucha frecuencia. El proceso de curación supone una prueba dura incluso para el paciente más comprometido. El trabajo de cualquier cuidador consiste en aligerar la carga del paciente con un apoyo constante, empatía y asesoramiento bien enfocado. ¿Cómo se llevan a cabo estas funciones propias de los cuidados?: mediante el pleno cumplimiento, por parte del cuidador, de tareas beneficiosas específicas. Éstas incluyen:

- Crear un espacio seguro para el paciente escuchándole plenamente y aportándole atenciones sin hacer valoraciones críticas.
- Desarrollar una asociación curativa con el paciente, haciendo que se convierta en un aliado activo capaz de compartir la responsabilidad con respecto al proceso terapéutico.
- Hacer desaparecer el miedo supersticioso relacionado con el cáncer. Esto se lleva a cabo reprogramando la consciencia del paciente, ayudando a redefinir los conceptos nocivos e identificando los patrones contraproducentes y eliminándolos.
- Analizar el sistema de creencias del paciente y la dinámica familiar en la que está envuelto. Si la dinámica familiar es negativa u hostil a la terapia, se debe intentar revertir esta dinámica, o debemos apartar esa fuente de trastornos del entorno del paciente.
- Tratar con el resentimiento y con los asuntos pendientes que afectan al paciente.
- Hacer frente a los drásticos cambios de humor y, a veces, al comportamiento antisocial que puede acompañar al proceso de detoxificación.

Un cuidador es alguien muy necesario para hacer que el paciente evite decidir que es imposible seguir por sí solo el programa de tratamiento Gerson en su hogar. El cuidador ayuda al paciente en casi todos los aspectos del cumplimiento de la terapia Gerson. Empieza por ir a hacer la compra y pasa por asegurar el suministro de alimentos, cocinarlos, vigilar a los ayudantes, preparar los zumos, calcular las raciones de los zumos, determinar cuál será la rutina diaria, estar pendiente de la rutina del programa, lavar utensilios sin cesar, preparar los enemas de café, aportar ayuda si la administración de un enema sale mal, hacer frente a las reacciones de curación y a otras formas de recrudecimiento de los síntomas, aliviar el aburrimiento, inyectar entusiasmo en el tratamiento y, por encima de todo, hacer que la cordura prevalezca en el paciente y el cuidador.

El cuidador necesita estar preparado para aquellas alteraciones en las emociones que surgen mientras el organismo del paciente se libera de sus venenos residuales. La periodista y psicoterapeuta Beata Bishop, de Londres, nos explica que:

> La detoxificación física conlleva también, inevitablemente, la detoxificación psicológica. Las toxinas que circulan por el sistema nervioso central provocan reacciones extrañas y un comportamiento que está fuera de lugar: cambios de humor violentos, irritabilidad, ira, inestabilidad, acusaciones injustas y agresividad. El comportamiento normalmente civilizado del paciente da lugar a impulsos y emociones que han sido negadas y han estado reprimidas durante mucho tiempo, quizás desde la niñez.... Forma parte del proceso. Sin importar el campo en que trabajemos con el paciente, permaneceremos tranquilos, amables, como siempre y esperando a que pase la agitación interna.[176]

Herramientas y métodos para la mejoría psicológica

Para contrarrestar los aspectos psicológicos negativos de las enfermedades graves (ya se trate de cáncer, cardiopatías, diabetes, artritis, infecciones graves o cualquier otro tipo de patología degenerativa), a los médicos que aplican la terapia Gerson se les enseña a incorporar ciertas consideraciones en sus programas de tratamiento. Los factores extracurriculares incluyen algunas herramientas psicológicas y métodos que se podrán aplicar a los pacientes.

1. Emplear técnicas de relajación.
2. Generar visualizaciones relacionadas con la autocuración.
3. Implicarse en meditaciones sencillas.
4. Utilizar afirmaciones repetidamente.
5. Educar y desarrollar el poder imaginativo del lado derecho del cerebro, que es creativo, artístico e idealista.
6. Revertir las dinámicas familiares negativas.
7. Hacer hincapié en las acciones positivas en todas las situaciones o relaciones.

176. Bishop, B.: «Psychological considerations for the Gerson patient», en *Gerson therapy physician's training manual,* The Gerson Institute, Bonita (California), 1996, p. 62.

8. Comprender plenamente el programa Gerson para desarrollar la confianza y la voluntad para implicarse en un tratamiento tan exigente, rígido y completo que exige tanta autodisciplina.
9. Eliminar el dolor físico interior con relativa rapidez mediante el uso de enemas de café y otras fuentes de detoxificación.
10. Mostrar constantemente los resultados de los síntomas que el paciente ve y siente.

A continuación comentamos brevemente los primeros cinco métodos y herramientas, que aportan un aumento del ánimo para la persona enferma de cáncer o aquejada de cualquier otro transtorno que ponga su vida en peligro.

Use una técnica de relajación

Durante quince minutos y tres veces al día (al despertarse, después de la comida y antes de retirarse a dormir), relájese profundamente mediante la utilización de una técnica de relajación progresiva. En primer lugar, deje reposar la cabeza, luego el cuello, después los hombros y, paso a paso, el resto del cuerpo desde arriba hasta abajo hasta llegar a los dedos de los pies.

Esta relajación se consigue llevando a cabo la técnica enseñada por Jose Silva, de Silva Mind Control. Aquí tenemos cómo hacerlo:

1. Siéntese cómodamente en una silla o túmbese en el suelo.
2. Cierre los ojos y relájese.
3. Inspire y llene bien sus pulmones.
4. Durante la espiración, relaje el cuerpo todavía más.
5. Cuente lentamente hacia atrás desde 100 hasta 1.
6. Sueñe despierto en algún lugar tranquilo que conozca.
7. Verbalice mentalmente una afirmación firme como: «Siempre mantendré un cuerpo y una mente perfectamente sanos».
8. Penetre en las visualizaciones creativas que ya ha practicado y que ha desarrollado para sí mismo y que le proporcionan el mayor bienestar.[177]

---

177. Silva, J.; Stone, R. B.: *You the healer*, H. J. Kramer, Tiburon (California), 1989, p. 18 (Trad. cast.: *Tú, el sanador,* Los libros del comienzo, Madrid, 2006.)

Cree visualizaciones

Hay una técnica básica de visualización creativa que Shakti Gawain, renombrada pionera y profesora del movimiento de la consciencia, muestra a sus estudiantes. Implica seguir un proceso paso a paso:

1. Aplique su método personal de relajación (quizás la misma técnica recomendada por Jose Silva).
2. Imagine un estado saludable del cuerpo que de verdad quiere poseer.
3. Imagine que posee este estado saludable del organismo, admírelo, disfrute de él y muéstreselo a sus seres queridos y sus amigos.
4. Pronuncie algunas afirmaciones positivas sobre este estado saludable del cuerpo.
5. Finalice la visualización con declaraciones firmes de que tendrá este estado corporal saludable permanentemente.[178]

Una vez que esté relajado y pueda visualizar con facilidad, inicie el proceso de curación en serio. Imagine su cuerpo con el tumor desarrollándose y piense que ese tumor detiene su crecimiento. Luego vea cómo va reduciendo su tamaño. Durante cada una de estas sesiones de relajación, visualice cómo el tumor se va encogiendo un poco más que la última vez. Imagine también el sistema inmunitario muy activo (sea como sea que lo visualice), con los glóbulos blancos (leucocitos) de este sistema, que todo lo abarcan y que están formados por los linfocitos, los fagocitos, los monocitos, etcétera.

Implíquese en meditaciones sencillas

La meditación, que es un estado de consciencia en el que uno aparta su conciencia de su entorno de modo que la mente pueda centrarse en un único precepto, da lugar al reposo y el alivio del estrés. Conlleva paciencia y persistencia desarrollar el poder de concentración necesario para la meditación. La mente vagará, de forma natural, hacia otras cosas e imágenes. La atención debe volver al asunto en cuestión una y otra vez. Puede resultar frustrante descubrir lo fácilmente que se pierde la atención. Piense en que el objeto de una meditación es similar al de un blanco: los

---

178. Gawain, S.: *Creative visualization,* Nataraj Publishing, Novato (California), 1995, pp. 27-28. (Trad. cast.: *Visualización creativa*, Sirio, Málaga, 1999.)

pensamientos descarriados harán que, con frecuencia, no acierte en la diana.[179]

Se usa una amplia variedad de técnicas de meditación para librar a la mente de las estresantes alteraciones externas. El método que exponemos a continuación, tal y como lo enseña el doctor Lawrence LeShan, es, simplemente, uno entre numerosos métodos de meditación que podríamos describir.

La meditación es una aplicación armoniosa de la mente dirigida con resolución. Las enseñanzas del yogui hindú Maharishi preguntan: «¿Qué es la mente?: es sólo un amasijo de pensamientos. Deja de pensar y dime, entonces, ¿dónde está la mente?».

El psicoterapeuta Lawrence LeShan (doctor), otro pionero que estudia las implicaciones terapéuticas y éticas de la meditación y las visualizaciones, nos aporta un medio para entrar en la mente contando respiraciones. Se trata de una técnica usada en el entrenamiento zen, y el objetivo consiste en hacer sólo una cosa de la forma más completa y plena posible. Esa única cosa es, en este caso, contar sus espiraciones.

«Esfuércese por ser consciente de, simplemente, contar las respiraciones, y sea tan consciente de ello como sea posible –aconseja el doctor LeShan–. Toda su atención se dedica tranquila, firme y repetidamente a tener esta actividad en mente. El objetivo es que todo su ser se implique en el recuento... En este ejercicio se dedica una atención tan plena y completa como sea posible al propio recuento. Los pensamientos, las sensaciones, las impresiones, las percepciones sensoriales, en el grado en que sean conscientes, suponen una desviación con respecto a las instrucciones.»

Le recomendamos que contenga sus sentidos contando las respiraciones hasta cuatro. Luego empiece de nuevo con el recuento. Para llenar el tiempo que pasa entre los recuentos, añada la palabra «y» después de contar cada una de las espiraciones. Así, contará «uno» – «y» – «dos» – «y» – «tres» – «y» – «cuatro». Luego repita la cuenta. Ésta es una muy buena técnica para hacer que entre en un estado de meditación.[180]

---

179. Ozaniec, N.: *Meditation for beginners,* Hodder & Stoughton Educational, Londres, 1995, p. 2.

180. LeShan, L.: *How to meditate.* Little, Brown & Co., Boston, 1974, pp. 58-59. (Trad. cast.: *Cómo meditar,* Kairós, Barcelona, 2005.)

Utilice afirmaciones repetidamente

Entre los elementos más importantes de la visualización creativa tenemos las afirmaciones: declaraciones firmes y positivas que manifiestan que algo existe o que ya está presente.[181] Cuando una persona afirma: «Estoy mejorando cada vez más», la mente se lo dice al cuerpo. Téngalo claro: *El cuerpo cree cualquier cosa que oiga decir a la mente.* El flujo de pensamientos que discurre por la mente de uno es vital para la salud del cuerpo, ya que si las ideas y las palabras que usamos son, inconscientemente, negativas, una pequeña cantidad de esta negatividad se adhiere al yo físico. Estas palabras quedan clavadas en la mente y se vierten hacia el resto de uno mismo.

Si se sabe que las ideas negativas son dolorosas para otras personas, esas ideas son *des*afirmaciones que vuelven para destruirle. Recuerde el viejo cliché que se ha demostrado muy cierto: «El que siembra vientos recoge tempestades».

La práctica consistente en verbalizar afirmaciones en silencio (o de pronunciarlas en voz alta) permite al emisor reemplazar la programación negativa, pasada y desgastada del pasado, por conceptos y asuntos positivos o constructivos para transformar las actitudes y las expectativas relativas a la vida y la salud. También puede escribir las afirmaciones o canturrearlas en forma de rimas o cantarlas a modo de canciones. La utilización repetida de afirmaciones es vital para conseguir la curación.

Los defensores de la terapia Gerson fomentan la aplicación de afirmaciones tangibles que den lugar a una buena salud y que tengan que ver con las enfermedades agudas o crónicas y trastornos infecciosos o degenerativos que estén provocando dificultades. Les aportamos aquí sólo algunas muestras de afirmaciones que puede usar y crear usted mismo:

- Cada día y de cada forma posible estoy mejorando, mejorando y mejorando.
- Estoy vibrantemente sano y soy radiantemente hermoso.
- Estoy sano y soy una persona plena y completa en mi interior.
- Ahora doy gracias por mi vida con una salud y una felicidad perfectas.
- Soy feliz por estar vivo y bien, y estoy a la espera de lo que el futuro tenga que depararme.

181. Gawain, S.: *Creative visualization*, Bantam Books, Nueva York, 1982, pp. 21-26. (Trad. cast.: *Visualización creativa,* Sirio, Málaga, 1999.)

- Ahora reconozco y acepto la excelencia de mi camino hacia la curación.
- Me quiero y me aprecio tal y como soy.
- Estoy venciendo a la enfermedad porque el tratamiento está funcionando.

Llegados a este punto tenemos algunas recomendaciones acerca de cómo usar las afirmaciones para generar salud y felicidad:

1. Enuncie siempre las afirmaciones en tiempo presente, como si aquello que persigue ya existiera. Considere su objetivo como algo que ya es real y no como algo que llegará. Esto se debe a que todo se crea primero en la mente antes de manifestarse en el plano físico.
2. Enuncie afirmaciones de la forma más constructiva posible especificando qué es lo que realmente quiere, en lugar de lo que *no* desea. Evite las «desafirmaciones», excepto al eliminar los bloqueos emocionales o los malos hábitos. Si es necesario decir algo negativo, siga de inmediato con otra cosa que sea positiva.
3. Use afirmaciones breves en lugar de largas, de forma que sigan siendo claras y transmitan sentimientos intensos.
4. Aférrese a la declaración afirmativa sólo si encaja bien con usted y hace sentir bien a su cuerpo y a su mente.
5. Haga que la afirmación provoque en usted una sensación de creencia en su interior eliminando las dudas o vacilaciones sobre su practicidad.
6. Utilice las afirmaciones repetidamente tanto solas como en combinación con visualizaciones creativas. (Las afirmaciones acompañan a las visualizaciones muy bien.)

Desarrolle el poder imaginativo del lado derecho del cerebro

Sólo en el último siglo y medio se han producido verdaderos progresos en la comprensión del funcionamiento de la mente, e incluso ese progreso nos ha mostrado cuánto nos queda por aprender. Justo en cuanto los científicos piensan que han ubicado zonas donde se localizan actividades como pensar, recordar y hablar, aparece una nueva situación que demuestra que la respuesta no es cierta en modo alguno. Aun así, estamos recabando conocimientos sobre el poder imaginativo del lado derecho del cerebro (por lo menos sabemos que la mente es infinitamente más sutil de lo que pensábamos previamente). Todo aquel que posee lo que se ha venido en llamar una mente «normal» dispone, realmente, de una capacidad y un potencial mucho mayores de lo que se había determinado hace sólo cincuenta años.[182]

El cerebro de cada ser humano tiene dos lados: el hemisferio derecho y el izquierdo. Cada lado del cerebro posee distintas funciones mentales, cosa a la que los científicos se refieren con el nombre de *lateralización*, lo que significa que las distintas capacidades mentales están parceladas lateralmente (en el lado izquierdo o el derecho).

El hemisferio izquierdo es más eficaz a la hora de leer, escribir, con las habilidades aritméticas y numéricas, el cálculo, el lenguaje hablado y las habilidades lingüísticas, las capacidades científicas, el razonamiento, el procesado lineal, los procedimientos lógicos y el control con la mano derecha. El hemisferio derecho controla mejor la conciencia musical, la construcción espacial y la inteligencia artística, el pensamiento holístico, la imaginación, la perspicacia, la intuición, la percepción tridimensional y de patrones y el control de la mano izquierda. Además de todo esto, el lado derecho del cerebro se ocupa de la relajación, la imaginación, la creatividad, la visualización, la meditación y las afirmaciones.[183]

Como cosa aparte e interesante, las mujeres tienen un lado izquierdo del cerebro más desarrollado y, por tanto, superan a los hombres en las pruebas de fluidez verbal, y a las féminas se les da mejor recordar detalles. Al navegar por el mundo, no obstante, los hombres poseen en mayor medida la sensación de un mapa espacial en su mente, mientras que las mujeres prestan atención a los hitos locales y los usan a modo de guía. Las diferencias mentales entre ambos sexos pueden deberse, en parte, a las hormonas.[184, 185, 186]

---

182. Buzan, T.: *Use both sides of your brain*, E. P. Dutton, Nueva York, 1974, p. 13.

183. Leviton, R.: *Brain builders!*, Parker Publishing Co., West Nyack (Nueva York), 1995, pp. 330-331.

184. Herlitz, A.; Nilsson, L. G.; Backman, L. (1997): «Gender differences in episodic memory», *Memory and Cognition*, 25(6): 801-811.

185. Sherwin, B. B. (1998): «Estrogen and cognitive functioning in women.» *Proceedings of the Society for Experimental Biology and Medicine*, 217(1): 17-22.

186. Fink, G.; Sumner, B. E.; Rosie, R.; Grece, O.; Quinn, J. P. (1996): «Estrogen control of central neurotransmission: effect on mood, mental state, and memory», *Cellular and Molecular Neurobiology*, 16(3): 325-344.

Dado que el hemisferio derecho proporciona más eficacia en la psicología de sobrevivir al cáncer, recomendamos encarecidamente a la persona que padece una enfermedad degenerativa que desarrolle el poder imaginativo del lado derecho de su cerebro utilizando los métodos que hemos descrito.

19

CÓMO SEGUIR LA TERAPIA GERSON POR SU CUENTA

¿Cuáles son las características de una persona que supera el cáncer o cualquier otra enfermedad «incurable»? Nosotros, y nuestro trabajo consiste en proporcionar información para hacer frente a las enfermedades incurables, hemos observado los rasgos de aquellos que medran, incluso ante problemas que ponen su vida en peligro. Para empezar este capítulo compartiremos esta información.

Cada día, el superviviente de una enfermedad incurable se embarca en un viaje hacia la curación y:

- Hace muchas preguntas y realiza numerosos descubrimientos relativos a la salud.
- Busca a otras personas con conocimientos sobre los cuidados de la salud.
- Cuestiona las prácticas de la medicina oncológica convencional (MOC).
- Examina los ofrecimientos de la medicina complementaria y alternativa (MCA).
- Desenmascara y luego deja de lado los abundantes mitos perpetuados por ambos tipos de medicina (la MOC y la MCA).
- Se relaciona íntimamente con un poder espiritual superior.
- Conserva la fe, adquiere esperanza y espera la curación gracias a ese poder superior.
- Abandona la autocompasión y acepta la responsabilidad personal de sus funciones corporales homeostáticas.
- Evita los factores estresantes y domina el estrés.
- Prepara una serie de principios para vivir bien y los acata.

En el ejemplar de octubre de 1999 de la *Townsend Letter for Doctors & Patients*, Al Schaefer, de Seattle (Washington), habla sobre el superviviente del cáncer exitoso. Schaefer escribe: «El superviviente se pregunta y se cuestiona qué pasos debe seguir para corregir su enfermedad: cómo recuperarse [y permanecer en un estado de bienestar]. Pregunta [a personas informadas], "Si estuvieras en mi lugar, ¿qué harías?"»

El superviviente del cáncer descubre que hay un claro sistema de creencias sobre los tumores malignos programado en el interior de los médicos alopáticos que se desliza y llega a los usuarios de servicios sanitarios a través de los medios informativos que, invariablemente, toman su material de los mecanismos de propaganda organizada de la medicina. Esta programación afirma: «¡El cáncer es la muerte; es un tumor y el tumor es autónomo, y no puede ser vencido en ningún caso!». Si esto es aceptado por un paciente aquejado de cáncer, estas creencias erróneas afectarán muy negativamente a la recuperación y es probable que se conviertan en realidad. Como alternativa, si no se cree en ellas, su falsedad se pone de evidencia y la persona con cáncer sobrevive de forma espléndida.[187]

Un segundo grupo de falsedades mostrado al público por una ortodoxia médica con el cerebro lavado es que: (1) la cirugía, la radioterapia o la quimioterapia son los únicos tratamientos eficaces contra el cáncer, y el resto de terapias deberían considerarse curanderismo; (2) las biopsias, la excisión del tumor acompañada de un examen anatomopatológico, los escáneres mediante tomografía computerizada, las mamografías, las radiografías y otras formas de alta tecnología son los métodos diagnósticos más fiables; (3) la calidad de los alimentos y la buena nutrición no tienen efectos sobre el progreso del cáncer; (4) la detección y el tratamiento precoces incrementan las probabilidades de supervivencia; y (5) si alguien que padece cáncer sobrevive durante cinco años, este intervalo supone la curación de la enfermedad.

Estas declaraciones propagandísticas recién comentadas son unos mitos profundos perpetrados por la industria del cáncer, generalmente para su beneficio económico. El superviviente del cáncer informado reconoce que afirmaciones como éstas proceden de fuentes alopáticas. Él/ella sabe que no son más que puras fantasías y, como consecuencia

187. Schaefer, A. (1999): «Some characteristics of cancer survivors», *Townsend Letter for Doctors & Patients*, 195: 70-71, octubre.

de ello, desarrolla unas creencias personales más precisas basadas en la información y la educación.

«Sé que debe existir una forma más eficaz de alcanzar la curación y conservar la salud que descubrir que estas mentiras son algo totalmente incorrecto y dañino para la persona enferma», dice el superviviente de la «enfermedad incurable» que pone la etiqueta de mentira a estas afirmaciones tan imprecisas. Este paciente de mentalidad positiva busca y encuentra el mejor camino. Al hacerlo se torna completamente confiado y autosuficiente.

Algunos supervivientes descubren su inspiración a través de las acciones de un profesional de la salud empático y que ha quedado desencantado por los distintos mitos convencionales de la medicina. Este médico irradia amor por los pacientes que, eventualmente, le dirigen hacia algún tipo de curación alternativo: se trata de un facultativo raro que debe, ante todo, conservarse. Otros pacientes son inspirados por los testimonios de los supervivientes, que son la prueba de que el cáncer o cualquier otra enfermedad son reversibles. El tumor, por ejemplo, resulta, simplemente, un síntoma de una patología que se puede tratar, pero al que todavía no se ha aplicado ningún tratamiento.

El superviviente de la «enfermedad incurable» queda anclado en la realidad. No pierde tiempo buscando «balas de plata», ni alguna vacuna contra el cáncer ni ninguna otra forma de curación «milagrosa» que se promete constantemente pero que la industria del cáncer nunca ofrece. El individuo informado se da cuenta de que la industria del cáncer consigue inmensos beneficios cada vez que predice que se descubrirá un remedio tal que sólo se obtendrá si se puede donar el dinero suficiente.

En lugar de una cura milagrosa, el superviviente de la enfermedad busca alternativas no tóxicas y pregunta: «¿A cuántas personas ha ayudado este tratamiento? ¿Conoces a alguien que se haya curado mediante su utilización? ¿Puedo hablar con la persona que se ha curado? ¿Tiene efectos secundarios negativos? ¿En qué consisten? Además, ¿cuáles son los componentes del producto o los procedimientos del método?».

Un superviviente del cáncer sigue nutriendo a su organismo con alimentos excelentes que contienen todos los nutrientes esenciales y lo limpian interna y externamente. El cuerpo se considera el templo del alma. El paciente se ha hecho vegano, ya que no ingiere productos de origen animal y consume entre diez y catorce vasos de zumo de fruta y hortalizas cada día. Se evitan todos los fármacos, los refrescos, el café, el chocolate y los alimentos procesados. Y sólo aquellas prácticas complementarias o las medicaciones permitidas por el programa Gerson entran en el hogar para ser introducidas en el organismo.

Si va a implicarse en el seguimiento de la terapia Gerson en su hogar, el superviviente de la, supuestamente, «enfermedad incurable», necesita disciplina, determinación y el firme seguimiento de los conocimientos del cuerpo humano. El paciente se convierte en un estudiante de la agricultura ecológica, la ciencia de la nutrición, la detoxificación del organismo, la psicología, la visualización, la meditación, los asuntos políticos que rodean a los tratamientos médicos del cáncer y de mucha más información general relacionada con las enfermedades degenerativas. Este individuo se convierte en un educador sobre lo que es puro, bueno y cierto para el bienestar del cuerpo y la mente. Existe un gran proceso que compartir con otros. Sobre todo, y aunque es de difícil seguimiento, la completa recuperación de la enfermedad mediante la utilización del programa desarrollado por el doctor Max Gerson continúa para el paciente en su hogar.

Sin cuestiones ni dudas, un superviviente de esta enfermedad incurable afirma que la autoadministración de la terapia Gerson en su hogar es el principal medio mediante el cual uno se asegura de que permanezca siempre en un estado de completa salud.

Una introducción a la autoadministración de la terapia Gerson en casa

Para comprender y aplicar la terapia Gerson en su hogar para incrementar las probabilidades de vencer a la mayoría de las enfermedades incurables, el conjunto de este capítulo ofrece una referencia rápida de distintos aspectos del programa de curación. También explica los avances recientes en las terapias de apoyo. Se aporta ayuda práctica para aquellos que buscan los materiales y los suministros necesarios usados para la terapia Gerson, que a veces son difíciles de conseguir. Los autores, y principalmente Charlotte Gerson, que es más versada en la terapia de su padre, se basan en más de cuarenta años de experiencia en la «curación de los incurables».

Para aquellas personas afectadas o que tienen a seres queridos que padecen todo tipo de enfermedades degenerativas que ponen su vida en peligro, con el hecho de empezar disponiendo, justo a continuación, de información sobre terapias complementarias, mostramos cómo los pacientes pueden convertirse en sus propios sanadores.

Como la terapia Gerson es la principal herramienta de control para la eliminación de la enfermedad, cualquier agente, material, técnica o procedimiento añadido debe ser clasificado como de tipo complementario o de respaldo. No se debería utilizar ningún agente adyuvante a expensas del procedimiento o de una medicación Gerson estándar con la esperanza de mejorar los resultados de ese adyuvante. Si un médico formado en la terapia Gerson lleva a cabo una modificación en el programa de sanación, el tratamiento complementario bajo la supervisión de ese facultativo es, no obstante, permisible. Además, debe consultar siempre con su médico de la terapia Gerson con respecto a cualquier nueva adición prometedora al tratamiento.

Terapias complementarias que encajan en el procedimiento Gerson

Los procedimientos y los materiales enumerados a continuación están disponibles en todos los centros que administran la terapia Gerson. Tenga presente que cada centro Gerson es independiente, a pesar de contar con la aprobación del Gerson Institute. En cualquier instalación dada, puede que se disponga, o no, de ciertas de las terapias adicionales enumeradas más abajo. El médico formado en el método Gerson que esté al cargo puede recomendar la adición de una o más de las terapias complementarias.

El *laetril*, que es la forma purificada de la amigdalina, y que se encuenta de forma natural en los huesos de albaricoque y en algunos otros alimentos, es un glucósido cianógeno (que contiene cianuro). Aunque no es tóxico, el laetril por sí solo no cura. Se usa como analgésico y tiene otras posibles propiedades anticancerígenas. El laetril no forma parte de la terapia Gerson rutinaria.

Cuando un paciente sometido al programa Gerson decide añadir el laetril al tratamiento, este producto suplementario no debe, en modo alguno, reemplazar al trabajo central y continuo de la terapia Gerson. (Algunos terapeutas que aplican el laetril han recomendado medidas dietéticas que son contraproducentes para el progreso curativo natural con la terapia Gerson. *No* siga esas medidas contrarias al programa Gerson.)

El *tratamiento polarizante*, descrito en el *Merck's manual of standard medical procedures*, ayuda al potasio a pasar a través de la membrana celular mediante un mecanismo de transporte. Se trata de una adición al protocolo Gerson de la cual es pionero el doctor Demetrio Sodi-Pallares, un famoso cardiólogo e investigador de Ciudad de México. La solución polarizante básica (GKI) es necesaria para proporcionar un mecanismo de transporte para ayudar al potasio (K) a pasar a través de la membrana celular en el caso de aquellos pacientes con una deficiencia de K. Se combina con glucosa (G) e insulina (I) en forma de una inyección intravenosa.

El tratamiento polarizante promueve la curación en el corazón enfermo y en los tejidos dañados por el cáncer, además de en el caso de otras enfermedades degenerativas. Los pacientes con edemas en las extremidades notan una rápida reabsorción y eliminación de los líquidos del organismo.

Las *terapias con oxígeno*, entre las que se incluyen las terapias con peróxido de hidrógeno (H_2O_2) y con ozono (O_3), incrementan los niveles de oxígeno en el suero sanguíneo para revitalizar a las células normales mientras daña a los virus y a otros agentes patógenos. Puede absorberse a través de la piel bañándose en él (unos 2,3 a 2,9 litros de H_2O_2 al 3 % en una bañera normal), aplicándolo por vía tópica o insuflado por vía rectal. Los generadores de ozono se usan para beneficiar a los pacientes gracias a la administración de O_3.

Además de la terapia Gerson intensiva normal, algunos procedimientos adyuvantes, como los mencionados y varios otros se están poniendo a disposición en el hospital Gerson o en otros centros que usan este programa, aunque con un coste extra.

La *terapia con células vivas*, que consiste en la introducción, mediante inyección o por vía oral, para el fortalecimiento de órganos concretos, es más eficaz después de que se haya producido una buena detoxificación. No debería probarse durante las etapas iniciales de la terapia Gerson. Puede que disponga de ella si la solicita en su centro sanitario que aplique este programa.

La *pancreatina*, que consiste en enzimas pancreáticas muy concentradas para disolver y digerir el tejido tumoral, ayuda a los pacientes si su carga tumoral es elevada. La pancreatina adicional administrada de forma intensiva ha mejorado la capacidad del paciente para eliminar muchos tipos de neoplasias.

El *té de tahebo* (pau d'arco o lapacho) ha demostrado, en repetidas ocasiones, tener propiedades anticancerígenas. Los nativos americanos la usan como infusión.

La *vitamina C*, administrada por vía oral y rectal, trabaja para anular las patologías provocadas por los radicales libres relacionados con la quimio y la radioterapia.

La *hipertermia/hidroterapia*, consistente en la inmersión de todo el cuerpo en una bañera con agua caliente para elevar su temperatura a 40 °C para la inducción de una ligera fiebre, tiende a deteriorar el tejido tumoral. Lo mejor es emplearla después de la administración de laetril. Esta combinación entre el fomento gracias al baño caliente y el laetril es uno de los mejores remedios para superar el dolor. Reduce y calma las molestias y es de gran ayuda para la detoxificación mediante la mejora del flujo de sangre y de la circulación linfática. Los pacientes con trastornos del sistema nervioso, como por ejemplo una esclerosis múltiple, no deberían someterse a temperaturas elevadas. Las compresas frías son más beneficiosas para ellos. Importante: no deben utilizarse en caso de disponer de sistemas de distribución de agua fluorada.

Las *cataplasmas de arcilla*, que consisten en un polvillo fino de un compuesto mezclado con agua y aplicado en forma de un bulto de barro sobre una parte del cuerpo para absorber las toxinas generadas por la artritis, el cáncer, las picaduras de insectos, la diarrea y los venenos, tiene un efecto adsorbente, como el del carbón activo. La cataplasma de arcilla ayuda a la detoxificación. La arcilla en polvo también puede ingerirse para aliviar problemas e inflamaciones gastrointestinales. El procedimiento para aplicar una cataplasma de arcilla debería implicar los siguientes pasos:

1. Prepare agua templada para añadir la cantidad necesaria de arcilla en polvo y así obtener una pasta.
2. Aplique rápidamente la pasta sobre un trozo cuadrado de muselina para evitar que se enfríe.
3. Coloque la muselina sobre la zona que debe tratarse.
4. Cubra el área con plástico y un paño de lana.
5. Sujete la cataplasma para que no se mueva y déjela puesta durante toda la noche o hasta que se seque.
6. Retire la cataplasma y frote la zona con un paño húmedo y frío.
7. Repita la operación tantas veces como sea necesario.
8. Deshágase de la cataplasma utilizada.

20

LAS PRUEBAS DE LABORATORIO DE LA TERAPIA GERSON

En este capítulo explicamos la importancia de ciertas pruebas de laboratorio necesarias para monitorizar el proceso de curación. Los análisis de sangre y de orina forman parte normal de los protocolos de seguimiento de los pacientes sometidos a la terapia Gerson utilizados por todos los profesionales de la salud formados en este programa. Entre los facultativos a los que invitamos a aplicar la terapia Gerson tenemos a médicos, osteópatas y naturópatas.

Si es usted un paciente que utiliza el enfoque Gerson para la curación pero no tiene acceso a un facultativo que aplique la terapia Gerson y que actúe como su defensor, sigue siendo posible que le sometan a una monitorización adecuada. Consígalo a través de un médico alopático convencional, que le realizaría los análisis oportunos. Después, utilizando la orientación que le proporciona este capítulo, probablemente podrá interpretar los resultados de las pruebas, aunque necesitará la prescripción de un profesional de la salud para la realización de análisis.

Además, a partir de las observaciones llevadas a cabo a lo largo de muchos años de asesoramiento a pacientes con enfermedades degenerativas, ambos autores saben que combinar la interpretación de un médico con la información que aportamos a continuación le permitirá saber lo que está sucediendo, fisiológicamente, en su organismo en proceso de curación. No obstante, le advertimos que las recomendaciones realizadas por facultativos alopáticos que no han recibido formación sobre la terapia Gerson para que tome fármacos o realice cambios en su dieta puede que no sean en su mejor interés y podrían muy bien estar contraindicados.

En este capítulo proporcionamos explicaciones e interpretaciones para ayudar a nuestros lectores a sentirse menos intimidados por los términos médicos desconocidos y a presentarles los conocimientos actuales sobre las pruebas de laboratorio necesarias en caso de que deban monitorizarse a sí mismos sin la ayuda de ningún profesional de la salud. Si quiere adquirir conocimientos sobre alguna prueba concreta aparte de las que le mostramos en este capítulo, le recomendamos que pregunte al laboratorio que lleva a cabo esos análisis determinados para usted. Tiene derecho a tener información acerca de los tejidos y de otras muestras tomadas de su organismo.

El análisis del contenido de calcio en el suero sanguíneo

Esta prueba clínica consiste en la medición de los niveles de calcio en sangre. Conocer estos niveles ayuda al profesional de la salud a interpretar el estado fisiológico del paciente con respecto a su actividad neuromuscular y enzimática, el desarrollo de su esqueleto y la coagulación sanguínea.

El calcio (Ca^+) es, predominantemente, un ión (catión) extracelular procedente del calcio del alimento absorbido a través del tracto gastrointestinal, siempre que haya suficiente vitamina D en el alimento ingerido. Las cantidades excesivas de iones calcio en la sangre se excretan a través de las heces y la orina, mientras que unas concentraciones de calcio insuficientes pueden movilizar las reservas de este mineral presentes en los huesos y los dientes para así restablecer esos niveles bajos en la sangre. Es necesaria la ingesta diaria de un gramo de calcio para que el equilibrio de este mineral sea el adecuado. Para los pacientes sometidos a la terapia Gerson, no debería suministrarse en forma de suplementos. Los zumos y los alimentos contienen unas cantidades de calcio más que suficientes.

Los análisis de los niveles de calcio en sangre ayudan a diagnosticar las arritmias, las deficiencias en la coagulación de la sangre, los desequilibrios ácido-base y los trastornos neuromusculares, esqueléticos y endocrinos. Los niveles normales de calcio en sangre en un adulto oscilan entre los 8,9 y los 10,1 mg/dl (su absorción atómica es de 2,225-2,75 mmol/l). Estos niveles son más elevados en los niños que en los adultos.

Cuando los niveles de Ca^+ son demasiado altos, se asienta un trastorno llamado *hipercalcemia*, lo que indica la posibilidad de que se produzca una de las siguientes patologías: hiperparatiroidismo, la enfermedad ósea de Paget, el mieloma múltiple, el carcinoma metastático, las fracturas múltiples y una postración prolongada. También, a partir de una excreción insuficiente del calcio, que se muestra en forma de unos niveles elevados de este mineral en sangre, pueden generarse trastornos renales e insuficiencia adrenal.

En contraposición, los niveles bajos de calcio en sangre (a esto se le conoce con el nombre de *hipocalcemia*) pueden deberse al hipoparatiroidismo, a una paratiroidectomía total o a la mala absorción. Los bajos niveles de Ca^{+} en sangre pueden surgir debido a la pérdida de calcio en el síndrome de Cushing, el fallo renal, la pancreatitis aguda y la peritonitis.

La hipercalcemia puede dar lugar a un dolor óseo intenso, dolor en los costados debido a cálculos renales e hipertonicidad muscular. Sus síntomas iniciales se manifiestan en forma de náuseas, vómitos y deshidratación, lo que da lugar al aletargamiento y al coma, y puede acabar produciendo una parada cardíaca.

La hipocalcemia puede provocar un adormecimiento y hormigueo periférico, tics musculares, espasmos de la musculatura facial (el signo de Chvostek), espasmos carpopedales (el signo de Trousseau), ataques de tipo epiléptico y arritmias.

El análisis del contenido de fosfatos en sangre

Las pruebas clínicas que determinan los niveles de fosfatos en el suero sanguíneo consisten en una medición de la cantidad de fosfatos para conocer el estado de energía, del metabolismo de los carbohidratos y el equilibrio ácido-base. El ión fosfato (P^{+}) es el catión celular dominante, que resulta esencial para la formación de los huesos. Las pruebas para conocer sus niveles en sangre ayudan al diagnóstico del desequilibrio ácido-base y de los trastornos endocrinos, esqueléticos y del calcio.

En un adulto normal, los niveles séricos de fosfatos oscilan entre los 2,5 y los 4,5 mg/dl (0,80-1,40 mmol/l) o entre 1,8 y 2,6 mEq/l. El nivel en los niños es superior y puede ascender hasta los 7 mg/dl (2,25 mmol/l) durante el crecimiento óseo.

Los fosfatos se absorben a través del intestino a partir de las fuentes de la dieta y en presencia de vitamina D. Las cantidades excesivas se excretan a través de los riñones, que actúan a modo de mecaniso regulador. Como el calcio y el fosfato interactúan en forma de una relación recíproca, la excreción de los fosfatos en la orina aumenta o disminuye en proporción inversa a los niveles de calcio en sangre.

Unas concentraciones anormalmente elevadas de fosfatos en sangre (*hiperfosfatemia*), que pueden deberse a un consumo excesivo de bebidas carbonatadas, da lugar a un proceso patológico relacionado con la pérdida de materia ósea, la desmineralización dental, una mala curación de las fracturas, hipoparatiroidismo, acromegalia, acidosis diabética, una obstrucción intestinal importante y fallo renal.

Unos niveles bajos de fosfato en sangre (*hipofosfatemia*) pueden venir como resultado de la malnutrición, de los síndromes de una mala absorción, del hiperparatiroidismo, de la acidosis tubular renal o del tratamiento de la acidosis diabética. En los niños, la hipofosfatemia puede detener el crecimiento normal.

El análisis del contenido de sodio en sangre

Este análisis consiste en un prueba clínica para medir los niveles de sodio en sangre y así determinar la distribución del agua en el organismo, la presión osmótica del fluido extracelular, la función neuromuscular y el equilibro ácido-base. El ión sodio (Na^+) es el principal catión extracelular, e influye en los niveles de cloro y de potasio en sangre.

El sodio es absorbido por el intestino y excretado fundamentalmente por los riñones. Una pequeña cantidad se pierde a través de la piel mediante el sudor. Este mineral ayuda a los riñones a regular la cantidad de agua en el organismo, ya que unos niveles reducidos de Na^+ fomentan la excreción de agua y unos niveles altos potencian la retención de la misma (edema).

Los análisis para conocer los niveles de Na^+ ayudan a evaluar los electrolitos en los fluidos, el equilibrio ácido-base y ciertos trastornos de los riñones, las glándulas adrenales y el sistema neuromuscular. Los análisis del sodio en sangre también determinan los efectos sobre el organismo de la terapia con fármacos tales como los diuréticos. Para un adulto, normalmente, los niveles de sodio en el suero sanguíneo oscilan entre 135 y 145 mEq/l (mmol/l). En el caso de los pacientes sometidos a la terapia Gerson, un nivel de 127 es aceptable.

El desequilibrio en los niveles de sodio procede de una variación en la ingesta de agua o en el sodio consumido. Unos niveles elevados de sodio en el suero sanguíneo (*hipernatremia*) pueden venir provocados por una ingesta insuficiente de agua, la diabetes insípida, una afección en la función renal, una hiperventilación prolongada, y unos vómitos o una diarrea graves. La retención de sodio también se origina por un consumo excesivo de sal. Los signos y los síntomas de una hipernatremia son la sed, la intranquilidad, una boca seca, unas membranas mucosas pegajosas, una piel enrojecida, oliguria, una reducción de los reflejos, hipertensión, disnea y edema.

La ingesta de demasiado poco sodio provoca unos niveles bajos de Na^+ en la sangre (*hiponatremia*): esto es algo raro y no sucede ni siquiera en el programa dietético pobre en sodio preconizado por la terapia Gerson. Siempre se ingiere algo de sodio procedente del alimento. Aun así, la hiponatremia puede producirse, y los signos indicativos son la aprensión, la laxitud, el dolor de cabeza, una reducción de la turgencia de la piel, calambres abdominales y temblores o convulsiones. Puede deberse a una sudoración profusa, la succión gastrointestinal, la terapia diurética, la diarrea, los vómitos, la insuficiencia adrenal, las quemaduras y la insuficiencia renal crónica acompañada de acidosis. Si le van a hacer análisis para determinar sus niveles de sodio en el suero sanguíneo, asegúrese de que analicen también simultáneamente la concentración de sodio en su orina.

El análisis del contenido de potasio en sangre

Esta prueba, que consiste en un análisis cuantitativo, se basa en la medición de los niveles de potasio para la regulación de la homeostasia, el equilibrio osmótico, la actividad muscular y la enzimática, el equilibrio ácido-base y la función renal. El potasio (K^+) es el principal ión (es un catión) intracelular del organismo. También podemos encontrar pequeñas cantidades en el líquido extracelular.

Como los riñones excretan casi todo el potasio ingerido, es esencial tomar por lo menos 40 mEq/día (mmol/d) con la dieta. Una dieta normal suele incluir de 60 a 100 mEq/día de este mineral. En sangre, los niveles normales de K^+ oscilan entre los 3,8 y los 5,5 mEq/litro (mmol/l).

El K^+ es vital para mantener la conducción eléctrica en el interior de los músculos esqueléticos y el cardíaco, y resulta afectado por las variaciones en la secreción de las hormonas esteroideas adrenales y por la fluctuación del pH y los niveles de glucosa y de sodio en la sangre. Existe una relación recíproca entre el Na^+ y el K^+: la ingesta importante de uno de estos minerales provoca la correspondiente reducción en los niveles del otro. Aunque el organismo conserva el sodio con facilidad, una deficiencia de potasio puede desarrollarse rápidamente y es bastante común, ya que no existe un método eficaz para conservar el potasio.

La prueba clínica para determinar los niveles de potasio en el suero se usa para evaluar los signos clínicos del exceso de potasio (*hiperkalemia*) o de su carencia (*hipokalemia*). También monitoriza la función renal, el equilibrio ácido-base y el metabolismo de la glucosa, y evalúa las arritmias y los trastornos neuromusculares y endocrinos. La hiperkalemia es común en los pacientes con un nivel excesivo de K^+ celular que entra en el torrente sanguíneo, como en el caso de las quemaduras, las lesiones por aplastamiento, la cetoacidosis diabética y los infartos de miocardio. También estará presente si hay una reducción en la excreción de sodio debido a un fallo renal que provoque un intercambio Na^+-K^+ anormal y en el caso de la enfermedad de Addison, causada por la ausencia de aldosterona, con la consiguiente acumulación de K^+ y la depleción de Na^+.

Nota: aunque los niveles elevados de potasio en sangre son algo infrecuente en los pacientes sometidos a la terapia Gerson, si se dan, debería reducirse o eliminarse temporalmente el aporte de potasio suplementario. A continuación se debe consultar de inmediato con el médico formado en el programa Gerson.

Los signos y los síntomas de la hiperkalemia son la debilidad, el malestar, las náuseas, la diarrea, los dolores de tipo cólico, la irritabilidad muscular que progresa hacia la parálisis flácida, la oliguria y la bradicardia. Un electrocardiograma (ECG) revelará un intervalo PR prolongado, una QRS ancha, una onda T alta y picuda y una depresión ST. Las indicaciones de una hipokalemia son una reducción de los reflejos; un pulso rápido, débil e irregular; la confusión mental; la hipotensión; la anorexia; la debilidad muscular y la parestesia. El ECG muestra una onda T aplanada, una depresión ST y una elevación de la onda U. En los casos graves de hipokalemia se produce la fibrilación ventricular, la parálisis respiratoria y podría producirse un paro cardíaco.

El análisis laboratorial del contenido de cloruro en sangre

La prueba laboratorial del cloruro en el suero, que es otro análisis cuantitativo, consiste en una medición de los niveles del ión cloruro (Cl^-), que es el principal anión del líquido extracelular en la sangre. Al interactuar con el Na^+, el Cl^- ayuda a mantener la presión osmótica, el volumen sanguíneo, la presión arterial y el equilibrio ácido-base. El cloruro se absorbe a través del intestino y se excreta principalmente a través de los riñones.

Evaluando el estado de los fluidos en el organismo, el análisis clínico de los niveles de cloruro en sangre detecta dos tipos de desequilibrios en los fluidos: el ácido-base (acidosis y alcalosis), y el de los cationes y los aniones en el líquido extracelular. Normalmente, los niveles de cloruro en sangre oscilan entre los 100 y los 108 mEq/litro (mmol/l). Mantener unos niveles normales de cloruro en sangre refleja el buen equilibrio ácido-base, debido a su relación inversa con el bicarbonato. Una pérdida excesiva de jugos gástricos o de otras secreciones que contengan cloruro puede provocar una alcalosis metabólica hipoclorémica.

Unos niveles excesivos de cloruro en el suero sanguíneo (*hipercloremia*) pueden deberse a una deshidratación grave, un bloqueo renal completo, una lesión en la cabeza (que provoque una hiperventilación neurógena) y un aldosteronismo primario. Las manifestaciones consisten en estupor, una respiración rápida y profunda y debilidad que da lugar a un coma.

Una situación en la que los niveles de cloruro en el suero sanguíneo sean bajos (*hipocloremia*) está relacionada con unos niveles reducidos de sodio y potasio en sangre provocados por unos vómitos excesivos, una succión gástrica, una fístula intestinal, un fallo renal crónico o a la enfermedad de Addison. Un fallo cardíaco congestivo o un edema que den como resultado una cantidad excesiva de fluido extracelular pueden provocar una hipocloremia por dilución. Los signos indicativos son la hipertonicidad muscular, la tetania y una respiración deprimida.

El análisis de los niveles de deshidrogenasa láctica (ldh)

La prueba clínica de la deshidrogenasa láctica (LDH) consiste en la medición de cinco isoenzimas concretos que catalizan la conversión reversible del ácido pirúvico, presente en todos los músculos, en ácido láctico. Muchas enfermedades y trastornos frecuentes –el infarto de miocardio (IM), el infarto pulmonar, las anemias, las enfermedades hepáticas, la insuficiencia renal, los daños en los eritrocitos, etcétera– provocan aumentos en los niveles totales de deshidrogenasa láctica, y el análisis clínico de la LDH es de utilidad para diferenciarlos.

Los cinco isoenzimas idénticos en la deshidrogenasa láctica son la LDH^{1} y la LDH^{2}, presentes en el corazón, los glóbulos rojos y los riñones; la LDH^{3} en los pulmones; y la LDH^{4} y la LDH^{5} en el hígado y los músculos esqueléticos. Los análisis de estas enzimas resultan especialmente adecuados para la medición retardada de la creatina fosfoquinasa (CPK), relacionada con el IM, y para la monitorización de la respuesta del paciente frente a algunas formas de quimioterapia. Los niveles totales de LDH oscilan normalmente entre las 48 y las 115 U/l. La distribución normal de estos cinco isoenzimas es la siguiente:

LDH^{1}: del 17,5 al 28,3 % del total.
LDH^{2}: del 30,4 al 36,4 % del total.
LDH^{3}: del 19,2 al 24,8 % del total.
LDH^{4}: del 9,6 % al 15,6 % del total.
LDH^{5}: del 5,5 al 12,7 % del total.

Como hay un gran número de enfermedades que implican a las enzimas de la LDH, este análisis clínico de la deshidrogenasa láctica se emplea mucho para determinar diagnósticos.

El análisis de los niveles de aspartato transaminasa/glutámico-oxalacético transaminasa sérica (AST/SGOT)

El examen clínico de la aspartato transaminasa y la glutámico-oxalacético transaminasa (AST/SGOT) sérica consiste en la medición de residuos concretos de aminoácidos dejados atrás por las porciones nitrogenadas de los aminoácidos metabolizados. La aspartato aminotransferasa (AST) se encuentra en el citoplasma y en las mitocondrias de las células de muchos tejidos, principalmente en el hígado, el corazón, los músculos esqueléticos, los riñones, el páncreas y los glóbulos rojos.

La AST se libera en el suero sanguíneo en un grado proporcional a los daños celulares, y su detección (junto con el de la creatina fosfoquinasa y la lactato deshidrogenasa) es indicativa del infarto de miocardio. Esta prueba también ayuda a diagnosticar la insuficiencia hepática aguda. Monitoriza el progreso del paciente en su curación. Los niveles de la AST sérica en los adultos oscila entre 8 y 20 U/l. Los valores normales son, en el caso de los niños, cuatro veces mayores.

Los aumentos máximos de la AST están relacionados con la hepatitis vírica, los traumatismos musculoesqueléticos graves, una intervención quirúrgica importante, las lesiones hepáticas inducidas por los fármacos y la congestión hepática pasiva. Unos niveles que oscilen entre 10 y 20 veces el valor normal indican un IM grave, una mononucleosis infecciosa grave o una cirrosis alcohólica. Unos niveles de moderados a elevados que oscilen entre 5 y 10 veces por encima de la normalidad indican una distrofia muscular de Duchenne, una dermatomiositis o una hepatitis crónica, además de una fase prodrómica o de resolución de las enfermedades. Unos niveles entre bajos y moderados de entre 3 y 5 veces por encima de la normalidad pueden sugerir una anemia hemolítica, unos tumores hepáticos metastáticos, una pancreatitis aguda, una embolia pulmonar, un síndrome de abstinencia del alcohol, un hígado graso y las primeras fases de la obstrucción de los conductos biliares.

El análisis de los niveles séricos de bilirrubina

La prueba clínica para determinar los niveles de bilirrubina (el principal producto del catabolismo de la hemoglobina) en el suero sanguíneo consiste en una medición de los pigmentos biliares, que indican el estado de salud del hígado y de la vesícula biliar. Tras formarse en las células reticuloendoteliales, la bilirrubina se une a la albúmina y luego es transportada hacia el hígado, donde se conjuga con el ácido glucurónico para formar glucurónido de bilirrubina y diglucurónido de bilirrubina. Estos dos compuestos se excretan en la bilis. La medición de la bilirrubina indirecta o prehepática (no conjugada) nos ayuda a valorar las funciones hepatobiliar y eritropoyética.

Una prueba clínica para medir la bilirrubina sérica que muestre unos valores elevados suele indicar daños hepáticos en los que las células parenquimatosas ya no pueden conjugar la bilirrubina con el glucurónido. Por tanto, la bilirrubina indirecta vuelve a entrar en el torrente sanguíneo. Además, una lectura elevada alerta al profesional de la salud de la posibilidad de una anemia hemolítica grave. Esta prueba ayuda a la diferenciación de la ictericia, la obstrucción biliar y los niveles peligrosos de bilirrubina no conjugada.

Normalmente, en un adulto, el valor de la bilirrubina indirecta en el suero es de 11 mg/dl o menos y el de la bilirrubina sérica directa es de menos de 0,5 mg/dl. Los neonatos tienen unos niveles de bilirrubina total en el suero que oscilan entre 1 y 12 mg/dl. Si se elevan hasta los 20 mg/dl indican una inmadurez hepática neonatal o deficiencias enzimáticas congénitas. En tal caso puede que sea necesaria una transfusión sanguínea de intercambio (exanguinotransfusión).

Si los valores de la bilirrubina son altos en el caso de los adultos, el análisis nos está advirtiendo de la posibilidad de una autoinmunidad o de una reacción tras una transfusión, una anemia hemolítica o perniciosa o una hemorragia, o de una disfunción hepatocelular quizás debida a una hepatitis vírica. No es necesario decir que los niveles elevados de bilirrubina directa conjugada suelen poner de manifiesto una obstrucción biliar con un rebosamiento hacia el torrente sanguíneo. La obstrucción biliar intrahepática puede deberse a una hepatitis vírica, a una cirrosis o a una reacción a la clorpromacina. La obstrucción extrahepática puede proceder de cálculos biliares, un cáncer de la vesícula biliar o pancreático o una enfermedad de los conductos biliares.

El análisis de los niveles séricos de la gamma-glutamil transpeptidasa (GGT)

La prueba clínica para determinar los niveles de gamma-glutamil transferasa (GGT) en el suero consiste en una medición de la ictericia obstructiva en los casos de enfermedad hepática neoplásica, y también es de utilidad para la detección de un consumo excesivo de alcohol. La enzima GGT es sensible a la utilización de drogas y detecta la ingesta de alcohol. Por tanto, se usa para determinar si se cumple el tratamiento contra el alcoholismo. También ayuda en el diagnóstico de la ictericia obstructiva y del cáncer de hígado.

El rango normal de la GGT varía con la edad en los hombres, pero no en las mujeres. En los hombres de entre 18 y 50 años oscila entre las 10 y las 39 U/l. Si un hombre tiene más edad, sus valores de GGT van de las 10 a las 40 U/l. El rango normal en las mujeres es de 6 a 29 U/l. El aumento de estos valores indica un proceso hepático colestático.

Nota: el efecto inmunoestimulante de la terapia Gerson provoca, frecuentemente, un aumento en los niveles de la GGT en la sangre.

El análisis de los niveles de fosfatasa ácida

La prueba clínica para determinar los niveles de fosfatasa ácida consiste en la medición de los isoenzimas prostáticos y eritrocitarios para detectar el cáncer. Estas dos enzimas fosfatasa, activas a un pH de 5, están presentes en el hígado, el bazo, los glóbulos rojos, la médula ósea, las plaquetas y la próstata.

Un tratamiento exitoso del cáncer de próstata reduce los niveles de la fosfatasa ácida. Sus valores normales oscilan entre las 0 y las 1,1 unidades Bodansky/ml; las 1 y las 4 unidades King-Armstrong/ml; las 0,13 y las 0,63 unidades Bessey-Lowry-Brock/ml; o las 0 y las 6 U/l en unidades del sistema internacional (SI). El rango normal de los resultados en las pruebas de radioinmunoensayo es de entre 0 y 4,0 ng/ml.

Unos valores altos de fosfatasa ácida prostática son indicativos de la enfermedad de Paget o la de Gaucher, de un mieloma múltiple o de un tumor que se ha extendido más allá de la cápsula prostática. Si metatastiza en el hueso, el nivel elevado de la fosfatasa ácida, acompañado de unos valores altos de la fosfatasa alcalina, muestran un incremento de la actividad osteoblástica: es decir, de un cáncer óseo metastático.

El análisis de los niveles de fosfatasa alcalina (AP)

Se trata de una enzima que tiene su máxima actividad a un pH de 9,0. La fosfatasa ácida (AP) influye en la calcificación ósea y en el transporte de lípidos y metabolitos. Las pruebas clínicas de los niveles de fosfatasa alcalina miden las actividades combinadas de aquellos isoenzimas AP que se encuentran en el hígado, los huesos, los riñones, el epitelio intestinal y la placenta. La AP ósea y la hepática siempre están presentes en el suero sanguíneo de los adultos, siendo la AP hepática la más importante, excepto durante el tercer trimestre de la gestación, período en el que la placenta sintetiza la mitad de toda la AP.

Los análisis clínicos de la AP son especialmente sensibles a la obstrucción biliar leve y son indicativos de lesiones hepáticas. Su aplicación clínica más específica es en el diagnóstico de la enfermedad ósea metabólica y para detectar aquellas enfermedades esqueléticas caracterizadas por una actividad osteoblástica y las lesiones hepáticas locales que provocan la obstrucción biliar, como, por ejemplo, un tumor o un absceso. Aporta información adicional para los estudios de la función hepática y las pruebas de enzimas gastrointestinales, y valora la respuesta a la vitamina D en el tratamiento del raquitismo.

El rango normal de la fosfatasa alcalina en el suero varía según el método clínico empleado, pero los niveles totales habituales de AP oscilan entre las 30 y las 120 U/l en los adultos y las 40 y las 200 U/l en los niños. Como las concentraciones de la AP aumentan durante la formación activa de hueso y el crecimiento: los bebés, los niños y los adolescentes muestran, normalmente, unos niveles tres veces superiores a los de los adultos. Otros niveles normales adicionales de la AP son: entre 1,5 y 4 unidades Bodansky/dl; de 4 a 13,5 unidades King-Armstrong/dl; entre 0,8 y 2,5 unidades Bessey-Lowry/dl; o 30-110 U/l según la SMA 1260.

Unos niveles elevados de AP en sangre indican una enfermedad esquelética, una obstrucción biliar intrahepática que provoque colestasis, infiltraciones malignas o infecciosas, fibrosis, la enfermedad de Paget, metástasis óseas, hiperparatiroidismo, tumores óseos metastáticos procedentes de un cáncer pancreático, y enfermedades hepáticas antes de que se produzcan cambios en los niveles séricos de bilirrubina.

Un incremento moderado en los niveles de AP puesto de evidencia mediante esta prueba laboratorial puede reflejar una obstrucción biliar aguda debida a una inflamación hepática por una cirrosis activa, una mononucleosis, una osteomalacia, un raquitismo inducido por una deficiencia y una hepatitis vírica.

El análisis de los niveles séricos de la alanina transaminasa y de la glutámico-pirúvico transaminasa (ALT/SGPT)

La alanina transaminasa (ALT), una de las dos enzimas que catalizan una reacción reversible de transferencia de grupos amino en el ciclo de Krebs (o del ácido cítrico o tricarboxílico), es necesaria para la producción de energía en los tejidos. (La segunda enzima es la aspartato transaminasa.) Un nivel elevado de ALT en el suero indica un daño hepatocelular agudo antes de que aparezca la ictericia. La prueba clínica de la ALT/SGPT utiliza métodos espectrofotométricos o colorimétricos que detectan y evalúan el progreso del tratamiento contra la hepatitis, la cirrosis sin ictericia, la intoxicación hepática y la insuficiencia hepática aguda. También distingue entre los daños tisulares miocárdicos y los hepáticos.

Los valores de la ALT oscilan entre las 10 y las 32 U/l en los hombres, las 9 y las 24 U/l en las mujeres y el doble de estas cifras en los niños. Cuando sus niveles son muy elevados (hasta unas 50 veces el valor normal), debemos sospechar de una hepatitis vírica o inducida por los fármacos o las drogas, o puede que exista otra enfermedad hepática que provoque una necrosis extensa.

Unos niveles de ALT entre moderados y elevados pueden ser indicativos de una mononucleosis infecciosa, una hepatitis crónica, una colestasis intrahepática, una hepatitis vírica aguda en sus fases iniciales o que se está curando o una congestión hepática grave debida a un fallo cardíaco.

Unos incrementos entre ligeros y moderados de la ALT pueden aparecer con cualquier trastorno que provoque una lesión celular aguda, como en el caso de una cirrosis activa o una hepatitis alcohólica o provocada por los fármacos o las drogas.

Las elevaciones marginales posiblemente sean motivo de un infarto de miocardio o de una congestión hepática secundaria.

Un factor que interfiere en los análisis clínicos para determinar los niveles de la alanina transaminasa/glutámico-pirúvico transaminasa es la administración de analgésicos opiáceos como la morfina, la codeína y la meperidina.

El análisis de los niveles de colesterol sérico total

Este análisis cuantitativo del suero sanguíneo mide los niveles circulantes de colesterol libre y de ésteres de colesterol y refleja la cantidad de colesterol presente en los tejidos corporales. El colesterol, tanto el absorbido a partir de la dieta como el sintetizado en el hígado y en otros tejidos del organismo, es un componente estructural de las membranas celulares y de las lipoproteínas plasmáticas. Contribuye a la formación de esteroides adrenocorticoides, sales biliares, andrógenos y estrógenos. Una dieta rica en grasas saturadas aumenta los niveles de colesterol mediante la estimulación de la absorción de lípidos, incluido el colesterol, a través del intestino; mientras que una dieta pobre en ellas los reduce. Unos niveles de colesterol sérico total altos están relacionados con un mayor riesgo de sufrir una enfermedad cardiovascular ateroesclerótica.

Por tanto, el análisis clínico de los niveles séricos totales de colesterol valora el riesgo de padecer una enfermedad coronaria arterial (ECA), evalúa el metabolismo graso y ayuda a diagnosticar la insuficiencia renal, la pancreatitis, la insuficiencia hepática, el hipotiroidismo y el hipertiroidismo. Las concentraciones totales de colesterol varían con la edad y el sexo. Su rango común va de los 150 a los 200 mg/dl.

Un nivel deseable de colesterol en sangre se encuenra por debajo de los 200 mg/dl, y los resultados de entre 200 y 400 mg/dl se consideran límites o con un riesgo elevado de provocar una ECA. Un nivel superior a los 250 mg/dl (*hipercolesterolemia*) indica un riesgo elevado de sufrir una enfermedad cardiovascular, una hepatitis incipiente, un trastorno lipídico, un bloqueo del conducto biliar, un síndrome nefrótico, una ictericia obstructiva, una pancreatitis o un hipotiroidismo. Requiere un tratamiento. La hipercolesterolemia debida a una ingesta elevada en la dieta exige la modificación de los hábitos alimenticios y, posiblemente, de medicación para retrasar la absorción.

La hipercolesterolemia puede producirse debido a la administración de hormona adrenocorticotropa, corticoesteroides, adrógenos, sales biliares, epinefrina, clorpromacina, trifluoperacina, anticonceptivos orales, salicilatos, tiouracilos y trimetadiona.

Unos niveles bajos de colesterol en el suero (*hipocolesterolemia*) están relacionados con la malnutrición, la necrosis celular hepática y el hipertiroidismo. El colesterol suele descender por debajo de lo normal con el programa Gerson, ya que los pacientes consumen una dieta extremadamente pobre en grasas.

El análisis del fraccionamiento entre las liporoteínas y el colesterol

Para valorar el riesgo de una enfermedad coronaria arterial se lleva a cabo la prueba clínica del fraccionamiento entre las lipoproteínas y el colesterol. Mediante centrifugación o electroforesis aísla y mide los niveles de colesterol en sangre, que se muestran en forma de lipoproteínas de baja densidad (LDL) y de lipoproteínas de alta densidad (HDL). Se sabe que unos niveles más bajos de HDL en la población dan lugar a una mayor incidencia de ECA. Por el contrario, unos niveles superiores de HDL provocan una menor cantidad de ECA.

Nota: como la terapia Gerson aporta una cantidad mínima de grasas, suele reducir el riesgo de padecer enfermedades coronarias arteriales, aunque proporciona un suministro adecuado de ciertos ácidos grasos poliinsaturados esenciales y de vitaminas liposolubles que no pueden sintetizarse en cantidades suficientes para que se produzca una función corporal óptima.

Unos niveles normales de colesterol HDL oscilan entre los 29 y los 77 mg/100 ml de sangre, y unos valores normales de colesterol LDL en sangre serían de entre 62 y 185 mg/100 ml. Unos niveles demasiado elevados de LDL incrementan el riesgo de sufrir ECA, mientras que unos valores elevados de HDL suelen reflejar un estado saludable, aunque pueden indicar una hepatitis crónica, una cirrosis biliar primaria en sus primeras fases o un consumo excesivo de alcohol.

El análisis de los niveles séricos de triglicéridos

Como los triglicéridos son la forma principal que tiene el organismo de almacenar lípidos (constituyen el 95 % del tejido graso), la prueba clínica que determina los niveles séricos de triglicéridos nos proporciona un análisis cuantitativo de ellos. Identifica la hiperlipemia en el caso de una insuficiencia cardíaca o una ECA. Los niveles de triglicéridos varían según la edad:

Edad	**Niveles de los triglicéridos**	
	mg/dl	nmol/l
0-29	10-140	0,1-1,55
30-39	10-150	0,1-1,65
40-49	10-160	0,1-1,75
50-59	10-190	0,1-2,10

Los valores anormales en esta prueba sugieren la necesidad de otras mediciones. Unos niveles altos de triglicéridos indican el riesgo de padecer una ateroesclerosis o una ECA. Unos niveles entre leves y moderados advierten sobre una obstrucción biliar, una diabetes, una insuficiencia renal, una endocrinopatía o un consumo excesivo de alcohol. Unos niveles reducidos son raros, pero pueden mostrar malnutrición o una betalipoproteinemia.

Nota: con la dieta Gerson, los recrudecimientos y las reacciones de curación se muestran en forma de un aumento de los niveles de los triglicéridos.

El análisis de la electroforesis de las proteínas séricas

Las principales proteínas sanguíneas del organismo (la albúmina y cuatro globulinas) se miden en un campo eléctrico, separándolas en forma de patrones según su tamaño, su forma y su carga eléctrica a un pH de 8,6. La albúmina, que contituye más del 50 % de todas las proteínas séricas, evita que el plasma sito en los capilares rebose debido a la presión osmótica (la presión ejercida por las proteínas plasmáticas sobre las paredes de los capilares), y transporta las numerosas sustancias insolubles en el agua, como la bilirrubina, los ácidos grasos, las hormonas y los fármacos. De las cuatro globulinas: alfa^{1}, alfa^{2}, beta y gamma, las tres primeras actúan como proteínas transportadoras para llevar de un lugar a otro lípidos, hormonas y metales a través de la sangre, y el cuarto tipo (las gamma globulinas) actúan sobre el sistema inmunológico.

Como indica su nombre, la prueba clínica de la electroforesis de las proteínas séricas utiliza corriente eléctrica para medir las proteínas séricas totales y la relación albúmina/globulina y convertir estas cifras en valores absolutos. Estos valores nos ayudan a descubrir la presencia de insuficiencias hepáticas, discrasias sanguíneas, trastornos renales, enfermedades gastrointestinales, enfermedades neoplásicas (benignas y malignas) y/o deficiencias de proteínas. Aquí tenemos los rangos normales de estas proteínas en el suero sanguíneo:

Proteínas séricas totales	6,6-7,9 g/dl
Fracción de la albúmina	3,3-4,5 g/dl
Fracción de la alfa^{1} globulina	0,1-0,4 g/dl
Fracción de la alfa^{2} globulina	0,5-1,0 g/dl
Beta globulina	0,7-1,2 g/dl
Gamma globulina	0,5-1,6 g/dl

El equilibrio entre la albúmina total y las globulinas totales (conocido en medicina con el nombre de relación A/G) se evalúa en relación con el nivel total de proteínas. Una relación A/G invertida (un descenso de la albúmina y un incremento de las globulinas) con un valor bajo de proteínas totales denota una enfermedad hepática crónica. Una relación A/G invertida con unos niveles normales de proteínas muestra una enfermedad mieloproliferativa (leucemia y enfermedad de Hodgkin) o ciertas patologías infecciosas crónicas (tuberculosis y hepatitis crónica).

El análisis de los niveles de nitrógeno ureico en sangre (BUN)

La medición de la fracción nitrogenada formada por la urea (el principal producto del metabolismo de las proteínas) en sangre se obtiene gracias al análisis clínico de los niveles de nitrógeno ureico en sangre (BUN).

Formada en el hígado a partir de amoníaco y excretada a través de los riñones, la urea constituye el 40-50 % del nitrógeno no proteico presente en la sangre. El nivel del BUN refleja la ingesta de proteínas y la capacidad excretora de los riñones, pero es un indicador menos fiable de la uremia (orina en la sangre) que la medición de los niveles séricos de creatinina (*véase* la descripción de la prueba que ofrecemos a continuación).

Con unos valores normales que oscilan entre los 8 y los 20 mg/dl, la prueba para medir los niveles de BUN ayuda a evaluar la función renal, a diagnosticar trastornos renales y a valorar el nivel de hidratación del organismo. Un valor de BUN elevado se produce en los casos de una reducción del flujo de sangre hacia los riñones debida a una deshidratación, una insuficiencia renal, una obstrucción en el tracto urinario y un incremento del catabolismo proteico, como en el caso de las quemaduras. Unos niveles de BUN reducidos se dan en los casos de daños hepáticos graves, la malnutrición y una hidratación excesiva.

Nota: debido a la reducción inicial en la ingesta de proteínas, una persona que siga la terapia Gerson mostrará, probablemente, un valor reducido del BUN.

El análisis de los niveles séricos de creatinina

La pruebas clínicas que miden los niveles de creatinina en el suero sanguíneo aportan una medición más precisa de los daños renales que el BUN, y se trata de un análisis cuantitativo de la creatinina, que es un producto final, no proteico, del metabolismo. Las afecciones renales son, virtualmente, las únicas causas del aumento de los valores de la creatinina en sangre. Por tanto, los niveles de creatinina están directamente relacionados con el ritmo de filtración glomerular. Estos niveles valoran la función glomerular renal y los daños renales.

La concentración de creatinina en los hombres oscila, normalmente, entre los 0,8 y los 1,2 mg/dl. En las mujeres va de los 0,6 a los 0,9 mg/dl. El aumento de los valores de la creatinina en el suero implica que hay una enfermedad renal grave con un 50 % de las nefronas dañadas, tal y como sucede en los casos de gigantismo y de acromegalia. Los factores que interfieren son también una absorción excesiva de ácido ascórbico, barbitúricos, diuréticos y sulfobromoftaleína. Además, los atletas pueden tener unos valores de creatinina superiores a la media, incluso con una función renal normal.

El análisis de los niveles séricos de ácido úrico

Utilizada principalmente para detectar la gota, la prueba clínica de los niveles de ácido úrico (un metabolito de las purinas en la sangre) en el suero mide los niveles de este componente en la sangre. La filtración glomerular y la secreción tubular eliminan el ácido úrico, pero éste es menos soluble a un pH de 7,4 o inferior, cosa que sucede en ciertas enfermedades como la gota; la generación y destrucción celular excesiva, como en el caso de la leucemia; y en los casos de disfunción renal.

Las concentraciones del ácido úrico en los hombres oscilan entre los 4,3 y los 8 mg/dl. En las mujeres van de los 2,3 a los 6 mg/dl. Aunque los niveles séricos de ácido úrico altos no se correlacionan con la gravedad de la enfermedad, aumentan en los casos de fallo cardíaco congestivo, la enfermedad del almacenamiento del glucógeno, las enfermedades infecciosas agudas como la mononucleosis infecciosa, la anemia hemolítica, la anemia falciforme, las hemoglobinopatías, la policitemia, la leucemia, el linfoma, los tumores malignos metastáticos y la psoriasis. Unos valores reducidos de ácido úrico en sangre son indicativos de una atrofia hepática aguda o una absorción tubular defectuosa, tal y como sucede en la enfermedad de Wilson y el síndrome de Fanconi.

Entre los factores farmacológicos que interfieren en las pruebas clínicas de los niveles de ácido úrico en el suero tenemos los diuréticos de asa, el etambutol, la vincristina, la piracinamida, las tiacidas y las dosis bajas de salicilatos, que elevan sus valores en sangre. Además, la inanición, una dieta rica en purinas, el estrés y el abuso del alcohol elevan los valores del ácido úrico. Cuando se miden los niveles del ácido úrico mediante el método colorimétrico, los falsos aumentos son debidas al acetaminofeno, el ácido ascórbico, la levodopa y la fenacetina. Los niveles bajos de ácido úrico vienen provocados por unas dosis elevadas de aspirina, cumarinas, clofibrato, cincofeno, hormona adrenocorticotropa y fenotiacinas.

El análisis de los niveles séricos de glucosa: niveles de azúcar en sangre en ayunas (FBS)

Tras un ayuno de entre 12 y 14 horas, el análisis de los niveles de glucosa o de azúcar en sangre en ayunas (FBS) mide el metabolismo de la glucosa, y esto es algo necesario en el caso de la diabetes mellitus. En ayunas, los niveles de glucosa en sangre descienden, estimulando así la secreción de la hormona glucagón. El glucagón aumenta entonces los niveles plasmáticos de glucosa acelerando la glucogenolisis, estimulándola e inhibiendo la síntesis de glucógeno. Normalmente, la secreción de insulina controla este aumento en los niveles de glucosa. En el caso de la diabetes, la ausencia o la deficiencia de insulina permite que haya unos niveles permanentemente elevados de glucosa en sangre.

Los rangos normales de los valores de glucosa en sangre en ayunas según la prueba clínica FBS tras un ayuno de entre ocho y doce horas son:

- Niveles séricos en ayunas: 70-100 mg/dl.
- Niveles en sangre completa en ayunas: 60-100 mg/dl.
- Niveles en sangre completa no en ayunas: 80-125 mg/dl en personas de más de 50 años, y 70-115 mg/dl en personas de menos de 50 años.

Estas lecturas clínicas ayudan a confirmar o descartar la diabetes mellitus y otros trastornos del metabolismo de la glucosa. También monitorizan la terapia farmacológica o dietética de los diabéticos, las necesidades de insulina para aquellos pacientes con una diabetes descontrolada y aquellos enfermos que se sabe o se sospecha que padecen hipoglucemia.

Unos niveles de glucosa en ayunas de 140-150 mg/dl o superiores obtenidos en dos o más ocasiones permiten diagnosticar una diabetes mellitus. Unos niveles no en ayunas que superen los 200 mg/dl también indican la presencia de diabetes. Unos valores elevados de glucosa en sangre pueden deberse a una pancreatitis, el hipertiroidismo, un feocromocitoma, una insuficiencia hepática crónica, un traumatismo craneal, una enfermedad crónica, una malnutrición crónica, la eclampsia, la anoxia y los trastornos convulsivos.

Unos niveles bajos de glucosa en sangre se dan a causa del hipertiroidismo, un insulinoma, la enfermedad de von Gierke, una hipoglucemia funcional o reactiva, un hipotiroidismo, una insuficiencia adrenal, una hiperplasia adrenal congénita, un hipohipofisismo, un carcinoma de las células de los islotes en el páncreas, una necrosis hepática y un trastorno del almacenamiento del glucógeno.

El análisis de los niveles séricos de hierro y de la capacidad total de fijación del hierro

Dos análisis de sangre distintos que se llevan a cabo con tamponamiento y reactivos que cambian de color miden: (1) la cantidad de hierro fijado a la glucoproteína transferrina y (2) la capacidad total de fijación del hierro del plasma (TIBC) si toda la transferrina estuviera saturada de hierro. El porcentaje de saturación se obtiene dividiendo el resultado del nivel de hierro en el suero entre la TIBC, que revela la cantidad real de transferrina saturada. La transferrina normal tiene una saturación del 30 %. Por tanto, las dos pruebas: (a) estiman el almacenamiento total de hierro, (b) diagnostican la hemocromatosis, (c) distinguen entre la anemia por deficiencia de hierro o la anemia como enfermedad crónica, y (d) evalúan el estado nutricional de la persona.

Se ha determinado que los valores normales de hierro en el suero sanguíneo y de la TIBC son:

	Hierro sérico	TIBC (µg/dl)	Saturación (µg/dl)
Hombres	70-150	300-400	20-50
Mujeres	80-150	350-450	20-50

En los casos de deficiencia de hierro, los niveles de hierro sérico bajan y la TIBC aumenta para reducir la saturación. En el caso de una inflamación crónica, como sucede en la artritis reumatoide, el nivel de hierro en el suero es bajo en presencia de unas reservas corporales adecuadas, pero la TIBC permanece sin variaciones o cae para así conservar una saturación normal. La sobrecarga de hierro no altera los niveles séricos hasta relativamente tarde en la patología, pero el valor sérico de hierro aumenta y la TIBC permanece igual para incrementar así la saturación.

El recuento de eritrocitos o glóbulos rojos (RBC)

Los glóbulos rojos (RBC), que tradicionalmente se contaban a mano con un hematocitómetro, suelen contarse ahora con aparatos electrónicos que proporcionan unos resultados más rápidos y precisos. Este recuento de los eritrocitos nos proporciona una información cualitativa sobre el contenido en hemoglobina de los RBC, pero nos dice el volumen corpuscular medio (MCV) y la hemoglobina corpuscular media o hemoglobina celular media (MCH). Así pues, el recuento de los glóbulos rojos aporta índices sobre el tamaño de los RBC y su contenido en hemoglobina y sirve como respaldo a otros análisis hematológicos para diagnosticar la anemia y la policitemia.

Dependiendo de la edad, el sexo, la muestra y la ubicación geográfica, los valores normales de RBC en los hombres adultos oscilan entre los 4,5 y los 6,2 millones/microlitro (4,5-6,2 x 10^{12}/l) de sangre venosa. En las mujeres adultas las cifras son de 4,2-5,4 millones/microlitro (4,2-5,4 x 10^{12}/l) de sangre venosa. En los niños hay 4,6-5,8 millones/microlitro de sangre venosa y en los bebés recién nacidos 4,4-5,8 millones/microlitro (4,4-5,8 x 10^{12}/l). Un recuento elevado de RBC indica una policitemia o una deshidratación, y un recuento bajo sugiere una anemia, una sobrecarga de líquido o una hemorragia reciente. Con un reposo total en cama, los recuentos de RBC descienden considerablemente debido a unas menores necesidades de oxígeno.

El análisis de los niveles de hemoglobina total (HGB)

La concentración total de hemoglobina (Hgb) en un decilitro (100 ml) de sangre completa se mide mediante la prueba clínica de la hemoglobina total. La relación Hgb/RBC (hemoglobina corpuscular media o MCH) y la Hgb libre en el plasma afectan< al recuento de RBC. Esta prueba, como parte habitual del recuento sanguíneo completo, mide la gravedad de la anemia o la policitemia, monitoriza la respuesta a la terapia y suministra cifras para calcular la MCH y la concentración corpuscular media de Hgb.

Basándonos en muestras de sangre venosa, los valores normales para los distintos pacientes son:

Edad	Niveles de hemoglobina (g/dl)
Menos de 7 días	17-22
1 semana	15-20
1 mes	11-15
Niños	11-13
Hombres adultos	14-18
Hombres ancianos	12,4-14,9
Mujeres adultas	12-16
Mujeres ancianas	11,7-13,8

El análisis del hematocrito (Htc)

El volumen de los RBC contenidos en una muestra de sangre completa se mide mediante el análisis clínico del hematocrito (Htc). El número y el tamaño de los RBC determinan la concentración del Htc, y este valor ayuda a diagnosticar los estados anormales en la hidratación, la policitemia, la anemia, el desequilibrio en los fluidos, la pérdida de sangre, las transfusiones sanguíneas y los índices de células rojas. Según la edad y el sexo del paciente, la competencia del laboratorio y el tipo de muestra de sangre, esta prueba analiza la sangre de un paciente en un recuento sanguíneo completo.

Los valores de referencia oscilan entre el 40 % y el 54 % (0,4-0,54) en el caso de los hombres y entre el 37 % y el 47 % (0,37-0,47) para las mujeres. Un Htc bajo indica una anemia o una hemodilución. Un Htc elevado apunta a una policitemia o una hemoconcentración provocada por una pérdida de sangre. Si se desarrolla un hematoma en el punto de la venipunción, alivie las molestias aplicando hielo, tras lo cual irá remojando la zona con agua templada.

El análisis de los índices eritrocitarios

El volumen corpuscular medio (MCV), la hemoglobina corpuscular media (MCH) y la concentración media de hemoglobina corpuscular (MCHC) son tres medidas obtenidas mediante la prueba clínica de los índices eritrocitarios. El MCV expresa el tamaño medio de los eritrocitos e indica si su tamaño es excesivamente pequeño (microcíticos), demasiado grande (macrocíticos) o normal (normocíticos). La MCH nos proporciona el peso de la hemoglobina en un glóbulo rojo normal. La MCHC define la concentración de Hgb en 100 ml de glóbulos rojos concentrados.

Los índices normales de los RBC son:

MCV = 84-99 microlitros cúbicos/glóbulo rojo (femtolitros [fl]/eritrocito)

MCH = 26-32 picogramos (pg)/glóbulo rojo

MCHC = 30-36 % (300-360 g/l)

Estos índices ayudan al diagnóstico y a la clasificación de la anemia. Un MCV y una MCHC bajos nos muestran unas anemias microcíticas e hipocrómicas provocadas por una anemia por deficiencia de hierro, una anemia que responde a la piridoxina o una talasemia. Un MCV alto indica una anemia macrocítica provocada por anemias megaloblásticas debidas a una deficiencia de ácido fólico o de vitamina B_{12}, a desórdenes hereditarios de la síntesis de ADN o a una reticulocitosis.

La velocidad de sedimentación eritrocitaria

La velocidad de sedimentación eritrocitaria (ESR), que mide el tiempo necesario para que los eritrocitos de una muestra de sangre completa se sedimenten en el fondo de un tubo de ensayo, es una prueba sensible, pero no específica, que indica la presencia de la enfermedad cuando otros signos químicos o físicos son normales. Se incrementa en el caso de los trastornos inflamatorios generalizados provocados por infecciones, una enfermedad autoinmunitaria o un tumor maligno.

Por tanto, la ESR monitoriza las enfermedades inflamatorias o los tumores malignos y detecta enfermedades ocultas como la tuberculosis (TB), la necrosis tisular o los trastornos en el tejido conjuntivo. La ESR normal oscila entre 0 y 20 mm/hora. Aumenta durante la gestación, con una inflamación aguda o crónica, la TB, las paraproteinemias, la fiebre reumática, la artritis reumatoide y algunos cánceres. La ESR también se incrementa en los casos de anemia. Se reduce en los casos de policitemia, anemia falciforme, hiperviscosidad y un nivel bajo de proteínas plasmáticas.

Nota: la ESR suele aumentar durante y después de las reacciones de curación y la fiebre inducidas por la terapia Gerson.

El recuento de plaquetas

Las plaquetas o trombocitos son unos elementos diminutos presentes en la sangre que forman un tapón hemostático en el punto en el que se produce una herida vascular. Favorecen la coagulación aportando fosfolípidos a la vía intrínseca de la tromboplastina. El recuento plaquetario es vital para monitorizar la quimioterapia, la radioterapia o la trombocitosis o la trombocitopenia graves. Un recuento plaquetario que caiga por debajo de 50.000 da lugar a hemorragias espontáneas; si es menor de 5.000 provoca hemorragias fatales en el sistema nervioso central o existe la posibilidad de sufrir una hemorragia gastrointestinal masiva.

El recuento plaquetario evalúa la producción de trombocitos, valora los efectos de la terapia citotóxica, ayuda en el diagnóstico de la trombocitopenia y la trombocitosis, y confirma la estimación visual del recuento de plaquetas y su morfología a partir de un frotis de sangre teñido. Los recuentos normales de trombocitos oscilan entre 130.000 y 370.000/mm^3 (130-370 x 10^{12}/l).

Un recuento reducido se debe a una médula ósea aplásica o hipoplásica; a enfermedades infiltrativas de la médula ósea como el carcinoma, la leucemia o una infección diseminada; a una hipoplasia megacariocítica; a una trombopoyesis ineficaz provocada por una deficiencia de ácido fólico o de vitamina B_1; a la acumulación de plaquetas en un bazo engrosado; a un incremento de la destrucción de plaquetas debido al consumo de fármacos o drogas o a trastornos inmunitarios; a una coagulación intravascular diseminada; a un síndrome de Bernard-Soulier; o a lesiones mecánicas sobre las plaquetas.

Los medicamentos que reducen el recuento de plaquetas incluyen la acetazolamida, la acetohexamida, el antimonio, los antineoplásicos, el maleato de bromfeniramina, la carbamacepina, el cloranfenicol, el ácido etacrínico, la furosemida, las sales de oro, la hidroxicloroquina, la indometacina, la isoniacida, la mefentoína, el ácido mefenámico, la metazolamida, el metimazol, la metildopa, el diazóxido oral, la oxifenbetazona, la penicilamina, la penicilina, la fenilbutazona, la fentoína, la pirimetamina, el sulfato de quinidina, la quinina, los salicilatos, la estreptomicina, las sulfonamidas, la tiacida, los diuréticos tipo tiacida y los antidepresivos tricíclicos. La heparina provoca una trombocitopenia transitoria reversible.

Un recuento plaquetario incrementado viene como resultado de enfermedades y trastornos como una hemorragia, problemas infecciosos, tumores malignos, una anemia por deficiencia de hierro, una mielofibrosis, una trombocitosis primaria, una policitemia verdadera, una leucemia mielógena, una operación quirúrgica reciente, la gestación o una esplenectomía; o debido a trastornos inflamatorios, como la enfermedad vascular del colágeno.

El recuento de los leucocitos (glóbulos blancos O WBC)

De acuerdo con el número de glóbulos balncos (WBC) presentes en un microlitro (milímetro cúbico) de sangre completa mediante la utilización de un hematocitómetro o contador Coulter, el recuento leucocitario varía si se realiza un ejercicio agotador, con el estrés o con la digestión. Se utiliza para detectar la infección o la inflamación, la necesidad de análisis posteriores como el diferencial de WBC o la biopsia de la médula ósea y la respuesta frente a la quimio o la radioterapia.

El recuento de WBC oscila entre 4,1 y 10,9 x 10^{11} por litro. Un recuento elevado es indicativo de una infección, como por ejemplo un absceso, una meningitis o una tonsilitis, y puede mostrar una leucemia, una necrosis tisular debido a quemaduras, un infarto de miocardio o una gangrena. Un recuento bajo muestra una depresión de la médula ósea debida a infecciones víricas o a reacciones tóxicas como las que se producen tras un tratamiento con antineoplásicos, mercurio u otras intoxicaciones por metales pesados, la exposición al benceno o al arsénico y la invasión por los microorganismos que provocan la gripe, las fiebres tifoideas, el sarampión, la hepatitis infecciosa, la mononucleosis y la rubéola.

El análisis diferencial de los glóbulos blancos

Como se trata del número relativo de cada tipo de leucocito, el análisis diferencial de los glóbulos blancos se obtiene multiplicando el valor porcentual de cada tipo de WBC para conseguir un número absoluto de cada tipo de entre los 100 o más WBC. Hay granulocitos, agranulocitos, neutrófilos juveniles, neutrófilos segmentados, basófilos, eosinófilos, linfocitos grandes, linfocitos pequeños, fagocitos, histiocitos, etcétera.

El análisis diferencial de los WBC evalúa la capacidad del organismo de resistir y superar las infecciones, los distintos tipos de leucemia, la fase y la gravedad de una infección, las reacciones alérgicas y su gravedad y las infestaciones parasitarias. Hay una larga lista de valores de referencia en el análisis diferencial de los WBC, dividida según el paciente sea un niño o un adulto. Por ejemplo, algunos de estos valores son:

Para adultos	Valor relativo (%)	Valor absoluto (µl)
Neutrófilos	47,6-76,8	1.950-8.400
Linfocitos	16,2-43	660-4.600
Monocitos	0,6-9,6	24-960
Eosinófilos	0,3-7	12-760
Basófilos	0,3-2	12-200

Para realizar un diagnóstico preciso, el examinador que realiza el análisis debe tener en cuenta tanto los valores relativos como los absolutos de los recuentos diferenciales. Del amplio número de variables y enfermedades diagnosticadas gracias a ellos, *véase* el Apéndice I del libro *Gerson therapy handbook: Companion workbook to A cancer therapy: Results of fifty cases: practical guidance, resources and recipes for Gerson Therapy patients.*

El análisis de orina rutinario

Los elementos del análisis de orina rutinario incluyen las evaluaciones en forma de mediciones de las características físicas, la densidad y el pH; el contenido en proteínas, glucosa, y cuerpos cetónicos; además del examen del sedimento de la orina, los cilindros y los cristales de células de la sangre. El análisis de la orina es una prueba extremadamente importante que nos informa de muchas cosas sobre el funcionamiento interno de una persona. Los resultados del análisis de orina rutinario tienen muchas implicaciones con respecto a cómo está funcionando la fisiología o cómo está respondiendo a la dieta, los trastornos no patológicos, el momento de recogida de la muestra y otros factores.

Para conocer el gran número de variables y enfermedades evaluadas mediante un análisis de orina, *véase* el Apéndice I del texto *Gerson therapy handbook: Companion workbook to A cancer therapy: Results of fifty cases: practical guidance, resources and recipes for Gerson™ Therapy patients.*

21

CASOS EXITOSOS EXPLICADOS POR PACIENTES

En la *Townsend Letter for Doctors & Patients*, el antropólogo médico Tim Batchelder aconseja a la gente no acudir a los sistemas sanitarios para recibir diagnósticos y tratamientos, sino que vayan a ellos para encontrar bienestar y plenitud.[188]

La gente suele sentir síntomas e incluso muestra signos de una enfermedad cuando busca la atención de un médico o una clínica, pero vuelve a su hogar con la etiqueta de «enfermedad». Otros antropólogos médicos llaman a este resultado la «práctica veterinaria de la medicina», ya que la experiencia de la enfermedad por parte del paciente se torna irrelevante, excepto porque delata la presencia subyacente de un trastorno. Las opiniones, las creencias y otros aspectos de la identidad sociocultural del paciente sólo enturbian el pensamiento del médico.[189] Para algunos profesionales de la salud con una orientación técnica y una visión convencional resulta preferible que el paciente sea pasivo, como un animal sedado en la consulta de un veterinario.

Ésta no es la situación de los pacientes de la terapia Gerson, cuyos casos de enfermedades crónicas está a punto de leer. No eran pasivos ni estaban sedados: en lugar de ello, estas personas buscaron activamente la

188. Batchelder, T. (1999): «Qualitative research on patient experiences and implications for long-term care facilities», *Townsend Letter for Doctors & Patients,* 196: 56-61, noviembre.

189. Diamond, W. J.; Cowden, W. L.; Goldberg, B.: *An alternative medicine guide to cancer,* Future Medicine Publishing, Tiburon (California), 1997, p. 212.

terapia Gerson y la siguieron, a pesar de saber que el enfoque que habían escogido para su bienestar les conllevaba un estilo de vida difícil, muy restrictivo y aislante. El objetivo de cada uno de estos individuos ha sido vivir para aproximarse todo lo posible a los años de vida normales para el hombre. La terapia Gerson les ha permitido conseguir este objetivo.

Revertir el cáncer de pulmón en sus últimas fases

Para su sorpresa y estupor, en noviembre de 1998, a John Peters, de sesenta años y de Pittsburgh, le diagnosticaron un cáncer de pulmón: un adenocarcinoma. Aunque había seguido una buena dieta, nadaba 900 metros en su piscina cinco veces por semana, nunca había fumado y su médico le había dicho que gozaba de una salud excelente tan sólo tres meses antes, Peters había entrado, víctima de un carcinoma pulmonar de células no pequeñas en su fase IIIA, que le había diagnosticado su oncólogo.

El cáncer de pulmón es el segundo cáncer más común y la primera causa de muerte debida a tumores malignos tanto en hombres como en mujeres. Aunque siempre ha existido una incidencia elevada en los hombres, el cáncer de pulmón en las mujeres ha aumentado rápidamente en los últimos años. A pesar de que el cáncer de pulmón ha sido, durante mucho tiempo, el principal cáncer causa de muerte de los hombres, ahora ha superado al cáncer de mama como principal tumor maligno que mata a las mujeres.

Muchas personas en el mundo fallecen a causa de un cáncer de pulmón. Esta elevada incidencia de muertes es cierta, incluso aunque el cáncer de pulmón sea el más evitable de todos los tumores malignos. Si se eliminara el tabaco de la Tierra, el número de *todos* los tipos de cánceres (no sólo de aquellos que afectan a los pulmones) descenderían un 17 %. De los dos tipos generales de cáncer de pulmón, el de células pequeñas y el de células no pequeñas, el segundo es el más frecuente y supone aproximadamente el 75 % de todos los casos diagnosticados.

El tratamiento oncológico convencional del cáncer de pulmón, que depende básicamente de la cirugía junto con la quimioterapia, la radioterapia y, en ocasiones, la hipertermia, aporta un mal pronóstico a la hora de sobrevivir a lo largo de un período de tiempo prolongado.

- El porcentaje de éxito de la supervivencia a un plazo de 5 años con un cáncer de pulmón en fase I (sin diseminación a los ganglios linfáticos) es del 30 al 80 %, ya que el tumor tiene un tamaño pequeño y una intervención quirúrgica lo elimina.

- El porcentaje de éxito de la supervivencia a 5 años vista si se padece un cáncer de pulmón en fase II (con diseminación a los ganglios linfáticos hiliares) es del 10-35 % con la aplicación de cirugía y radioterapia. (Los *nódulos linfáticos hiliares* son aquellas hendiduras pulmonares en las que entran las arterias y salen las venas y los vasos linfáticos.)
- El porcentaje de éxito de la supervivencia a un plazo de 5 años si se está afectado por un cáncer de pulmón en fase IIIA (es posible la cirugía en combinación con la radioterapia y la quimioterapia ocasional) es del 10 al 15 %.
- El porcentaje de éxito de la supervivencia a 5 años vista con un cáncer de pulmón en fase IIIB (la cirugía no aporta ningún beneficio; se pueden intentar la radioterapia y la quimioterapia experimental) es de menos del 5 % porque los tratamientos oncológicos ortodoxos habituales no les sirven a los pacientes.
- El porcentaje de éxito de la supervivencia a un plazo de 5 años si se sufre un cáncer de pulmón en fase IV (con metástasis en zonas lejanas) es considerablemente inferior al 5 % (quizás tan sólo un 3 %), ya que el tratamiento está dirigido, meramente, a aliviar los síntomas.

El *cáncer de pulmón de células no pequeñas*, que se extiende a través del sistema linfático y de la sangre, tiene tres tipos distintos: el carcinoma de células escamosas o epidermoides (el más relacionado con el tabaco), el carcinoma de células grandes (relacionado con las metástasis cerebrales) y el adenocarcinoma. Por una razón que se desconoce, la frecuencia del adenocarcinoma ha aumentado de forma constante (por encima del 30 % de todos los tipos de cánceres pulmonares). El tratamiento de estos tres tipos de cáncer pulmonar de células no pequeñas es similar.

Tras una recomendación de urgencia del oncólogo que se estaba ocupando de su caso, John Peters se sometió a una operación a pecho abierto, seguida de veinticuatro tratamientos con radioterapia. Así, sus distintos síntomas, que consistían en una tos constante que a veces contenía sangre, carraspera y falta de aliento, una producción de esputo excesiva, episodios recurrentes de infecciones pulmonares, pérdida de peso e hinchazón de la cara, además de una sensación de fatiga aplastante, se redujeron hasta casi desaparecer.

No obstante, un año más tarde, la tos original y algunos de los otros síntomas del paciente retornaron. Otra serie de pruebas, que incluían el examen broncoscópico, revelaron que volvía a necesitar una intervención quirúrgica en su tórax para extirpar el cáncer pulmonar de células no pequeñas.

> Cuando rechacé la cirugía y la quimioterapia, los médicos me dijeron que no tenía ninguna posibilidad de sobrevivir –explicó John Peters–. Había investigado acerca del cáncer de pulmón y me di cuenta de que la única razón por la que había adquirido un cáncer era porque mi organismo lo respaldaba. Por tanto, si no cambiaba el entorno interno de mi cuerpo, el cáncer volvería. En mayo de 1991 inicié la terapia Gerson en casa –dijo Peters–. Estaba muy débil, y esta terapia Gerson era exigente, pero me estaba enfrentando a la muerte, así que estaba muy motivado.
>
> En sólo tres semanas ya sabía que el tratamiento Gerson estaba funcionando: me estaba poniendo más fuerte, tosiendo menos y sintiéndome mucho mejor. Lo más sorprendente de todo es que, de hecho, estaba ganando peso con esta dieta vegetariana. Tras perder tantos kilos durante los meses anteriores, estaba convirtiéndome en algo más que en simple piel y huesos –escribió Peters en una carta dirigida al Gerson Institute–. Me he mantenido libre de cáncer y en un buen estado de salud durante los últimos siete años. Soy vegano, evito la harina refinada, el azúcar, la sal, la cafeína y el alcohol y sigo triturando y prensando fruta y hortalizas para beber mis zumos: unos 700 ml diarios. En mi mente no dudo de que ya llevaría seis o siete años en el cementerio si no hubiera seguido la terapia Gerson.
>
> Por cierto, antes de someterme a la intervención quirúrgica para la resección pulmonar parcial en 1989, busqué una segunda opinión del director del Pittsburgh Cancer Institute. Cuando volví a acudir a su consulta para una prueba del seguimiento de mi cáncer en 1996, se sorprendió al ver que había sobrevivido. El cirujano pulmonar me dijo que nunca sabría lo afortunado que era por seguir vivo y que, con mi enfermedad, sólo tenía alrededor de un 3 % de probabilidades de sobrevivir al cabo de cinco años. Comer a la manera vegetariana preconizada por la terapia Gerson me ha salvado la vida –confirmó John Peters.

En su último informe dirigido a los dos autores de este libro como antiguo paciente aquejado de cáncer que sigue con bastante exactitud el programa de alimentación de la terapia Gerson, John Peters ha más que doblado el tiempo de supervivencia habitual de cinco años para los pacientes afectados por un adenocarcinoma pulmonar. (Como ya le hemos comentado, la supervivencia cinco años después de haberse visto aquejado por un cáncer es definida por la American Cancer Society como una «curación».)

Una curación, de veinte años de duración, de un cáncer de pulmón inoperable en fase IIIB

A mediados de enero de 1979, Jesús Lechuga Valdez, de Durango (México), volvió de un viaje de negocios a Ciudad de México con un resfriado importante. Una semana más tarde había empeorado para convertirse en una tos persistente y una ronquera que no remitía y que hacía que le costara hablar. Lechuga que, en el momento de la redacción de este libro, tiene ochenta y seis años, se había jubilado de su puesto como director general y propietario parcial de un concesionario de camiones y tractores. Sus viajes de negocios habían sido exitosos, pero duros para el organismo de este hombre. Durante los siguientes seis meses, su tos crónica y su voz ronca fueron tratadas por tres médicos alopáticos y un homeópata y todos ellos creían que estos signos de enfermedad se debían a un asma que apareció en la edad adulta, cuando tenía sesenta y seis años.

El diagnóstico de los médicos y su tratamiento resultaron incorrectos, ya que las radiografías que se tomaron en la región torácica mostraron una mancha redondeada de 5 cm en la parte superior de su pulmón derecho. Un cirujano torácico al que consultó confirmó la existencia de un tumor en su pulmón que medía unos 6 cm de un lado a otro.

Como un médico internista de El Paso (Texas), Walter D. Feinberg (doctor en medicina), había conservado los historiales anuales de las revisiones médicas del paciente, el 18 de junio de 1979 Lechuga viajó hasta la consulta del doctor Feinberg para comparar las radiografías antiguas y las actuales. Resultó que no existían signos del potencial de una lesión torácica el año anterior. Por tanto, en el transcurso de media docena de meses, su tumor se había desarrollado espontánea y rápidamente.

El neumólogo E. S. Crosset (doctor en medicina), del hospital Hotel Dieu de El Paso, llevó a cabo una broncoscopia y una mediastinoscopia durante la intervención quirúrgica pulmonar para extirpar el tumor.

Como la excisión hubiera dejado al paciente demasiado débil, el cirujano decidió no extirpar el tumor y sólo llevó a cabo una biopsia. La patología tisular resultante y los informes indicaban que Lechuga estaba afectado por un «carcinoma no diferenciado de células grandes con metástasis en las regiones bronquial y mediastínica» en fase IIIB.

La *clasificación en forma de fases* en la terminología del cáncer es un índice relativo de la cantidad de cáncer presente en el organismo de una persona, incluidos su tamaño, su ubicación y su contención o su metástasis.[190] La fase III indica que las metástasis han hecho que el cáncer se disemine hacia zonas distintas a la del punto primario. En el caso del cáncer de pulmón, la fase III se divide en dos tipos: la IIIA y la IIIB. El *cáncer de pulmón en fase IIIB* clasifica el tumor como no extirpable debido a razones técnicas relacionadas con el método quirúrgico o porque el paciente no se beneficiaría de ello.[191] Las diversas metástasis malignas de Jesús Lechuga Valdez fueron consideradas inoperables y su pronóstico era de que sólo le quedaban entre tres y seis meses de vida.

Exposición de Lechuga a dosis elevadas de radiación

A continuación vino la consulta con la oncóloga Ira A. Horowitz (doctora en medicina), directora médica del El Paso Cancer Treatment Center. La doctora Horowitz recomendó encarecidamente la radioterapia, pero el aparato utilizado para administrar la radiación externamente no era de lo más novedoso: sus antiguos haces de electrones de cobalto-60 hacían que el paciente sufriera algunos efectos secundarios nefastos. La fuente radiactiva del aparato estaba alojada en un contenedor de plomo y, a medida que el isótopo del cobalto se descomponía, daba lugar a un haz con una potencia de algunos megavoltios.[192]

Con el consejo de su familia, Lechuga decidió que se sometería a radioterapia en Chester (Pennsylvania), cerca de Wilmington (Delaware),

---

190. Kleinman, A.; Eisenberg, L.; Good, B. (1978): «Culture, ilness and care: clinical lessons from anthropologic and cross-cultural research», *Annals of Internal Medicine*, 88:251-258.

191. Margolis, L. W.; Meyer, T. S.: «What happens in radiation therapy», en *Everyone's guide to cancer therapy: How cancer is diagnosed, treated and managed day to day,* 3.ª ed. revisada. Editado por M. Dollinger, E. H. Rosenbaum y G. Cable. Andrews McMeel Publishing, Kansas City (Misuri), 1997, pp. 49-56.

192. *Ibidem.*

donde vivía su hija Georgina Lechuga Potter (ahora vive en Viena [Virginia] y era la traductora para el historial médico de su padre, que sólo hablaba español. Aparte de los historiales médicos, ella es la principal fuente de la información que está usted leyendo. La esposa del paciente, Dolores A. Lechuga, firmó su permiso para la publicación de esta historia).

La señora Potter llevó a su padre desde Wilmington hasta la consulta del oncólogo Robert Enck (doctor en medicina), ubicada en el Centro Médico Crozer-Chester, sito en Chester. Éste confirmó la necesidad de la radioterapia. Después de que el doctor Enck refiriera su caso al radiólogo Warren Sewall (doctor en medicina), este usó, desde el 10 de julio hasta el 21 de agosto de 1979, un acelerador lineal para administrar dosis de radiación de 4.400 rads (el término actual de la dosificación son los *centigrays* [cGy]) en el pulmón derecho y el mediastino durante 4 semanas. El paciente también recibió 1.600 rads en el lóbulo superior del pulmón derecho, más 5.000 rads simultáneos en los «ganglios linfáticos supraclaviculares», también afectados por el cáncer. Se sometió a esta terapia de elevada energía cinco días a la semana durante cuatro semanas. El radiólogo añadió entonces otros 5.000 rads a esos nódulos supraclaviculares durante dos semanas más.

El *acelerador lineal*, que es uno de los aparatos más populares que se utilizan en la actualidad, era lo más novedoso allá por 1979. Está disponible en un rango de energías que oscilan entre los 4 y los 35 megavoltios y emplea un haz mixto de rayos X y electrones. Los electrones se aceleran a lo largo de una guía de ondas hasta que alcanzan gran velocidad. Su penetración en los tejidos viene determinada por la energía del haz seleccionado.[193]

Con el objetivo de aliviar sus síntomas (no de curar su cáncer), Jesús Lechuga Valdez se sometió a múltiples exposiciones de rayos X de elevada energía en el acelerador lineal del hospital. Fueron responsables de ciertos efectos secundarios molestos y puede que fueran responsables de que el cáncer hubiera aparecido, veinte años después. Se supone que las cantidades masivas de rayos X administradas entonces a un tejido sano nunca superaron unas dosis seguras.

Mediante un proceso de «ionización», la radiación está ideada para matar a algunas células cancerosas dañando sus cromosomas y su ADN

193. *Ibidem.*

para detener la división celular. En la escala de los centigray, un gray equivale a 100 rads, por lo que Lechuga recibió 44 cGy más 16 cGy, más 50 cGy diarios durante un período de cuatro semanas, lo que totaliza 2.200 cGy, y luego aceptó otros 1.000 cGy durante dos semanas más. La dosificación de 3.200 cGy es enorme y, tal y como comprobará más adelante, esta radioterapia tuvo importancia para las expectativas de la salud futura de este hombre.

Los efectos adversos del haz de rayos provocaron que Lechuga experimentara depresión mental, una reducción de su apetito, una notoria pérdida de peso, el oscurecimiento de la piel en la zona del pecho irradiada y dificultades para tragar debido a las cicatrices esofágicas debidas a las quemaduras provocadas por la radiación. Incluso en la actualidad, veintiún años después, debe tragar con cuidado porque puede atragantarse con una partícula de alimento demasiado grande que quede atorada en un punto del esófago donde exista tejido cicatricial.

Mediante los diagnósticos de seguimiento y control en el El Paso Cancer Treatment Center, el 31 de agosto de 1979, la doctora Horowitz confirmó que el tumor pulmonar de su paciente había reducido su tamaño en alrededor de un 80 %. Los ataques de tos eran menos intensos y no le afectaban tan frecuentemente. Había recuperado su apetito y la molesta ronquera había mejorado. A lo largo de todas sus revisiones y tratamientos, los doctores no le sometieron a restricciones en su dieta, y le permitieron comer pasteles de hojaldre, hamburguesas grasientas, patatas fritas, pizza, bebidas de cola y otros tipos de comida basura. Le dijeron, simplemente, que evitara la luz directa del sol sobre las zonas de su piel que habían sido irradiadas.

Cuando la presionó para que emitiera un pronóstico como resultado de la radioterapia recibida, la doctora Horowitz le dio un 50 % de probabilidades de que su cáncer de pulmón recidivara o de que viviera algún tiempo más. Fue entonces cuando este hombre regresó a su hogar en Durango y volvió a trabajar en su concesionario de camiones y tractores.

El cáncer de pulmón retorna

Menos de un mes después de la conclusión de la radioterapia, su cáncer volvió a aparecer. Los ataques de tos y la ronquera eran ahora peores que nunca. Fue entonces cuando él y Dolores decidieron actuar con respecto a la información sobre la terapia Gerson que su hija Georgina Lechuga Potter les había proporcionado. Su amiga, la farmacóloga Irwin Rosenberg (doctora en nutrición y en ejercicio de su profesión) instruyó a Potter acerca de la curación del cáncer mediante la utilización del programa dietético/detoxificador del doctor Max Gerson. La doctora Rosenberg es propietaria de la farmacia Apothecary Pharmacy en Georgetown Road, en Bethesda (Maryland) que, irónicamente, está ubicada enfrente de los Institutos Nacionales de Salud.

El 28 de octubre de 1979, Lechuga, acompañado de su mujer, llegó al hospital que administraba la terapia Gerson sito en Tijuana (México). Víctor Ortuno (doctor en medicina), el director médico del hospital, examinó inicialmente al paciente y pasó luego su caso a su primo, Arturo Ortuno (doctor en medicina), que asumió la plena responsabilidad de supervisar su tratamiento.

Aunque sentía muchas molestias debido a sus numerosas reacciones de curación, la respuesta física fue rápidamente positiva. Los resultados de sus marcadores del cáncer y de otras pruebas clínicas mejoraron. No obstante, su estado mental había tocado fondo: la depresión se había asentado. A pesar de todo, gracias a los esfuerzos del doctor Arturo Ortuno y los muchos ánimos por parte de Dolores Lechuga, Lechuga continuó con el programa dietético/detoxificador en el hospital que aplicaba la terapia Gerson y más adelante en su hogar.

Una vez de regreso en Durango, el paciente libraba una batalla consigo mismo para tolerar los numerosos vasos de los zumos Gerson, los enemas de café, los tratamientos con aceite de ricino, las ensaladas y el consumo de alimentos bien cocinados y sin sal. La dieta Gerson era contraria al acervo cultural mexicano y era una aberración para él desde el punto de vista psicológico. Durante las reacciones de curación no tenía en absoluto apetito, y estas reacciones aparecían frecuentemente y durante períodos de tiempo prolongados. A veces duraban una semana, pero el amor y el apoyo de Dolores, su compañera de toda la vida, superaba su desánimo. Dolores preparaba la comida, los zumos, los enemas y los otros componentes curativos. Se convirtió en su cuidadora personal y en la terapeuta Gerson en su hogar. De hecho, su esposa le salvó la vida.

En la semana que iba de Navidad a Año Nuevo de 1980, sus recrudecimientos de las reacciones de curación disminuyeron y empezó a sentirse mejor. No obstante, este hombre experimentaba una extrema debilidad y tuvo que forzarse a sí mismo a comer. Prefería quedarse en cama sin hacer nada y dormir mucho. Sentarse en su escritorio le aportaba una renovada voluntad para combatir el cáncer con todas sus fuerzas.

Con su oficina a sólo cinco minutos de casa, el paciente se iba a casa para que le aplicaran su enema de café limpiador, tomar sus comidas y beber los zumos de verduras. Se llevaba al trabajo zumo de zanahoria en un termo para tomarlo cada hora.

A finales de abril de 1980, el paciente acudió de nuevo al hospital Gerson para su chequeo semestral. (Después de noviembre de 1979 volvió al hospital para sus revisiones semestrales un total de doce veces.) Sus marcadores del cáncer y sus análisis de sangre mostraron una fisiología prácticamente normal, de modo que el doctor Arturo Ortuno modificó la dieta Gerson, que tras ocho semanas pasó a incluir yogur, pan de centeno, leche cruda desnatada, alguna comida esporádica con pescado, pollo y algunos otros ingredientes hasta entonces prohibidos. El paciente se sentía cada vez mejor, y sus perspectivas mentales se tornaron optimistas. Explicaba historias, hacía bromas, cantaba y se convirtió en toda una alegría para todos aquellos que tenía a su alrededor.

Tras informar sobre su progreso a Charlotte Gerson durante el fin de semana del 17 y 18 de octubre de 1981, aceptó su invitación para participar como orador en una «Conferencia de Supervivientes Gerson» celebrada en San Diego. En junio de 1985, el doctor Arturo Ortuno viajó con Lechuga a un centro de diagnósticos de San Diego para que se sometiera a una resonancia magnética para confirmar que, después de cinco años, su cáncer se había esfumado por completo. Tras recibir un informe satisfactorio de la resonancia magnética, el doctor A. Ortuno declaró a su paciente oficialmente curado el cáncer y le pidió que volviera al hospital Gerson al cabo de un año para otro chequeo. El médico le sugirió entonces que retornara a la terapia Gerson muy restrictiva durante sólo un mes, a modo de «seguro» para su curación. El paciente estuvo de acuerdo y le prometió que le informaría de los resultados de su seguimiento del difícil estilo de vida durante ese último mes que le solicitaba la terapia.

Cuando el paciente telefoneó al doctor Arturo Ortuno un mes más tarde para informarle de la experiencia, se enteró de que este médico de cuarenta años acababa de fallecer y de que le estaban enterrando. Mientras el doctor A. Ortuno estaba jugando un partido de frontenis con el doctor Victor Ortuno el día anterior, sufrió un infarto de miocardio masivo. Falleció en los brazos de su primo.

Estupefacto por esa terrible noticia, el paciente no volvió nunca a Tijuana. Además, redujo notoriamente su seguimiento de la terapia Gerson. Aunque seguía consumiendo una dieta sensata, su ingesta de zumo se redujo a unos cuatro vasos por día. Durante los siguientes catorce años, Jesús y Dolores Lechuga vivieron una buena vida. Viajaron mucho a Hawai, Canadá, el estado de Washington, la ciudad de Nueva York y a otros lugares. Volaron, se fueron de crucero, condujeron, viajaron en tren y visitaron sitios por toda Norteamérica.

Luego, desde el 25 de julio hasta el 5 de agosto de 1999, disfrutó de un crucero a Alaska para pasear sobre los glaciares, caminar por senderos de montaña y consumir las múltiples y enormes comidas que se servían a bordo del barco. Durante la excursion a Alaska, el paciente sentía dolor en su espalda, justo por debajo de su omóplato derecho. Al volver a casa, fue tratado en Durango por dos médicos debido a «contracturas en un músculo», hasta que el hecho de no obtener alivio con el tratamiento le hizo solicitar una biopsia en Durango. J. Roberto Salas Gracia (doctor en medicina) le informó de que su «contractura» muscular era, de hecho, un tumor. Se diagnosticó que se trataba de un histiocitoma fibrótico pleomórfico maligno en el tejido blando del omóplato derecho. Debido a que no se podía biopsiar suficiente tejido viable alrededor del tumor, no se determinó si su cáncer era un schwannoma maligno.

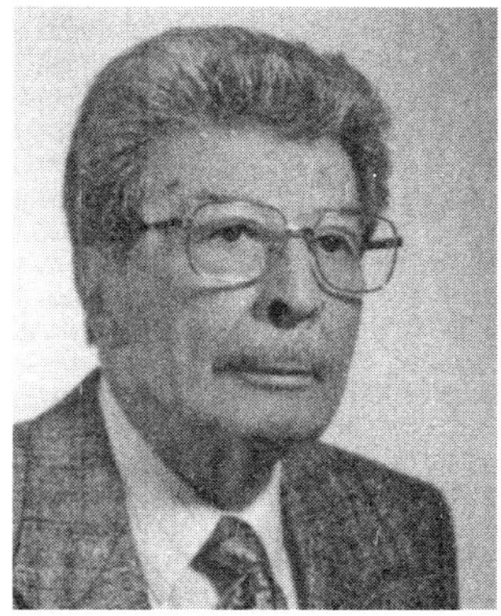

Jesús Lechuga Valdez

El *schwannoma maligno* es un sarcoma, uno de los tumores de crecimiento lento que se desarrollan en el tejido blando que rodea a las vainas nerviosas de los músculos lisos. Alrededor de un 75 % de estos sarcomas reciben el nombre de *leiomiosarcomas.*

Al recibir este diagnóstico de un tumor maligno a mediados de octubre de 1999, el matrimonio y su hija Georgina Potter llevaron a cabo las gestiones necesarias para que le admitieran como paciente en el centro que administraba la terapia Gerson de Tijuana. El 25 de octubre de 1999 ingresó en el hospital Oasis of Hope. El médico que atendía este centro, Jaime A. Martínez (doctor en medicina), le comentó que un cáncer así no podía extirparse completamente mediante la cirugía, ya que la intervención afectaría negativamente a la utilización de su brazo derecho. El doctor Martínez conjeturó que el nuevo cáncer podía tratarse de una reacción adversa de la radioterapia que el doctor Lechuga había recibido unos veinte años antes.

Tres semanas después de ingresar en el hospital Oasis, se fue para continuar con la terapia Gerson en su hogar. Aunque el diagnóstico concreto de la enfermedad continuaba siendo incierto, no había duda de que este hombre de ochenta y cuatro años necesitaba, una vez más, luchar por su vida, aunque esta vez padecía un tipo distinto de cáncer. Luego, durante la última semana de noviembre de 1999, Lechuga falleció repentinamente debido a un fallo cardíaco. (*Véase* la fotografía de la página anterior, que muestra a Jesús Lechuga.)

Una curación, de catorce años de duración, de un cáncer ovárico

En noviembre de 1999, mientras se sometía a unos cuidados de mantenimiento en el hospital Oasis, el único centro oficial que aplicaba la terapia Gerson en Tijuana (México), Sandra Whitwell, de cincuenta y un años y que ahora vive en Stuart (Virginia), describió su recuperación permanente de un carcinoma en un ovario. Sandra trabaja en la actualidad como niñera y nutricionista. Catorce años antes, un cáncer ovárico estaba poniendo su vida en peligro. Hoy en día comparte su historia sobre la utilización de la terapia Gerson para recuperarse del tumor maligno ginecológico más común.

El cáncer ovárico, que es la cuarta causa más frecuente de muerte por cáncer en las mujeres estadounidenses, por ejemplo, tiene un porcentaje de mortalidad que supera al de la suma del resto de tumores malignos. Una de cada setenta mujeres lo desarrolla y 1 de cada 100 muere debido al crecimiento tumoral en su localización primaria o debido a las metástasis. Surgido a partir de las células que recubren la superficie de un ovario (carcinoma epitelial), cada año se diagnostica un gran número de casos. Y cada año la incidencia es incluso superior. A pesar de todo el dinero que se invierte en investigación, la incidencia del cáncer de ovario sigue aumentando constantemente.

El cáncer de ovario se disemina mediante el desprendimiento de células malignas hacia la cavidad abdominal y el peritoneo (la membrana que la recubre) y su asentamiento sobre la superficie del hígado, el intestino grueso, el omento, el intestino delgado, la vejiga, el diafragma o el tejido graso unido al estómago. Las células del cáncer ovárico también metatastizan hacia los ganglios linfáticos de la pelvis, la aorta, la ingle y el cuello. Se sospecha que el polvo de talco que contiene amianto es una de sus causas probables.[194]

El cáncer ovárico de Sandra Whitwell apareció gradualmente, empezando con los cambios en su organismo cuando tenía diecisiete años. Invariablemente, sus menstruaciones venían acompañadas de calambres insoportables, y esto se prolongó hasta que tuvo veinte años, cuando se casó con Lawrence Whitwell, un policía de Nashville (Tennessee).

> Mis menstruaciones dolorosas eran anormales y un indicativo de los problemas ováricos que estaban a punto de venir –comenta Sandra–. A los veintitrés años había desarrollado quistes en mis dos ovarios, y me los extirparon quirúrgicamente. A continuación me afectó la endometriosis, lo que hizo que fuera necesaria más cirugía para un legrado del endometrio. Tras estas dos operaciones, los cirujanos me preguntaron si había estado embarazada alguna vez, y no lo había estado. Nunca me explicaron por qué querían saber si había estado gestante, pero los médicos parecían ansiosos por someterme a una ovariectomía o una histerectomía.
>
> Nunca di a luz a un hijo. Adoptamos a Aaron cuando era un bebé. Pero entonces, cuando tenía tres años, su padre falleció en acto de servicio. Los quistes ováricos volvieron a aparecer: uno de ellos tenía el tamaño de una pelota de béisbol, y me los extirparon. Tras recuperarme de una tercera operación de extirpación de quistes, empecé a correr para así hacer ejercicio (por lo menos 6,4 kilómetros diarios). Disfrutaba corriendo. Proseguí con este vigoroso ejercicio diario durante un período de ocho años. No obstante, a principios de 1985, dejé de correr de forma brusca. Una mañana me desperté sintiendo un gran dolor y con el abdomen hinchado y lleno de líquido (ascitis). La operación subsiguiente para la extirpación de un quiste del tamaño de un pomelo también incluyó una histerectomía, lo que me dejó con un tremendo dolor. Dos días después, mi ginecólogo, junto con el cirujano ginecológico, me explicó que padecía un cáncer ovárico. Querían volver a abrirme para tomar unas biopsias de tejido de los ovarios y de otros tejidos.

194. Stern, J. L.: «Ovary», en *Everyone's guide to cancer therapy: How cancer is diagnosed, treated and managed day to day*, 3.ª ed. revisada. Editado por M. Dollinger, E. H. Rosenbaum y G. Cable. Andrews McMeel Publishing, Kansas City (Misuri), 1997, pp. 600-610.

Como eran necesarias, además, transfusiones de sangre, y esto sucedía en la época en la que era probable infectarse de sida debido a dichas transfusiones, rechacé la operación y los 1,8 litros de sangre que la acompañaban. Al mismo tiempo, mi compañía del seguro de salud no cumplió con el contrato. Esta compañía canceló automáticamente mi cobertura . Tras contactar con un abogado para obligarles a reembolsarme el dinero, me informó de que un agujero legal en la póliza permitía la cancelación bajo unos términos que afirmaban que este cáncer ovárico era un «problema preexistente». La suerte no me acompañaba, a no ser que dispusiera de mucho dinero para pagar las costas legales y los honorarios del abogado para litigar, y todo eso sin garantías de ganar.

Tras descansar durante siete días y con mi diagnóstico de un cáncer de ovario, abandoné el hospital sin disponer de un tratamiento. Con treinta y seis años estaba sola, era viuda, era la madre de un niño de siete años con tendencias diabéticas y no tenía ingresos. A pesar de ser la propietaria de mi casa de Nashville y de recibir una pequeña paga debido a la muerte de mi marido, no podía permitirme la sofisticada radioterapia ni ninguna otra opción tóxica ofrecida por la medicina ortodoxa. Pero tengo unos progenitores cariñosos que viven en Stuart (Virginia) que harían lo que fuera para salvarme la vida, y ellos mismos fueron las personas que lo hicieron.

Mi madre, que ha atendido a pacientes afectados por el cáncer, investigó y me ayudó a decidir que era mejor no hacer nada que someterme a una terapia tóxica. Con la ayuda de mi madre y mi padre para cuidar de Aaron, me mudé a vivir con ellos. Después, un amigo de Alaska me envió información sobre la terapia Gerson. Sentada con ellos en el cuarto de estar, recuerdo estar viendo cintas de vídeo que mostraban conferencias de Charlotte Gerson. Mi madre dijo: «¡Este programa tiene tanto sentido! Alimentar al sistema inmunitario y darle la oportunidad de combatir el cáncer por sí mismo». Así pues, estar sin un seguro hospitalario era un beneficio, ya que ni siquiera podía plantearme el seguimiento de una terapia convencional.

Viajé al hospital Gerson de Tijuana acompañada de mi madre como compañera y cuidadora. Mi intención era someterme a la terapia Gerson y recibir instrucciones para seguirla desde casa. Emprendimos el viaje en septiembre de 1985, exactamente un mes después de mi histerectomía y mi diagnóstico de cáncer. Durante ese breve período antes de conocer la terapia Gerson era lo que se podría llamar un «saco de huesos». Mi pérdida de peso era excesiva, y pasé de 51,5 a 41,8 kilos. Con una altura de 1,69 metros, tenía un aspecto realmente escuálido. Estaba tan débil que me encontraba al borde del colapso, y permanecí postrada en cama durante cuatro meses. Sólo el amor y la devoción de los cuidados de mis progenitores me hicieron avanzar para superar ese período, que fue el peor de mi vida.

Pero el hecho de pasar primero diez días en el hospital La Gloria para instruirme en la terapia Gerson y después volver a casa de mis padres para que me cuidaran me salvó. Había alquilado mi casa de Nashville a unos miembros de mi congregación. Luego me traje a mi hijo y me fui a vivir a casa de mis progenitores. En el hospital que administraba la terapia Gerson experimenté, inmediatamente, reacciones de curación (muchas de ellas), que incluían depresión emocional, muchas lágrimas, náuseas constantes, vómitos, dolores de cabeza, sensaciones de quemazón debido a la administración de aceite de ricino por vía oral y rectal, pérdida de apetito, insomnio, y un dolor corporal generalizado en las articulaciones, los músculos y los huesos. Olía como las soluciones que se usan para hacer la permanente. Tenía el hábito de hacerme la permanente periódicamente, quizás cinco veces al año, y ese liquido tóxico se había infiltrado hacia mis órganos internos para envenenarlos. La terapia Gerson eliminó esas toxinas acumuladas y me deshice del apestoso olor de la solución para la permanente. Atufaba a este producto.

Una lección que aprendemos de Sandra Whitwell es que una persona se convierte en lo que introduce y se aplica sobre el cuerpo. Es decir, si consume comida basura, su organismo se convertirá en una basura. Consuma carcinógenos y se transformará en una fábrica andante de cáncer. Bañe una parte de su cuerpo en un veneno, tal y como hizo Sandra, y hará que todo su cuerpo se convierta en un receptáculo del cáncer. Para permanecer sano, debe exponerse sólo a cosas buenas.

Debido a la ignorancia, me provoqué daños con productos de conveniencia o de los llamados «de belleza». En la universidad, hice que mi habitación y el pasillo del colegio mayor olieran realmente mal debido al líquido para la permanente. Simplemente piense en todo el aire contaminado que respiré. Además, antes de saber nada acerca de ello, tenía el hábito de tomar tres tazas enormes de café al día. Pero la instrucción que recibí sobre la terapia Gerson me enseñó cómo vivir correctamente. De vuelta en casa de mis padres, empecé a recuperar peso gracias a que me ellos me preparaban zumos para beber. Sólo usaban fruta y hortalizas de cultivo ecológico, que son más caras que las que se encuentran normalmente en los supermercados. Al principio mi madre temía por mi vida. Realmente pensaba que iba a morir, pero luego fue viendo que mejoraba lentamente.

A mi organismo le llevó casi dos años de detoxificación y nutrición para que el sistema inmunitario empezara a sentir los efectos e hiciera desaparecer el cáncer ovárico. Observé cómo lo llevaba a cabo cuando un día mi temperatura ascendió hasta los 40 °C durante una reacción de curación. Después, no hice sino mejorar y mejorar. No tomé ningún otro medicamento ni suplemento nutricional aparte de lo que recomienda la dieta Gerson: niacina, coenzima Q_{10}, extracto de tiroides, potasio, acidol/pepsina, pancreatina y extracto de hígado. Estos sencillos suplementos, la propia dieta, los zumos y la detoxificación me funcionaron. Hoy en día estoy viva, muchísimos años después de que me diagnosticaran el cáncer, y todo ello gracias a que seguí la terapia Gerson al pie de la letra [*véase* la fotografía que nos muestra el aspecto que tiene Sandra Whitwell en la actualidad].

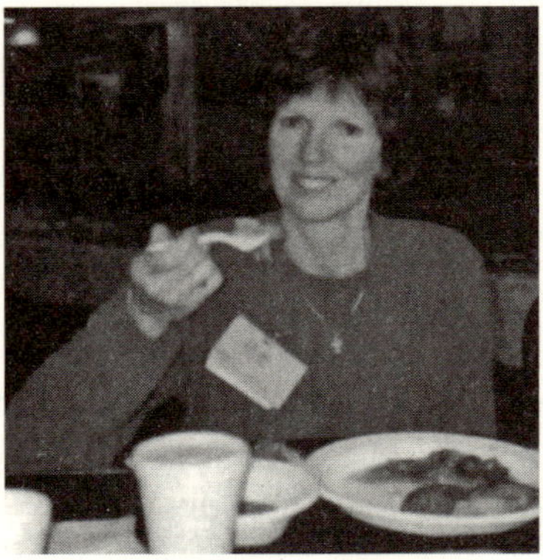

Sandra Whitwell

Es complicado seguir el programa de detoxificación, y la gente debería ser consciente de lo que puede esperar. Llevé un diario para así saber por lo que pasé y cómo lidiar con los recrudecimientos de las reacciones de curación. Quizás quiera recibir algunas de mis recomendaciones para conseguir una terapia Gerson exitosa. ¿No le gustaría a usted?

Las recomendaciones de Sandra para una terapia Gerson exitosa

Tras seguir la terapia Gerson en todo momento durante dos años, y haciendo todavía de ella su estilo de vida completo, Sandra Whitwell afirma que este programa ha salvado su vida y que le ha hecho recuperar la salud. Durante todo ese tiempo, y desde muchos años, Sandra no aceptó nada más que el programa Gerson como su tratamiento contra el cáncer ovárico. Sigue comiendo, tomando zumos y limpiando su organismo siguiendo las pautas de la terapia Gerson y, de vez en cuando, vuelve al centro Gerson más cercano para informarse de las últimas actualizaciones del programa. Era la viva imagen de la buena salud cuando estuvimos con ella toda una semana en el hospital Gerson en noviembre de 1999.

> Dos años no es tanto tiempo como para asegurar que sobrevivirá, y durante el proceso renueva cada célula de su hígado (el principal componente de nuestro sistema inmunitario) –dice Sandra–. El método Gerson no es para blandengues, sino que hace falta ser un luchador. Este tratamiento natural y no tóxico es difícil, ya que no está simplemente tomándose una pastilla o haciendo que un profesional de la salud le haga algo o lleve a cabo alguna cosa por usted. En lugar de ello, debe ser usted quien se ayude a sí mismo y pedir respaldo personal a su familia o sus amigos cuando sea necesario, por lo menos al principio. La mayoría de nosotros estamos demasiado acostumbrados a consumir comida rápida, buscando arreglos rápidos para lo que nos aqueja y tomando el camino fácil. Éste no es el caso de la terapia Gerson, ya que es un tratamiento que le cambia la vida.

«A partir de mi experiencia, he reunido algunas recomendaciones para conseguir el éxito en la batalla contra el cáncer y contra otras enfermedades crónicas mediante la utilización de la terapia Gerson. Sin que exista un orden especial de importancia, mis sugerencias son»:

- Lleve un diario para anotar sus vaivenes emocionales, sus reacciones de curación, sus desviaciones del programa Gerson, las reacciones de los demás con respecto a lo que come o lo que hace. Descubrirá lo que ha hecho para dar pie a los recrudecimientos de las reacciones de curación. A partir de sus comentarios sabrá quiénes son sus verdaderos amigos.
- Intente preparar con antelación los alimentos y los procesos para el día siguiente después de tomar su último zumo de la jornada. No sobra mucho tiempo tras preparar el café, la administración del mismo, los enemas de aceite de ricino, ajustar las medicaciones, ir a comprar sus productos de cultivo ecológico, limpiar las hortalizas, estudiar recetas y planear las comidas. Ser organizado es un punto positivo para su autotratamiento.
- Mire los vídeos de la terapia Gerson, lea sus libros y escuche sus cintas. Después de casi quince años de participación en el programa Gerson, sigo haciéndolo y aprendiendo cosas nuevas cada vez.

- Los días que le toque aceite de ricino empiece bien temprano con la ingesta de este horrible líquido. Use las pequeñas tacitas de medicina a modo de dosis. (El uso del aceite de ricino no esá recomendado para aquellos que se hayan sometido a quimioterapia.) Siempre introduzco antes una cucharada sopera de zumo de arándanos agrios o de manzana en la taza y luego añado las dos cucharadas soperas necesarias de aceite de ricino. La mezcla es mucho más fácil de tomar con el zumo añadido. Al tragarme la mezcla noto más el sabor del zumo que el del aceite de ricino. Beba siempre una taza de café caliente inmediatamente después de tomar el aceite de ricino para así acelerar el proceso de circulación del aceite por su tracto gastrointestinal.
- Después de ingerir el aceite de ricino consuma una pieza de fruta y adminístrese su primer enema de café. Sin duda, éste será el día en el que se sentirá un poco asqueado, pero al día siguiente se encontrará mucho mejor. En mi opinión, beberse el aceite de ricino es mucho menos agresivo para el organismo que su administración en forma de un enema.
- Para preparar el enema de aceite de ricino, mi recomendación es ligeramente distinta a la de la norma Gerson. Introduzca agua destilada templada en el cubo y haga circular esa agua por el tubo en el baño o la ducha. Luego tapone el tubo dejando el agua en su interior. Vierta el agua sobrante que permanezca en el cubo. Vierta aceite de ricino y la mezcla de bilis de buey en polvo (sin jabón) en el cubo. Ahora abra el tubo y deje que al agua fluya hacia fuera en la bañera o la ducha (o el inodoro). A medida que el agua fluye, arrastra la mezcla aceitosa y hace que quede impregnada en el interior del tubo. Éste debería dar cabida a toda la mezcla necesaria. Tapone el tubo y llene el cubo con el café, y ya estará listo su enema limpiador de aceite de ricino y café. Este enema suele ser difícil de mantener en el interior de su organismo, pero no se preocupe. Manténgalo tanto tiempo como pueda y aun así se beneficiará de este enema de aceite de ricino. Se da el caso de que este método, que era el que se recomendaba antes, ya no se sigue en el hospital Gerson, pero creo que a mí me sigue funcionando muy bien.
- Los enemas de manzanilla siempre son agradecidos si se han liberado toxinas que provocan que sea incapaz de conservar el café

en el interior de su organismo durante un enema. La manzanilla administrada por vía rectal provoca verdadero alivio, y los días en que se tiene que tomar el aceite de ricino hace que el enema sea más fácil de mantener dentro del intestino.

- Nunca se enfade si no puede conservar el enema de café en el interior de su organismo durante un tiempo decente. A veces simplemente tiene que intentarlo otra vez o quizás esperar hasta su siguiente enema de café. Simplemente siga intentándolo hasta que adquiera práctica y espere con ilusión la buena sensación con la que le deja.
- Un truco para aquellas raras ocasiones en las que lo paso mal para soportar el enema de café en mi interior consiste en ralentizar el flujo. Siento menos espasmos si la mezcla precisa cinco minutos para fluir hacia el interior de mi intestino. Haga que el flujo sea más lento bajando el cubo o cerrando la válvula del tubo y abriéndola periódicamente.
- Si ha probado a ralentizar el flujo del enema pero sigue sintiendo espasmos, añada una cucharadita de potasio a las cuatro tazas de solución de café. Al principio del seguimiento de la terapia Gerson puede que su organismo tenga una carencia de potasio, lo que se manifiesta en forma de espasmos abdominales.
- Para reducir o eliminar la pérdida de niacina, tome vitamina B_3 sólo con el estómago lleno. Como alternativa, deje que la tableta de niacina se deshaga en su boca o colóquesela debajo de la lengua. Eso es lo que hago yo.
- Si solicita ayuda para que le atiendan a diario, emplee a dos o tres personas, de forma que si alguna de ellas no se presenta a su turno de trabajo disponga de otra que pueda hacer un turno doble. Si la persona ausente está enferma no la querrá cerca de usted, ya que ya está luchando contra suficientes trastornos.
- No se deje desanimar por los pesimismos a los que le sometan su mente u otras personas. Piense en positivo, póngase buena música, dé las gracias por las cosas positivas, piense en los problemas a los que se enfrentan los demás y dese cuenta de que los suyos son superables. La autocompasión no le llevará a ningún sitio. Tal y como le he recomendado, su diario es el lugar en el que escribir sus pensamientos para así sacárselos de la cabeza. Luego podrá dedicarse a cosas mejores. Mañana, cuando relea su diario,

se preguntará por qué se encontraba en un estado anímico tan malo.

- Cada fase de este proceso que va paso a paso (los zumos, la alimentación, los medicamentos, el café) es importante. ¡Trabaje duro! ¡Permanezca firme! ¡Sea disciplinado! ¡Triunfe!
- Por último, recuerde de Dios aprieta, pero no ahoga. Hay una razón por la que se está pasando por esta tribulación. Después de librarse de su problema puede que sea usted el que salve la vida a otro, aparte de la suya.

Sandra Whitwell,
Stuart (Virginia)

Un cáncer pancreático sigue desaparecido desde hace muchos años

En septiembre de 1985, (Patricia) Ronald Ainey, de cuarenta y seis años y residente en Nanaimo, Columbia Británica (Canadá), desarrolló una neumonía. A pesar de que fumaba cigarrillos y consumía bebidas alcohólicas, había gozado de buena salud a lo largo de toda su vida, hasta esa fecha en 1985. Luego, en enero de 1986, el médico internista Bennett A. Horner (doctor en medicina y miembro del colegio de médicos de Canadá), también de Nanaimo, y gracias a la ayuda de un escáner por tomografía axial computerizada, llevó a cabo una biopsia (obtención de una muestra de tejido utilizando una aguja fina) del lugar en el que se encontraba el tumor en el páncreas de Pat Ainey. El objetivo de este escáner y de la biopsia era diferenciar el cáncer de páncreas de varios otros problemas: una pancreatitis benigna, un pesudoquiste, un carcinoma de las células de los islotes o un linfoma. El doctor Horner confirmó el diagnóstico de esta mujer mediante una carta que envió a su médico de cabecera, que ejercía en la misma localidad, el doctor A. C. Baird (licenciado en medicina, en cirugía y miembro de colegio de médicos de familia de Canadá). La carta del doctor Horner decía: «La señora Pat Ainey volvió a acudir a mi consulta hoy, día 28 de enero de 1986. Le informé de que padece un adenocarcinoma pancreático y de que hoy en día no existe un tratamiento específico... si siente mucho dolor o molestias, nos gustaría ayudarla de cualquier forma que podamos».

El doctor Horner dio a la paciente y a su esposo Ron, que estaban a punto de celebrar su trigésimo aniversario de bodas, más consejos personales. «El especialista médico me dijo: "Vaya a casa, ponga su vida en orden. El cáncer es tan malo que no se puede operar), recuerda Pat Ainey. «Pasé por toda la angustia, las lágrimas y al final me resigné a morir.»[195]

Supo que su tumor maligno había metastatizado hacia la vesícula biliar, el hígado y el bazo. En sólo algunas semanas había perdido más de 20 kilos y vomitaba sangre regularmente. Su tumor tenía una clasificación citológica (fase) de cáncer pancreático III-IV (cuya expectativa de supervivencia a cinco años vista es igual o inferior al 1 %). No existían terapias curativas ni ningún tratamiento adyuvante demostrado. Los oncólogos ortodoxos sólo podían aportar tratamientos paliativos para conseguir cierto grado de alivio del dolor y de reducción de la ascitis. Padecía ascitis, ictericia, efusión pleural (en la pared torácica), hepatitis alcohólica y dolor. Cualquier tipo de quimioterapia probablemente mataría a Pat Ainey antes que el cáncer.[196]

«Cuando la profesión médica te dice que tus días llegan a su fin, eso es lo que crees», admite Ainey. Pero cuando leyó en el periódico *Nanaimo Times* acerca de un hombre de Victoria, Columbia Británica (Canadá), que se había recuperado de su cáncer de páncreas siguiendo la terapia Gerson, «decidí que no iba a quedarme simplemente llorando y muriéndome. Iba a intentar vivir mis últimos meses lo mejor que pudiera, por mí y por mi familia. Aunque al principio me mostraba escéptica, preguntándome si el hospital Gerson de Tijuana (México) era un timo diseñado para estafar a la gente desesperada, era la única esperanza que tenía. Lo que yo necesitaba era un milagro –explica esta mujer–. Mi marido pisó fuerte y dijo: "Maldita sea, mujer, haz tu maleta, vamos a tomar el barco de las once y nos vamos a México a ver qué es esto de la terapia Gerson"».

195. Welburn, L. (1992): «Alternative medicine», *Nanaimo Times,* 21 de abril.

196. Rosembaum, E. H.; Dollinger, M.: «Pancreas», en *Everyone's guide to cancer therapy: How cancer is diagnosed, treated and managed day to day,* 3.ª ed. revisada. Editado por M. Dollinger, E. H. Rosenbaum y G. Cable. Andrews McMeel Publishing, Kansas City (Misuri), 1997, pp. 616-622.

Ron y Pat Ainey pasaron dos semanas en el hospital Gerson de Playas, un barrio residencial de Tijuana, donde aprendieron a preparar sus zumos con frutas y hortalizas de cultivo ecológico, qué tipo de alimentos eran adecuados y cómo autoadministrarse cinco enemas de café diarios. Ella misma explica que: «No era nada divertido, especialmente los enemas de café… pero ¿qué opción me quedaba sino probar?».

Los Ainey habían reservado dos semanas para implicarse en el programa, y en diez días Pat empezó a sentirse considerablemente mejor que en los últimos meses. Sabiendo que tendría que vivir rigurosamente siguiendo el programa Gerson durante un mínimo de dos años, Ainey aceptó el reto de llevar a cabo el programa Gerson en su hogar. Y funcionó bien.

«En diciembre de 1986, mi médico me dijo que pensaba que había derrotado a mi cáncer.»

Una carta escrita en febrero de 1990 por el doctor Baird referente a otro problema de salud dice: «A Ainey se le diagnosticó un cáncer en el páncreas. Recibió tratamiento para su enfermedad fuera de Canadá y me complace decir que hasta la fecha no muestra ninguna recidiva de este mal, y que cualquier rastro de un tumor maligno presente en 1985 ha desaparecido».

En una carta de seguimiento que escribió al bufete de abogados de una empresa de seguros de salud referente a este tema, el doctor Baird añadió: «En conclusión, me gustaría comentar que Ainey ha sobrevivido a lo que en general se considera un enfermedad fatal y que ahora vive su vida al máximo».

Hablamos con Patricia Ainey el 20 de noviembre de 1999, momento en el que reconoció que: «Me siento bien, de hecho, excelentemente. He dispuesto de estos últimos quince años para vivir feliz y agradablemente, y se supone que no debería haber gozado de ellos. He visto a mis nietos crecer y he pasado muy buenos momentos en estos quince años». Aunque Ainey ha permanecido libre del cáncer de páncreas durante todo este período de tres lustros, seguía bebiendo muchos zumos recién preparados de hortalizas de cultivo ecológico y recibía un enema de café diario. También se sometía a análisis de sangre y de marcadores de cáncer regularmente y los envía al hospital Gerson para su evaluación.

Sus amigos y su familia le preguntan a veces por qué sigue con esta rutina si ya se ha curado. Su marido Ron dice: «Pat había estado buscando una cuerda de salvamento, y una vez que has encontrado una es muy difícil soltarla».

Un paciente de la terapia Gerson que se consideraba «perfecto»

(Artículo retitulado publicado en la Gerson Healing Newsletter, *vol. 14, n.º 5, sept.-oct. 1999)*
por Charlotte Gerson

Frecuentemente se me ha ocurrido que, para asegurarme realmente de que los pacientes del programa Gerson comprenden y siguen esta terapia a la perfección, debía seguirles por su casa y su cocina durante veinticuatro horas. Una situación que se dio hace poco en un paciente de la terapia Gerson ilustra ampliamente esta idea. Permítanme explicarles mi experiencia, ya que deseo que aprendan de ella para aplicar correctamente el programa Gerson. Quedé sorprendida y anonadada por ciertas desviaciones con respecto al programa.

El paciente en cuestión (al que llamo «Phillip») no sólo estaba muy interesado en la terapia Gerson para curarse, sino que cree tanto en difundir la palabra de la curación que organizó una Jornada-Congreso Gerson. Phillip me invitó, además, a pasar una noche en su encantador hogar para poder mimarme con buenos alimentos de cultivo ecológico y zumos adecuados para la terapia Gerson. En verdad es una persona maravillosa para tenerla cerca, y la mujer de Phillip también lo es.

Su hogar está ubicado en una zona boscosa, con unos hermosos árboles enormes y al borde de un pequeño lago. En otras palabras: el aire es limpio y fresco y la atmósfera relajante: allí no existen los problemas. Los negocios de este paciente están organizados y funcionan bastante bien con unas atenciones mínimas, lo que le permite mucho reposo y vivir con unos buenos ingresos. Cuenta con asistencia en su hogar, por lo que no tiene presiones a la hora de preparar los zumos y las comidas. Aun así, existen cuatro grandes problemas en la aplicación de la terapia Gerson por parte de Phillip. Se los describiré:

1. El agua que llega a esta casa es «dura»: contiene minerales. Al igual que otras casas de esta zona, el hogar del paciente cuenta con un «ablandador de agua». La amable, preocupada y servicial mujer de Phillip hace todo lo que está en su mano para ayudar a su marido a recuperarse de su melanoma con metástasis en el hígado. Aun así, ¡me dice que trae «sacos de sal» para añadirlos al

ablandador de agua! Como parte del proceso de eliminación de los minerales no deseados del agua dura, este aparato los reemplaza por sodio. Lo que sucede, como resultado de ello, es que el paciente se lava y baña en «agua ablandada» cargada de sal. La sal se absorbe con mucha facilidad a través de la piel, y un paciente que siga la dieta Gerson nunca debería usarla. El sodio de la sal es un inhibidor enzimático y la terapia Gerson está diseñada para eliminar el exceso de este elemento. La sal es, de hecho, necesaria para un crecimiento rápido del tejido tumoral. También es la base del «síndrome de los daños en los tejidos», que se produce cuando las células normales pierden su capacidad de retener el potasio, mientras el sodio penetra en su protoplasma, provocando un edema y la pérdida de su función. Este daño tisular es, de acuerdo con los hallazgos de mi padre, el inicio de todas las enfermedades crónicas. Naturalmente, para un paciente aquejado por cáncer, bañarse en agua salada (incluso en el mar) debe evitarse a cualquier precio.

2. En la casa de Phillip nos sirvieron una comida realmente deliciosa y atrayente que incluía una fantástica ensalada repleta de aguacate. Pregunté de inmediato si el paciente también los consumía, y así era. Éste era otro terrible error, ya que los aguacates contienen un porcentaje elevado de grasas. La razón por la que los aguacates y otros alimentos ricos en grasa están prohibidos es que las grasas tienden a estimular el crecimiento de nuevos tumores. La señora de la casa dijo que pensaba que se servían aguacates en el hospital Gerson de México, pero estaba equivocada. No se sirven. El problema es que el paciente o su cuidador no deberían fiarse sólo de su memoria, sino que deberían consultar la información publicada autorizada por el Gerson Institute.
3. Como parte de la comida tomamos una muy agradable sopa de hortalizas. Contenía calabacín, guisantes, apio, cebolla y algunas otras hortalizas. El paciente me preguntó si me gustaba la «sopa Hipócrates». Le tuve que puntualizar que la sopa que estábamos comiendo no era una sopa Hipócrates tal y como el doctor Gerson la describe en su libro. La combinación de ingredientes que se supone que debe incluir la sopa están claramente descritos en la obra *A cancer therapy*, además de en el *Gerson therapy handbook* (anteriormente llamado *Gerson therapy primer*), y los ingre-

dientes que aparecen listados son muy concretos. Hipócrates (al que en la profesión médica se llama «el padre de la medicina») comprendía que esta combinación especial de ingredientes en la sopa tiene un efecto beneficioso y detoxificador para los riñones. Debido a esto, la utilizó el doctor Gerson. Concluyó que los ingredientes de la sopa eran tan importantes que quería que los pacientes consumieran la «sopa especial» dos veces por día para beneficiar a los riñones y ayudarles a eliminar las toxinas del organismo. En ocasiones se pueden añadir tomates para dar a la sopa un sabor distinto, o se pueden cortar y asar unas cebollas en una bandeja de horno sin grasa, mantequilla ni aceite. Estos ingredientes adicionales pueden añadirse a la sopa básica para obtener un sabroso plato. No obstante, la receta básica debería permanecer inalterada.

4. La mujer de Phillip me ofreció, muy consideradamente, un enema de café, que acepté muy contenta. No obstante, cuando lo fui a usar me pregunté seriamente si tenía la fuerza adecuada. He utilizado enemas durante muchos años y sé bastante bien el aspecto que debería tener el café. La solución que me ofrecieron parecía demasiado floja como para considerarse «concentrada» para una dilución de 1 parte en 4 de agua. La mujer «pensaba» que estaba usando la receta que aparecía en el *Gerson therapy handbook* y que era la correcta, pero una vez más andaba errada. Mi recomendación es que el cuidador debe asegurarse de que cada enema contenga el equivalente a tres cucharadas soperas colmadas de café molido (*véase A cancer therapy*, p. 247). Si se prepara una solución concentrada, cada «ración» *debe* contener tres cucharadas soperas de café. Además, el enema de café es tan importante que es imperativo que la mezcla o la solución sean correctas. Compruebe y vuelva a examinar la preparación del concentrado de café para la limpieza interna.
5. Algo menos importante que los cuatro apartados mencionados anteriormente es este aspecto: Phillip disfruta consumiendo algo de pan con sus comidas, y esto es algo bastante aceptable. Pero también es importante comprender que las principales necesidades nutritivas son en forma de las ensaladas, la sopa, las patatas, las hortalizas y la fruta. Si se han consumido todos estos alimentos está bien que el paciente coma también una rebanada de pan de

centeno sin sal. Aun así, tenga en cuenta que el pan nunca debería constituir la parte principal de una comida.

He comentado el tipo de problema de Phillip con los médicos de la terapia Gerson más experimentados que conozco. Han afirmado que los aspectos sutiles en los que los pacientes no cumplen el programa les provocan dificultades. Aparte de lo mencionado anteriormente, nos encontramos con otros problemas. Los médicos de la terapia Gerson, además de mí misma (cuando hablo a los pacientes) se encuentran con algunos obstáculos considerables para la curación. Cuando, por ejemplo, preguntamos a varios pacientes acerca de su cumplimento de las indicaciones de la terapia Gerson (igual que al paciente anterior, que cometía errores graves), nos aseguran que lo hacen todo «a la perfección». Estos pacientes no parecen ser conscientes de lo incorrecto de su versión de la terapia. Phillip también pensaba que era «perfecto».

Cuando los terapeutas del programa Gerson intentan ayudar, curar y dar indicaciones a los pacientes sobre la terapia Gerson, confiamos en las distintas herramientas que hemos creado especialmente para proporcionarles a ellos y a sus familias toda la ayuda y la orientación posibles: la cinta de vídeo sobre la preparación de la comida (cinta III); las recetas del *Gerson therapy handbook*, las otras cintas de vídeo de cuatro horas de duración divididas en dos partes y referentes a los talleres (cinta II) en las que hablamos en detalle del tratamiento tanto como podemos; y sobre todo, el libro original del doctor Gerson. Llegados a este punto, debo volver a hacer hincapié en que el paciente debe familiarizarse muy bien con este material y revisarlo una y otra vez. Tal y como señaló Sandra Withwall en sus recomendaciones, siempre se aprende algo nuevo cuando se vuelve a estudiar la información de la terapia Gerson.

Un aspecto problemático que surge una y otra vez es la preparación de la comida. El mero hecho de cocer las hortalizas y servirlas en un plato no es suficiente. El vídeo de la terapia Gerson volumen 3: preparación de la comida, explica al cocinero distintas formas de hacer que los alimentos queden sabrosos. Por ejemplo, las remolachas cocidas pueden, tras pelarlas y cortarlas en rodajas, volver a recalentarse con un poco de salsa de manzana recién preparada mientras lo removemos todo. También puede acompañar la remolacha cortada en rodajas con cebolla, algunas tiras de pimiento verde y un aliño de vinagre y aceite de linaza y así crear una ensalada de remolacha. Durante los meses estivales, estas ensaladas (además de las de patata, judías verdes o alubias blancas) se agradecen mucho, son refrescantes y estimulan el apetito.

En la parte final del *Gerson therapy handbook* se recomiendan muchas recetas que, desgraciadamente, son ignoradas por algunos pacientes. Como resultado de ello, el Gerson Institute recibe de vez en cuando quejas de los cuidadores diciendo que los enfermos se sienten débiles y pierden peso. Lo que sucede casi siempre es que tienen ansias de pizza, enchiladas o cualquier otro alimento grasiento, salado y prohibido. Están hambrientos sencillamente porque no consumen comidas *Gerson* bien preparadas, curativas y nutritivas.

Las comidas Gerson aportan una ventaja clara: si el paciente (o, es más, los miembros de su familia) consume alimentos de cultivo ecológico frescos, nos encontramos ante una situación plenamente satisfactoria. Frecuentemente oímos comentarios referentes a que los compañeros de los pacientes que participan en el programa Gerson dejan de tener ansias por consumir dulces o postres pesados. Aun así, la clave del éxito consiste en ingerir alimentos sabrosos preparados con imaginación e inspiración a partir de las recetas proporcionadas.

Debo recordar algunas veces a los pacientes que cuando participan en una terapia nutricional como ésta no conseguirán nada si no comen. Si los pacientes no ingieren alimento con corrección, la mayoría de ellos ganará peso. Siguiendo este mismo régimen, las personas gordas u obesas perderán peso.

Las frutas que están de temporada en verano, como las cerezas, los albaricoques, los melocotones, las nectarinas, las ciruelas, las peras y las uvas son especialmente valiosas, ya que son ricas en los mejores nutrientes: vitaminas, potasio y enzimas. No les van a la zaga las manzanas, que podemos adquirir prácticamente durante todo el año. Los pacientes (a no ser que sean diabéticos o padezcan candidiasis) deberían consumir siempre mucha fruta por la noche, nada más despertarse por la mañana y en cualquier momento entre comidas.

No obstante, un alimento veraniego sí es problemático: el maíz. Es perfectamente aceptable consumir maíz fresco. El problema que plantea el maíz es que casi a todo el mundo le encanta y cuando está de temporada es probable que se coma en una cantidad que excluya a otras hortalizas. Ésa es una muy mala idea. Las hortalizas deberían aportar variedad y un amplio listado de sustancias curativas de origen vegetal (fitoquímicos) y oligoelementos. Consumir básicamente una hortaliza no es aceptable y no nos permitirá conseguir nuestro objetivo. Permitamos que el espíritu que guía al paciente sea: «Lo haré lo mejor posible para ayudar a mi cuerpo enfermo a curarse» en lugar de «Voy a ver qué es lo mínimo que puedo hacer y, aun así, salirme con la mía».

22

RECETAS

Este capítulo final contiene recetas para platos preparados sólo con frutas frescas, frutas secas, hortalizas, cereales y edulcorantes de cultivo ecológico certificado. Los siguientes artículos son de especial importancia:

- La sopa Hipócrates, recomendada por el doctor Max Gerson en la primera edición de su libro.
- Los zumos, tal y como se describen.
- Las ensaladas de todo tipo.
- Muchos tipos de aliños para ensalada.
- Platos de hortalizas de todo tipo cocidas.
- Patatas al horno o preparadas de distintas formas.
- Pasteles vegetarianos.
- Sopas basadas en la sopa Hipócrates.
- Muchos tipos de platos con fruta.
- Recetas de muchos tipos que contengan productos lácteos (cuando estén permitidas).
- Panes elaborados con centeno de cultivo ecológico con un poco de harina integral de trigo y sin sal.
- Postres de muchos tipos con fruta, cruda o guisada.

Nota 1: las siguientes recetas has sido compiladas y editadas con la ayuda de Christeene Lindsay-Hildenbrand para usarse junto con la cinta de vídeo de la terapia Gerson «Charlotte Gerson muestra la preparación básica de la comida para la terapia Gerson».

Nota 2: las recetas marcadas con el signo YN fueron aportadas por Yvonne Nienstadt, directora de los servicios de salud de Cal-a-Vie, Vista (California). Las recetas con el signo SD son una aportación de Susan DeSimone, del Gerson Institute. Las recetas marcadas con una MZ son una contribución de Marisol Zuniga, del Hospital Meridien de Tijuana (México). Las recetas que contienen una GSG son una aportación del Gerson Support Group de Inglaterra. Las recetas marcadas con una RC fueron aportadas por Richard Crowell. Aquellas con el signo LÁCTEOS contienen productos lácteos en cantidades limitadas. Se deberían seguir las instrucciones para su preparación al pie de la letra. Las recetas que contienen un asterisco (*) pueden encontrarse en la sección de productos lácteos del *Gerson Therapy Handbook*.

Asimismo, hay que tener en cuenta lo siguiente: cucharada sopera = c/s; cucharadita de postre = c/p; 1 taza equivale a 240 ml.

Recetas de la terapia Gerson

La terapia Gerson aporta una dieta que contiene una amplia variedad de alimentos vegetarianos que se ingieren en grandes volúmenes. Consumirlos en las cantidades recomendadas permitirá al paciente alcanzar un peso ideal y conservarlo, y el metabolismo de cada persona no hará sino conseguir su homeostasis. No obstante, estas dos situaciones saludables sólo se consiguen cuando la ingesta se lleva a cabo en ciertas condiciones.

En primer lugar, use sólo fruta fresca, frutas pasas, hortalizas, cereales y edulcorantes de cultivo ecológico certificado. Repetimos: use sólo hortalizas y frutas frescas y no en conserva.

En segundo lugar, los ingredientes no deben pelarse a no ser que se indique lo contrario. Para limpiar los alimentos use únicamente agua tibia y un cepillo.

En tercer lugar, edulcore sólo las recetas con miel clara, jarabe de arce o azúcar aprobados por la terapia Gerson. El azúcar de caña ecológico desecado (Sucanat®), que tiene sabor a melaza, puede añadirse a aquellas recetas que exigen azúcar moreno. Algunos cocineros prefieren usar otros edulcorantes.

Sopa especial (sopa Hipócrates)

Para una persona, use una cacerola de unos 4 litros, introduzca las siguientes hortalizas y cúbralas con agua destilada:

- 1 bulbo mediano de apio (o 3 o 4 ramitas de apio), 1 raíz mediana de perejil (si puede encontrarla), ajo al gusto, 2 puerros pequeños (si no los encuentra, reemplácelos por 2 cebollas medianas), 680 g o más de tomates, 2 cebollas medianas, 450 g de patatas y un poco de perejil.

No pele ninguna de las hortalizas para esta sopa especial. Lávelas y frótelas bien y córtelas en trozos grandes. Cuézalas 2 horas justo por debajo del punto de ebullición y luego páselas, en pequeñas cantidades, por un colador chino. Sólo deberíamos descartar las fibras. Varíe la cantidad de agua usada para cocinar según el sabor y la consistencia deseados. Conserve la sopa bien tapada en el frigorífico no más de 2 días. Caliente la cantidad que necesite cada vez.

Nota: en el caso de las recetas que exijan caldo de sopa, use el líquido de esta sopa especial.

La preparación de los zumos

Los zumos siempre se prepararán al momento. (A modo de referencia, *véase* la obra clásica *A cancer therapy*, p. 240.) Sea consciente de que no es aceptable preparar por la mañana la cantidad de zumo necesaria para todo el día.

Zumo de zanahoria y manzana (250 ml de zumo)

- 3 zanahorias (180 g) y
- 1 manzana verde grande (180 g).

Zumo de verduras

Obtenga tanta cantidad como pueda de los siguientes (y no otros) tipos de hojas: lechuga romana, acelga, remolacha (las hoja interiores jóvenes), berro, algo de col lombarda, pimiento verde (¼ de un pimiento verde pequeño), endivia y escarola. Añada 1 manzana mediana por vaso cuando vaya a triturar los ingredientes.

Zumo de naranja

Obténgalo sólo con un exprimidor de cítricos de vidrio, plástico o porcelana. No utilice ningún tipo de prensadora en la que se introduzca la naranja con la corteza (si también se prensa la corteza, extraeremos ácidos grasos y sustancias aromáticas que se encuentran en la superficie de esta fruta que son perjudiciales). No use un exprimidor de aluminio.

Aparatos para extraer el zumo

Use un triturador y una prensa para obtener los zumos o un aparato que incluya estos dos utensilios. No emplee licuadoras, centrifugadoras, batidoras o aparatos similares.

Proceso de prensado

Tome uno o dos paños de nailon tejidos bastamente de 30 cm de lado y disponga una taza de pulpa en el centro del paño humedecido, dóblelo en tercios en ambas direcciones y prense.

Aclare los paños en agua fría después de cada extracción de zumo.

No permita que el zumo se seque en los paños.

Lávelo todo concienzudamente cada noche en agua templada o caliente y escúrralo bien.

Por la noche, conserve los paños en el congelador.

Es esencial limpiar los paños y la máquina muy bien.

Si el zumo adquiere el sabor del paño, use un paño nuevo.

Use 2 paños por cada sesión de extracción de zumo.

Disponga de un juego de paños para cada tipo de zumo.

Puede emplear las sobras de cada obtención de zumo como compost o como alimento para animales.

Si el paciente vuelve a su trabajo después de su curación, sólo podrá llevarse zumo de zanahorias y manzana en un termo y debería consumirlo antes de que trascurran 4 horas.

Ensaladas y aliños

La fruta o las hortalizas crudas, si se rallan o cortan en tiras finas, deben consumirse frescas y lo antes posible.

Los tejidos crudos vivos no deben conservarse después de haberlos preparado (*véase A cancer therapy*, p. 189).

El consumo de las siguientes hortalizas (ralladas finas en caso necesario o picadas, y mezcladas o por separado) es muy importante: bulbo de apio, tomate, escarola, coliflor, lechuga romana, cebolleta, pimiento verde, manzana, zanahoria, lechuga (de todos tipos), achicoria, berros, rábanos, escalonias y endivias.

Aliño de suero de leche[YN] *

- 1 taza de suero de leche batido (no cultivado), ⅓ de taza de quark desnatado, ¼ de c/p de rábano picante en polvo, 2 c/p de miel, 1 c/p de vinagre de sidra o de vino, una pizca de eneldo y estragón o ajedrea.

Bata todos los ingredientes manualmente o en un robot de cocina hasta que la mezcla quede homogénea. Puede conservar el aliño que le sobre durante 48 horas en un tarro hermético en la nevera.

Aliño de ajo y cebolla

- ½ c/p de zumo de limón o de vinagre de vino, 2 c/p de agua, 1 c/p de azúcar moreno, un poco de cebolla cortada en daditos, 1 diente de ajo y una pequeña cantidad de hierbas aromáticas permitidas.

Mezcle los ingredientes, déjelos reposar el tiempo suficiente para que los sabores se fusionen y sirva el aliño con una ensalada.

Aliño de hierbas aromáticas

- 2½ tazas de vinagre de sidra de manzana, 1 c/p de azúcar moreno y ⅔ de taza de agua.

Mezcle estos tres ingredientes básicos y añada algunas o todas las siguientes hierbas aromáticas (opcional) y déjelas reposar para que desprendan su sabor: estragón (introduciendo primero el tallo), escalonias o cebolletas picadas finas, 2 dientes de ajo pelados y aplastados con la hoja de un cuchillo y 1 hoja de laurel fresco.

Vinagreta de naranja y eneldo[RC]

- ½ taza de vinagre, 3 dientes de ajo pelados, 1 taza de zumo de naranja, ½ taza de agua, 1 cebolleta, 2 c/s de miel, ½ c/p de eneldo seco y ¼ de pimiento morrón rojo.

Mezcle todos los ingredientes en una batidora de vaso. Para preparar casi medio litro de un aliño agridulce.

Variante: sustituya el zumo de naranja por el de una lima o un limón. Incremente la cantidad de agua. Sustituya el eneldo por salvia o tomillo.

Aliño de espinaca[TN] *

- 1 taza de yogur desnatado, 2 tazas de espinacas crudas picadas o 1 taza de espinacas cocidas, 3 cebolletas picadas, 1-2 c/p de vinagre, ½ c/p de eneldo, una pizca de macis.

Introdúzcalo todo en una batidora y triture hasta que quede homogéneo.

Aliño de yogur y roquefort*

- ¾ de requesón desnatado y sin sal; 1 taza de yogur (o de suero de leche batido); ¼ de taza de vinagre o de zumo de limón; 2 c/p de miel; 1 diente de ajo majado; ¼ de c/p de estragón, mejorana o eneldo; ¼ de taza de cebollino o de cebolletas picadas y 2 c/s de aceite de linaza (opcional).

Mezcle los primeros cinco ingredientes en un robot de cocina hasta que la preparación quede homogénea.

Añada las hierbas aromáticas y el cebollino.

Para que la mezcla quede menos espesa, añada yogur.

Refrigere antes de servir.

Ensalada de col veraniega*

- 1 ramita de apio picada fina, ¼ de taza de cebolla roja picada, 1½ taza de col cortada en tiras, ¼ de taza de zanahoria rallada, una pizca de eneldo fresco y 2 tazas de yogur desnatado.

Mezcle todos los ingredientes en un cuenco y remuévalos bien.

Sírvala fría.

Ensalada de alcachofas

- 1 cebolla morada, 1 tomate, 2 c/s de vinagre de sidra de manzana, 1 alcachofa, 1 pimiento morrón verde, 2 zanahorias y 3 c/s de aceite de linaza.

Lave bien las alcachofas y cuézalas entre 45 minutos y 1 hora en una cacerola tapada.

Cuando estén hechas, pélelas hasta llegar al centro.

Retire el vello central con una cuchara y deséchelo.

Corte el corazón de la alcachofa y el resto de las hortalizas en trozos que quepan en la boca.

Mézclelas y remuévalas junto con el vinagre y el aceite.

Pesadilla besarábica[SD]

- 2 tomates cortados en rodajas, 1 cebolla pequeña cortada en rodajas, 1 pimiento rojo y/o verde cortado en aros, 2-3 dientes de ajo majados y hierbas permitidas al gusto.

Coloque cada ingrediente, formando capas, en una fuente de vidrio refractario.

Hornee a 175 °C, hasta que todo esté tierno.

Deje enfriar y añada aceite de linaza al gusto cuando el plato esté lo suficientemente frío.

Ensalada de bulbo de apio

- Retire las raíces de 2 bulbos de apio y frótelos para limpiarlos.

Cueza los bulbos sin pelarlos durante alrededor de 1 hora. Pélelos y córtelos en rodajas.

Añada 1 cebolla mediana cruda picada y cebolletas.

Mézclelo todo con el aliño de hierbas aromáticas o de ajo y cebolla.

Ensalada fría de brécol[YN] *

- 900 g de brécol cortado en trozos que quepan en la boca.

Cuézalo a fuego lento en una cacerola de base gruesa con una tapa que encaje bien justo hasta que esté tierno (unos 25-30 minutos). Déjelo enfriar.

Añada 1 taza de tomates cereza, ½ taza de escalonias o cebolletas, 1 taza de aliño de suero de leche, 2-3 c/p de cebollino y 2-3 c/p de perejil.

Mezcle el brécol, los tomates y las escalonias en un cuenco.

Incorpore el aliño.

Sirva la ensalada sobre un lecho de endivias y aderece con cebollino y perejil.

Ensalada de berenjena[SD]

- 1 berenjena horneada durante 1 hora a 180 °C.

Deje que la berenjena se enfríe y píquela en trocitos que quepan en la boca.

Mézclela con 1 cebolla pequeña picada, 1 c/p de vinagre de sidra, perejil picado, 2 tomates cortados en rodajas y aceite de linaza.

Ensalada invernal de fruta[GSC LÁCTEOS]

- ½ col, 2 zanahorias medianas, 2 manzanas rojas, 30 g de uvas pasas, 30 g de higos secos, 30 g de orejones de albaricoque, 10 c/s de yogur desnatado, 1½ limón y perejil picado.

Deje los higos secos y los orejones de albaricoque en remojo en un cuenco durante la noche.

Al día siguiente, elimine el agua y añada col cortada en tiras finas, zanahorias y manzanas ralladas gruesas y uvas pasas.

Mezcle, en otro cuenco, el yogur, el zumo de limón y el perejil.

Remueva bien los ingredientes de ambos cuencos hasta que todo quede bien mezclado.

Sirva la ensalada fría.

Ensalada italiana

- Coliflor, brécol, apio y tomates.

Lave y corte todas las hortalizas y luego mézclelas con el aliño de hierbas aromáticas o el de ajo y cebolla.

Ensalada de melocotón[SD]

Mezcle los siguientes ingredientes:

- 1 tomate picado, 1 pimiento rojo picado, 1 pimiento verde picado, 1 melocotón picado, ½ taza de uvas blancas y negras sin semillas y algunas hojas de menta.

Aderece con el aliño de limón y ajo preparado con partes iguales de zumo de limón y de agua.

Añada un poco de azúcar moreno (Sucanat) y ajo majado.

Ensalada básica de patata (número 1)

Hierva las patatas sin pelarlas hasta que estén tiernas (1 hora), pélelas y córtelas en rodajas.

Añada cebollas, escalonias, apio, pimiento verde y aliño de hierbas aromáticas o de ajo y cebolla.

Ensalada elaborada de patatas (número 2)

- 4 patatas, 1 cebolla blanca, ¼ de taza de apio, 3 zanahorias ralladas, aceite de linaza, 2 hojas de laurel, 1 cebolla morada, perejil, 3 c/s de vinagre de sidra y 1 pimiento morrón verde.

Cueza a fuego lento las patatas (sin pelar), junto con las hojas de laurel.

Pique las hortalizas y saltéelas con el vinagre de sidra (puede usar un *wok*).

¡No use aceite!

Una vez que las patatas estén cocidas, pélelas, córtelas en daditos y añádalas a las hortalizas cocidas.

Vierta el aceite de linaza una vez que la mezcla se haya enfriado.

Ensalada de arroz[SD]

Mezcle arroz integral de cultivo ecológico cocido (junto con una hoja de laurel y un poco de romero) con abundantes hortalizas picadas, entre las que incluiremos tomates, apio, calabacín, rábanos, hierbas aromáticas frescas y aliño de limón y ajo (*véase* la receta Ensalada de melocotón).

Los pétalos de rosa, borraja o caléndula tienen un aspecto muy atractivo cuando se esparcen por encima de la ensalada.

Añada, si lo desea, orejones de albaricoque que se hayan dejado en remojo en agua y estén picados.

Zanahoria cruda y manzana ralladas

Ralle los ingredientes (2 o 3 zanahorias y 1 manzana peladas) introduciéndolos en una trituradora o en un aparato Norwalk para preparar zumos.

Añada ¼ de taza de uvas pasas y el zumo de ½ naranja o limón.

Ensalada roja y verde[YN]

Mezcle los siguientes ingredientes y sirva con un aliño de espinaca.

- 1 lechuga romana, 2 tazas de repollo o de col de Milán, 3 cebolletas, 1 taza de semillas de girasol germinadas, 2 colirrábanos cortados en tiras muy finas o tallos de brécol pelados, 1 calabaza de cuello torcido cortada en láminas finas y un recipiente de medio litro de tomates cereza o 1 pimiento morrón rojo cortado en tiras.

Ensalada de tupinambo

- Mezcle 2 tazas de tupinambos (crudos o cocidos), ½ taza de apio cortado en diagonal, ¼ de taza de pimiento verde y ½ taza de aliño para ensalada.

Ensalada de tomate y pimiento[SD]

- 1 pimiento verde cortado en aros finos, 2 tomates firmes pero maduros cortados en rodajas o picados.

Aliñe con zumo de limón y ajo majado, hierbas aromáticas frescas y hojas de apio picadas.

Añada aceite de linaza al gusto.

Ensalada de remolacha

Cueza las remolachas en agua durante 1 hora.

Pélelas, elimine las puntas y córtelas en rodajas finas.

Añada cebollas picadas y un aliño de hierbas aromáticas o de ajo y cebolla.

Platos de hortalizas cocinadas

Preparación de las hortalizas

Todas las hortalizas deben cocerse lentamente, a fuego lento, con nada o con muy poca agua. Para conservar el sabor natural de las hortalizas y hacer que sean fáciles de digerir, el proceso de cocción lenta es muy importante. Todas las hortalizas deberían estar «hechas» o tiernas. Mediante la cocción rápida con un fuego demasiado alto se pierden nutrientes importantes. Como las células de los ingredientes explotan, los minerales pierden su composición coloidal y son más difíciles de absorber. Se puede usar un difusor de calor de acero inoxidable para evitar que los ingredientes se quemen. También es posible emplear un poco de la sopa especial, o tomates, rodajas de manzana o cebolla picada en la parte inferior de la cacerola para generar más líquido. En algunos casos esta adición mejora el sabor. Sólo debemos desechar el agua de espinaca, ya que es demasiado amarga y contiene demasiado ácido oxálico.

Los tomates, los puerros, los calabacines y las cebollas deberían guisarse en sus propios jugos, ya que contienen abundante líquido. Las remolachas rojas deberían cocerse igual que las patatas: con agua y sin pelarlas. Todas las hortalizas deben lavarse y limpiarse concienzudamente. Está prohibido rasparlas o pelarlas, ya que debajo de la piel se depositan importantes sales minerales y vitaminas.

La cacerola (que no debe ser de aluminio), debe estar bien cerrada, para así evitar la pérdida de vapor. No use una olla exprés. Las tapas deben ser pesadas y encajar bien. Los alimentos cocidos (sopa y fruta) pueden conservarse en la nevera durante hasta 48 horas. Las hortalizas horneadas deberían cocinarse a baja temperatura (82-88 °C; use un termómetro para el horno) durante 2-2 ½ horas en una cazuela cubierta con una tapa que encaje bien. Este método para hornear prácticamente no necesita la adición de agua. Use cebollas o tomates o rocíe las hortalizas con zumo de limón para añadir líquido en caso necesario.

Las hortalizas guisadas se cocinan lentamente en una cacerola de base gruesa con una tapa que encaje bien a fuego lento y con poco o nada de líquido.

Las hortalizas cocidas lentamente se preparan encima del hornillo a fuego lento en una cacerola bien cerrada con una pequeña cantidad de líquido. La temperatura se mantendrá justo en el punto de ebullición.

Las hortalizas cocidas (como el maíz y las alcachofas) se cuecen encima del fuego en una cacerola de base gruesa con una tapa que encaje bien. Vierta unos 2,5 cm de agua fría en la base de la cacerola, añada las hortalizas lavadas (no las pele ni las raspe) y tape la cacerola. Cuézalas a fuego medio hasta llevar lentamente el líquido a ebullición (que el líquido burbujee y desprenda vapor). Baje el fuego tanto como sea posible y mantenga el líquido hirviendo.

Nota: lleve el líquido a ebullición sólo si la receta así lo especifica.

Tapas que encajen bien

Las cacerolas deben quedar bien tapadas para evitar que el vapor escape.

Las tapas deben ser pesadas y encajar bien.

Puede que tenga que colocar papel de cocina (encerado) bajo la tapa para sellar bien la cacerola.

Alcachofas

Recorte los extremos de las alcachofas y limpie su parte central.

Introduzca 5 cm de agua en una cacerola y llévela a ebullición.

Añada las alcachofas.

Baje el fuego, tape y cueza a fuego lento aproximadamente 1 hora.

Sirva con un aliño de ensalada a un lado a modo de mojo (salsa para mojar).

Espárragos

Cocínelos al horno en una cacerola tapada junto con un pequeña cantidad de caldo de sopa o zumo de limón a temperatura baja durante 1 hora o cuézalos a fuego lento junto con 1 cm de caldo de sopa durante 30 minutos o hasta que estén tiernos.

Borscht[SD]

- 1 cebolla, 3 dientes de ajo, 1 taza de sopa especial, 6 remolachas pequeñas enteras y con las hojas, 1 patata grande, 1 zanahoria, 4 hojas de col lombarda, 2 hojas de laurel, 3 tazas de agua y 2 tomates.

Triture todas las hortalizas y añada el agua y las hojas de laurel.

Cocine 30 minutos a fuego lento.

Sirva con 1 cucharada de yogur desnatado.

Remolachas

Hornee o cueza las remolachas con la piel.

Remolachas glaseadas[YN] (para 6-8 personas)

Frote y lave 9 remolachas grandes y cuézalas con 2,5 cm de agua hasta que estén tiernas (aproximadamente 1-1 ½ horas).

Pélelas en agua fría.

Córtelas en rodajas o en trozos que quepan en la boca.

Glaseado para las remolachas:

- Mezcle ⅔ de taza de zumo de naranja recién exprimido, 1 c/p de harina de maíz, 1 ½ c/p de vinagre de sidra y 1 c/p de miel o de azúcar moreno.

Cueza la preparación a fuego lento hasta que quede espesa.

Añada las remolachas y mezcle todo bien.

Variante: use ½ taza de zumo de manzana y 3 c/p de zumo de limón en lugar del zumo de naranja.

Remolachas cocidas con crema[LÁCTEOS]

- 3 remolachas cocidas, 6 c/s de yogur desnatado, 1 c/s de cebollino picado, 2 c/s de cebolla picada fina y perejil picado fino.

Ponga las remolachas cocidas en una cacerola junto con el yogur, el cebollino y la cebolla y caliente a fuego lento.

Dispóngalo en una fuente y esparza perejil picado por encima.

Brécol

Hornéelo a fuego bajo en una cacerola tapada junto con cebollas o una pequeña cantidad de caldo de sopa durante 1-2 horas.

Sírvalo con salsa de tomate.

Brécol con hierbas aromáticas[MZ]

- 2 ramitos de brécol, 4-6 dientes de ajo, ½ zanahoria cortada en rodajas, ¼ de c/p de eneldo y ¼ de taza de sopa especial.

Lave el brécol y pele los tallos.

Introduzca el ajo y la cebolla en una cazuela y cocínelos hasta que la cebolla quede traslúcida.

Añada el brécol cortado (los ramitos y los tallos), el eneldo y el caldo.

Cocínelo todo a fuego bajo hasta que el brécol esté tierno.

Brécol de fiesta[YN] (o judías verdes de fiesta)

- 1 brécol grande (o 3 ½ tazas de judías verdes cortadas), 1 diente de ajo picado, 1 cebolla pequeña cortada en daditos, 1 pimiento morrón rojo o amarillo mediano cortado en tiras, 2 c/p de zumo de limón (opcional) y ¼ de c/p de eneldo seco (o 1 c/p de eneldo fresco).

Escoja un brécol de color verde oscuro sin partes amarillentas.

Lávelo bien y córtelo en ramitos; pele la base de los tallos más duros.

Ponga la cebolla y el ajo en una cazuela. Tápela y guíselos 45 minutos a fuego lento, o hasta que estén tiernos.

Añada las tiras de pimiento para que se cocinen durante los últimos 20-25 minutos de cocción.

Añada limón justo antes de servir (el limón decolorará el brécol si lo añadimos durante la cocción).

Esparza eneldo por encima de las hortalizas y sirva.

Coliflor

Lave la coliflor y córtela en trozos.

Añada 2-3 tomates cortados en rodajas y luego en dados.

Guíselo todo junto durante unos 45 minutos (o hasta que esté tierno) a fuego lento.

Coliflor con salsa de zanahoria

- 1 coliflor pequeña, 3 zanahorias y aceite de linaza.

Separe los ramitos de la coliflor y dispóngalos en una fuente refractaria junto con un poco de agua y hornéelos a 120 °C hasta que estén tiernos.

Cuando la coliflor esté lista, escurra el agua.

Al mismo tiempo, cueza las zanahorias a fuego muy lento y con agua suficiente hasta que estén tiernas.

Triture las zanahorias junto con el aceite en un robot de cocina.

Vierta la salsa sobre la coliflor e introdúzcala en el horno caliente (ya apagado) durante 5-10 minutos antes de servirla.

Zanahorias con miel

Lave las zanahorias, elimine las puntas y córtelas en rodajas.

No las pele ni las raspe.

Guíselas con una pequeña cantidad de caldo de sopa durante 45 minutos o hasta que estén tiernas.

Durante los últimos 5-10 minutos de cocción, añada ½ c/p de miel para aportar algo más de sabor.

Acelgas rellenas[MZ]

- 1 manojo de acelgas, 6 patatas medianas, 4 zanahorias, ½ cebolla cortada en rodajas y 3 dientes de ajo grandes picados.

Cocine las cebollas y las patatas por separado.

Cueza las zanahorias y el ajo en otra cazuela.

Cuando todo esté preparado, triture el contenido de cada cazuela por separado y luego mézclelo todo.

Introduzca las hojas de acelga en agua muy caliente, asegurándose de no cocinarlas en exceso.

Extienda cada una de las hojas y retire el duro tallo central.

Luego disponga el puré en el centro de la hoja y enróllela apretando bien.

Coloque los rollitos en una bandeja y sírvalos con ketchup (*véase* la receta de la p. 58 del *Gerson therapy handbook*).

Maíz

El maíz puede hornearse en su mazorca envuelto en papel de aluminio.

Hornéelo a temperatura baja durante 1 hora o cuézalo en agua hirviendo unos 7 minutos.

Maíz con hortalizas

- 3 tallos de apio, 2 zanahorias, 2 mazorcas de maíz y 2 calabacines.

Lave bien el maíz y retire las hojas que recubren a la mazorca.

Separe los granos de la mazorca con ayuda de un cuchillo.

Corte las hortalizas en trocitos.

Disponga el maíz en una fuente refractaria y añada las hortalizas.

Hornee a 95 ºC durante 1 hora.

Crema de maíz

- 3 mazorcas de maíz y 1 pimiento morrón verde.

Elimine las hojas que recubren a las mazorcas y separe los granos con ayuda de un cuchillo.

Ponga los granos de 2 mazorcas en un robot de cocina y tritúrelos.

Añada los granos de la tercera mazorca al maíz triturado.

Dispóngalo todo en una fuente refractaria y distribuya tiras de pimiento verde por encima.

Hornee 1-1 ½ hora a 95-120 ºC.

Maíz con zumo de naranja

- 2 mazorcas de maíz y 1 vaso de zumo de naranja.

Lave bien el maíz, deseche las hojas que recubren a las mazorcas y separe los granos de la mazorca con ayuda de un cuchillo.

Disponga los granos de maíz en una bandeja para el horno con una tapa y hornéelos a 120 ºC hasta que estén hechos.

Deseche el líquido del maíz y añada el zumo de naranja.

Déjelo reposar 5-10 minutos antes de servir.

Judías verdes con eneldo[YN]

- 3 tazas de judías verdes, ⅓ de taza de cebolla cortada en medios aros, ½ c/p de eneldo, 2 c/p de zumo de limón y col o repollo.

Mezcle en una cazuela ½ col cortada en tiras finas, una pizca de mejorana, 3-4 c/p de vinagre de sidra, 1 tomate grande, salvia picada y 1 cebolla cortada en dados.

Mézclelo todo y hornéelo a temperatura baja en una cacerola tapada hasta que quede tierno.

Guíselo aproximadamente 1 hora, hasta que esté tierno.

No añada agua.

Berenjena al horno

Vierta algo de caldo de sopa en la base de una fuente refractaria que tapará.

Añada, formando capas:

- 1 cebolla picada, 1 berenjena cortada en láminas y 2 tomates sin la piel cortados en rodajas.

Tape y hornee 2 horas a temperatura baja.

Berenjena guisada

Mezcle en una cacerola:

- 1 berenjena cortada en dados, 2 cebollas picadas y 3 tomates pelados y picados.

Guíselo unos 30 minutos (hasta que quede todo tierno).

No añada agua.

Bracitos de gitano de berenjena^LÁCTEOS con salsa de pimiento rojo

Para la salsa:

- 1 pimiento rojo sin las semillas y cortado en cuartos, 1 cebolla picada fina, 2 tomates picados, 1 diente de ajo majado y 6 c/s de agua.

Para preparar la salsa, cueza 20 minutos a fuego muy bajo el pimiento, la cebolla, los tomates y el ajo con el agua.

Tritúrelo todo con una batidora o en un robot de cocina.

Para los bracitos de gitano:

- 2 berenjenas, 475 g de requesón (desnatado y sin sal), 2 tomates pelados y picados y hierbas aromáticas (como perejil o cilantro).

Para preparar los bracitos de gitano, corte las berenjenas longitudinalmente en láminas de 0,5 cm.

Disponga estas láminas en una fuente refractaria y hornéeleas un poco para ablandarlas.

Mientras tanto, mezcle el requesón y las hierbas aromáticas y prepare los tomates.

Luego extienda un poco de requesón por encima de cada lámina de berenjena parcialmente cocinada, esparza tomate por encima y enróllela.

Vuelva a colocar los rollitos de berenjena en la fuente refractaria y hornéelos 15-20 minutos.

Sirva caliente y adornado con la salsa de pimiento.

Capricho de hinojo[SD]

- 1 bulbo de hinojo, 1 tomate grande cortado en rodajas de 0,5 cm de grosor y 2-3 dientes de ajo pelados y cortados en láminas finas.

Corte y retire las ramas y las hojas del bulbo de hinojo.

Corte el bulbo por la mitad a lo largo de modo que disponga de dos mitades planas.

Limpie las mitades bajo el grifo para así eliminar la tierra y dispóngalas en una fuente refractaria con el lado cortado hacia arriba.

Recubra las mitades con rodajas de tomate y disponga láminas de ajo por encima del tomate.

Tape la fuente y hornee 1-2 horas a 120 ºC.

Sirva con una patata al horno y una ensalada de zanahoria rallada sobre un lecho de hortalizas.

Rollitos de acelga

- 4 hojas de acelga, 2 zanahorias, ¼ de brécol, 2 dientes de ajo, ½ taza de arroz crudo, ¼ de coliflor, 2 calabacines pequeños, 1 mazorca de maíz (separe los granos de la mazorca con ayuda de un cuchillo) y 1 ½ tomates.

Lave bien las hortalizas.

Introduzca las hojas de acelga en agua caliente durante el tiempo suficiente para ablandarlas y poder doblarlas.

Corte el resto de las hortalizas en trocitos y dispóngalas en una cacerola con un poco de agua para cocerlas a fuego lento.

Cuando estén cocidas, escúrralas.

Prepare una salsa, en un robot de cocina, con el tomate y el ajo, y viértala sobre las hortalizas y el arroz crudo.

Disponga parte de la mezcla de hortalizas y arroz en el centro de cada hoja de acelga y enróllelas.

Colóquelas en una fuente refractaria con tapa y hornéelas 1-1 ½ horas a 120 ºC.

Pimientos verdes

- 2-4 pimientos verdes cortados en aros y 2-4 cebollas cortadas en láminas.

Guíselas en una cacerola bien tapada durante unos 30 minutos. No añada agua.

Habas con calabacín

- 1 cebolla grande, 1 diente de ajo, ½ taza de caldo de sopa, 1 taza de habas frescas, 3 tazas de calabacín, 4 tomates medianos, ½ c/p de almidón de maíz, 4 ramitas de perejil fresco, un poco de tomillo y salvia y una pizca de perejil seco.

Mezcle todos los ingredientes excepto las hierbas aromáticas.

Cueza unos 15 minutos a fuego lento (o hasta que esté todo tierno).

Espéselo con almidón de maíz mezclado con un poco de agua.

Añada las hierbas aromáticas justo antes de servir.

Cebollas con uvas pasas

- 1 cebolla pelada y picada, más ¼ de taza de uvas pasas.

Guise unos 30 minutos en una cazuela bien tapada.

Cebollas y requesón marinados*

- 2 c/s de zumo de limón, 85 g de requesón (desnatado y sin sal), ½ c/p de azúcar moreno y 2 tazas de cebolla cortada en láminas gruesas.

Pimiento relleno[SD] *

- 1 pimiento rojo o verde grande, 120 g de requesón, ¼ de cebolla, 1 calabacín, 1 zanahoria pequeña, 3 tomates, 1 nabo pequeño, 1 diente de ajo, 1 c/s de hierbas aromáticas y 120 ml de sopa especial.

Ponga el pimiento en una cazuela con un poco de agua y cocínelo, tapado, a fuego lento hasta que esté tierno.

Retire el pimiento de la cazuela y déjelo boca abajo para que se escurra y enfríe.

Pique fina la cebolla, el calabacín, la zanahoria, las hierbas aromáticas, los tomates, el nabo y el ajo.

Introdúzcalo todo en un cazo junto con la sopa y cuézalo entre 45 minutos y 1 hora a fuego muy bajo.

Retire el corazón del pimiento con un cuchillo afilado y elimine todas las semillas.

Mezcle el requesón con las hortalizas cocidas y rellene el pimiento con ayuda de una cucharilla.

Coloque el pimiento de pie en una fuente refractaria adecuada y hornéelo 40 minutos a 175 ºC.

Sírvalo con una salsa francesa de tomate, una patata al horno y verduras.

Patatas

Lo más normal es cocer las patatas a fuego lento en una cacerola tapada a fuego medio-bajo durante aproximadamente 1 hora, o hasta que estén tiernas.

Patatas al horno

Las patatas que se vayan a preparar al horno deben lavarse concienzudamente, pero no las pelaremos ni las rasparemos.

Cocínelas en el horno a temperatura baja durante 2-2 ½ horas o, como alternativa, durante entre 50 minutos y 1 hora a 175 °C.

Puré de patatas

Pele las patatas y córtelas en dados.

Póngalas en una cazuela junto con una cebolla y agua suficiente, llévelas a ebullición y cuézalas a fuego lento hasta que estén hechas.

Cuando estén listas no debería quedar agua.

Tritúrelas junto con una cantidad suficiente de yogur desnatado para obtener un puré fino.

Puré de patatas con acelgas

Tome un manojo de acelgas, lávelas, córtelas en tiras y póngalas en una cazuela.

Añada una pequeña cantidad (4-5 c/s) de agua o de caldo de sopa y lleve a ebullición.

Cuando el líquido hierva, baje el fuego y cueza lentamente.

Mientras, pele 3 patatas grandes o 4 medianas, córtelas en dados y dispóngalos encima de las acelgas.

Deje que todo cueza a fuego lento hasta que esté tierno.

Retire el agua que pudiera quedar y añada aproximadamente 180-240 g de yogur desnatado.

Tritúrelo todo junto.

Añada un poco más de yogur si la mezcla queda demasiado seca.

Puede usar la misma receta con col rizada. Si la utiliza, elimine los tallos centrales arrancándolos antes de cortarla en tiras e introducirla en la cazuela.

Patatas con perejil

Hierva varias patatas con la piel hasta que estén cocidas.

Retire la piel y hágalas rodar sobre perejil picado tras pincelarlas con aceite de linaza.

Patatas hinchadas

(*Nota:* receta que deberemos consumir muy de vez en cuando)

Tome una patata y córtela en rodajas de 1 cm de grosor.

Coloque las rodajas sobre una parrilla para el horno y, sin añadir nada, hornéelas a una temperatura elevada (220 °C) para que se hinchen, deles la vuelta y baje la temperatura a 160 °C (con la puerta del horno ligeramente abierta).

Hornéelas 20 minutos más.

Las rodajas de patata se hinchan y quedan crujientes y sabrosas, casi como patatas fritas.

Están hechas cuando tienen un color dorado brillante por ambos lados.

Patatas en rodajas al horno

Tome una fuente de vidrio refractario y coloque cebolla entera picada en la base.

Corte las patatas en rodajas y dispóngalas formando una capa encima de la cebolla.

Luego ponga encima una capa de tomate cortado en rodajas y otra capa de cebolla picada o laminada.

Esparza por encima un poco de mejorana y/o tomillo y hornee 1-2 horas a temperatura baja, o hasta que los ingredientes estén hechos.

Patatas y zanahorias al estilo de Westfalia

- 6-8 zanahorias pequeñas o 4-5 grandes cortadas en rodajas, 3 patatas medianas o 2 grandes, 1 cebolla grande y 3-4 c/s de caldo de sopa.

Lave las zanahorias, córtelas en rodajas y póngalas en una cacerola.

Pele y corte las patatas en láminas y pique la cebolla.

Agréguelo todo a la cacerola junto con el caldo de sopa.

Déjelo cocer a fuego bajo hasta que esté hecho, añadiendo un poco más de caldo de sopa en caso necesario.

Cuando esté listo, no debería quedar líquido en la cacerola.

Col lombarda

- Mezcle en una cacerola ½ col lombarda cortada en tiras, 3 c/p de vinagre, 3 cebollas grandes picadas, 2 hojas de laurel y un poco de caldo de sopa.

Guíselo a fuego lento aproximadamente ½ hora.

Durante la última media hora añada 3 manzanas peladas y ralladas, más 1 c/p de azúcar moreno.

Espinacas

Tras desechar las raíces, lávelas 3-4 veces.

Póngalas en una cacerola grande y bien tapada con una capa de cebollas en la base.

No añada agua.

Guise a fuego lento hasta que las espinacas queden tiernas.

Elimine el exceso de líquido.

Sírvalas picadas junto con un gajo de limón.

Calabaza rellena festiva[YN]

- 1 calabaza kabocha (de unos 2 kilos); ¾ de taza de arroz integral crudo; ¼ de taza de arroz salvaje crudo o de centeno, trigo bulgur o más arroz integral; 2 ½ tazas de caldo de hortalizas o de agua purificada; 1 taza de cebolla cortada en dados; 3 dientes de ajo picados; 1 ½ taza de guisantes frescos extraídos de sus vainas o lentejas germinadas; ¾ de taza de apio cortado en dados; ¾ de taza de pimiento morrón rojo o amarillo cortado en dados; ½ taza de uvas pasas o ciruelas pasas no sulfatadas (retire el hueso de las ciruelas pasas y píquelas); 1 c/p de salvia; 1 c/p de ajedrea; 2 c/p de tomillo; ⅓ de taza de perejil fresco picado fino y ¼ de taza de zumo de naranja recién exprimido.

Yvonne Nienstadt dice: «Me encantan la textura y el sabor de esta calabaza de origen japonés. Es muy carnosa y dulce, pero también podría utilizar calabazas de otras variedades, como la anaranjada de invierno, la tipo turbante o la tipo bellota (esta última deberá cortarla por la mitad y retirar las semillas). También puede usar 2 o 3 calabazas de menor tamaño en lugar de una grande. Esto hace que la presentación sea muy atractiva, especialmente si las calabazas son de distintos tamaños».

Cueza el arroz integral y el salvaje juntos con caldo de hortalizas durante 45 minutos o hasta que esté hecho.

Usar caldo para cocer el arroz aporta elementos nutritivos y sabor.

Aproveche las sobras de hortalizas, ya que las zanahorias, los nabos, los tallos de acelga o las verduras, el apio, el bulbo de apio y la cebolla son buenos acompañamientos.

Evite las hortalizas de la familia de la col, ya que transmiten un sabor intenso.

Cubra con agua y cueza fuego bajo hasta que esté hecho.

Use esta receta para preparar sopas o salsas.

Recorte la parte superior de la calabaza, igual que haría para vaciar una calabaza de Halloween.

Retire las semillas.

Coloque la calabaza boca abajo sobre una bandeja de horno junto con la tapa de la calabaza y hornéela 25-30 minutos a 175 °C.

Cerciórese de no hornear en exceso, ya que si la calabaza queda blanda no podrá rellenarla.

Ponga la cebolla, el ajo, los guisantes y el apio en una cacerola y cuézalos 20 minutos a fuego lento para que queden un poco tiernos.

Añada el pimiento cortado en dados, las uvas pasas, las hierbas aromáticas, el zumo de naranja y el arroz cocido, mezclándolo todo bien.

Llene la calabaza con el relleno, comprimiéndolo.

Vuelva a introducir la calabaza en el horno y cocínela 25-30 minutos o hasta que esté tierna, aunque todavía firme.

Si ha sobrado relleno, hornéelo en una cacerola tapada junto con 1 c/s de caldo o jugo, o rellene 1 o 2 pimientos morrones y haga lo mismo.

Para servir, disponga col rizada fresca u otras verduras en una bandeja.

Coloque la calabaza en el centro de la bandeja y la tapa de la calabaza encima para cerrarla.

Vaya sacando cada ración con ayuda de una cuchara, asegurándose de extraer parte de la deliciosa pulpa de la calabaza.

Como alternativa, si deja enfriar un poco la calabaza antes de servir, puede cortarla en cuñas.

Vierta salsa de yogur y perejil (*véase* la receta en el apartado de salsas y mojos) por encima de cada ración si los productos lácteos le están permitidos. De lo contrario, puede añadir un chorrito de zumo de naranja, que aportará un sabor ácido. ¡Buen provecho!

Calabaza rellena[YN]

- 3-4 calabazas bellota; ½ taza de cebolla cortada en dados; ½ taza de apio cortado en dados; ½ taza de zanahoria cortada en dados; 1 ¼ taza de arroz integral cocido; ½ taza de lentejas germinadas; ¼ de taza de uvas pasas o de ciruelas pasas picadas, dejadas en remojo y escurridas; 3 c/p de perejil fresco picado; ½ c/p salvia que habremos frotado entre los dedos; ½ c/p de tomillo y 1 diente grande de ajo majado.

Corte la calabaza a lo largo y retire las semillas.

Mezcle los ingredientes restantes y rellene las mitades de calabaza.

Tape y hornee a 150-165 °C durante 1 ½ hora o hasta que la calabaza esté tierna.

Esta receta queda deliciosa con salsa de albaricoque o jugo de asado dorado (*véase* el apartado de salsas y mojos).

Pruebe a usar 6-8 dientes de ajo enteros para obtener un delicioso sabor suave. Majar el ajo fresco hace que se liberen sus intensos aceites aromáticos, mientras que usar el ajo sin cortarlo aporta un sabor suave.

Mezcla de tirabeques y hortalizas al vapor*

- 450 g de tirabeques, 1 col china, 1 calabacín mediano, 1 calabaza de cuello torcido, 1 cebolla roja pequeña, 1 zanahoria, 1 puerro, 1 taza de zumo de naranja, 1 c/s de miel, 1 c/s de vinagre y 1 c/p de pimienta de Jamaica.

Limpie todas las hortalizas, elimine el tallo de los tirabeques, y corte en tiras el tallo blanco y las hojas verdes de la col china, y luego corte la calabaza a lo largo y después en medios círculos.

Puede obtener unos «tablones» de calabacín atractivos recortando los extremos de los calabacines y cortándolos a lo largo primero por la mitad y luego en cuartos.

Disponga cada trozo de calabaza sobre una tabla y córtela en forma de planchas de unos 3 mm de grosor.

Corte la cebolla roja en dados, la zanahoria en diagonal en láminas ovaladas lo más finas posibles y los puerros de forma similar.

Vierta el zumo de naranja, la miel, la pimienta de Jamaica y el vinagre en un robot de cocina y rocíe esta mezcla en una vaporera de tamaño adecuado.

Cubra la preparación con las hortalizas y cuézalas 15-20 minutos, hasta que estén tiernas y suculentas.

Judías verdes

- 450 g de judías verdes (elimine los extremos y córtelas al tamaño que desee).

Añada 1 cebolla picada, algo de caldo de sopa (justo el suficiente para mantener las judías húmedas).

Guíselas unos 50 minutos (hasta que estén tiernas).

Boniatos

Elimine las puntas y lávelos.

Perfore el boniato con un cuchillo para permitir que el vapor salga e introdúzcalo en una cacerola (tapada para que la piel quede blanda o sin tapar si quiere que quede crujiente).

Hornee a temperatura baja durante 2-2 ½ horas.

Tomates al grill

Corte los tomates por la mitad.

Dispóngalos sobre una bandeja de horno, con el lado cortado hacia arriba, y recubra cada mitad con cebolla picada.

Hornee 1 hora a temperatura baja.

Reserve los jugos para añadirlos a la sopa.

Picadillo de frutas y especias con tomates verdes

- Una taza de 950 ml de tomates verdes, 60 g de uvas pasas doradas, ½ taza de azúcar moreno, ¼ de taza de agua, 60 g de uvas pasas sin pepitas, ¼ c/p de clavos de especia, ¼ de taza de vinagre de vino y una taza de 475 ml de manzanas ácidas.

Triture los tomates en grandes trozos.

Mezcle todos los ingredientes excepto las manzanas.

Caliente y remueva todos los ingredientes para que se ablanden.

Añada las manzanas picadas y cocínelas hasta obtener un picadillo espeso.

Tomates rellenos de hortalizas variadas

- 4 tomates (vaciados de su pulpa), hortalizas (una variedad tan amplia como desee), 2 tomates y 6 dientes de ajo (la salsa).

Lave bien los tomates.

Vacíelos.

Corte las hortalizas en trocitos y hiérvalas durante ½ hora con un poco de agua.

Introduzca las hortalizas cocidas en los tomates y dispóngalos en una fuente sin tapa.

En el robot de cocina, triture los otros 2 tomates y el ajo.

Vierta salsa encima de cada tomate.

Precaliente el horno durante 10 minutos a 175 °C.

Apáguelo e introduzca los tomates durante 10 minutos.

Calabacines

Necesitará calabacines cortados en rodajas, cebolla cruda picada, tomates picados y un poco de caldo de sopa.

Guise el calabacín durante 20 minutos o córtelo en trozos pequeños y dispóngalo en una fuente refractaria. Triture, en un robot de cocina, los tomates, la cebolla y 4 dientes de ajo.

Vierta la salsa por encima del calabacín y hornee 1 ½ hora a 95-120 °C.

Calabacín con arroz

- 225 g de arroz integral de cultivo ecológico, 1 zanahoria, 1 calabacín y 2 dientes de ajo.

Lave bien el arroz y las hortalizas.

Disponga el arroz en una fuente refractaria y añada perejil picado, zanahoria, apio y calabacín.

Al mismo tiempo, triture tomate y ajo en un robot de cocina y vierta esta mezcla por encima del arroz y las hortalizas.

Hornee 1 ½ horas a 120 °C.

Calabacines con tomates[SD]

- 6 calabacines pequeños cortados en rodajas, 1 cebolla mediana o grande picada, 2-3 tomates picados y ajo y hierbas aromáticas y especias al gusto (tomillo, macis, mejorana).

Saltee la cebolla, los tomates y las hierbas aromáticas y las especias con un poco de agua.

Añada los calabacines cuando el resto de los ingredientes estén medio hechos y cueza a fuego muy lento.

Sírvalo como salsa para disponerla por encima de unas hortalizas o unas patatas.

Calabaza de espagueti con albóndigas de hortalizas[YN]

Lave una calabaza de espagueti y córtela por la mitad.

Retire las semillas y disponga la calabaza, con el lado cortado hacia abajo, sobre una bandeja de horno.

Hornéela a temperatura baja durante 2 horas, o hasta que esté tierna.

También puede introducirla en una cacerola grande, con el lado cortado hacia arriba, con 2,5 cm de agua y cocerla al vapor durante 1 hora o hasta que esté hecha.

Nota: la calabaza de espagueti es una calabaza invernal amarilla y dura desarrollada por un agricultor japonés hace unos 30 años. Al cocinarla, su pulpa se separa en forma de hebras parecidas a los espaguetis (similar a lo que sucede con la calabaza confitera o de cabello de ángel). Hoy en día se puede encontrar fácilmente, especialmente en aquellos círculos cercanos a los agricultores ecológicos.

Salsa para albóndigas de hortalizas para la calabaza de espagueti

- 900 g de tomates maduros (6-8 tomates grandes); 3-5 dientes de ajo picados; 1 cebolla mediana cortada en daditos; 1 pimiento verde cortado en dados; 2 ramitas o 1 bulbo pequeño de apio cortados en dados; 2 calabacines pequeños cortados en rodajas o 1 taza de berenjena cortada en dados; 4 c/p de perejil fresco picado; una pizca de romero, tomillo, salvia y mejorana[197] y ½ c/p de semillas de hinojo.

Cocine los tomates enteros a fuego lento durante 30-35 minutos o hasta que estén tiernos. Para obtener una salsa espesa y sabrosa, deseche el jugo sobrante procedente de los tomates durante su cocción.[198]

Pase los tomates escurridos por un pasapurés o un tamiz para eliminar la piel y las semillas.

Vuelva a verter la salsa en una cacerola y añada el resto de las hortalizas y los condimentos.

---

197. La albahaca y el orégano, que son condimentos muy apreciados en la cocina italiana, no están permitidos en la terapia Gerson debido a los aceites aromáticos que contienen.

198. Asegúrese de conservar el líquido desprendido por los tomates para preparar sopa o unos jugos de asado, o mejor todavía, tómelo de inmediato como si fuera un consomé caliente. Es delicioso.

Tape y guise a fuego lento durante 1 hora o hasta que las hortalizas estén a su gusto.

Para aportar algo más de sabor, añada un chorrito de vinagre de vino junto con 1 c/p de miel.

Albóndigas de hortalizas

- 2 c/p de perejil picado, 1 cebolla pequeña picada, 1 remolacha mediana rallada y 3-4 zanahorias medianas ralladas. Otra opción es: 1 taza de berenjena triturada; ½ taza de pan esenio de centeno o de pan de centeno sin sal ni grasa; 1 ½ taza de lentejas a las que se ha dejado germinar durante 2 días;[199] 1 manojo pequeño de endivias, espinacas o acelgas jóvenes picadas finas y 2-3 dientes de ajo picados.

Triture las lentejas y la berenjena (si la usa) con una picadora de carne o una máquina Norwalk® para zumos usando la rejilla número 2.

Mezcle el producto con el pan rallado y las hortalizas restantes.

Incorpórelo bien.

Forme unas albóndigas de unos 5 cm y colóquelas sobre una bandeja de horno bien espolvoreada con harina de avena o de centeno para evitar que se peguen.

Tape y hornee 1 hora a temperatura baja.

Retire la tapa y hornee 1 hora más.

Disponga la calabaza de espagueti cocinada sobre un plato con una o dos albóndigas de hortalizas, vierta salsa por encima y ¡buen apetito!

Variantes de esta receta: use 3 patatas grandes o 3 boniatos medianos en lugar de las lentejas trituradas.

Cueza los boniatos hasta que estén tiernos y, sin pelarlos, páselos por un pasapurés o un robot de cocina. Siga las instrucciones anteriores.

Reemplace el pan rallado por ½ taza de arroz integral cocido o ½ taza de copos de avena molidos con la máquina para zumos Norwalk.

Pastel de hortalizas[YN]

Triture en la máquina para zumos Norwalk® o en un pasapurés: 2 tazas de lentejas germinadas, ¼ de taza de perejil fresco, 1 ½ taza de berenjena, chirivía o ñame cortado en dados.

---

199. Cubra las lentejas con agua destilada para permitir que se empapen (germinen) por la noche y luego escúrralas.

- Añada: 1 taza de cebolla cortada en dados, ¾ de taza de remolacha rallada, ¾ de taza de zanahoria rallada, 1 taza de apio cortado en dados, 3 dientes de ajo picados, 1 ½ taza de arroz integral cocido, una pizca de tomillo, una pizca de salvia frotada entre los dedos, una pizca de estragón y 1 c/p de zumo de limón.

Hornee unas 2 horas a temperatura baja en una cazuela.

Destape y rocíe con salsa dorada o con salsa de tomate.

Hornee entre 30 minutos y 1 hora más.

Sirva con más salsa.

Stroganoff vegetariano[YN]

- 1 taza de cebolla cortada en dados, 1 taza de berenjena cortada en dados, 1 ½ taza de ramitos de coliflor o de col, 1 ½ taza de zanahorias o tomates cortados en rodajas, 1 taza de brécol o de pimiento verde y 1 taza de apio o de calabacín cortado en rodajas.

Guise las hortalizas durante 1 ½ hora hasta que estén tiernas (puede que quiera añadir las hortalizas tiernas, como los tomates y los calabacines, al final).

Retírelas del fuego y déjelas enfriar hasta que alcancen los 60 °C, mientras prepara esta salsa: mezcle 3 c/s de vino o de vinagre de sidra, 1 c/p de eneldo, 2 tazas de yogur, 1 taza de requesón (desnatado y sin sal) y cebolletas o perejil para adornar.

Mezcle los ingredientes de la salsa hasta que ésta quede homogénea.

Incorpore la salsa con las hortalizas calientes.

Sirva sobre un lecho de calabaza de espagueti o de arroz integral cocido. Adorne con cebolletas picadas o perejil.

Sopas

Sopa de patata

- 1 cebolla grande, ½ bulbo de apio pequeño, perejil, 2 patatas grandes, 1 puerro, 2 ramitas de apio y 1,9 litros de agua.

Limpie y corte las hortalizas en dados.

Póngalas en una cazuela y cúbralas con agua.

Lleve a ebullición.

Baje el fuego.

Tape y cueza 2-3 horas muy lentamente.

Triture con un pasapurés.

Sopa especial

(también llamada «sopa Hipócrates»: *véase* receta en el inicio de este capítulo o en el *Gerson Therapy Handbook*, p. 80)

Sopa de tomate con limón y ajo

- 2-3 tomates grandes, 1 diente de ajo, 1 hoja de laurel, el zumo de ½ limón, 2 cebollas, 1 c/p de copos de avena, 1 c/p de azúcar moreno, ½ taza de caldo de sopa (*véase* la receta de la sopa especial).

Corte todas las hortalizas en dados.

Ponga las hortalizas, el caldo de sopa, el azúcar y el limón en una cacerola tapada y cocínelos 1 hora.

Tritúrelo con un pasapurés.

Vuelva a ponerlo en la cacerola.

Añada copos de avena y cocine 5 minutos más.

Sopa de tomate y menta[GSG]

- 900 g de tomates (tipo pera, preferiblemente), 5 escalonias, 2 manzanas pequeñas, 5 c/s de vinagre de sidra, 1 c/p de azúcar moreno, 2 limones grandes, 6 - 8 ramitas de menta fresca y 200 g de yogur desnatado (opcional).

Pique los tomates, corte las escalonias en láminas, y retire el corazón a las manzanas y córtelas en láminas.

Ponga todos estos ingredientes en una cacerola junto con el vinagre de sidra y el azúcar.

Lleve a ebullición y cueza unos 30 minutos a fuego muy lento.

Páselo por el pasapurés.

Déjelo enfriar y añada los últimos ingredientes más adelante o agregue el zumo de limón e incorpore el yogur (si lo usa) de inmediato.

Justo antes de servir, añada la menta picada, dejando parte de ella por encima de la sopa a modo de decoración.

Para preparar 4 raciones generosas o 6 pequeñas.

Sopa de tomate con patata y cebolla

- 2 tomates grandes, 1 cebolla mediana, 1 c/p de azúcar moreno, 2 patatas medianas, 1 c/p de vinagre de vino y 1 trocito de una hoja de laurel.

Lave y corte todas las hortalizas en dados.

Ponga todos los ingredientes, excepto el azúcar, en una cacerola tapada con agua para cubrirlos.

Cueza 1 hora a fuego lento.

Páselo por un pasapurés y añada azúcar al gusto.

Salsas y mojos

Salsa de albaricoque

- ¼ de taza de orejones de albaricoque no sulfatados, 1 taza de agua pura calentada y ½ taza de zumo de manzana o de naranja recién obtenido.

Lave y escurra los albaricoques.

Introdúzcalos en agua y déjelos en remojo varias horas.

Añada el zumo y guise alrededor de 1 ½ hora a fuego lento, hasta que los albaricoques estén muy tiernos.

Triture en un robot de cocina o páselo por un pasapurés o por la máquina Norwalk® para preparar zumos.

Baba *Ganoush*

- 1 berenjena grande, 2 dientes de ajo, 1 c/p de zumo de limón, 1 c/s de perejil picado y gajos de limón.

Hornee la berenjena 1 hora y, cuando esté lo suficientemente fría, pélela y escurra el exceso de líquido, presionando ligeramente.

Mezcle la berenjena con el ajo hasta que la preparación quede bastante homogénea y añada el zumo de limón y el perejil.

Incorpore bien.

Sirva con hortalizas crudas para mojar en la salsa, como apio, zanahoria, coliflor y pimientos.

Jugo de asado dorado

- 1 patata pequeña cortada en cuartos, 4 zanahorias cortadas en rodajas, 2 c/p de vinagre de sidra o de zumo de limón, 1 taza de caldo de sopa o de agua, 1 cebolla pequeña cortada en dados, ¼ de c/p de eneldo, mejorana o tomillo y 1 c/p de perejil picado.

Mezcle los ingredientes y guise 1 ½-2 horas, o hasta que estén tiernos, a fuego lento.

Retire la piel de las patatas y triture.

Salsa dorada

- Mezcle, en una cazuela tapada, 1 boniato pequeño o 1 ñame cortado en cuartos, 2-3 zanahorias picadas gruesas, 1 cebolla pequeña cortada en dados, ½ taza de caldo de sopa, ½ taza de zumo de mandarina o naranja y una pizca de tomillo y de romero.

Hornee a temperatura baja hasta que todo esté tierno (unas 2 horas).

Páselo por un pasapurés o tritúrelo en un robot de cocina y añada más zumo para conseguir la consistencia deseada.

Agregue 2 c/p de perejil y sirva.

Ketchup

- 3 tomates, ½ cabeza de ajo, ½ cebolla, 15 ml de vinagre, ¼ c/p de eneldo y ½ taza de azúcar moreno de cultivo ecológico (Sucanat).

Ponga todos los ingredientes en una cacerola y lleve a ebullición.

Cocine hasta que todo esté tierno y páselo por un pasapurés o una licuadora hasta que quede homogéneo.

Salsa de yogur con perejil LÁCTEOS

- ½ taza de cebolla picada, 1 c/p de rábano picante fresco rallado o ½ c/p de rábano picante seco (opcional), 1 taza de yogur desnatado, 1 c/s de zumo de limón o de lima, 1 c/p de jarabe de arce o de miel y ¼ de taza de perejil picado.

Cueza la cebolla a fuego lento hasta que quede tierna y traslúcida.

Retírela del fuego y deje que se enfríe ligeramente.

Mezcle la cebolla con el rábano picante, el yogur, el zumo de lima o limón y el edulcorante en un robot de cocina y procéselos hasta que la preparación quede homogénea.

Incorpore el perejil.

Salsa de ciruela

- 225 g de ciruelas, ½ c/p de zumo de limón, 1 rebanada de pan tostado cortada en dados, 1 c/p de azúcar moreno y 2 c/p de pan rallado.

Lave las ciruelas.

Retire los huesos y dispóngalas en una cacerola con agua para cubrirlas a medias.

Cuézalas 15 minutos y páselas por el pasapurés.

Añada azúcar, pan rallado y zumo de limón.

Vuelva a poner la preparación en la cacerola.

Cueza 3 minutos más.

Sirva sobre una tostada, si lo desea.

Mojo de tomate

- 1 tomate mediano picado fino, cebolletas o 1 cebolla roja mediana, 2 c/s de hojas de cilantro frescas y 3 c/s de zumo de limón.

Mezcle los ingredientes (tenga cuidado con el zumo de limón) en un recipiente, tápelo y refrigere.

Lo mejor es consumir este mojo fresco, pero puede conservarse durante 2 días en la nevera.

Salsa de tomate rápida (esta salsa se consume cruda)

- 450 g de tomates tipo pera cortados en trozos, 3-4 dientes de ajo, 3 ramitas de perejil y 1 c/p de aceite de linaza.

Vierta el aceite de linaza en un robot de cocina y enciéndalo.

Empiece añadiendo los trozos de tomate y poco a poco el resto de los ingredientes.

Procéselos durante aproximadamente 1 minuto, o hasta que todos los ingredientes estén bien mezclados.

Para obtener unas 2-3 tazas de salsa.

Salsa de tomate

- Mezcle, en una cacerola grande: 4-6 tomates grandes, 4-5 cebollas grandes peladas y en rodajas, 1 patata grande o 2 medianas con la piel y cortadas en dados, 2-3 dientes de ajo, una pizca de mejorana y otra de tomillo.

Guise y deje 1 hora a fuego lento. Triture con un pasapurés.

También se puede añadir un poco de apio o de pimiento verde para conseguir un mejor sabor.

Salsa de tomate francesa

- 1 cebolla, ½ ramita de perejil, ½ zanahoria pequeña, 680 g de tomates, algunas ramitas de perejil de hoja plana, 1 diente de ajo y 1 hoja de laurel.

Cueza la cebolla, la zanahoria, el apio, los tomates, el perejil y el ajo picados junto con la hoja de laurel.

Triture y sirva caliente o fría.

Para preparar 590 ml.

Fruta y postres

Fruta

La mayoría de las frutas frescas pueden consumirse sin pelarlas cuando están maduras.

Por supuesto, las frutas como las naranjas y los plátanos deben pelarse.

Lave siempre la fruta fresca.

Las frutas secas o pasas deberían lavarse con agua destilada limpia y tibia y dejarse en remojo durante la noche (con algo más del agua necesaria para cubrirlas).

Use la misma agua y cocine la fruta en una cacerola tapada hasta que esté tierna.

Las frutas secas o pasas no deben haberse sulfatado.

Las siguientes recetas proceden de los archivos personales del doctor Max Gerson.

Postres

Los postres nunca deberían reemplazar a las comidas o los zumos de la terapia.

Aun a riesgo de parecer su madre, le aconsejamos que se acabe toda la comida antes de tomar el postre.

No consuma ni utilice como ingredientes para los postres: helado, grasa, harina refinada, bicarbonato de soda, caramelo, chocolate, nata o sal. ¡Disfrute!

Azúcar

Use sólo azúcar moreno (Sucanat) o azúcar no refinado, miel clara, jarabe de arce o melazas no azufradas.

Jarabe

- Lleve a ebullición 450 g de azúcar moreno junto con 950 ml de agua y 1 taza de zumo de manzana hasta que el azúcar se haya disuelto.

Consérvelo en un tarro hermético.

Manzanas al horno

- 2 manzanas medianas, 1 c/p de uvas pasas y 2 c/s de agua.

Lave las manzanas, retíreles el corazón y córtelas por la mitad.

Dispóngalas, junto con las pasas, en una bandeja de horno o una fuente refractaria y hornéelas unos 15 minutos, hasta que estén hechas, y luego áselas al grill unos 5 minutos más, hasta que estén doradas.

Las mitades de manzana deberían mantenerse intactas.

Puede añadir miel al gusto a las uvas pasas.

Manzana con plátano

- ½ taza de salsa de manzana, ½ plátano cortado en rodajas y el zumo de ½ limón.

Sírvalo crudo o ponga la salsa de manzana y el plátano en una cacerola tapada y caliente a fuego lento.

Sirva con zumo de limón.

Pastel de manzana con yogur con jarabe de arce^LÁCTEOS

- 680 g de manzanas, 1 limón, 30 g de copos de avena, 30 g de harina de avena, 55 g de uvas pasas o de sultanas, 115 g de azúcar moreno, 115 g de harina de trigo integral, 1 c/p de levadura en polvo con potasio, ½ taza de zumo de manzana recién preparado, yogur y jarabe de arce.

Mezcle los copos de avena, la harina de avena, las uvas pasas, el azúcar, la harina y la levadura química e incorpore bien.

Añada esta preparación a las manzanas.

Vierta la mezcla en un molde y hornee 20-35 minutos a 175 °C, o hasta que la parte superior esté ligeramente dorada.

Sirva con yogur mezclado con 1-2 c/s de jarabe de arce.

Salsa de manzana cocida

- 3 manzanas medianas peladas, sin el corazón y cortadas en láminas.

Añada miel o azúcar moreno al gusto.

Ponga las láminas de manzana en una cacerola y cúbralas a medias con agua fría.

Cuézalas unos 15 minutos, hasta que estén tiernas.

Triture con un pasapurés y mezcle con miel.

Salsa de manzana fresca

- 3 manzanas medianas peladas, sin el corazón y cortadas en láminas.

Añada miel o azúcar moreno al gusto.

Pase las manzanas por la trituradora de la máquina para preparar zumos.

Sazone al gusto y ¡buen apetito!

Pastel de manzana y especias[YN]

- Mezcle: ¼ de taza de miel o de jarabe de arce, 1 taza de salsa de manzana fresca, 1 ½ taza de harina de avena y ¾ de taza de harina de trigo integral o de triticale.

Tamice juntos ¾ de taza de azúcar moreno, una pizca de pimienta de Jamaica, una pizca de macis, ¼ c/p de semillas de cilantro y 1 c/p de levadura en polvo sin sodio[200] (opcional).

Añada 2 tazas de uvas pasas o de dátiles picados.

Mezcle los ingredientes secos y los húmedos.

Vierta la preparación en un molde antiadherente oblongo.

Remueva la cobertura crocante y espárzala por encima.

Hornee 40 minutos a 165 °C, o hasta que el pastel esté hecho.

Sirva con una cucharada de salsa de manzana fresca o con yogur desnatado. ¡Buen provecho!

Cobertura crocante para el pastel de manzana y especias

- ⅔ de taza de copos de avena, ⅓ de taza de jarabe de arce o de miel, una pizca de pimienta de Jamaica y otra de macis.

---

200. Se trata de una levadura en polvo a base de potasio. Si está afectado por el cáncer, pregunte a su médico antes de usarla.

Procese los copos de avena brevemente en un robot de cocina para obtener una textura más fina.

Mezcle las especias con los copos de avena.

Incorpore suficiente edulcorante para obtener una preparación gruesa.

Tarta Streusel de manzana

- Una base de masa de 20-23 cm de diámetro (*véase* más adelante), 12 manzanas verdes medianas cortadas en láminas finas, ⅓ de taza de azúcar moreno o ¼ de taza de miel, 2 c/p de almidón de maíz o de harina de avena, 2-3 c/p de zumo de limón o de naranja, ½ taza de grosellas secas o de dátiles picados y una pizca de semillas de cilantro, macis y pimienta de Jamaica.

Mezcle los ingredientes secos.

Recubra las láminas de manzana con ellos.

Vierta la miel (si la usa) y el zumo por encima.

Disponga el relleno sobre la base de masa.

Esparza la cobertura crocante por encima.

Hornee a 150-165 ºC durante 1 ¼ hora o hasta que las manzanas estén tiernas.

Cobertura crocante para la tarta Streusel de manzana

- ⅔ de taza de harina de avena, 3 c/p de azúcar moreno, una pizca de pimienta de Jamaica y ⅓ de taza de miel o de jarabe de arce.

Budín de manzana y boniato

- 1 c/p de uvas pasas, ½ taza de pan rallado,* ½ taza de zumo de manzana, 1 boniato (cocido, pelado y cortado en rodajas), 1 manzana (cocida, pelada y cortada en láminas) y 1 c/p de azúcar moreno.

* Nunca use pan rallado comercial (*véase* la receta del pan rallado en la sección de Pan, que viene a continuación, en este capítulo, o en la p. 100 del *Gerson therapy handbook).*

Disponga las rodajas de boniato en una bandeja de horno junto con las láminas de manzana y las uvas pasas, esparza por encima el pan rallado y el azúcar y vierta el zumo de naranja por encima y hornee 30 minutos a 175 ºC.

Sírvalo caliente acompañado de 3 c/p de suero de leche o de yogur si puede consumirlos.

Tarta de manzana LÁCTEOS

- ½ taza de agua templada (41-43 °C), 1 c/s de azúcar moreno (Sucanat), 1 paquete de levadura seca, ⅔ de suero de leche batido, yogur desnatado o zumo de manzana*, ½ taza de azúcar moreno (Sucanat), 2 ½ tazas de harina de avena, 1 taza de harina de trigo o de triticale integral, 9-10 manzanas medianas (Gala, Pippin o Golden), 4 c/s de jarabe de arce o Fruit Source** líquido, 4 c/s de jarabe de arroz integral***, ½ taza de azúcar de dátiles (dátiles molidos y secos), 1 ½ c/p de pimienta de Jamaica y ¼ c/p de macis o de semillas de cilantro.

* Use zumo de manzana sólo si al paciente todavía no se le permite consumir productos lácteos.

** El Fruit Source es un edulcorante obtenido de azúcares naturales de frutas.

*** El jarabe de arroz, que procede del arroz malteado, es un jarabe espeso y cremoso que tenemos que diluir con jarabe de arce o con Fruit Source.

Espolvoree la levadura sobre agua templada en la que habrá disuelto 1 c/s de azúcar moreno.

Deje reposar 5-10 minutos, hasta que esté espumoso.

Caliente el suero de leche, el yogur o el zumo a 38 °C.

Añada azúcar moreno y remueva hasta que se haya disuelto.

Incorpore el suero de leche a la mezcla de la levadura y luego añada la harina de avena y bata vigorosamente.

Añada una cantidad suficiente de la harina restante para obtener una masa firme.

Amase sobre una tabla espolvoreada con harina, agregando sólo la cantidad de harina necesaria para evitar que la masa se pegue.

Trabaje hasta que la masa quede homogénea y elástica (aproximadamente 5-10 minutos).

Ponga la masa en un cuenco, cúbralo con un paño de cocina y deje que suba en un lugar templado hasta que doble su volumen (alrededor de 1 ½ hora).

Haga que la masa baje con ayuda de su puño y deje que vuelva a crecer.

Divida la masa en dos mitades.

Presione y aplane cada mitad sobre una tabla enharinada hasta obtener un rectángulo de 38 x 23 cm.

Coloque estos rectángulos sobre dos placas o láminas para horno antiadherentes sobre las que esparcirá una cantidad abundante de copos de avena para evitar que se peguen.

Pinche la superficie con un tenedor, dejando un borde de 0,5 cm alrededor de los extremos.

Cubra la masa y déjela subir hasta que haya doblado su volumen (unos 40 minutos).

Corte las manzanas en cuartos, retíreles el corazón, córtelas en láminas y colóquelas sobre la masa.

Ponga el lado plano hacia abajo y el de la piel hacia arriba, desplegando ligeramente las láminas de manzana como si fueran un abanico.

Mezcle el jarabe de arce y el de arroz integral.

Con un pincel de cocina, recubra las manzanas con el jarabe.

Mezcle el azúcar de dátiles y las especias y espolvoree esta mezcla por encima de las manzanas.

Hornee 30 minutos a 165 °C o hasta que la tarta quede ligeramente dorada.

Sirva la tarta tal cual o con una cucharada de yogur desnatado (*véase* a continuación) ligeramente edulcorado con miel o con jarabe de arce.

Nota: los miembros de la familia que no tengan que seguir la terapia Gerson pueden disfrutar de este postre con una bola de yogur de fruta desnatado helado y edulcorado (hay algunas marcas que preparan sus yogures con leche ecológica), que es un alimento que deberán consumir con moderación.

El **queso de yogur** se elabora escurriendo el yogur desnatado con un tamiz de acero o de nailon recubierto con un paño de cocina de algodón o una estopilla con un cuenco debajo para recoger el suero.

Refrigérelo y escúrralo hasta obtener la consistencia adecuada (entre 2 y 8 horas). Un período de escurrido breve dará lugar a un yogur espeso, y un período más largo nos permitirá obtener una textura parecida a la del queso cremoso. En nuestro caso, lo que deseamos es una textura de yogur densa.

Albaricoques

- 225 g de albaricoques frescos, 1 c/p de almidón de maíz, disuelto en 2 c/p de agua fría y 2 c/p de azúcar moreno.

Corte los albaricoques por la mitad y retire los huesos.

Póngalos en un cazo con agua hirviendo y cocínelos 10 minutos.

Añada el almidón de maíz durante los 2 últimos minutos.

Agregue el azúcar cuando los albaricoques estén fríos.

Plátano (al grill)

- 1 plátano y 1 c/p de azúcar moreno.

Corte el plátano por la mitad a lo largo y añada 1 c/p de azúcar moreno y unas gotas de limón.

Colóquelo en una bandeja de horno y cocínelo al grill 10 minutos a temperatura baja.

Sírvalo caliente.

Plátano con manzana

- 1 plátano (pelado y triturado fino), 1 manzana (pelada, sin el corazón y rallada) y 10 c/p de uvas pasas.

Mezcle el plátano y la manzana batiendo vigorosamente con un tenedor o unas varillas.

Añada las uvas pasas y sirva.

Plátano e higos

- 1 plátano, 3 higos (frescos) y el zumo de 1 naranja.

Pique finos el plátano y los higos y mézclelos bien con el zumo de naranja.

Rellene las cortezas de naranja con esta mezcla y sirva.

Cerezas (guisadas)

- 225 g de cerezas (lavadas y sin los pedúnculos), 1 c/p de almidón de patata y 2 c/p de azúcar moreno.

Ponga las cerezas en una cacerola con agua para cubrirlas.

Cuézalas 10 minutos a fuego lento.

Añada el almidón de patata disuelto en 2 c/p de agua fría.

Cueza 2 minutos más.

Refrigere y sirva.

Grosellas

- 110 g de grosellas rojas y 3 c/p de azúcar moreno.

Limpie y lave las grosellas concienzudamente antes de retirar los pedúnculos.

Dispóngalas en un plato, añada azúcar y sirva.

Puede usar suero de leche o yogur (si le está permitido) edulcorado con azúcar moreno a modo de salsa.

Combinación de frutas

- 3 tazas de cerezas y albaricoques frescos (por la mitad y luego en láminas y sin el hueso), 2 tazas de agua, ½ taza de azúcar moreno y 2 c/p de almidón de maíz disuelto en ⅓ de taza de agua fría.

Ponga la fruta, junto con el agua y el azúcar, en una cacerola.

Cuézala lentamente durante 10 minutos.

Añada el almidón de maíz.

Cueza 3 minutos más.

Deje enfriar y sirva.

Mitades de pera glaseadas

- 4-5 manzanas maduras y 4 c/s de miel o de azúcar de caña de cultivo ecológico (Sucanat).

Corte las peras maduras por la mitad y retire el corazón.

Añada unos 120 ml de agua a la miel o al azúcar moreno y mezcle bien.

Disponga las mitades de pera en una fuente refractaria y vierta la mezcla de azúcar por encima de la fruta.

Hornee a temperatura baja (135 °C) hasta que las peras estén hechas.

Unte las peras con los jugos en caso necesario.

Yogur congelado[SD LÁCTEOS]

- ¼ de taza de fruta guisada (cerezas, albaricoques) y 450 g de yogur desnatado.

Ponga el yogur, con ayuda de una cuchara, en un tamiz de malla fina recubierto con dos capas de estopilla y colóquelo encima de un cuenco profundo.

Deje que vaya escurriéndose en el cuenco, que habrá dejado en la nevera, durante unos 30 minutos.

Disponga el yogur escurrido en bandejas para preparar cubitos de hielo e introdúzcalas en el congelador.

Mezcle la fruta y los cubitos de yogur en un robot de cocina o en la trituradora de su máquina para preparar zumos K & K o Norwalk® hasta que la textura sea espesa y homogénea.

Sirva de inmediato.

Pastel de harina de avena

4 tazas de harina de avena (avena seca), 2 zanahorias ralladas o trituradas, y miel y uvas pasas al gusto.

Mezcle todos los ingredientes anteriores en una fuente refractaria. Introduzca en el horno sin tapar y cocine 45 minutos a 120 ºC.

Galletas de harina de avena LÁCTEOS

- 1 taza de salsa de manzana, 1 taza de harina de centeno, 1 taza de uvas pasas, ½ taza de suero de leche batida, ½ taza de azúcar moreno, ½ taza de melaza, 2 tazas de harina de avena y 1 paquete de levadura.

Mezcle todo y deje reposar 10 minutos.

Vierta la masa sobre una bandeja de horno con ayuda de una cucharadita y hornee unos 20 minutos a temperatura moderada.

Pachá YN (tarta de queso no horneada) LÁCTEOS

- ¼ de taza de zumo de naranja recién exprimido y colado, ½ taza de frutas secas y pasas picadas, 4 tazas de requesón de consistencia blanda o media, ½ taza de miel o ¾ de taza de azúcar moreno, además de uvas pasas, dátiles, papaya, melocotón, ciruela, etcétera.

Mezcle todos los ingredientes.

Vierta esta masa en un colador o un tamiz recubierto con un paño de cocina limpio (muselina).

Tápela con un plato para que con su peso presione la masa y ésta se aplane y no suba.

Coloque la masa en un cuenco o una cacerola y refrigérela 5-10 horas, o hasta que esté seca y firme.

Vuélquela sobre una bandeja y córtela en rebanadas.

Está deliciosa tal cual o sobre una rebanada de pan esenio.

Melocotones

- 225 g de melocotones (sin la piel) y 2 c/p de azúcar moreno.

Lave los melocotones.

Introdúzcalos en agua hirviendo durante ½ minuto, escúrralos y pélelos.

Córtelos por la mitad.

Retire los huesos y disponga los melocotones en una cacerola con agua hirviendo.

Tape. Cueza 10 minutos a fuego muy lento.

Deje enfriar.

Añádales azúcar y sírvalos refrigerados.

Peras

- 1 pera grande (pelada, sin el corazón y cortada por la mitad) y 1 c/p de azúcar moreno.

Ponga las peras en una cacerola con agua para cubrirlas a medias.

Añada azúcar y cocínelas 30 minutos.

Ciruelas

- 225 g de ciruelas.

Lave las ciruelas, córtelas por la mitad y retire los huesos. (También puede cocinar las ciruelas enteras.)

Póngalas en una cacerola con agua suficiente para cubrirlas.

Cocínelas 15 minutos.

Retírelas del fuego, déjelas enfriar y añada azúcar.

Sírvalas frías.

Ciruelas pasas y orejones de albaricoque

- 225 g de ciruelas pasas y otros tantos de orejones de albaricoque, más ⅓ de taza de cebada.

Deje las ciruelas pasas y los orejones de albaricoque en remojo, con agua suficiente para cubrirlos, durante la noche.

Use la misma agua y llévelos a ebullición junto con la cebada.

Deje enfriar y sirva.

Ciruelas pasas y plátano batidos

- 1 taza de ciruelas pasas (en remojo y cocidas), 2 plátanos pequeños, ¼ de c/s de zumo de limón y 1 c/p de azúcar moreno.

Bátalo todo concienzudamente e introdúzcalo 1 hora en la nevera.

Puede servirlo en forma de rodajas decoradas con yogur edulcorado (si le está permitido consumirlo).

Pastel de budín de calabaza[YN] (no horneado)

- Una pizca de pimienta de Jamaica, otra de semillas de cilantro, otra de macis, 2 c/p de melaza no azufrada (opcional), una masa de hojaldre de 20 o 23 cm de diámetro, ½ taza de tapioca,

1 ½ tazas de dátiles sin el hueso y picados, 1 ⅓ tazas de zumo de manzana o de agua, y 1 ½-2 tazas de puré de calabaza de invierno.

Deje la tapioca y los dátiles en remojo en el zumo de manzana durante la noche.

Por la mañana, guise la tapioca, los dátiles y la calabaza a fuego lento usando un difusor de calor para repartir la temperatura. Cocine 30 minutos, hasta que la mezcla quede espesa, removiendo con frecuencia para evitar que se pegue. Triture la tapioca y la calabaza con un pasapurés o un robot de cocina.

Añada las especias y la melaza.

Vierta la mezcla en la masa de hojaldre ya preparada y refrigere bien (puede introducir el pastel en el congelador durante varias horas hasta que quede muy firme), ya que de lo contrario tendrá dificultades a la hora de cortar el pastel.

Sírvalo con una cucharada de queso de yogur edulcorado con miel (*véase* la receta de la tarta de manzana) si lo desea (y si su médico se lo permite).

Variante: use calabaza de verano, ñame o boniatos cocidos en lugar de la calabaza.

Pastel de suero de leche^LÁCTEOS

- 1 ¼ taza de harina de avena, ⅓ de taza de suero de leche batido, zumo de manzana o agua (fríos), 2 c/p de miel, una pizca de pimienta de Jamaica o de macis y 1 c/p de levadura en polvo sin sodio (opcional).

Mezcle los ingredientes secos.

Añada miel y justo la cantidad suficiente de líquido para preparar una masa firme.

Amásela un poco para que se ligue bien.

Extiéndala sobre una tabla enharinada o entre dos capas de papel encerado.

Dispóngala cuidadosamente sobre un molde para pasteles de 20-23 cm de diámetro bien recubierto de copos de avena para evitar que se pegue.

Recorte la masa sobrante y rice los bordes o cree hendiduras con un tenedor.

Refrigere la masa y luego hornéela 10-15 minutos a 165 °C o hasta que esté ligeramente dorada.

Nota: esta masa no será el típico hojaldre, así que extiéndala de modo que quede bien plana y fina.

Masa crujiente para pastel[YN]

- 1 taza de harina de avena, ½ taza de harina de patata (o use más harina de avena), 1 taza de harina integral de trigo o de triticale, 1 c/p de miel o de azúcar moreno, ½ taza de agua tibia y 1 c/p de levadura de panadero.

Esparza la levadura en el agua tibia mezclada con la miel.

Cuando esté espumosa, añada la harina e incorpore bien.

Deje que la masa suba durante 1 hora en un lugar cálido.

Amase unos 5 minutos sobre una tabla enharinada.

Déjela reposar 10 minutos y extiéndala sobre una tabla enharinada.

Dispóngala sobre un molde para pasteles de 20-23 cm de diámetro con la base bien espolvoreada con copos de avena.

Rice los bordes de la masa.

Déjela subir 15 minutos.

Hornéela 20-25 minutos a 190 ºC.

Variante: omita la levadura y use justo la cantidad suficiente de agua fría para obtener una masa firme.

Extienda la masa entre dos capas de papel encerado enharinado.

Extienda la masa cuidadosamente en un molde para pasteles.

Refrigere la masa.

Luego hornéela 10-12 minutos a 175 ºC.

Masa de pan esenio[YN]

- 2 tazas de pan esenio rallado, ¼ de taza de miel y 3 c/p de harina de avena.

Tueste unas rebanadas de pan esenio en el horno a temperatura baja hasta que se hayan dorado ligeramente.

Déjelas enfriar.

Tritúrelas bastamente con un robot de cocina o con la máquina Norwalk®.

Añada la harina y luego la miel.

Distribuya la masa, presionándola, sobre un molde para pasteles bien recubierto de copos de avena.

Refrigere durante 1 hora.

Hornee 10-12 minutos a 175 °C.

Rellene la masa.

Ruibarbo

- 225 g de ruibarbo (lavado y cortado en trozos de 2,5 cm), 2-3 c/p de azúcar moreno (al gusto) y 1 c/p de almidón de maíz (si lo desea).

Introduzca el ruibarbo lavado en una cacerola.

Cuézalo 10-15 minutos a fuego lento.

Disuelva el almidón de maíz en un poco de agua fría.

Añádalo al ruibarbo y deje que se guise unos minutos más.

Déjelo enfriar y agregue azúcar.

Nota: mezcle el ruibarbo con otras frutas dulces como manzanas, melocotones o albaricoques (orejones o frescos).

Mezclas de frutas guisadas

Mezcle peras y ciruelas, peras y salsa de manzana, melocotones y ciruelas, albaricoques y ciruelas, albaricoques y manzanas laminadas o melocotones y peras.

Nota: las frutas guisadas pueden servirse sobre pan de centeno tostado disponiendo una capa gruesa de fruta encima y dejando que empape el pan durante ½ hora antes de servirlo.

Batido de fruta[SD]

Mezcle, con una batidora o en un robot de cocina, 1 taza de yogur ecológico desnatado, ½ taza de zumo de naranja, 2 c/s de miel, 1 taza de fruta fresca recién cortada y ½ taza de hielo picado (preparado con agua destilada). Triture hasta que quede homogéneo.

Boniato y manzana al horno[GSG]

- 355 g de boniatos, 3 manzanas, pimienta de Jamaica, un poco de azúcar moreno y un poco de agua.

Cueza los boniatos, con la piel, a fuego lento hasta que estén tiernos.

Déjelos enfriar.

Córtelos en rodajas y dispóngalos sobre una bandeja de horno, alternando con capas de manzana.

Rocíe un poco de agua y esparza un poco de azúcar y de pimienta de Jamaica entre cada capa.

Hornéelo, tapado, durante 20 minutos a 175 °C. Luego retire la tapa y hornee 10 minutos más.

Naranjas rellenas de boniato

- 1,35 kg de boniatos (o ñame), salsa de manzana recién preparada, 8 mitades de naranja sin la pulpa y 120 ml de zumo de naranja.

Cueza los boniatos (o el ñame) hasta que estén hechos.

Pele y triture el boniato junto con el zumo de naranja y la salsa de manzana para obtener una pasta homogénea para rellenar.

Introduzca el relleno en las mitades de naranja sin la pulpa y disponga una cucharada de salsa de manzana por encima.

Puede recalentarlas en una bandeja de horno.

Para preparar 4 raciones.

Con las cantidades de esta receta podemos rellenar 10 o más mitades de naranja sin la pulpa y preparar así más de 4 raciones.

Arroz dulce[MZ]

- 1 ½ taza de arroz integral de cultivo ecológico, 4 tazas de agua, 1 taza de azúcar moreno de cultivo ecológico (Sucanat) y 1 taza de uvas pasas de cultivo ecológico.

Lave el arroz y póngalo en una cacerola junto con el agua.

Una vez que el agua empiece a hervir, añada el azúcar y las uvas pasas y baje el fuego.

Mantenga a fuego lento hasta que el arroz esté tierno.

Productos lácteos

Los productos lácteos están prohibidos de forma temporal en las primeras fases de la terapia Gerson.

Consulte con su médico o profesional sanitario con formación en el programa Gerson antes de añadir productos lácteos a su dieta.

Después de 6-12 semanas de seguimiento de la terapia, y tras la indicación por parte del médico, se añaden cuidadosamente proteínas de origen animal a la dieta en forma de requesón, yogur y suero de leche batido (no cultivado), todos ellos preparados con leche *desnatada* (preferiblemente cruda) y *sin sal*.

Al empezar a consumir estas proteínas, el proceso debe ser lento y cuidadoso: simplemente una cucharada sopera de las proteínas con textura sólida a la hora de la comida y otra con la cena y ½ taza del suero de leche por comida.

Después de 3 o 4 días, puede incrementar estos niveles hasta añadir, a las 3 semanas, una taza de yogur o de suero de leche batido (no cultivado) por comida.

Mientras se añaden las proteínas lácteas, el paciente sometido a la Terapia Gerson deberá estar atento a los síntomas de que el organismo está tolerando estos alimentos nuevos. La indigestión, las flatulencias (producción intestinal de gas) y la generación de mucosidad a nivel nasal son signos de que la actividad enzimática todavía no puede hacer frente a los productos lácteos. El paciente debería reducir o, tras consultar con el médico con formación en la terapia Gerson, eliminar estas proteínas durante varias semanas más.

Yogur^LÁCTEOS

- Mezcle 1,9 litros de leche cruda desnatada (no baja en grasa, sino desnatada) calentada a 48 ºC, un paquete de «cultivo para preparar yogur búlgaro» o 3 c/p de yogur (comprado o reservado de un lote anterior).

Vierta la mezcla en botes de vidrio esterilizados.

Incúbelo, 4-8 horas, a 43-46 ºC mediante uno de los siguientes métodos:

- Yogurtera eléctrica.
- En un horno de gas, a una temperatura mínima.
- En un horno eléctrico a baja temperatura (contrólela con un termómetro).
- En un termo.
- En un recipiente tapado y al baño María (cambie el agua para mantener el yogur templado).

El tiempo de incubación puede variar dependiendo de la temperatura. El yogur estará listo cuando, al insertar un palillo en el mismo, éste no se caiga.

El yogur queda más cuajado y con una textura más firme después de refrigerarlo.

Este yogur es poco denso, ya que no contiene grasa ni se le ha añadido leche evaporada.

Asegúrese de reservar 3 c/s del yogur a modo de cultivo iniciador del siguiente lote.

Queso de yogur LÁCTEOS

El queso de yogur se prepara poniendo yogur desnatado en un saco de muselina y colgándolo por encima de un cuenco o colocándolo en un colador recubierto con un paño de muselina hasta que espese y adquiera la consistencia de un queso cremoso (pero sin la grasa), cosa que sucede al cabo de unas 6-8 horas.

Pastel de requesón YN LÁCTEOS

- 1 taza de pan esenio o de centeno rallado, 1 c/s de zumo de limón o de vinagre, 1-2 c/p de perejil seco, ½ c/p de eneldo o estragón, ½ c/p de rábano picante seco (1 c/p si es fresco), 2 tazas de puré de patata, 2 ⅓ tazas de requesón denso, ½ taza de pimiento morrón rojo o verde, ½ taza de apio cortado en dados y 1 cebolla pequeña cortada en dados.

Mezcle todos los ingredientes excepto los dos últimos.

Deles forma de un pan de molde.

Disponga esta hogaza en una bandeja adornada.

Coloque encima rodajas de hortalizas a modo de decoración.

Utilice berros o endivias para adornar, además de láminas de zanahoria, tomate, cebolla y pimiento verde o rojo para colocarlos en la parte superior.

Requesón YN LÁCTEOS

- 1,9 litros de leche desnatada pasteurizada.

Para preparar unos 265 ml (1 taza) de requesón.

Caliente la leche hasta que alcance la temperatura corporal (36,5-37,5 °C) dejando la botella de leche, sin abrirla, en un fregadero con agua templada.

Déjela incubar en un lugar cálido (cerca de una lámpara o en un horno con la luz encendida).

Es mejor dejar la leche en su recipiente original para evitar que las bacterias o los hongos transmitidos por el aire contaminen el cultivo.

El período de incubación oscila entre las 24 y las 30 horas. (Incube durante más tiempo si quiere un requesón con un sabor más ácido.)

Agítelo varias veces durante este período.

Cuando haya cuajado, los gránulos de requesón subirán a la superficie.

Se puede preparar un requesón más firme introduciéndolo (todavía en su botella), en un fregadero con agua templada e incrementando gradualmente la temperatura hasta llegar a los 43,5 °C para obtener un requesón blando o hasta los 49 °C si queremos una textura más similar al queso de Burgos.

Asegúrese de no calentar en exceso o destruirá las valiosas enzimas y las bacterias beneficiosas.

Utilice un termómetro para ir sobre seguro.

Vierta el requesón sobre un colador o un tamiz recubierto con un paño de muselina o con varias capas de estopilla.

Tome los extremos del paño y presione para eliminar el suero.

Puede colocar un peso encima para acelerar el proceso.

Para obtener un requesón más denso, añada aproximadamente ¼ de taza de yogur espeso por taza de requesón ya obtenido.

Para preparar un requesón con hierbas aromáticas, aderécelo con cualquiera de los siguientes ingredientes: cebollino fresco, ajo majado, estragón, perejil, eneldo o semillas de eneldo.

Déjelo reposar durante ½ hora antes de servirlo.

Variantes: añada el zumo de 1 o 2 limones o ⅛ de taza de yogur a la leche fresca en lugar de dejar que cuaje de forma natural. Estas adiciones dan como resultado sabores y texturas diferentes. Experimente para hallar aquella que le guste más. ¡Buen apetito!

Crema agria de requesón[YN LÁCTEOS]

- ½ taza de yogur, 1 c/s de zumo de limón y 1 taza de requesón denso.

Mezcle los ingredientes en un robot de cocina.

Añada, si lo desea, alguno o todos los siguientes ingredientes: ajo majado, rábano picante rallado, cebollino o cebolleta, menta fresca o eneldo seco.

Puede emplearlo para coronar unas patatas al horno o como mojo para comer con hortalizas.

Panes

El pan se puede consumir a modo de aperitivo, después del desayuno o acompañando una comida si el paciente tiene buen apetito.

No reemplace las patatas ni las hortalizas por ninguno de los tipos de pan.

Masa madre o masa fermentada

La masa madre es una masa ácida fermentada que se usa a modo de levadura o agente leudante. No permita que su nombre le impida utilizarla, ya que los panes preparados con esta masa ácida no tienen un sabor ácido. Tienen un sabor intenso.

La masa madre es una sustancia blanca sobre la que se acumula un líquido llamado *licor*. Este licor permite que la masa madre complete su fermentación.

Se tiene que «alimentar» a la masa madre y debe conservarla en la nevera, ya que es como un ser vivo lleno de microorganismos. Las colonias de estos microorganismos pueden llegar a vivir muchas décadas con los cuidados y la alimentación adecuados. Puede utilizar un lote iniciador obtenido de manos de otra persona para desarrollar su propia colonia o comprar un iniciador deshidratado o prepararlo comenzando de cero.

Hay muchos tipos de cultivos iniciadores o impulsores para la masa madre: blanca, de yogur, de harina de trigo integral, ácida de centeno, etcétera. Para los pacientes que siguen la terapia Gerson, la variedad recomendada es la ácida de centeno.

Cultivo iniciador para la masa madre

- 1 c/p de levadura activa seca, 3 tazas de agua templada (40,5-46 °C) y 3 ½ tazas de harina de centeno.

Disuelva, en un cuenco grande, la levadura en el agua templada. Déjelo reposar unos 5 minutos.

Añada harina gradualmente, removiendo con una cuchara de madera, hasta que quede todo homogéneo.

Cubra la mezcla con un paño de estopilla. Deje reposar en la encimera, en un lugar cálido y sin corrientes de aire.

En unas 24 horas, la mezcla empezará a fermentar.

Tape bien el cuenco con film transparente y deje reposar 2-3 días más.

Remueva el cultivo iniciador 2-3 veces al día.

Trascurrido este tiempo, el cultivo iniciador debería tener una textura espumosa. Introdúzcalo en un recipiente de plástico, un tarro de vidrio o una vasija de barro con una capacidad de por lo menos 1 litro.

Remueva y cubra el recipiente, pero no con una tapa hermética.

Alimentar a la masa madre

Introduzca 1 taza de masa madre en un cuenco.

Añada 2 ½ tazas de harina y 2 tazas de agua templada. (A esta mezcla se la conoce con el nombre de «alimento».)

Mezcle bien.

Deje reposar en una encimera durante 8 horas o toda la noche.

Asegúrese de reponer la taza de masa madre que tiene en el tarro en la nevera.

Intente alimentar a la masa madre una vez por semana o cada 10 días.

La alimentación es necesaria para mantener el cultivo vivo y puede aportar intensidad a su sabor. (*Nota:* la masa madre puede congelarse.)

Normas generales para la masa madre

- Utilice cuencos de vidrio, cerámica o plástico, pero no de metal. Las levaduras salvajes producen ácidos que corroen el metal, matando así el cultivo iniciador.
- Utilice una cuchara de madera.
- Limpie el recipiente aproximadamente cada semana, de forma que las bacterias no deseadas no se desarrollen y estropeen su masa madre.
- Limpie de inmediato la masa madre que pudiera verterse, ya que puede pegarse como si fuera pegamento o cemento.
- Manténgala en la nevera cubierta con una tapa no hermética.

Pan integral de centeno

- 6 tazas de agua tibia, masa madre y 1,35 kg de harina de centeno o de una mezcla del 70 % de harina de centeno y un 30 % de harina integral de trigo.

Mezcle la masa madre con el agua y añada la harina.

Cúbrala y manténgala caliente (82 °C) durante 12-24 horas.

Reserve 1 taza de la masa madre resultante y consérvela en la nevera para usarla como cultivo iniciador la próxima vez.

Añada 2 tazas de agua tibia, 900 g de granos de centeno enteros enjuagados y 900 g de copos de centeno (use suficiente harina de centeno, quizás 900 g, para mantener la masa unida).

Extienda la masa y córtela para que encaje en unos moldes para pan.

Alise la superficie con la mano humedecida y deje reposar la masa en un lugar cálido durante 2-5 horas para que suba.

El sabor será más intenso cuanto más tiempo deje que la masa suba, y sólo crecerá un poco.

Haga un corte de 0,5-1 cm de profundidad a lo largo del centro de la masa.

Hornee 1 ½ hora a 195 °C.

Saque el pan del molde de inmediato, envuélvalo en un paño y dele la vuelta.

No lo corte hasta que hayan trascurrido unas 12 horas.

Puede congelar este pan cuando esté tibio.

Aperitivo de pan

1 rebanada de pan sobre la que extenderá requesón y colocará encima tomates y rábanos o germinados o 1 rebanada de pan con miel.

Aliño de pan

- 1 parte de cebolla picada, 1 parte de apio picado, 2-3 partes de pan de cereales cortado en dados, ½ parte de perejil picado, entre ½ y 1 taza de agua, y salvia, ajo y tomillo.

Póngalo todo en una cazuela sin tapar y hornee 2 horas a temperatura baja.

Pan rallado

Tueste las sobras de pan en el horno.

Páselo por la picadora.

Consérvelo en la nevera, en un recipiente tapado.

Pan ácido de centeno (pan negro al estilo ruso)

Nota: el cultivo ácido de centeno es un tipo de masa madre distinto.

Tendrá que preparar el cultivo iniciador de la masa madre ácida de centeno partiendo de cero y deberá conservarlo separado del cultivo iniciador que hemos mencionado anteriormente.

8 tazas de harina integral de centeno recién molida, 3 tazas de agua tibia y ½ taza de cultivo de masa madre.

Mezcle 7 tazas de la harina de centeno con agua y con el cultivo de la masa madre.

Cubra y deje reposar 12-18 horas en un lugar cálido.

Retire y conserve ½ taza de esta masa a modo de cultivo para el siguiente pan o masa, conservándolo en la nevera en un tarro bien cerrado.

Añada la taza restante de harina de centeno y mezcle bien.

Divida la masa en dos mitades.

Forme una hogaza oblonga de menor tamaño que el molde con ayuda de sus manos ligeramente enharinadas (con harina de centeno).

Introduzca la masa cuidadosamente en un molde de acero inoxidable.

No la presione y deje espacio alrededor de los bordes de la hogaza.

Pruebe a espolvorear el molde de acero inoxidable con harina de centeno, pero no lo unte con aceite.

Deje que la masa ascienda durante aproximadamente ½ hora.

Hornee, durante 1 hora o algo más, a 175 °C.

Para preparar dos hogazas de 900 g cada una.

Conserve el pan bien envuelto en la nevera.

Cultivo para la masa madre

En un tarro de vidrio de boca ancha de por lo menos 1 litro de capacidad, mezcle los siguientes ingredientes:

- 1 taza de agua destilada tibia, 2 c/p de levadura de panadero, 1 c/p de azúcar y 1 taza de harina de centeno.

Remueva bien una vez al día con una cuchara de madera (nunca deje una cuchara de metal en el cultivo iniciador).

Deje reposar 3-5 días, hasta que desprenda un olor agrio.

Puede cubrir la masa ligeramente a partir del segundo día.

Retire ½ taza para preparar la receta del pan que acabamos de mencionar.

Conserve este cultivo tapado en la nevera; vaya añadiendo ½ taza de la masa después de que haya subido.

Lleve a temperatura ambiente 1 hora antes de empezar a preparar cada nueva receta.

Pan de masa madre, patata y centeno[YN]

- 1 taza de cultivo iniciador de masa madre, 2 tazas de puré de patatas templado, 1 ⅓ taza del agua de cocción de las patatas, 2 tazas de harina integral de trigo o de centeno,* ¼ de taza de melaza (no azufrada) y ⅓ de c/p de alcaravea o semillas de hinojo.

* El doctor Gerson permitía a los pacientes usar una mezcla que consistía en ⅓ de harina de trigo y ⅔ de harina de centeno. Este pan es delicioso con o sin harina de trigo.

Mezcle todos los ingredientes en un cuenco grande no metálico.

Cubra y deje reposar en un lugar cálido durante varias horas (o durante toda la noche, si quiere un pan muy agrio).

Agregue las siguientes 1 ½-3 tazas de harina de centeno, tal y como resulte necesario para obtener una masa que se pueda trabajar.

Vuélquela sobre una superficie enharinada y amase 5-10 minutos.

Deje que la masa repose 5 minutos y luego dele la forma de hogazas redondas o alargadas.

Dispóngalas sobre una bandeja de horno antiadherente o sobre una normal sobre la que habrá esparcido copos de avena para evitar que el pan se pegue.

Deje que el pan suba hasta que casi doble su volumen (hasta que no recupere su forma al presionarlo con suavidad).

Hornéelo 50 minutos-1 hora a 175 ºC.

Para obtener una corteza de textura más bien dura, coloque un recipiente con agua en la parte baja del horno para que genere vapor, o unte el pan con agua varias veces durante el proceso de cocción.

Para obtener una corteza blanda, no introduzca en el horno el recipiente con agua ni unte el pan con agua.

Tras retirarlas del horno, envuelva las hogazas de inmediato en un paño de cocina de algodón.

Deje que el pan se enfríe antes de cortarlo.

Pan de masa madre, calabaza y centeno

- 1 taza de cultivo iniciador de masa madre, 2 tazas de calabaza cocida triturada (por ejemplo una calabaza kabocha o moscada), 1 ½ tazas de agua, 2 tazas de harina de centeno, ¼ de taza de miel y ¼ de taza de harina de patata.

Mezcle los ingredientes secos en un cuenco de cerámica o de plástico.

Cubra y deje reposar en un lugar cálido para que suba (lo ideal sería unos 85-95 ºC).

Añada 2 tazas de harina de centeno y luego entre 1½ y 3 más hasta obtener una masa que se pueda trabajar.

Vuelque la masa sobre una tabla enharinada y amásela 5-10 minutos.

Deje que repose 5 minutos y luego dele forma de hogazas o panecillos.

Espolvoree el fondo de unos moldes con copos de avena y luego deje que la masa suba durante 2 horas o hasta que doble su volumen.

Hornee 1 hora a 175 °C.

Deje que las hogazas se enfríen antes de cortarlas.

Pan rápido con zanahoria y uvas pasas[YN]

- 1 ½ tazas de harina de triticale o de centeno, 1 ½ tazas de harinas de arroz integral o de avena, 1 taza de harina integral de trigo o de centeno, 5 tazas de zanahoria rallada, 2 ½ tazas de pulpa de naranja, ⅓-½ taza de miel, 2 tazas de uvas pasas, ½ c/p de pimienta de Jamaica y otro tanto de semillas de cilantro, además de unas 2 naranjas navel grandes peladas y trituradas.

Tamice los ingredientes secos.

Incorpore las uvas pasas.

Mezcle los ingredientes restantes e incorpórelos gradualmente a la preparación seca.

La masa debería quedar bastante firme.

Divida la masa en dos mitades y llene con ellas dos moldes antiadherentes.

Hornee a 165 °C durante 50 minutos, o hasta que al pinchar un palillo en el pan salga limpio.

Pan esenio[YN]

Se trata de un pan dulce con una textura similar a la de un pastel preparado con cereales germinados.

La receta original del pan esenio procede del *Evangelio esenio de la paz*, un texto arameo de 2.000 años de antigüedad que explica el proceso de germinación del trigo de la siguiente manera: «Humedece el trigo para que el ángel del agua pueda penetrar en él. Luego déjalo al aire, de modo que el ángel del aire también pueda abrazarlo, y déjalo al sol desde la mañana hasta la noche, de forma que el ángel de la luz del sol pueda descender sobre él». Esta versión moderna difiere de la original en que se usa el horno en lugar del calor del sol.

Para preparar una hogaza use: una taza de 950 ml de trigo, centeno o triticale que haya dejado germinar durante 2 días.

Refrigere los brotes durante 1 día, sin taparlos, para que se sequen un poco.

No los lave antes de molerlos o acabará obteniendo más bien un budín que un pan.

Muela los granos con una trituradora o molinillo manual o eléctrico o con la máquina Norwalk® usando la rejilla número 2 (la segunda más grande).

Vaya introduciendo el cereal germinado poco a poco o se formará en su trituradora una masa similar al cemento.

Moldee la masa en forma de una hogaza de 4-5 cm de alto.

Dispóngala sobre una bandeja de horno normal bien recubierta de copos de avena para evitar que se pegue.

Hornee 1 ½-2 ½ horas a 120-150 ºC (la hogaza debería tener un bonito color dorado). Deje que se enfríe bien antes de cortarla (lo mejor es que se haya refrigerado). Use un cuchillo para pan (con el filo en forma de sierra) y aplique un ligero movimiento de aserrado. También es de ayuda sumergir el cuchillo en agua fría antes de cortar el pan.

Variaciones en los panes

Pan de frutas

Añada ⅓ o ⅔ de taza de uvas pasas o de otras frutas picadas, ½ c/p de semillas de cilantro y macis o pimienta de Jamaica.

Pan con hierbas aromáticas y cebolla o ajo

Añada 2 o 3 c/s de cebolla picada fina o 2-4 dientes de ajo majados, ½-1 c/p de eneldo, tomillo y alcaravea o hinojo.

Barquillos o galletas saladas

Forme unas galletas redondas de 0,5 cm o estire la masa sobre una tabla enharinada y córtela en cuadrados.

Hornee los barquillos o las galletas saladas sobre una bandeja de horno antiadherente o recubierta de copos de avena a una temperatura de 120-150 ºC durante 45 minutos-1 hora.

APÉNDICES

INFORMACIÓN DE CONTACTO DE LA TERAPIA GERSON

Quizás se haya preguntado:

En las clínicas donde se aplica esta terapia, el paciente puede acudir con un compañero para aprender el tratamiento y así ayudar al paciente al regresar a casa a administrarse a sí mismo el programa nutricional/de detoxificación. Es necesario que traiga consigo a un cuidador. En el centro se imparten charlas, se proporcionan varios libros y cintas de vídeo educativas sobre la terapia Gerson, y una sesión semanal de asesoría con un nutrólogo.

Hay que tener en cuenta que una vez en casa se requiere la ingesta de trece vasos de zumo diarios y de bastantes más productos para preparar las sopas, las recetas de hortalizas y fruta, entre otras cosas. Recuerde que en este particular tratamiento natural y no tóxico el alimento es medicina. Estos alimentos especiales cuestan más que los normales, y esto también depende de la región en la que viva el paciente. En aquellos lugares en los que no abunden los cultivos ecológicos y éstos deban ser transportados (además, esto deberá hacerse con rapidez para que no pierdan su frescura), los precios serán mayores, algo que debe tener en cuenta.

Los pacientes muy graves suelen pasar un mínimo de tres semanas en el hospital Gerson antes de volver a su hogar. Si un paciente no padece una patología avanzada, dos semanas en el hospital pueden suponer un plazo satisfactorio y suficiente. Aun así, para que el organismo se restablezca por completo, el paciente debe proseguir con la terapia estricta durante un período mínimo recomendado de dos años. Puede que el tratamiento deba prolongarse si el paciente fue sometido a tratamientos de quimioterapia, padece metástasis óseas extensas (que se curan con más lentitud) o sufre una enfermedad que responda más pausadamente, como la esclerosis múltiple. El tiempo necesario para una curación total varía, por tanto, dependiendo de la gravedad de la enfermedad, de la edad del paciente, de lo fielmente que se siga el programa de curación y de otras variables.

Los pacientes no afectados por cáncer pueden curarse con más facilidad. Por otro lado, los enfermos aquejados por daños renales quizás deban «seguir la terapia muy fielmente» durante el resto de su vida.

Para preguntar acerca de la posibilidad de ingresar como paciente en un centro médico autorizado por el Gerson Institute, o para obtener información sobre cualquier otro programa adicional, póngase en contacto con el Gerson Institute (también conocido como la Cancer Curing Society), que es una entidad sin ánimo de lucro en:

THE GERSON INSTITUTE
1572 Third Avenue, San Diego, California CA 92101
Tel.: (619) 685-5353
Fax: (619) 685-5363
Email: info@Gerson.org

Aquí tenemos algunos programas adicionales ofrecidos por el Gerson Institute:

- Derivación del paciente a un médico con formación en la terapia Gerson.
- Cursos de formación para facultativos.
- Fines de semana de formación para los cuidadores.
- Grupos de apoyo del programa Gerson.
- Listado de pacientes que se recuperaron siguiendo la terapia Gerson para que les pueda consultar.
- Red de apoyo de pacientes que se curaron gracias al programa Gerson.
- Programa destinado a las escuelas y las empresas.
- Membresía.
- Calendario de eventos.
- Conferencias nacionales e internacionales.
- Programa de donaciones a bibliotecas.
- Suscripción al boletín informativo bimensual *Gerson Healing Newsletter*.

- Bibliografía gratuita sobre aspectos adicionales de la terapia Gerson.
- Adquisiciones de entre una selección de cintas de vídeo, de audio y libros del Gerson Institute, aparte del que tiene en las manos.
- Lista de recursos de productos relacionados con la terapia Gerson.
- Guía de recursos para el cuerpo/la mente/el espíritu.
- Paquete para el programa de seguimiento de la terapia Gerson en su hogar.

El Gerson Institute no posee, maneja ni controla ningún centro de tratamiento. En lugar de ello, dispone de un programa de licencias de hospitales o clínicas para asegurarse de que los pacientes reciban unos verdaderos y completos cuidados recomendados por el Gerson Institute. Asegúrese de que la clínica o el hospital escogidos para la terapia estén aprobados por dicho Instituto. Se invita a los lectores a telefonear al Instituto para comentar cómo la terapia Gerson puede ayudarle a usted o a un ser querido.

RESUMEN DE LA PREPARACIÓN DE LA DIETA DE LA TERAPIA GERSON

La terapia Gerson es un sistema totalmente integrado de nutrición y detoxificación para ayudar al organismo a que sus órganos esenciales y sus defensas se recuperen. Por tanto, tiene muchas facetas e indicaciones complejas para englobar todas las áreas, incluida la preparación de los alimentos.

Tenga siempre presente que el problema básico de todas las enfermedades crónicas es doble: la toxicidad y la deficiencia. Es esencial ocuparse de estos dos aspectos y revertirlos. Nuestra agricultura y los sistemas de procesado de alimentos actuales contribuyen a la existencia de toxinas en la cadena alimentaria en muchas formas: pesticidas y fungicidas, conservantes, colorantes y emulsionantes. Pero hay otras formas en las que el organismo también se envenena: alcohol; nicotina; fármacos con o sin receta; drogas; las toxinas presentes en el aire, el agua y la tierra y en el entorno en el que trabajamos y vivimos habitualmente. También existen sustancias químicas industriales en las pinturas, los productos textiles, las colas, los barnices, los bencenos, etcétera. Para curar y detoxificar el organismo debemos eliminarlos todos.

También es lógico que en la dieta Gerson todos los alimentos deban ser de cultivo ecológico y producidos en un suelo fertilizado con abonos naturales (sin pesticidas, herbicidas, etcétera) y que sea rico en los mejores nutrientes. Todos los alimentos deben prepararse lo más frescos posibles, sin sal y sin grasas. Debemos evitar los utensilios de cocina de aluminio o los recubiertos de Teflón. Para cocinar, usaremos recipientes de acero inoxidable, esmaltados, de hierro y de vidrio. Los hornos microondas modifican los alimentos, con lo que no son bien asimilados, y además, se emiten radiaciones hacia la cocina y «el cocinero acaba cocinado». Evite preparar los alimentos en un horno microondas y nunca los use para calentar agua. Algunos recipientes de barro cocido pueden ser seguros, pero otros tienen componentes tóxicos en el barniz que los recubre.

El doctor Gerson vio que las máquinas para obtener zumos que funcionan con un sistema de centrifugación no extraen los minerales de forma eficaz. Aparte de eso, tienden a destruir las enzimas. Insistió en que los mejores zumos con el contenido más elevado en minerales pueden prepararse mediante un sistema de extracción del zumo con dos procesos: en primer lugar se trituran los ingredientes con un molinillo eléctrico, luego se mezclan bien en un cuenco y, por último, se introduce y se mezcla este material triturado en el interior de un paño resistente y se somete a presión en una prensa. Este zumo es rico en nutrientes y homogéneo (no se separa en capas con facilidad), y el proceso ayuda a extraer la mayor cantidad posible de zumo y minerales (hasta un 50 % más que un aparato que funciona mediante centrifugación).

La preparación de los alimentos

Alimentos necesarios

Fruta
Zumo de fruta, hortalizas y verduras
Hortalizas, ensaladas
Sopa especial
Patatas
Copos de avena, pan de centeno sin sal

El doctor Gerson añadió que los alimentos que acabamos de mencionar son digeridos fácil y rápidamente. El organismo necesita unas raciones mayores servidas con más frecuencia. El paciente debe comer tanto como pueda, incluso durante la noche si está despierto. A medida que el organismo se va recuperando, algunos pacientes tienen mucha hambre, y deberían disponer de comida al lado de su lecho: un plato con fruta fresca, una ensalada de fruta, salsa de manzana, etcétera. Como se supone que los pacientes no deben beber agua, les deberíamos dejar infusión de menta al lado de la cama. Si el enfermo se despierta por la noche y tiene sed, debería disponer de un poco de infusión templada, además de comida.

Alimentos prohibidos

Todos los alimentos procesados (embotellados, en conserva, congelados, conservados, refinados, salados, ahumados y azufrados/sulfatados) deben evitarse. Son perjudiciales.

Alcohol
Aguacates
Bayas
Bicarbonatro de soda en la pasta de dientes y los enjuagues bucales
Mantequilla
Queso
Dulces
Pasteles
Azúcar (refinado)
Bebidas comerciales
Nata
Pepinos
Sal de Epsom (sulfato de magnesio)
Harina (trigo)
Pescado
Huevos
Helado
Setas
Café (incluído el descafeinado)
Aceites
Piña tropical
Especias (pimienta, pimentón)
Habas de soja y productos de soja
Carne
Leche
Té (negro)
Agua potable
Grasas
Frutos secos

Otros elementos totalmente prohibidos

Los fluoruros en el agua, la pasta de dientes y los enjuagues bucales.

Los tintes para el cabello y las permanentes.

Los productos cosméticos, los desodorantes, la barra de labios y las lociones.

La preparación de los zumos

Zumo de cítricos

Use sólo un aparato exprimidor de cítricos. No emplee una máquina para obtener zumos en las que tenga que introducir media naranja o medio limón con la corteza. Prensarla provoca la extracción de ácidos grasos y aromáticos perniciosos que se mezclan con el zumo.

Zumo de manzana y zanahoria

Use manzanas y zanahorias en proporciones aproximadamente iguales. Lave las manzanas, pero no las pele. Córtelas y deseche el corazón. Lave las zanahorias y use un cepillo, pero no las pele ni las raspe.

Triture las manzanas y las zanahorias e introdúzcalas en un cuenco. Mézclelas bien, introduzca el puré en un paño para la prensa de zumos y prénselo.

Puede conservar el zumo de manzana y zanahoria en un termo durante 2-3 horas si el paciente tiene que volver al trabajo.

Zumo de verduras

Consiga tantos de los ingredientes mencionados debajo como le sea posible. Durante ciertas estaciones puede que sólo disponga de dos o tres. No sustituya los ingredientes de la lista por otros no incluidos en ella.

Escarola	Lechugas de otros tipos	Berros
Endivias	Lechuga de hojas rojas	Acelga
Lechuga romana	Hojas de remolacha (las hojas jóvenes interiores)	Col lombarda (2-3 hojas)
Pimientos verdes		

Añada 1 manzana mediana por vaso al triturar los ingredientes. Triture, prense y consuma el zumo de inmediato. Lave los paños de la máquina de los zumos con regularidad. Si los poros quedan obstaculizados y prensar los ingredientes le resulta difícil, elimine el paño y use uno nuevo.

La preparación de las hortalizas

Use *todas* las hortalizas, a excepción de las setas y los brotes de mostaza y los de zanahoria. Las hortalizas deberían cocerse a fuego lento y muy bajo con una cantidad mínima de agua o de caldo de sopa (quizás 2-3 c/s) hasta que estén *bien hechas*. Para evitar que se quemen, use un anillo difusor del calor y disponga tomates y/o cebollas cortados en la base de la cacerola. Éstos desprenden jugos y hacen que el alimento quede sabroso. También puede usar apio. Ciertas hortalizas (la calabaza) contienen mucha agua y no requieren la adición de más líquido. Las espinacas liberan mucha agua al cocinarlas: deséchela, ya que es amarga y no deberíamos usarla. Algunas otras hortalizas (remolachas, maíz) no pueden cocinarse sin agua. Las remolachas deberían cocerse con la piel y las pelaremos cuando estén ya hechas.

Especias

Algunas especias, al igual que otros ingredientes aromáticos (como la piña tropical y las bayas), pueden interferir en la reacción de curación.

El doctor Gerson sólo permitía ciertas especias relativamente suaves y advertía a los pacientes que usaran una *cantidad muy reducida*. Utilice sólo las especias que aparecen en la lista que ofrecemos a continuación, y *no otras*.

La pimienta de Jamaica, el anís, las hojas de laurel, el eneldo, el hinojo, el macis, la mejorana, el romero, la salvia, el azafrán, el estragón, el tomillo, la acedera y la ajedrea.

El cebollino o las cebolletas, las cebollas, el ajo y el perejil pueden usarse en mayor cantidad.

Es imperativo que el paciente coma tantas hortalizas crudas en forma de ensaladas como sea posible. Estos ingredientes pueden rallarse finos, picarse o triturarse, mezclarse o consumirse por separado. Aquí tenemos las hortalizas:

Manzanas y zanahorias	Coliflor	Endivias
Todo tipo de lechugas	Rábanos	Pimientos verdes
Achicoria	Cebolletas	Bulbo de apio
Berros	Cebollino	Tomates

Aliño para la ensalada: diluya vinagre ecológico de vino tinto o de sidra con agua al gusto. Añada un poco de zumo de caña de cultivo ecológico liofilizado (Sucanat), algunas hierbas aromáticas, cebolla o ajo.

Sopa especial

Esta sopa especial (sopa Hipócrates) es extremadamente importante, y el doctor Gerson ordenaba que sus pacientes la tomaran para comer y para cenar. Como gran parte de la terapia Gerson está dirigida a la limpieza del hígado, esta sopa está especialmente pensada (e Hipócrates reconoció su eficacia) para ayudar a limpiar los riñones. Después de que los pacientes se acostumbran a comer sin sal (generalmente al cabo de una o dos semanas tras el inicio de la terapia Gerson), esta sopa les resulta sabrosa y supone un entrante delicioso para todas las comidas.

Se deberían usar las siguientes hortalizas, bien lavadas, no peladas, cortadas en dados, cubiertas con agua y cocinadas durante 1 ½-2 horas. Páselo todo por un pasapurés y elimine sólo las fibras y las pieles. (Esto debería dar lugar a una sopa densa y cremosa y no a un caldo claro.) Deje que la sopa se enfríe antes de introducirla en la nevera. Prepara sólo la cantidad suficiente para unos dos días. Los ingredientes son:

- 1 bulbo de apio mediano, 2 cebollas medianas (si no es la temporada, reemplácelas por *sólo un poco* de perejil y 3-4 ramitas de apio), 680 g de tomates, 450 g de patatas, 1 raíz de perejil mediana (es muy difícil de encontrar y puede omitirla, pero puede añadir más cantidad durante los meses estivales), 2 puerros pequeños (si no dispone de ellos, sustitúyalos por 2 cebollas medianas) y varios dientes de ajo.

Hasta que los pacientes se acostumbran a comer sin sal, siempre se les debería ofrecer ajo junto con una prensa para añadir un punto de sabor a la sopa, las hortalizas, las ensaladas, etcétera.

Patatas

Las patatas al horno son la mejor forma de consumirlas. Se deberían consumir patatas a la hora de la comida y de la cena y sólo tendrían que reemplazarse raramente por arroz integral o salvaje de cultivo ecológico. Se debería evitar la pasta, ya que está preparada con harina procesada que no tiene un verdadero valor nutricional. Las patatas pueden hornearse, cocerse con la piel, prepararse en forma de puré con un poco de sopa, peladas tras cocerlas con la piel o cortadas y mezcladas con un aliño para ensalada en forma de una ensalada de patata. Las patatas también pueden hornearse en una cacerola con cebolla, tomate, apio, etcétera. Después de 6-10 semanas, si se le permite consumir yogur desnatado, añada cebolla, cebollino o ajo al yogur para obtener un excelente aliño para su patata al horno. Puede consumir boniatos una vez por semana.

Avena

Debería ingerir una ración generosa de avena para desayunar en forma de copos de avena de cultivo ecológico: ½ taza de avena con 1 taza (o un poco más) de agua. Cuézalas a fuego lento hasta que estén hechas. *No* debería usar otros cereales. La avena tiene un objetivo específico: proporciona vitaminas del grupo B y es rica en proteínas, pero tiene una propiedad especial: aporta al tracto intestinal una amortiguación suave (en lugar de los cereales, que son ásperos y duros) para todos los jugos que vendrán a continuación. Puede variar el sabor añadiendo distintas frutas: manzanas crudas ralladas, papaya u otras frutas; miel o jarabe de arce cien por cien puro; melaza no azufrada; ciruelas pasas u otras frutas secas o pasas guisadas; albaricoques frescos o guisados, manzanas con uvas pasas, melocotón, plátano, entre otras.

Pan

Puede consumir algo de pan de centeno sin sal y sin grasas *sólo después de haber ingerido toda su comida* (el centeno es más nutritivo y más fácil de digerir que el trigo, que es pobre en nutrientes y suele provocar reacciones alérgicas). Recuerde que el pan no debería constituir la parte principal de ninguna comida. Cuando el pan esté seco, se puede rallar y usarse en recetas que necesiten pan rallado. A veces podrá usar harina de patata, tapioca y almidón de maíz.

Azúcar y edulcorantes

Use azúcar moreno de cultivo ecológico, jarabe de arce, miel clara ecológica o melaza no azufrada en una cantidad de hasta 2 c/p al día (siempre que no padezca hipoglucemia o diabetes).

Infusión de menta y otras infusiones

El té de menta alivia las náuseas, las flatulencias y las molestias estomacales (durante el recrudecimiento de las reacciones de curación) y ayuda a la digestión. Otras infusiones (tila, tahebo, raíz de regaliz, essiac, etcétera) están permitidas y, con frecuencia, pueden ser útiles para superar problemas. Las infusiones como la manzanilla y la valeriana provocan alivio y pueden ayudar a inducir un sueño reparador. Como el paciente no debería beber agua, se le tendría que proporcionar infusión de menta o de otro tipo al lado de cama por si se despierta por la noche y tiene sed.

Menú de muestra

Desayuno

1 vaso (240 ml) de zumo de manzana.

Una ración generosa de copos de avena con la salsa de fruta que prefiera.

Pan de centeno cien por cien ecológico, sin sal y sin grasas, tostado y con miel untada, si lo desea.

Almuerzo

Un plato de ensalada.

Un vaso (240 ml) de sopa especial templada.

Un vaso de zumo de manzana/zanahoria.

Una patata al horno o cocinada de otra forma (hervida con la piel, en una ensalada de patata, a la cazuela, etcétera) con aliño de yogur, si le está permitido.

Hortalizas recién cocinadas.

Postre: fruta cruda o guisada.

Cena

Igual que el almuerzo. Varíe las comidas usando distintas hortalizas, diferentes métodos de preparar las patatas u otros tipos de ensaladas.

Puede consumir arroz integral de cultivo ecológico una vez a la semana.

Puede comer boniatos de cultivo ecológico una vez a la semana en lugar de las patatas.

SUMINISTROS PARA LA TERAPIA GERSON

El Gerson Institute se esfuerza por aportar recursos para seguir la terapia Gerson y datos para la derivación a médicos útiles. Toda la información aportada en el momento de la impresión de este libro era correcta. El Gerson Institute no posee ni dirige ninguna de las clínicas ni los negocios relacionados con ellas y no puede considerarse responsable de los servicios que proporcionan, de sus productos o de sus prácticas empresariales. Haga saber al Gerson Institute si se ha encontrado con alguna dificultad.

Al realizar sus elecciones con respecto a la terapia Gerson, asegúrese de que cualquier persona, clínica, grupo de apoyo o empresa que le ofrezca el programa Gerson o que diga estar relacionado con el Gerson Institute posea un «Certificado de Aprobación por parte del Gerson Institute». Póngase en contacto con el Gerson Institute para obtener más información.

Para conseguir algún tipo de descuento, mencione que es usted un paciente de la terapia Gerson y que ha oído hablar de ellos gracias a este libro.

Máquinas recomendadas para preparar zumos

Las necesidades concretas en el caso de una máquina para obtener zumos fueron ideadas por el doctor Max Gerson. Descubrió que los aparatos que funcionan mediante centrifugación no resultaban aceptables y que una trituradora y una prensa por separado aportaban la mejor extracción posible de zumo. Como consecuencia de ello, los siguientes modelos son los mejores:

La máquina más popular entre los pacientes de la terapia Gerson es la Norwalk® Model 270 Ultimate Juicer, fabricada por Norwalk Sales & Service, P.O. Box 826, u 808 South Bloomington, Lowell (Arkansas) 72745. Tenga en cuenta que para hacer el pedido, Norwalk Sales & Services le dará las señas del distribuidor mundial del aparato Norwalk® para la extracción de zumos: Richard Boger. Por tanto, lo mejor es ponerse en contacto con esta persona directamente en:

NORWALK® JUICER, Distribuidor: Richard Boger
493 Quail Gardens Lane, Encinitas (California) 92024
Tel.: (800) 405-8423

En España puedes encontrar buenos exprimidores como:
PRINCESS Exprimidor
ZUNATUR
KRUPS ZX 7000

Suministros médicos para la terapia Gerson

STAT, S.A., Propietaria: Ann Ocello
Apartado Postal Núm. 2391
Tijuana, B.C.N. 22000, México
Tel. internacional: (52) 66-801103; Tel. local: 6-80-14-40;
Fax: (52) 66-802529

KEY COMPANY
1313 W. Essex Ave.
St. Louis (Misuri) 63122
Tel.: (800) 325-9592 o (314) 965-6699

LIFE SUPPORT
P.O. Box 4651
Modesto (California) 95352
Tel.: (209) 529-4697

Café de cultivo ecológico

ROYAL BLUE ORGANICS/CAFÉ MAM
P.O. Box 21123, Eugene (Oregón) 97403
(888) CAFÉ-MAM o (541) 338-9585

Frutas pasas de cultivo ecológico

INTERNATIONAL HARVEST, INC. Propietario: Bob Sterling
71-40 242nd Street, Douglaston, Nueva York 11362
Tel.: (800) 277-4268 Almacén: (914) 631-3165

Pan sólo de centeno de cultivo ecológico preparado con masa madre apto para la terapia Gerson

RUDOLPH'S SPECIALITY BAKERIES
390 Alliance Avenue, Toronto (Canadá) M6N 2H8
Tel.: (800) 268-1589

Nature's Path Food, Inc. prepara un pan ecológico de centeno, zanahoria y uvas pasas que se puede encontrar en tiendas de productos saludables.

Información sobre productos ecológicos frescos

CO-OP DIRECTORY SERVICES, att.: Kris Olsen
(Si les envía un sobre con su dirección y los sellos necesarios, los servicios de directorios de Co-op le proporcionarán los datos de tiendas de esta cooperativa y clubes para la adquisición de alimentos de cultivo ecológico)
919 21st Avenue South, Minneapolis (Minnesota) 55404

DIRECTORIO NACIONAL DE CO-OP: Una guía de los minoristas estadounidenses de alimentos ecológicos de esta cooperativa. Envíe el pago a The CO-OP NEWS NETWORK, P.O. Box 57, Randolph (Vermont) 05060. Tel.: (802) 234-9293.

LISTADO DE RECURSOS DE RAWMA's ORGANIC & LIVING FOODS (O&LFR): Envíe el pago a O&LFR, P.O. Box 15632, San Diego (California) 92195. Fax: (619) 698-5969.

CENTER FOR SCIENCE IN THE PUBLIC INTEREST
(Proporciona un listado de empresas con un apartado de correos en EE.UU. que venden alimentos de cultivo ecológico).
1875 Connecticut Avenue, NW, Suite 300, Washington D.C. 20009-5728.
Tel.: (202) 332-9110.

CO-OP AMERICA
(Publica un listado nacional de páginas verdes en el que aparecen las empresas que ofrecen productos de cultivo ecológico).
2100 M Street, N.W., Suite 403, Washington D.C. 20037
Tel.: (800) 424-2667

DIAMOND ORGANICS (envía productos de cultivo ecológico mediante la empresa de mensajería FedEx).
Tel.: (888) ORGANIC (674-2642).

En España:

ENTERBIO
www.enterbio.es

TU TIENDA ECOLÓGICA
www.tutiendaecologica.es

CAFÉ JURADO
http://tienda.cafejurado.com
www.olokuti.com

Suministros de aceite de linaza

OMEGA NUTRITION
Guide Meridian, Building B. Bellingham (Washington) 98226
Tel.: (800) 661-3529 (desde EE.UU. y desde el extranjero).

ALIMENTOS ECOLÓGICOS.ES
www.alimentosecologicos.es

Aparatos para destilar el agua

THE CUTTING EDGE. Propietario: Jules Clapper
P.O. Box 5034, Southampton (Nueva York) 11969
Tel.: (800) 487-9516 o (516) 287-3813.
Fax: (516) 287-3112

AQUA-CLEAN MD-4
(Contacte con esta oficina principal para saber cuál es su distribuidor de Aqua Clean más cercano a si hogar.)
3725 Touzalin Avenue, Lincoln (Nebraska) 68507
Tel.: (402) 467-9300.

PURE WATER, INC. Propietario: Steve Norvell (distribuye Aqua Clean MD-4)
11769 Sorrento Valley Road, San Diego (California) 92121
Tel.: (619) 792-8275.

www.aguapur.com
www.auladelaigua.org
www.fabricatuagua.com
www.canalbienestar.com

Filtros para la ducha
THE CUTTING EDGE. Propietario: Jules Klapper
P.O. Box 5034, Southampton (Nueva York) 11969
Tel.: (800) 487-9516 o (516) 287-3813. Fax: (516) 287-3112

SPRITE INDUSTRIES, INC.
1827 Capital Street, Corona (California) 91720
Tel.: (909) 735-1015.

www.aguapur.com
www.naturatips.com/filtro
www.aguahogar.com

Máquinas de ozono y purificadores del aire

THE CUTTING EDGE. Propietario: Jules Clapper
P.O. Box 5034, Southampton (Nueva York) 11969
Tel.: (800) 487-9516 o (516) 287-3813. Fax: (516) 287-3112.

AIR PURIFIERS, INC.
220 Reservoir Street, Suite 22, Needham Heights (Massachusetts) 02194
Tel.: (800) 442-1237. Fax: (781) 449-8099.

www.purificadordaikin.es
www.triozon.org
www.gmbozone.com
www.maquinasdeozono.es

Pinturas, selladores adhesivos y productos para la limpieza del hogar no tóxicos

www.exopinttors.com
www.livos.es

Otras pinturas ecológicas:

Titan Linea Verde
Biohaus Alabasta
Pinturas Lepanto ecológicas

Moquetas no tóxicas

SUTHERLIN CARPET MILL
3653 Vine Street, Norco (California) 91760-1866.

TENADI
www.tenadi.es

GRUPOS DE APOYO DE LA TERAPIA GERSON

La red de apoyo para el paciente de la terapia Gerson

El Gerson Institute aporta una forma de contactar con otros que están siguiendo la terapia Gerson como manera de intercambiar ideas, consejos y datos durante el difícil período de recuperación. Si un enfermo que sigue la terapia Gerson desea aparecer en la lista para comunicarse con otros y recibir sus nombres y sus señas, póngase en contacto con el Gerson Institute para darles la autorización para dar a conocer su nombre y sus datos.

Contactos para crear un grupo de apoyo de la terapia Gerson

Existe cierto número de grupos de apoyo de la terapia Gerson tanto en EE.UU. como en todo el mundo. Esos grupos son organizados por pacientes recuperados hace mucho tiempo. Ofrecen charlas locales, programas de orientación y consejos a aquellos que llaman y que están pensando en embarcarse o que están llevando a cabo la terapia Gerson. El Gerson Institute dispone de una lista actualizada de grupos de apoyo. Póngase en contacto con ellos para que le indiquen un grupo cerca de su hogar o para que le informen si quiere crear su propio grupo.

Programa para el paciente (tabla página siguiente)

Prepare un horario con los espacios en blanco para rellenarlo más adelante a medida que las medicaciones vayan cambiando y la frecuencia de los enemas se vaya reduciendo.

Enemas de aceite de ricino: se administrarán cada dos días, de acuerdo con las indicaciones de su médico de la terapia Gerson.

	Enema	Comida	Aceite de linaza	Acidol	Zumo	Compuesto de potasio	Lugol	Extracto de tiroides	Niacina	Pancreatina	Cápsula de extracto de hígado
06.00 h	Café										
08.00 h		Desayuno		2 cápsulas	Naranja	4 c/p	3 gotas	1 g	50 mg	3 tabletas	
09.00 h					Verduras	4 c/p	–				
09.30 h					Zanahoria/ manzana	4 c/p	3 gotas				
10.00 h	Café				Zanahoria /manzana	4 c/p	3 gotas	1 g	50 mg		
11.00 h					Zanahoria						2
12.00 h					Verduras	4 c/p					
13.00 h		Almuerzo	1 c/s	2 cápsulas	Zanahoria /manzana	4 c/p	3 gotas	1 g	50 mg	3 tabletas	
14.00 h	Café				Verduras	4 c/p					
15.00 h					Zanahoria						2
16.00 h					Zanahoria	NO					2
17.00 h					Zanahoria /manzana	4 c/p	3 gotas	1 g	50 mg	3 tabletas	
18.00 h	Café				Verduras	4 c/p					
19.00 h		Cena	1 c/s	2 cápsulas	Zanahoria /manzana	4 c/p	3 gotas	1 g	50 mg	3 tabletas	
22.00 h	Café										

INFORME NUTRICIONAL: EL ESTUDIO REALIZADO EN CHINA

En enero de 2005 se publicó un libro sorprendente titulado *The China study: Startling implications for diet, weight loss and long-term health*, escrito por T. Colin Campbell (doctor), junto con Thomas M. Cambell II (Benbella Books, Dallas, Texas 75206). Los muchos años de investigaciones exhaustivas del doctor Campbell ponen de evidencia muchas de las ideas del doctor Gerson.

El doctor Campbell, profesor de nutrición en la Universidad de Cornell, afirma que, al principio, su forma de pensar coincidía mucho con la del modelo imperante. No obstante, treinta años de estudios exhaustivos sobre la nutrición han cambiado sus ideas. Cuando le oímos hablar por primera vez, hace unos seis años, quedamos tan impresionados que transcribimos el contenido de las cintas en las que grabamos sus conferencias. Publicamos un extracto en nuestro boletín informativo vol. 17, núm. 3, de mayo/junio de 2000 y en el vol. 17, núm. 4, de julio/agosto de 2000. A continuación, reproducimos un párrafo de uno de esos artículos que habla del tema de las proteínas de origen animal en relación con el cáncer. Nuestro artículo se ha tomado del nuevo libro del doctor Campbell, que trata sobre el azúcar.

> Al doctor Campbell y a su equipo les enviaron a estudiar la nutrición en las islas Filipinas: la idea consistía en desarrollar una forma de autoayuda para los niños famélicos, y se asumió que necesitaban proteínas. Se suponía que precisaban encontrar una buena fuente. Entonces salieron a la luz algunos hechos sorprendentes: se informó a los asesores que los niños que consumían más proteínas estaban más afectados por el cáncer de hígado.

Otros estudios, algunos de ellos llevados a cabo por facultativos en la India, también mostraron, en ratas, que 30 animales a los que se alimentó con una dieta que contenía un 20 % de proteína desarrollaron, todos ellos, cáncer de hígado. Aquellos a los que se alimentó con una dieta con un 5 % de proteína no se vieron afectados. Parecía increíble. Además, los tumores hepáticos crecían más rápidamente en aquellos animales que recibieron una dieta con un 20 % de proteína. Cuando se les pasó a la dieta con el 5 % de proteína, los tumores de los animales enfermos redujeron su tamaño. Se vio muy claramente que los nutrientes adecuados controlan el crecimiento. Menos proteína da lugar a menos cáncer.

Con el permiso del doctor Campbell, citamos libremente de su nuevo libro:

> La recomendación de aportar azúcar añadido es tan ultrajante como la de suministrar más proteínas. Cuando se estaba publicando el informe de este Consejo de Alimentación y Nutrición [FNB], una comisión reunida por la OMS (Organización Mundial de la Salud) y la FAO (Organización para la Alimentación y la Agricultura) estaba finalizando un nuevo informe sobre la dieta, la nutrición y la prevención de enfermedades crónicas. El profesor Phillip James era miembro de esta comisión y representante de la misma en lo referente a la recomendación del azúcar añadido. Los rumores iniciales sobre los hallazgos del informe indicaban que la OMS/FAO estaba a punto de recomendar un límite superior de seguridad de un 10 % de azúcar añadido, bastante inferior al 25 % instituido por el grupo del FNB estadounidense.
>
> Los políticos, no obstante, habían participado anteriormente en esta discusión, tal y como habían hecho en informes anteriores sobre los azúcares añadidos. De acuerdo con el comunicado de prensa de la oficina del Director General de la OMS, la Sugar Association (Asociación del Azúcar) estadounidense y la Organización Mundial de Investigación sobre el Azúcar, que representan los intereses de los agricultores y refinadores de azúcar, habían instaurado una intensa campaña de defensa de sus intereses para intentar desacreditar el informe de la OMS y evitar su publicación... Según el diario *The Guardian*, de Londres, la industria azucarera estadounidense estaba amenazando con «hacer que la Organización Mundial de la Salud se postrara de rodillas» a no ser que abandonara estas directrices sobre el azúcar añadido. La gente de la OMS estaba describien-

> do esta amenaza como «equivalente a un chantaje». El grupo azucarero estadounidense incluso amenazó públicamente con hacer una campaña en el Congreso de EE.UU. para reducir la financiación de 406 millones de dólares de la OMS si seguía manteniendo el nivel superior a un nivel tan bajo como el del 10 %. Hubo informes... de que la Administración Bush mostraba inclinación a ponerse de parte de la industria del azúcar.

El doctor Campbell concluyó: «Por tanto, por lo que respecta a los azúcares añadidos, ahora tenemos dos límites superiores "de seguridad": un 10 % para la comunidad internacional y un 25 % para EE.UU.».

Esto nos recuerda el terrible escándalo que implicaba al fármaco VIOXX, que fue retirado del mercado después de que se viera que había provocado unas 50.000 muertes, y luego volvió a administrarse como fármaco permitido por la FDA (Administración estadounidense de los alimentos y los fármacos). Como podemos ver ahora, no se trata del único caso en el que los grandes intereses de la industria amenazan a la salud pública.

LOS INGREDIENTES ANTICANCERÍGENOS DE LA TERAPIA GERSON

En 1994, al doctor Michael Gearin-Tosh, profesor de literatura inglesa y catedrático de la Universidad de Oxford, le diagnosticaron un mieloma múltiple (cáncer de médula ósea) y se le ofreció quimioterapia para aumentar su esperanza de vida, posiblemente, a uno o dos años. Se le dijo que sin ella no sobreviviría más de seis meses.

El profesor Gearin-Tosh decidió estudiar alternativas. Con el tiempo, sus investigaciones le condujeron hacia la terapia Gerson. En 2002, su encantador libro *Living proof: A medical mutiny* fue publicado por Scribner en Gran Bretaña. No sólo detalla su investigación y sus aventuras mientras se recuperaba, sino que al final aparece un informe de investigación de lo más interesante sobre la «Oncología ortomolecular» llevado a cabo por la doctora Carmen Wheatley y también revisado por el doctor Peter Gravett, el profesor Ray Powles y el doctor Robert Kyle, todos ellos relacionados con prestigiosas clínicas oncológicas (*Living Proof*). La doctora Wheatley, buena amiga del profesor Gearn-Tosh, estaba muy interesada en su enfermedad, su investigación y su posterior recuperación.

Lo que nos interesa aquí es el informe de la doctora Wheatley. Estudió la terapia Gerson en detalle en relación con su trabajo, concretamente con los «ingredientes anticancerígenos». Expresó su asombro por la selección de los alimentos concretos por parte del doctor Gerson y que ahora se ha demostrado que ayudan en la lucha contra el cáncer. En la época de las investigaciones del doctor Gerson no se conocían los beneficios anticancerígenos de estos ingredientes, por lo que la doctora Wheatley llegó a la conclusión de que el doctor Gerson trabajó usando mucho la intuición. Además, era muy buen observador e insistió en que «los resultados en el lecho del enfermo son concluyentes».

Citamos, de las notas de la doctora Wheatley:

> La dieta Gerson destaca cierto número de alimentos en los que las investigaciones actuales han identificado algunos componentes anticancerígenos clave: por ejemplo, el aceite de linaza, que contiene ácidos grasos omega-3, que se oponen a las grasas eicosanoides perjudiciales y que parecen interferir con las metástasis y potencian la apoptosis (la destrucción de las células tumorales), y ácidos grasos omega-6, que favorecen al factor de necrosis tumoral.

La doctora Wheatley sigue detallando algunos alimentos concretos, como, por ejemplo, las manzanas, que son ricas en quercetina. Esta sustancia tiene, según el doctor Patrick Quillin, de los Centros para el Tratamiento del Cáncer de EE.UU., el potencial de revertir a una célula cancerígena para que se vuelva a convertir en una célula normal y sana, y también es capaz de provocar apoptosis. La quercetina también interfiere con la metástasis. Las manzanas, sigue explicando la doctora Wheatley, «son sólo un componente entre la lista de frutas del doctor Gerson. Las hortalizas, especialmente las de la familia de las crucíferas, pueden modificar la activación de los carcinógenos. El ajo es un detoxificador natural, mientras que la cebolla, los puerros, las escalonias y el cebollino son buenas fuentes de la familia *Allium*, que ha demostrado potenciar los mecanismos de reparación del ADN» (pp. 278-279). La doctora Wheatley se pregunta cómo el doctor Gerson, «sin estos conocimientos científicos, diseñó, empíricamente, un método que aseguraba que un buen surtido de estos componentes fuera administrado al paciente afectado por cáncer en *forma intacta y a unas dosis farmacológicamente activas*» (p. 280). Se aportan muchos más ejemplos, pero nos extenderíamos demasiado citándolos todos.

SUSTANCIAS QUÍMICAS QUE SE ENCUENTRAN EN EL HOGAR: OTRA FUENTE DE TOXICIDAD

Siempre nos provoca mucha ansiedad mantener nuestra casa limpia. Probablemente, esta sensación es mucho más evidente cuando hay una persona enferma en nuestro hogar. Como resultado de ello, el propietario lleva a cabo una gran limpieza, usando todo tipos de productos químicos publicitados. De hecho, ésa es una muy mala idea. Sería mucho mejor considerar una casa «limpia» como aquella que *no contiene sustancias químicas tóxicas*. Use jabones sencillos, por ejemplo.

El problema es que la mayoría de los productos químicos para la limpieza son bastante tóxicos, y algunos lo son más que otros. Uno de los ojetos perniciosos más habituales son los aerosoles. Las botellas de aerosol tampoco son seguras: por ejemplo, una vez que rocía un líquido para limpiar las ventanas, quedan gotitas en el aire que respiramos. Si el paciente se encuentra en esta zona, esas gotitas pueden llegar a su torrente sanguíneo. Los limpiadores que contienen cloro también son una mala idea. Los barnices y los productos para abrillantar los muebles que contienen disolventes, colorantes, ceras, etcétera son tóxicos. Las pinturas, entre las que se incluyen los materiales artísticos, son muy tóxicas, y la lista es prácticamente interminable.

Lo peor que podemos usar son, por supuesto, los pesticidas, entre los que se incluyen los aerosoles para matar a las cucarachas, los mosquitos y las moscas. Estos productos no sólo matan a los insectos, sino que también son claramente tóxicos para las personas, así que, ¿qué va a hacer?

Evite todos los aerosoles, ya que contienen componentes fluorocarbonados, que son muy tóxicos para las personas, además de perjudicar a la capa de ozono de la atmósfera.

Hay muchos jabones e incluso limpiadores que no contienen cloro ni otros aditivos perjudiciales. En lugar de usar pesticidas para matar a las cucarachas, espolvoree ácido bórico en polvo allá donde las vea. Puede que no mueran de inmediato (quizás les lleve varios días), pero podrá controlarlas sin perjudicar al paciente. Si tiene moscas en casa, incluso el viejo papel adhesivo atrapamoscas de toda la vida es bastante seguro y eficaz. Para controlar a los mosquitos necesitará instalar tela mosquitera. *No* se aplique sustancias químicas sobre la piel. Y si limpia las ventanas, vierta un poco de líquido en un trapo, pero *no lo rocíe.*

También puede encontrarse con problemas procedentes del exterior: puede que sus vecinos usen pesticidas en su jardín y que el viento transporte estas sustancias químicas tóxicas hacia su hogar. Quédese en casa durante un día o dos mientras los estén rociando y utilice un generador de ozono o un purificador de aire en su habitación. Además, mientras un paciente esté siguiendo la terapia Gerson, *¡no pinte el interior de su casa!* Los disolventes, que se desprenden en forma de gases, son muy tóxicos. Evite también los materiales acrílicos. Examine todas las sustancias químicas y los limpiadores con respecto a sus ingredientes y tenga cuidado.

COSMÉTICOS: OTRA FUENTE DE TOXICIDAD

Como hemos visto, es imperativo eliminar todas las fuentes nuevas de toxicidad. Como el organismo se intoxica debido a la exposición a tantas toxinas presentes en el entorno (en la tierra, el aire y el agua, por no mencionar a los fumadores y a otras fuentes), y como la terapia Gerson se preocupa mucho por la eliminación de estas toxinas, es obvio que deben eliminarse todas las fuentes *nuevas* de toxicidad.

Una de estas fuentes son los cosméticos. Todas las sustancias rociadas o aplicadas sobre la piel llegan rápidamente al torrente sanguíneo. La medicina ortodoxa se aprovecha de este hecho con la aplicación de los «parches» para así hacer llegar sustancias (principalmente analgésicos) a la circulación sanguínea. Mucha gente no piensa que los polvos, las cremas, los ungüentos, los aerosoles, etcétera, pueden llegar también al torrente sanguíneo. Debido a ello, simplemente les decimos a todas nuestras pacientes que «si no se lo comería ni bebería, *no* se lo aplique sobre la piel (o los labios)». Sólo haremos una pequeña concesión: el lápiz delineador de cejas es permisible.

Uno de los productos cosméticos más dañinos es el desodorante para las axilas. Muchas de las marcas del mercado contienen mercurio, que es muy tóxico; pero, ¿cuántas de estas cremas o barras se venden como «ecológicas»? Siguen sin ser aceptables porque interfieren con los intentos del organismo por eliminar venenos con el simple hecho de la sudoración. Muchos pacientes experimentan «sudores nocturnos», que son un intento del cuerpo por «detoxificarse» mientras está en reposo. Otros sudan abundantemente durante las reacciones de curación. Estas eliminaciones son, además, vergonzantemente «olorosas», y los pacientes intentan, al principio, disimular este «problema» con baños o duchas; pero eso no suele ser suficiente, ya que el desagradable olor vuelve. Por supuesto, usan un desodorante en crema o en aerosol, y ése es un error muy grave. Cuando el organismo intenta detoxificarse, no debemos interferir en absoluto deteniendo ni bloqueando esta sudoración. Tapar los conductos de las axilas hará que las sustancias tóxicas vuelvan al sistema linfático que se encuentra alrededor del tórax y los hombros e incrementará las probabilidades de padecer un cáncer de mama, incluso en el caso de los hombres. El cáncer de mama en los hombres está aumentando y tenemos que asumir que gran parte de este problema puede estar relacionado con el uso de desodorantes para las axilas.

«Así pues, ¿qué puedo hacer para superar este problema?» Si los baños y las duchas no son suficientes, aquí tiene la respuesta: «No coma ni beba alimentos tóxicos (no ecológicos) *y* detoxifíquese de forma mucho más eficaz con enemas de café».

No sólo nos dirigimos a las mujeres en lo concerniente a los cosméticos, sino también a los hombres. Otro elemento tóxico utilizado tanto por las mujeres como por los hombres son los tintes para el cabello, que se absorben muy fácilmente a través del cuero cabelludo hasta llegar a la circulación sanguínea. Esto se debe a que el cuero cabelludo está muy bien vascularizado: es decir, que tiene muchos vasos sanguíneos cerca de la superficie que pueden absorber venenos. Los pacientes sometidos a la Terapia Gerson deben evitar los tintes, las permanentes y cualquier sustancia que se use para el cabello, aparte de los champús más suaves. Estos pacientes también deberían evitar los perfumes (que contienen sustancias aromáticas) y los hombres tendrían que evitar las lociones para después del afeitado y las espumas de afeitar en aerosol (*véase* la sección anterior sobre las sustancias químicas en el hogar).

¿POR QUÉ TOMAN ANTIDEPRESIVOS LOS NIÑOS?

Mientras participaba, en una gira de conferencias en Inglaterra, el 20 de septiembre de 2003 apareció un gran titular en el periódico *The Guardian*: «50.000 niños toman antidepresivos». El subtitular decía: «La retirada de los fármacos debido a los temores hizo que los jóvenes quisieran suicidarse».

Esto me supuso un golpe doble. Piense en ello: ¿por qué hay tantos niños «deprimidos»? Hace algunas décadas, este problema era prácticamente inexistente. ¿Por qué tendrían que estar los niños deprimidos ahora? Deberían estar viviendo la época más feliz y sin preocupaciones de su vida. Además, en los países desarrollados hay pocos niños famélicos o sin hogar. Aparte de eso, los niños pobres no son los que reciben una medicación con antidepresivos, ya que sus progenitores no pueden permitírselo.

Esto nos hace recordar un estudio llevado a cabo en 1994 en la Universidad de Carolina del Norte, en Chapel Hill, y que se describió en el boletín informativo *Gerson Healing Newsletter*, vol. 9, núm. 3, de septiembre/octubre de 1994. Los investigadores reportaron en esa época que los niños que consumían más de 12 perritos calientes al mes desarrollaban leucemia infantil en una proporción nueve veces mayor que la de cabría esperar de forma normal. Además, los niños de madres que comían por lo menos un perrito caliente a la semana durante la gestación tenían el doble de probabilidades (con respecto a la normalidad) de desarrollar tumores cerebrales.

La depresión clínica está descrita en la actualidad en *Current medical diagnosis and treatment* (Krupp & Chatton) y se expone que tiene los siguientes síntomas:

- Un estado de humor negativo, tristeza y sentimientos intensos de culpabilidad y desesperanza.
- Dificultad para pensar, incapacidad para concentrarse y para tomar decisiones.
- Pérdida de interés, menos implicación en el trabajo y el ocio.
- Dolor de cabeza, alteraciones del sueño, modificaciones del apetito.
- Ansiedad.
- Tendencias suicidas.

La consecuencia sería que la comida actual (llena de pesticidas y fungicidas, además de aditivos, azúcares, colorantes, emulsionantes y conservantes, es decir, comida vacía y carente de nutrientes) debería ser la culpable. Los niños están, simplemente, sufriendo graves deficiencias e intoxicaciones. El cerebro, este órgano increíblemente delicado, responde a esta carga reduciendo su función.

Sarah Bosely, editora de libros de salud y autora del artículo aparecido en *The Guardian*, informa, además, que se administra un importante antidepresivo a unos 3.000 niños, *incluso aunque se dice a los médicos que no debería administrarse a nadie de menos de 18 años.*

Otro fármaco, el Seroxat, distribuido por GlaxoSmithKline (los fármacos tienen nombres diferentes en los distintos países), también fue prohibido para cualquier persona de menos de 18 años. Se vio que este fármaco tenía la capacidad de provocar que los niños tuvieran pensamientos suicidas o que se volvieran «hostiles»: en las pruebas clínicas se usa esta palabra, en lugar de «homicida».

Hay noticias peores. El artículo sigue: «Los datos que sugieren que estos fármacos podrían provocar que los niños tengan instintos asesinos y tendencias suicidas llevan muchos años en manos de las compañías farmacéuticas».

El fármaco mencionado (Seroxat) pertenece a un grupo llamado «inhibidores selectivos de la recaptación de la serotonina» o ISRS, de los cuales, en EE.UU., el más conocido es el Prozac. Su administración a niños no está autorizada.

Lo cierto es que estos fármacos pueden provocar «inestabilidad emocional»: se usa este término para describir un comportamiento potencialmente suicida, además de las autolesiones.

Al final de un extenso informe tenemos la historia de una mujer joven, Holy Workman, que fue medicada por primera vez a los 14 años.

Anteriormente se había sentido «baja de moral», pero nunca había tenido ganas de suicidarse. Tras unas semanas tomando el fármaco, empezó a hacerse cortes en los brazos con cuchillos y otros objetos cortantes, y su familia tuvo que esconder todos estos utensilios de su alcance. Intentó suicidarse varias veces, incluso aunque «apenas conocía a la persona que estaba haciendo estas cosas». Cuando dejó de tomar el fármaco, se sintió mejor, pero su médico de cabecera pensaba que tenía que seguir tomándolo y la convenció para que lo hiciera. Finalmente averiguó por sí misma que sus pesadillas desaparecían cuando dejaba de tomar el fármaco de forma definitiva.

INMUNIZACIÓN: VACUNACIÓN

Debido a la «epidemia de gripe» actual, hay un gran interés por la inmunización y la vacunación. Al examinar mis ficheros encontré innumerables libros y artículos escritos al respecto. La lista es demasiado extensa para incluirla aquí.

Pero echemos un vistazo a la historia. Empezó con Edward Jenner (doctorado en medicina), un médico británico que vivió entre 1749 y 1823. Se dio cuenta de que las mujeres que ordeñaban las vacas y que contraían con frecuencia la viruela vacuna padecían esta enfermedad de forma leve y, como consecuencia de ello, eran inmunes a la viruela humana. Esto hizo que asumiera que una forma leve de una enfermedad puede producir inmunidad frente a otra más mortífera. Ésta era una asunción correcta. No obstante, durante los posteriores intentos por repetir los resultados, nunca se tuvo en cuenta que las ordeñadoras inmunes eran jóvenes y lo más probablemente es que estuvieran sanas. Por tanto, su sistema inmunitario tenía la capacidad de responder.

Desde entonces, muchas generaciones de jóvenes han sido vacunadas contra la viruela y, llegada la década de 1980, las autoridades médicas declararon que la viruela había desaparecido de la faz de la Tierra.

Louis Pasteur (1822-1895) utilizó la idea de debilitar a las bacterias y los gérmenes para eliminarlos y dar lugar a productos «limpios»: de aquí la pasteurización de la leche, que ahora es una práctica general en el mudo «desarrollado». Aun así, se dice que en su lecho de muerte afirmó: «El germen no es nada, el terreno lo es todo», queriendo decir que el sistema inmunitario de la persona es el que marca la diferencia con respecto a si desarrolla o no una enfermedad. Esta afirmación no es muy conocida.

Por un lado, la pasteurización es un gran negocio, y la industria de la leche se opondría a cualquier cambio. Además, la vacunación se ha convertido en una industria importante y seguro que seguirá contando con el apoyo gubernamental y de los círculos médicos. Tampoco se publicita que la leche «pasteurizada» ha sido dañada por el calor, haciendo que su contenido proteico se asimile con dificultad. Esto ha sido demostrado por el doctor Francis M. Pottinger (doctorado en medicina) en su libro *Cat*. (*Véase* el artículo «Milk: The white poison» en la *Gerson Healing Newsletter*, vol. 19, núm. 1, enero/febrero de 2004.)

Pero todavía hay más: ¡mucho más! Los bebés ya no se vacunan sólo contra la viruela: durante años han recibido las vacunas contra la difteria, la tosferina y el tétanos (vacuna DTT) a una edad cada vez más temprana. El doctor Robert Mendelsohn, director de la Sociedad Pediátrica de EE.UU. y del Chicago Pediatric Hospital, escribió ampliamente sobre sus investigaciones en referencia a este problema. Nunca dejó de advertir sobre la inmunización de los bebés en sus conferencias y sus artículos en revistas médicas. Se fijaba en los muchos años en los que sufrieron lesiones permanentes por enfermedades, incluidos los daños cerebrales extensos. Al final pudo demostrar que alrededor de un 85 % del síndrome de muerte infantil súbita (SMIR) aparece en el transcurso de las 48 horas posteriores a la administración de la vacuna DTT, mientras que el resto de las muertes se daban durante las dos semanas posteriores a la inmunización. Nadie le escuchó. No obstante, eventualmente, el gobierno estadounidense tuvo que garantizar la seguridad de las vacunas DTT, ya que las compañías farmacéuticas que las producían se estaban enfrentando a muchas demandas judiciales por daños y muertes debidos a las inyecciones. Esto significa que el dinero de nuestros impuestos respalda este problema.

Las vacunas DTT siguen siendo administradas en algunos países como EE.UU. Su utilización no responde a criterios científicos, ya que un bebé recién nacido todavía no tiene su sistema inmunitario desarrollado y, por tanto, es incapaz de responder generando inmunidad contra las enfermedades. Un bebé nace con seis meses de protección gracias a la inmunidad que le confiere su madre. Aun así, los pediatras siguen iniciando la inmunización con la vacuna DTT a los dos o tres meses de vida.

Resulta que en Japón, los médicos se han dado cuenta del problema relacionado con la inmunización de los bebés a una edad demasiado temprana, y nos están diciendo que ahora está prohibido administrar vacunas a los bebés antes de que cumplan los dos años. Como resultado de ello ya no se producen casos de SMIR en Japón.

Se han introducido vacunaciones nuevas e incluso peores, y las escuelas fuerzan a los niños a que se vacunen, so pena de no admitirlos. Se trata de vacunas que les protegen, presuntamente, contra la hepatitis C. Resulta que contienen un compuesto de mercurio que es extremadamente tóxico para el tejido cerebral, y ha dado lugar a un gran número de niños con lesiones cerebrales.

En EE.UU., el antiguo presidente Ford, poco después de ser nombrado por el presidente saliente, Nixon, quiso «hacer algo por el pueblo estadounidense». Era el momento en el que la temporada de la gripe estaba a punto de empezar, y el virus identificado en esa época era el de la «gripe porcina». El presidente Ford encargó un gran número de vacunas contra la gripe porcina para que estuviera a disposición, sobre todo, de la «población en peligro» (los ancianos, los jóvenes y las personas que sufrían enfermedades crónicas). El resultado de esta actividad bienintencionada fue un desastre: algunas personas murieron y muchas acabaron viéndose afectadas por la parálisis debido a estas inyecciones contra la gripe porcina.

Llegamos al verdadero problema de la inmunización: las personas cuyo sistema inmunitario está debilitado debido a la edad o a las enfermedades, especialmente debido a la quimioterapia, o aquellos que han tenido que ser medicados con fármacos inmunosupresores debido al trasplante de un órgano, son incapaces de responder a la inmunización y se ven gravemente afectadas, por no decir que acaban falleciendo, a causa de su utilización.

Otro problema es el uso de las vacunas contra los tumores en el caso de los pacientes afectados por cáncer. Primero debemos comprender que un paciente aquejado de cáncer tiene el sistema inmunitario debilitado (si no, no estaría afectado por el tumor maligno). Una respuesta inmunitaria con un buen funcionamiento mata a las células malignas en desarrollo sin que el hospedador sea consciente de ninguna actividad. Por tanto, debemos asumir que este tipo de paciente difícilmente es capaz de responder a la inmunización. El John Wayne Cancer Center, sito en California, ha experimentado con la inmunización contra el cáncer durante algún tiempo, aunque de forma bastante ineficaz. No obstante, el doctor Gerson es citado erróneamente de forma regular como si hubiera respaldado la inmunización contra el cáncer. En su libro *A cancer therapy: Results of 50 cases*, el doctor Gerson habla de la introducción de células cancerosas en pacientes afectados por tumores malignos. Admite que se observaron muy pocos casos espectaculares (no duraderos). No obstante, la mayoría de los experimentos, incluido el del famoso William B. Coley, fueron «bastante inciertos y parcos» (p. 128).

En un experimento reportado, a un hombre con un cáncer de colon avanzado se le administraron inyecciones de inmunización de la vacuna cada seis semanas. Al cabo de 12 semanas, el tumor había desaparecido. No obstante, «Formaba parte de una prueba a nivel nacional llevada a cabo en USC/Norris, en Los Ángeles. Las leyes federales requieren que los pacientes que participen en estudios de investigación reciban tratamientos "probados" antes de que se les administren terapias experimentales. Como esto implica que el organismo ya ha visto cómo su sistema inmunitario ha quedado devastado debido a la quimioterapia, es sorprendente que obtuvieran este tipo de resultado». (¡Incluso aunque fuera en un caso!) Lo que hemos explicado fue tomado de un artículo aparecido en el *L.A. Times* el 17 de marzo de 2003.

También debe recordarse que en el caso de un paciente afectado por cáncer, hay presente un gran número de células malignas, y no hay necesidad de introducir más. Además, para obtener una verdadera respuesta, debería ser el trabajo del médico activar, en primer lugar, el sistema inmunitario del paciente mediante la detoxificación y reactivando todos los órganos y los sistemas corporales. Una vez conseguido esto, no existirá la necesidad de inyectar células cancerígenas debido a la presencia de tumores en el paciente. El doctor Gerson discute otro problema: no es suficiente con intentar activar las defensas corporales temporalmente con inmunizaciones. El organismo necesita recuperarse lo suficiente, de forma que su actividad inmunitaria sea fuerte y permanente. Después podrá conseguirse una recuperación duradera sin recaídas.

La «epidemia» de gripe actual empezó mucho antes de lo normal y ya estaba bien avanzada a principios-mediados de diciembre. Suele esperarse que la temporada de gripe se torne bastante virulenta para el mes de febrero/marzo. Lo que es especialmente inquietante son los informes de los niños que mueren debido a la gripe. Y sospecho que buena parte de ello tiene su origen en los informes de los hábitos alimentarios de los niños, que son cada vez peores. Ya informamos, en la *Gerson Healing Newsletter*, vol. 18, núm. 3, sobre la creciente «adición» de los niños a los *nuggets* de pollo (porciones pequeñas de pollo rebozado y frito) y la amedrentadora falta de nutrición de la «comida rápida». El *Wall Street Journal* del 18 de marzo de 2003 informó sobre los problemas bajo el titular: «Las enfermedades cardíacas golpean a los preescolares». Ese artículo afirma: «La dieta de los niños es cada vez más restringida. Desarrollan apetencia por los *nuggets* de pollo fritos y salados y rechazan otros alimentos». ¿Supone esto la destrucción final de su sistema inmunitario, que se suma al problema de las enfermedades cardíacas precoces? Podría muy bien ser así.

Mientras tanto, una buena parte de la población se ve afectada por la gripe. Las escuelas cierran temprano porque los niños están enfermos y los profesores también están afectados. Sospecho que la nutrición en general está empeorando y que la gente enfermará más cada año.

Una vez más, tal y como he hecho con mucha frecuencia, insto a nuestros lectores, a sus familias y a sus amigos a consumir alimentos frescos, de cultivo ecológico y beneficiosos para el organismo para que permanezcan activos y sanos.

EL CANAL DE LA RAÍZ DENTAL Y LA OCULTACIÓN DE LA INFORMACIÓN SOBRE LOS EMPASTES

The root canal coverup es un libro de 1993 escrito por George E. Meinig (odontólogo y miembro del colegio de odontólogos).

El doctor Meinig admite haber puesto muchos empastes en el canal de la raíz dental mientras practicaba la odontología y fundó la Association of Root Canal Specialists (Asociación de Especialistas del Canal de la Raíz Dental), que presidió durante muchos años. Lo que este odontólogo aprendió cuando, eventualmente, estudió el trabajo del científico Weston Price (odontólogo) cambió su forma de pensar y su vida profesional para siempre. El doctor Meinig descubrió que los pacientes tratados con empastes en el canal de la raíz dental resultaban afectados por una serie de enfermedades crónicas graves.

Para tratar la raíz de un diente o un absceso que se forme en la base de su raíz, el dentista debe eliminar, con ayuda de una fresa, cualquier material suelto o infectado presente en el canal, que aloja al nervio del diente. Luego, el dentista podrá tratar el absceso. Una vez que un nervio está muerto y se ha eliminado, el diente también muere. El libro del doctor Meinig aporta la experiencia de las extensas y detalladas investigaciones llevada a cabo en los canales de las raíces dentales por el doctor Weston A. Price (odontólogo y miembro del colegio de odontólogos).

Cuando el doctor Meinig se hizo consciente de los peligros inherentes del tratameinto aceptado en el canal de la raíz dental, renunció a su puesto en la Association of Root Canal Specialists. Ahora dedica su tiempo y sus energías para hacer ver a la gente, además de a los dentistas, las investigaciones llevadas a cabo por el doctor Price.

La primera indicación de problemas debidos a los canales de la raíz dental procedió de una de las pacientes del doctor Price, que estaba postrada en cama y prácticamente paralizada debido a la artritis reumatoide. Debido a razones necesarias, su diente, con el canal de la raíz dental rellenado con un empaste fue extraído, pese a que tenía un aspecto saludable y normal en las radiografías. Al cabo de algunas semanas, la paciente se había levantado de la cama y, trascurridos unos meses, podía caminar y había recuperado su salud por completo: ya no sufría más artritis reumatoide.

Extrañado por la respuesta positiva de la paciente, el doctor Price recuperó esa pieza dental del lugar en el que se conservaba, la esterilizó concienzudamente y la implantó bajo la piel de un conejo, que resultó afectado por la misma enfermedad: artritis reumatoide grave. Al cabo de diez días, el conejo murió debido a esta enfermedad. El doctor Price implantó el mismo diente bajo la piel de treinta y tres conejos. En todos los casos, el diente provocó artritis en los conejos y mató a estos animales.

Progresando todavía más, el doctor Price llevó a cabo más experimentos intentando eliminar el material aparentemente infeccioso de los dientes extraídos. Los introdujo en un autoclave (esterilizado mediante vapor a 121 °C). Esto no supuso ninguna diferencia. Cada conejo con el diente «esterilizado» (en el autoclave) implantado siguió desarrollando la enfermedad y moría, generalmente, al cabo de diez días. A continuación, a modo de control, el doctor Price implantó un diente sano bajo la piel de un conejo. El animal vivió sin mostrar signos de problemas durante quince años, que es su esperanza de vida normal.

Publicó los resultados de su hallazgo en el laboratorio. Como consecuencia de ello, a muchos otros pacientes les extrajeron los dientes con el canal de la raíz rellenado con un empaste. Algunos de ellos padecían problemas renales, otros cánceres, enfermedades cardíacas o artritis. En prácticamente todos los casos, los pacientes mostraron una mejoría considerable o incluso una recuperación total después de la extracción de los dientes problemáticos. No obstante, en todos los casos, el conejo al que se el implantó dicho diente murió debido a la misma enfermedad que afectaba al paciente.

Expliquémoslo: cuando se retira el nervio de un diente, éste ya no vive ni recibe nutrientes. Está muerto. No obstante, la estructura normal del diente incluye diminutas «cánulas» (similares a los capilares presentes en todos los tejidos humanos) que llevan nutrientes al diente vivo. Una vez que el diente está muerto, los nutrientes dejan de circular por estas cánulas y, en lugar de ello, éstas quedan infestadas de bacterias o virus. Y no sólo eso, sino que el empaste del canal del nervio se encoge un poco, lo que resulta suficiente para que los microorganismos también se instalen allí.

Ninguna de estas infecciones se muestra en las radiografías de los dientes. Un diente muerto es, por tanto, una potente fuente de toxinas bacterianas y víricas que se difunden por todo el organismo. Mucha gente con un buen sistema inmunitario y unas defensas fuertes puede vivir con esta constante fuente de problemas sin mostrar síntomas, pero otra (alrededor del 25 % de las personas con empastes en canal de la raíz dental) queda afectada por enfermedades crónicas. Padecen distintas enfermedades graves u otros problemas de salud.

Las radiografías, tomadas y analizadas cuidadosamente, acaban mostrando una «cavitación» (un ahuecamiento del maxilar circundante) alrededor del diente cuyo canal de la raíz fue tratado. A medida que el paciente resistente envejece o queda debilitado debido a accidentes, resfriados, la gripe o un estrés intenso, la capacidad de superar esta «infección focal» se ve reducida y puede provocar o contribuir a una enfermedad degenerativa crónica como el cáncer. Incuestionablemente, el cáncer puede proceder de los canales de las raíces dentales de su boca.

El cáncer debido a los empastes de amalgama de mercurio

A muchos pacientes sometidos a la terapia Gerson se les informa de los peligros para la salud relacionados con los empastes dentales de amalgama de «plata». Parecen de plata, ya que el mercurio (metal tóxico) que contienen es de color plateado. De hecho, los empastes dentales están formados por más de un 51 % de mercurio mezclado con pequeñas cantidades de plata y de otros metales tóxicos (estaño, cobre, zinc y a veces níquel). El problema es, por supuesto, el mercurio, un metal pesado muy venenoso con unos efectos adversos muy intensos sobre el sistema nervioso. Una vez colocado en el diente, el mercurio se va filtrando lentamente hacia el organismo y es transportado por todo el cuerpo mediante la circulación sanguínea.

Hay individuos mucho más sensibles que otros a este mercurio circulante, y se ha demostrado que provoca esclerosis múltiple, junto con muchas otras enfermedades degenerativas en un gran número de personas. Lo que es especialmente destacable es que los empastes dentales de amalgama de mercurio provocan cáncer. Esto se ha documentado en un libro publicado en marzo de 2000 por la Hampton Roads Publishing Company, Inc.: *Elements of danger: Protect yourself against the hazards of modern dentistry*, escrito por Morton Walker.

Se ha observado que cuando se eliminan los empastes de amalgama de mercurio (tal y como se detalla mediante más de mil referencias en el libro del doctor Walker) algunos pacientes con enfermedades crónicas tienden a recuperarse de sus males. Aunque es cierto que hay personas con empastes de amalgama de mercurio en sus dientes que no muestran problemas de salud aparentes durante muchos años, es probable que padezcan enfermedades subclínicas no detectadas.

Para nosotros, representantes de la terapia Gerson, no nos supone una sorpresa alentar a los pacientes debilitados para que se extraigan los dientes con empastes en el canal de la raíz de sus dientes y que eliminen todos sus empastes de amalgama de mercurio.

Importante: a los pacientes gravemente enfermos no les deberían extraer los empastes de mercurio de inmediato. No importa lo bien que se lleve a cabo la extracción, ya que se liberará vapor de mercurio, y la intoxicación temporal por mercurio es inevitable. Esto debe evitarse hasta que el paciente esté más fuerte, es decir, tras haber seguido la terapia Gerson durante entre nueve y doce meses.

Como medida preventiva y a modo de autotratamiento, es muy aconsejable eliminar las fuentes de cáncer y otras enfermedades. Para hacerlo, consulte con un dentista holístico (biológico) y biocompatible (que trabaje sin mercurio).

BIBLIOGRAFÍA SELECCIONADA

AHRINGSMANN, H. (1929): «Historische Bemerkung zu der neuen Diätbehandlung der Tuberkulose nach Gerson-Sauerbruch-Herrmannsdorfer», *Münch. med, Wochnschr.* 76: 1565, septiembre.

ALEXANDER, H. (1930): «Treatment of pulmonary tuberculosis with salt-free diet», *Münch. med. Wochnschr,* 77: 971, 6 de junio.

APITZ, G. (1929): «Treatment of tuberculosis of lungs and of other organs with salt-free diet», *Deutsche med. Wochnschr,* 55: 1918, 15 de noviembre.

AXMANN (1930): «Dietary treatment in tuberculosis of the skin», *Münch. med. Wochnschr,* 77: 707, 25 de abril.

BACMEISTER, A. (1930): «Interne Behandlung der Lungentuberkulose», *Med. Welt,* 4(14): 474-476, 5 de abril.

BACMEISTER, A.; REHFELDT, P. (1930): «Phosphorlebertran und die Gerson-Herrmannsdorfersche Diät zur Heilung der Tuberkulose», *Deutsche med. Wchnschr,* 56(12): 480-481, 21 de marzo.

BAER, G.; HERRMANNSDORFER, A.; KAUSCH, H. (1929): «Salt free diet in tuberculosis», *Münch. med. Wochnschr,* 4 de enero.

BANYAI, A. L. (1931): «The dietary treatment of tuberculosis», *Am. Rev. Tuberc,* 23: 546-575, mayo.

BARÁT, I. (1930): «Gerson's diet in treatment of pulmonary tuberculosis», *Orvosi hetil,* 74: 877-879, 3 de agosto.

BECK, O. (1930): «Herrmannsdorfer dietary treatment of tuberculosis: theoretical basis», *Monatsschr. f. Kndrheilk,* 48: 276, octubre.

BENTIVOGLIO, G. C. (1933): «Le variazione del riflesso oculocardiaco nei bambini in seguito al trattamento dietetico di Gerson», *Pediatria,* 41: 1457-1483, diciembre.

BERTACCINI, G. (1931): «A proposito de la dieta aclorurata Gerson-Herrmannsdorfer-Sauerbruch nella tuberculosi: richerche sulla influenza del cloruro di sodio nella infezione tubercolare sperimentale del coniglio», *Gior. ital. di dermat. e sif,* 73: 1775-1778, diciembre.

— (1933): «A proposito de la dieta aclorurata Gerson-Herrmannsdorfer-Sauerbruch nella tuberculosi: richerche sulla influenza del cloruro di sodio nella infezione tubercolare sperimentale del coniglio; infezione cutanea», *Gior. ital. di dermat e sif,* 74: 1469-1486, diciembre.

BLUMENTHAL, F. (1930): «Treatment of tuberculosis of skin with special consideration of dietary therapy», *Med. Klin. Berlin,* 26: 1432, 26 de septiembre.

BOMMER, S. (1929): «Dietetic treatment of tuberculosis of skin», *Münch. med. Wochnschr,* 76: 707, 26 de abril.

— (1930): «Neuer Erfahrungen auf dem Gebiete der Hauttuberkulose mit besonderer Berücksichtitung der Gersondiät», *Strahlentherapie,* 35: 139-148.

— (1933): «Dietary treatment of skin tuberculosis», *Am. Rev. Tuberc,* 27: 209-215, febrero.

— (1933): «Beitrag zur Diätbehandlung von Lupus vulgaris», *Med. Klin,* 28: 209-215, febrero.

— (1933): «Capillaroscopic study of skin following administration of Gerson-Herrmannsdorfer-Sauerbruch diet in treatment of injuries to skin», *Dermat. Wchnschr,* 97: 1367-1372, 23 de septiembre.

— (1934): «Zur Frage der Winrkung von Sauerbruch-Herrmannsdorfer-Gerson-Diät.» *Deutsche med. Wchnschr.* 60:735-739, 18 de mayo.

— (1934): «Salzarme Kost im Gefässystem (G.H.S.-Diät)», *Klin. Wchnschr,* 13: 148-158, 27 de octubre.

BOMMER, S.; BERNHARDT, L. (1929): «Dietary treatment of lupus vulgaris», *Deutsche med. Wchnschr,* 55: 1298, 2 de agosto.

BREZOVSKY (1930): «Sauerbruch-Gerson diet in treatment of tuberculosis of skin», *Budapesti orvosi ujsag,* 28: 769-773, 17 de julio.

BRUUSGAARD, E.; HVAL, E. (1931): «Gerson-Sauerbruch-Herrmannsdorfer diet treatment in skin tuberculosis and its results,» *Norsk mag. f. laegevidensk,* 92: 1157-1175, noviembre.

BUSSALAI (1931): «La dieta di Gerson-Herrmannsdorfer nel Lupus. (Nota preventi.) Con presentazioni di ammalati, di preparti microscope e di fotografie», *Gior. ital. de dermat. e sif,* (supp. fasc. 1). 1: 10-13.

CANAL FEIJOÓ, E. J. (1931): «Régimen ácido como tratamiento de la tuberculosis pulmonar», *Rev. med. latino-am,* 16: 981-992, abril.

— J. (1933): «Régimen ácido como tratamiento de la tuberculosis pulmonar», *Rev. españ. de med. y gir,* 16: 124-128, marzo.

CATTELL, H. W. (1931): «Diet in treatment of tuberculosis», *Internat. Clin,* vol 1, 41st series.

CLAIRMONT, P.; DIMTZA, A. (1930): «Dietary treatment in tuberculosis», *Klin. Wchnschr,* 9: 5, 4 de enero.

CONRAD, A. H. (1931): «Lupus vulgaris», *Archiv. Dermat. Syph,* 24: 688.

COPE, F. W. (1978): «A medical application of the Ling association-induction hypothesis: the high potassium, low sodium diet of the Gerson cancer therapy», *Physiol. Chem. Phys,* 10(5): 465-468.

CROSTI, A.; SCOLARI, E. (1931): «La dieta di Gerson-Herrmannsdorfer-Sauerbruch nella tuberculosi cutanea. Osservazioni cliniche e recherche biologiche», *Gior. ital. si dermat. e sif,* 72: 897-945, agosto.

— (1931): «La dieta di Gerson-Herrmannsdorfer-Sauerbruch nella tuberculosi cutanea; reperti cliniche, biochimici, istopatologici (con dimostrazioni di fotografie)», *Gior. ital. si dermat. e sif,* (supp. fasc. 1) 1: 13-16.

CSAPÓ, J.; PÉTERFY, M.; PALFY. E. (1931): «Urianalysis in tubercular children kept on Sauerbruch-Herrmannsdorfer-Gerson diet», *Orvosi hetill,* 75: 1090, 7 de noviembre.

— (1930): «Harnuntersuchungen bei der Diät nach Sauerbruch-Herrmannsdorfer-Gerson», *Arch. f. Kinderh,* 96: 231-235.

CURSCHMANN, W. (1930): «Ein klärendes Wort zur Ablehnenden Kritik der Ernährungsbehandlung der Tuberkulose. Erwiderungen auf die Aufsätze von Sauerbruch und Herrmannsdorfer», *Münch. med. Wochnschr,* 77: 2196, 19 de diciembre.

— (1931): «Ergebnisse salzloser Diätbehandlung nach Sauerbruch und Herrmannsdorfer bei Lungentuberkulose und Knochentuberkulose», *Beitr. z. Klin. Tuberk,* 77: 540-590.

— (1932): «Beobachtungen bei Gersonscher Diät», *Beitr. z. Klin. Tuberk,* 80: 120-131.

DANHOLT, N. (1932): «Culture of tubercle bacilli from lupus lesions of patients under the Gerson-Herrmansdorfer-Sauerbruch diet», *Acta dermat.-venereol,* 13: 617, noviembre.

DE RAADT, O. L. E. (1930): «Factor responsive for curative value», *Wien. Klin. Wchnschr,* 43: 752-753, 12 de junio.

— (1932): «Reply to Korvin's article», *Wien. Klin. Wchnschr,* 45: 146-147, 29 de enero.

(Directrices). (1929): «Richtlinien für die Heilkostbehandlung der Tuberkulose nach Gerson-Sauerbruch-Herrmannsdorfer», *Med. Welt,* 3: 1229, 24 de agosto.

Doerffel, J. (1931): «Clinical, experimental and chemical studies on the influence of diet on inflammatory changes in healthy and diseased skin», *Arch. Dermat. Syph,* 162: 621, 24 de enero.

— (1932): «Effect of a diet low in salt in cases of tuberculosis of the skin», *Arch. Dermat. Syph,* 26:762-764.

Doerffel, J.; Goeckerman, W. H. (1932): «Effect of a diet low in salt in cases of tuberculosis of the skin», *Proc. Mayo Clinic,* 7(6): 73-78, 10 de febrero.

Doerffel, J.; Passarge, W. (1934): «Lokale Ektebinbehandlung der Hauttuberkulose bei gleichzeitiger Kochsalzarmer Diät (Gerson-Herrmannsdofer-Sauerbruch)», *Dermat. Wchnschr,* 99: 1173-1179, 8 de septiembre.

Drosdek-Praktische (1931): «Ehrfarungen mit der Gerson-Sauerbruch-Diät», *Beitr. z. Klin. d. Tuberk,* 78: 697-723.

Eckhardt, H. (1935): «Die Stellung der Krüppelfürsorge zur Gerson-Herrmannsdorfer-Sauerbruch-Diät bei der Knochengelentuberkulose», *Ztschr. f. Krüppelfürsorge,* 28: 79, mayo-junio.

Egues, J. (1932): «Régimen dietético en los tuberculosos pulmonares», *Rev. Asoc. red. Argent,* 46: 1574-1581, diciembre.

Elder, H. C. (1932): «The Influence of the Gerson regime on pulmonary tuberculosis», *Trans. Med.-Chir. Soc, Edinburgh,* noviembre

Eller, J. J.; Rein, C. R. (1932): «The value of an equilibrated salt diet in the treatment of various dermatoses: a modification of the Herrmannsdorfer-Sauerbruch-Gerson diets», *N.Y. State J. M.,* 32(22): 1296-1300, 15 de noviembre.

Emerson, C. (1929): «Treatment of tuberculosis by altering metabolism through dietary management. (Gerson-Sauerbruch method)», *Nebr. St. Med. J.,* 14(3): 104-107, marzo.

Falta, W. (1930): «Ist die Gerson-Diät bei Tuberkulose zu empfhelen?», *Wien. Klin. Wchnschr,* 43: 148-149, 30 de enero.

— (1930): «Ist die Gerson-Diät bei Tuberkulose zu empfhelen?», *Aertzl. Prax,* 99-101, 1 de abril.

Fishbein, M., ed. (1929): «The Gerson-Herrmansdorfer dietetic treatment of tuberculosis», *J. Amer. Med. Assoc,* 93(11): 861-862, 14 de septiembre.

Fishbein, M., ed. (1929): «Dietetic treatment of tuberculosis», *J. Amer. Med. Assoc,* 93(16): 1237, 19 de octubre.

— (1946): «Gerson's cancer treatment», *J. Amer. Med. Assoc,* 122(11): 645, 16 de noviembre.

— (1949): «Frauds and fables» *J. Amer. Med. Assoc,* 139: 93-98, 8 de enero.

Formenti, A. M. (1938): «Studi sulla lipasi ematica nella dieta di Gerson-Herrmannsdorfer-Sauerbruch», *Riv. di Clin. pediatr,* 36: 319-350, abril.

Foster, H. D. (1988): «Lifestile changes and the 'spontaneous' regression of cancer: an initial computer analysis», *Intl. J. of Biosocial Rsch,* 10(1): 17-33.

Francois, P. (1931): «Le regime de Gerson-Sauerbruch-Herrmannsdorfer dans le traitement de la tuberculose lupeuse», *Bruxelles-med,* 11: 1034-1038, 28 de junio.

Frontali, G. (1934): «La dieta di Gerson nel trattamento della tuberculosis infantile», *Lotta contro la tuberc,* 5: 818-830, agosto.

Funk, C. F. (1933): «Zur Therapie der Hauttuberkulose unter besonderer Berücksichtitung des Lupus vulgaris», *Dermat. Ztschr,* 68: 87-96, noviembre.

Gade, H. G. (1929): «Preliminary communication on treatment with Gerson's diet», *Med. rev. Bergen,* 46: 385-399, agosto.

Gerson, M. (1910): «Eine Bromoformvergiftung», *Aertzliche Sachverständigen-Zeitung,* (Aus der innerm Abteilung des Stadt. Krrankenhauses in Friedrichain zu Berlin). S. 7.

— (1916): «Zur Aetiologie ber myastenischen Bulbparalyse», *Berl. Klin. Wchnschr,* 53: 1364.

— (1919): «Über Lähmungen bei Diphtheriebazillenträgern», *Berl. Klin. Wchnschr,* 56(12): 274-277, 24 de marzo.

— (1922): «Zur Aetiologie der multiplen Sklerose», *Deutsche Ztschr. f. Nervehn., Leipz.* LXXIV. 251-259.

— (1922): «Über die konstitutionelle Grundlage von nervösen Krankheitserscheinungen und deren therapeutische Beeinflussung», *Fortschr. d. Med., Berl,* 42: 9-11.

— (1929): «Die Entstehung und Bedründung der Diätbehandlung der Tuberkulose», *Med. Welt,* 3: 1313-1317.

— (1929): «Korrespondenzen. Rachitis und Tubekulosebehandlung», *Deutsche med. Wchnschr,* 55(38): 1603, 20 de septiembre.
— (1930): «Phosphorlebertran und die Gerson-Herrmannsdorfersche Diät sur Heilung der Tuberkulose», *Deutsche med. Wchnschr.* 56: 478-480, 21 de marzo.
— (1930): «Comment on Wichmann's article of December 17», *Klin. Wchnschr,* 9: 693-694, 12 de abril.
— (1930): «Einige Ergebnisse der Gerson-Diät bei Tuberkulose», *Med. Welt,* 4: 815-820, 7 de junio.
— (1930): «Grundsätzliche Anleitungen zur "Gerson-Diät"», *Münch. med. Wochnschr,* 77: 967-971, 6 de junio.
— *Meine Diät,* Verlag Ullstein, Berlín, 1930.
— (1931): «Erwiderung auf die Arbeit; Die Gründe der Ablehnung der salzlosen Diät durch die Tuberkuloseheilantsalten von Prof. O. Ziegler», *Deutsche med. Wchnschr,* 57: 334-335, 20 de febrero.
— (1931): «Einiges über die Kochsalzarme Diät», *Hippokrates,* 3: 627-634, marzo.
— (1932): «Erwiderung auf die Arbeit C. v. Noordens "Kritische Betrachtungen über Gerson-Diät in Besondere bei Tuberkulose"», *Med. Klin. Wchnschr,* 45: 1116-1117, 9 de septiembre.
— (1932): «Blutsenkung bei Diätbehandlung der Lungentuberkulose», *Zeitschr. f. Tuberk,* 63: 327-337.
— (1932): «Einige Resultate der Diättherapie bei Kavernen nach vorausgegangener chirurgischen Behandlung», *Vernhandl. d. deustsche Gesellsch. f. inn. Med. Kong,* 44: 222-224.
— (1932): «Diätbehandlung bei Migräne und Lungentuberkulose», *Wiener Klin. Wchnschr,* 45: 744-748, 10 de junio.
— (1934): «Psychische Reaktionen während der Gerson-Diät bei Lungentuberkulose», *Psychoterapeut. Praxis,* 1: 206-213, diciembre.
— *Diättherapie dr Lungentuberkulose,* Franz Deuticke, Leipzig y Viena, 1934.
— (1935): «Unspezifische Desensibilsierung durch Diät bei allergischen Hautkrankheiten», *Dermat. Wchnschr,* 100: 441, 20 de abril.
— (1935): «Unspezifische Desensibilsierung durch Diät bei allergischen Hautkrankheiten», *Dermat. Wchnschr,* 100: 478, 27 de abril.
— (1935): «Bemerkungen zum Aufsatz von Neumann Ernährung der Tuberkulösen», *Wien. Klin. Wchnschr,* 48: 272-273, 1 de marzo.

— (1935): «Rückbildung von Entzündungen bei Gerson-Diät unter besonderer Berücksichtigung der Tuberkulösen Entzündung», *Wien. Klin. Wchnschr,* 48: 847-853, 21 de junio.
— (1935): «Anmerkung zur obigen Ausführung von W. Neumann», *Wien Klin. Wchnschr,* 48: 1069, 23 de agosto.
— (1941): «Feeding the German army», *New York State J. Med,* 41: 1471-1476, 15 de julio.
— (1943): «Some aspects of the problem of fatigue», *Med. Record,* 156(6): 341.
— (1945): «Dietary considerations in malignant neoplastic disease; preliminary report», *Rev. Gastroenterol,* 12: 419-425, noviembre-diciembre.
— (1949): «Effects of combined dietary regime on patients with malignant tumors», *Exper. Med. & Surg,* 7: 299-317, noviembre.
— (1954): «Kein Krebs bei normalem Stoffwechsel; Ergebnisse einer speziellen Therapie», *Med. Klin,* 49(5): 175-179, 29 de enero.
— «Diet therapy in malignant diseases (cancer)», Scala, *Handbuch der Diätetik*, Franz Deuticke, Viena, 1954.
— (1954): «Krebskrankheit, ein Problem das Stoffwechsels», *Med. Klin,* 49(26): 1028-1032, 25 de junio.
— (1954): «Zur medikamentösen Behandlung Krebskranker nach Gerson», *Med. Klin,* 49(49): 1977-1978.
— (1957): «A new therapeutical approach to cancer», *Herald of Health,* abril.
— (1978): «The cure of advanced cancer by diet therapy: a summary of 30 years of clinical experimentation», *Physiol. Chem. Phys,* 10(5): 449-464.
— *A Cancer Therapy: Results of 50 Cases,* 6.ª edición. The Gerson Institute, Bonita (California), 1999.
GERSON, M.; VON WEISL, W. (1935): «Lebermedikamentur bei der Diättherapie chronischer Krankheiten», *Wien. med. Wchnschr,* 85: 1095-1098, 28 de septiembre.
— (1935): «Flüssigkeitreiche Kalidiät als Therapie bei cardiorenales Insuffizienz.» *Münch. med. Wochnschr.* 82:571-574, 11 de abril.
GETTKANT, B. (1929): «Lungentuberkulose und Gerson-Diät», *Deutsche med. Wchnschr,* 55: 1789-1790, 25 de octubre.
— (1929): «Die Heilkostbehandlung der Tuberkulose nach Gerson», *Med. Welt,* 3: 1349-1351, 21 de septiembre.

— (1930): «Die Gerson-Diät im Lichte der fachkritik», *Med. Welt,* 4: 804-807, 7 de junio.

GEZELLE MEERBURG, G. F. (1930): «Gerson Herrmannsdorfer diet», *Gennesk. gids,* 8: 381-392, 25 de abril.

GIBBENS, J. (1931): «Gerson-Herrmansdorfer diet; summary of recent experiences», *Brit. J. Tuberc,* 25: 132-135, julio.

GLOOR, W. (1930): «Dietetic treatment of tuberculosis», *Schweiz. med. Wchnschr.*, 17 de mayo.

GOLIN, A.; DOMENIGHINI, R. (1935): «La dieta di Gerson-Herrmannsdorfer-Sauerbruch nel trattamento della tuberculosi infantile», *Riv. di clin. pediat,* 33(3): 257-300, marzo.

GRUNEWALD, W. (1933): «Untersuchungen über den Wasser und Chlorbestand der Organe der tuberkulosekranken Menschen», *Beitr. z. Klin. d. Tuberk,* 82: 189-206.

GUY, J.; ELDER, H. C.; WATSON, C.; FULTON, J. S. (1932-33): «Influence of Gerson regime on pulmonary tuberculosis», *Tr. Med. Soc. Edinburgh,* 1-20.

HAGEDORN, K. (1931): «Vitamine ud Tuberkulose. Eine kritische Besprechung der experimentellen und klinischen Ergebnisse, einschliessich der Diäten nach Gerson und Herrmannsdorfer», *Zentralbl. f. d. ges. Tuberk.-Forsch,* 34: 665, 2 de mayo.

— (1931): «Vitamine und Tuberkulose», *Zentralbl. f. d. ges. Tuberk.-Forsch,* 34: 809, 27 de junio.

HALDIN-DAVIS, H. (1930): «The dietetic treatment of lupus vulgaris», *Brit. J. Med,* 2: 539, 27 de septiembre.

HASHIMOTO, M. (1930): «Über die Diätetische Behandlung der Knochentuberkulose nach Gerson, Sauerbruch und Herrmannsdorfer», *J. Orient. Med,* 13: 54, noviembre.

HARMS; GRUNEWALD (1930): «Tretament of pulmonary tuberculosis with salt-free diet», *Deutsche med. Wchnschr,* 56: 2-61, 14 de febrero.

HENIUS, K. (1930): «Die wirksamen faktoren der Gerson-Herrmannsdorfer-Diät und ein Rat zur versuchsweisen Anwendung», *Ztschr. f. Tuberk,* 55: 319.

HERRMANSDORFER, A. (1929): «La influencia de una alimentación especial sobre la cicatrización de las heridas y sobre las afecciones tuberculosas graves», *Rev. med. German.-Iber.-Am,* 2: 677-684. noviembre.

— (1929): «Über Wund- und Tuberkulose Diät», *Jahresk. f. ärtzl. Fortbild.* (Hft. 8), 20: 35-43, agosto.

— (1929): «Über Wund Diätetik», *Ztschr. f. Fortbild,* 26: 580-587, 125 de septiembre.
— (1929): «Dietary treatment in tuberculous diseases», *Med. Klin,* 25: 1235, 9 de agosto.
— (1929): «Dietetic treatment before and after operation in pulmonary tuberculosis», *Ztschr. f. Tüberk,* 55, 1 de octure.
— (1930): «Differences between Gerson and Herrmannsdorfer diets», *Ztschr. f. Tüberk,* 56: 257, abril.
— (1930): «Effect of sodium chloride-free diet on tuberculous process», *Ztschr. f. Tüberk,* 59: 97, diciembre.
— (1935): «Zehnjährige Erfahrungen mit der Ernährungszum gegenwärtigen Stande der Gerson-Diät», *Ztschr. f. ärtzl. Fortbild,* 32: 673-678, 1 de diciembre.
— (1952): «Rückschau auf die mit der Sauerbruch-Herrmannsdorfer-Gerson-Diät erzielten Ergebnisse der Tuberkulosebehandlung», *Ztschr. f. Tuberk,* 100: 316-322.
Hildenbrand, G. L.; Hildenbrand, L. C.; Bradford, K.; Cavin, S. (1995): «Five-year survival rates of melanoma patients treated by diet therapy after the manner of Gerson: a retrospective review», *Alt. Ther. in Health and Med,* 1:4: 29-37, septiembre.
Hindhede, M. (1929): «Gerson's tuberculosis diet», *Ugesk f. laeger,* 91: 1018-1022, 14 de noviembre.
Hoffschulte, F. (1930): «Ergebnisse der Gerson-Diät bei Tubercolose», *Med. Welt,* 4: 928, 28 de junio.
Holm, E. (1932): «Versuche mit Gërson-Diät», *Acta Ophth,* 10: 232-236.
Hval, E. (1932): «Microscopic study of capillaries of patients on Gerson-Herrmansdorfer-Sauerbruch diet», *Acta dermat.-venereol,* 13: 539-600, noviembre.
Jaffé, K. (1931): «Hämatologische Untersuchungen bei Hauttuberkulose während der Behandlung mit Gerson-Herrmannsdorfer-Sauerbruch-Diät», *Münch. med. Wochnschr,* 78: 703-705, 24 de abril.
Keinung, E.; Hopf, G. (1934): «Die Bedeutung des Mineralsalzeninflusses für die pathogenische Beurteilung der Hattuberkulose», *Dermat. Wchnschr,* 99: 1397-1406, 27 de octubre.
— «Wirkt kochsalzzusatzfreie Diät Tuberkulose-spezifisch?», *Ztschr. f. Tuberk*, 62: 352-356.

KLARE, K. (1931): «Warum muss die Sauerbruch, Herrmannsdorfer Gerson-Diät bei Lungentuberkulose im allegemeinen versagen?», *Deutsche med. Wchnschr,* 57: 938-930, 29 de mayo.

KOEHLER, B. (1930): «Dietary treatment of tuberculosis», *Münch. med. Wochnschr,* 77: 1832, 27 octubre.

KORVIN, E. (1932): «Zur Wirkungsweise der S.H.G.-Diät, Kritik der Ausführungen de Raadts», *Wien. Klin. Wchnschr,* 45: 144-146, 29 de enero.

KREMER, W. (1930): «Erfahrungen mit der Gerson-Herrmannsdorfer-Diät», *Med. Welt,* 4: 354-356, 15 de marzo.

KREMER, W.; COBET, G.; FRISCHBIER, G. (1930): «Erfahrungen mit der Sauerbruch-Herrmannsdorfer-Gerson-Diät bei Lungentuberkulose», *Ztschr. f. Tuberk,* 66: 185-203.

KRETZ, J. (1929): «Über die Diätstische Behandlung der Lungentuberkulose nach Sauerbruch, Herrmannsdorfer und Gerson», *Wien. Klin. Wchnschr,* 42: 993-995, 25 de julio.

KULCKE, E. (1930): «Die Gerson-Herrmannsdorfer-Sauerbruchsche Diät und ihre Beziehungen zur Lahmannschen Diät», *Med. Klin,* 26: 196-200, 7 de febrero.

LAMBOTTE (1930): «Le régime de Gerson dans le traitement de la tuberculose», *Liége méd,* 23: 1-12, 5 de enero.

LANA MARTÍNEZ, F. (1932): «La dieta de Gerson Sauerbruch en el tratamiento de las tuberculosis cutáneas», *Clín. y Lab.* 20: 550-552, julio.

LASSEN, O. (1931): «Gerson, Herrmannsdorfer diet in pulmonary tuberculosis», *Ugesk. f. laeger.* 92: 445-451, 8 de mayo.

LECHNER, P. (1984): «Dietary regime to be used in oncological postoperative care», *Proc. Oesterreicher Gesellsch. f. Chir.*, 21-23 junio.

VAN LEERSUM, E. C. (1930): «Phosphorlebertran und die Gerson-Herrmannsdorfer-Sauerbruchsche Diät zur Behandlung der Tuberkulose», *Nederl. tijdschr. v. geneesk,* 74: 2854-2864, 7 de junio.

— (1930): «Phosphorlebertran und die Gerson-Herrmannsdorfer-Sauerbruchsche Diät zur Behandlung der Tuberkulose», *Münch. med. Wochnschr,* 77: 975-976, 6 de junio.

LEITNER, J. (1931): «Blutdruck, Blutstatus und Blutsenkung bei der Diätdehandlung der Tuberkulose nach Gerson-Sauerbruch-Herrmannsdorfer», *Beitr. z. Klin. d. Tuberk,* 78: 331-336.

LEVIN, O. L. (1931): «The treatment of psoriasis by means of a salt-free diet.» *Med. Journ. and Record.* 134(4):179, 19 de agosto.

LIESENFELD, F. (1929): «Klinische Versuche und Beobachtungen mit der Diätbehandlung der Lungentuberkulose nach Sauerbauch-Herrmannsdorfer-Gerson während 11/2 Jahren», *Beitr. z. Klin. d. Tuberk,* 72: 252-259.

LORENZ, G. F. (1930): «Der Kochsalzgehalt der Gersondiät. Entgegnung aus dem Diätsanatorium von doctor Gerson, Kassel-Wilhelmshöhe», *Med. Welt,* 4(38): 1362-1363, 2 de septiembre.

LUBICH, V. (1932): «La dietoterapia della tuberculosis (Revista sintetico-critica sulla dieta Gerson-Herrmannsdorfer-Sauerbruch)», *Lotta contro la tuberc,* 3: 245-261, marzo.

LUDY, J. B. (1934): «Cutaneous tuberculosis», *Med. Clin, North Amer,* 18(1): 311-327, julio.

MAAG (1932): «Über die Diätbehandlung chirurgischer Tuberkulose nach Sauerbruch-Herrmannsdorfer-Gerson», *Deutsche Ztschr. f. Chir,* 236: 603-610.

MAENDL, H.; TSCHEME, K. (1930): «Beobachtungen bei der Diät neach Gerson-Sauerbruch-Herrmannsdorfer and 40 Fällen von Tuberkulose», *Tuberkulose,* 10: 132-134, 10 junio.

MARIETTE, E. (1932): «The dietetic treatment of tuberculosis», *Annals of Int. Med,* 5: 793-802.

MÄRTENSSON, A. (1929): «Gerson-Sauerbruch-Herrmannsdorfer diet in treatment of tuberculosis», *Ugesk. f. laeger,* 91: 1603-1066, 28 de noviembre.

MATHIESEN, H. (1929): «Gerson's tuberculosis diet», *Ugesk. f. laeger,* 91: 1066, 28 de noviembre.

MATZ, P. B. (1930): «Gerson-Sauerbruch dietetic regime», *U.S. Vet. Bur. M. Bull,* 6: 27-32, enero.

MAYER, E. (1931): «Salt-restricted dietary with particular application to tuberculosis therapy», *J. Amer. Med. Assoc,* 97(26): 1935-1939, 26 de diciembre.

MAYER, E.; KUGELMASS, I. N. (1929): «Basic (vitamin) feeding in tuberculosis», *J. Amer. Med. Assoc,* 93(24):1856-1862, 14 de diciembre.

MCCARTY, M. (1981): «Aldosterone and the Gerson diet – a speculation», *Med. Hypotheses,* 7: 591-597.

MECKLENBURG, M. (1930): «Sauerbruch-Herrmannsdorfer diet in chronic pulmonary tuberculosis», *Ztschr. f. Tuberk., Lepizig,* 57147, junio.

METZ, G. A. (1935): «Über die therapeutische Wirkung von Lebertran, Sauerbruch-Herrmannsodorfer-Gerson-Diät und Heliotherapie bei Tuberkulose», *Deutsche med. Wchnschr,* 61: 916-917, junio.

MEYER, F. (1930): «Zur Gerson-Therapie (Medizinische Aussprache)», *Med. Welt,* 4(2)168, 11 de enero.

MEYER, M.; IRRMANN, E. (1932): «Considerátions sur le traitement diétetique de la tuberculose d'après Sauerbruch-Herrmannsdorfer-Gerson», *Strasbourg méd,* 92: 169-171, 15 de marzo.

MIENICKI, M. (1934): «An attemp to increase the curative effect of a salt-free diet on lupus vulgaris», *Przegl. dermat,* 29: 346, septiembre.

— (1932): «Le Régime de Sauerbruch-Herrmannsdorfer-Gerson. Ses Bases Théoriques. Ses Résultats Dans la Tuberculose Externe», *Gaz. d. hôp,* 105(51): 957-961, 2 de junio.

— (1932): «Le Régime de Sauerbruch-Herrmannsdorfer-Gerson. Ses Bases Théoriques. Ses Résultats Dans la Tuberculose Externe», *Gaz. d. hôp,* 105(52): 997, 2 de julio.

MICHELSON, H. E. (1931): «Lupus vulgaris», *Arch. Dermat. Syph,* 24: 1122.

MOELLER, A. (1930): «The dangers of salt withdrawal in pulmonary tuberculosis», *Deutsche med. Wchnschr,* 15 de agosto.

MONZON, J. (1929): «Le régime de Gerson; un essai allemand de traitement diététique de la tuberculose pulmonaire», *Presse Méd,* 37: 1251-1254, 25 de septiembre.

MÜLLER, P. (1927): «Über die Behandlung der Lungentuberkulose mit salzfreier Kost und Mineralogen», *Deutsches Arch. f. klin. Med,* 158: 34-41.

MÜNCHBACH, W. (1931): «Gerson-Herrmannsdorfer-Sauerbauch-Diät», *Beitr. z. Klin. d. Tuberk,* 77: 395-41.

NEUMANN, W. (1935): «Bemerkungen zu der Arbeit von Max Gerson», *Wien. Klin. Wchnschr,* 48: 1069, 23 de agosto.

NOORDEN, C. VON (1932): «Kritische Betrachtungen über Gerson-Diät, ins Besondere bei Tuberkulose», *Med. Klin,* 28: 743-748, 27 de mayo.

— (1932): «Reply to Gerson.» *Med. Klin.* 28:1062-1063, 29 de julio.

— (1932): «Bemerkungen zur Gerson-Diät», *Wien. Klin. Wchnschr,* 45: 708-709, 3 de junio.

OTA, M. (1936): «Ehrfahrungen mit der Diätbehandlung nach Gerson-Sauerbruch-Herrmannsdorfer bei hauttuberkulose», *Jap. J. Dermat. & Urol,* 39: 82-85, 20 de mayo.

OULMANN, L. (1931): «Lupus vulgaris», *Arch. Dermat. Syph,* 34: 317.

PACHIOLI, M.; GIANNI, G. (1931): «Contributo alla cura della tubercolosi polmonare del bambino mediante il trattamento dietetico di Gerson, Herrmannsdorfer, Sauerbruch», *Riv. d. pat. E clin. d. tuberc,* 5: 446-469, 30 de junio.

— ((1932): «Richerche sull meccanismo d'azione del regime di Gerson-Herrmannsdorfer-Sauerbruch nel trattamento della affezioni tubercolari», Riv. di clin. pedit, 30: 664-680, mayo.

PARREIDT, R. (1929): «Behandlung der Paradentose durch Diät (nach Gerson)», *Osterreichische Zeitschr. f. Stomatol,* 27: 969-972, octubre.

PAWLOWSKI, E. (1930): «Ehrfahrung mit der Gerson-Herrmannsdorfer-Diät in der Behandlung der Knochen- und Gelenktuberkulose», *Deutsche med. Wchnschr,* 56: 1870-1871, 31 de octubre.

PENNETTI, G. (1930): «La dieta de Gerson-Herrmannsdorfer-Sauerbruch nella affezioni tubercolari», *Riforma med.* 46: 372-376, 10 de marzo.

PFEFFER, G.; STERN, E. (1927): «Über die Wirkung der Sauerbruch-Gersonschen Diät bei Lungentuberkulose», *Beitr. z. Klin. d. Tuberk.* 67: 742-747.

PÖHLMANN, C. (1930): «Influence of Gerson's dietary treatment continued for four months in severe pulmonary and laryngeal tuberculosis», *Münch. med. Wochnschr,* 77: 707-708, 25 de abril.

POPPER, M. (1932): «Dermatoskopische Befunde bei Lichtreaktionen der Haut (S.H.G.) Diät», *Strahlenther,* 45:∑235-246.

DE RAADT, O. L. E. (1930): «Gerson diet; factor responsible for curative value», *Wien. Klin. Wchnschr,* 43: 752-753, 12 de junio.

RIECKENBERG, H. (1930): «Gerson-Diät bei Lungentuberkulose», *Deutsche med. Wchnschr,* 56: 746-747, 2 de mayo.

RITSCHEL, H. U. (1928): «Die Diät nach Gerson in der Behandlung der chronischen Lungentuberkulose», *Beitr. z. Klin. d. Tuberk,* 68: 394-398.

ROSEN, K. (1931): «Herrmannsdorfer-Gerson diet in pulmonary tuberculosis», *Svenska lak. Tidning,* 28: 305-316, 27 de febrero.

SACHS, W. (1930): «Die salazarme Kost nach Gerson-Sauerbruch-Herrmannsdorfer in der Behandlung der Lungentuberkulose», *Beitr. z. Klin. d. Tuberk,* 73: 816-824.

SANTORI, G. (1930): «L'alimentazione di Gerson, Sauerbruch e Herrmannsdorfer nella cura del lupus vulgare», *Bull. e atti D.R. Accad. Med. di Roma,* 56:25-29, enero.

Sauerbruch, F.; Herrmannsdorfer, A. (1928): «Ergebnisse und Wert einer Diätetischen Behandlung der Tuberkulose», *Münch. med. Wochnschr,* 75: 35-38, 6 de enero.

Sauerbruch, F. (1929): «Stellungnahme zu Gerson und Gettkant», *Med. Welt,* 3: 1351, 21 de septiembre.

Sauerbruch, F. (1929): «Erklärung zur Ernährungsbehandlung der Tuberkulose», *Zentralbl. f. Chir,* 56: 2306-2307, 14 de septiembre.

— (1929): «Erklärung zur Ernährungsbehandlung der Tuberkulose», *Beitr. z. Klin. Chir,* 147: 501-502.

— (1929): «Erklärung zur Ernährungsbehandlung der Tuberkulose», *Deutsche Ztschr. f. Chir,* 219: 381-382.

— (1929): «Erklärung zur Ernährungsbehandlung der Tuberkulose», *Med. Klin,* 25: 1272, 9 de agosto.

— (1929): «Erklärung zur Ernährungsbehandlung der Tuberkulose», *Deutsche. Med. Wchnschr,* 55: 1391-1392, 16 de agosto.

— (1929): «Erklärung zur Ernährungsbehandlung der Tuberkulose», *Münch. med. Wochnschr,* 73: 1363, 16 de agosto.

— (1929): «Erklärung zur Ernährungsbehandlung der Tuberkulose», *Zentralbl. f. inn. Med,* 50: 802, 31 de agosto.

— (1929): «Erklärung zur Ernährungsbehandlung der Tuberkulose», *Chirurg,* 1: 933, 1 de septiembre.

— (1929): «Erklärung zur Ernährungsbehandlung der Tuberkulose», *Med. Welt,* 3: 1351, 21 de septiembre.

— (1930): «Ein Klärendes Wort zur ablehnenden Kritik der Ernährungsbehandlung der Tuberkulose», *Münch. med. Wochnschr,* 77: 1829-1832.

Schade, H.; Beck, A.; Reimers, C. (1930): «Physiochemical study of action of acid food in wound healing: effect of Gerson diet on wound healing», *Zentralbl. f. Chir. Lepizig,* 57: 1077.

Schedtler, O. (1932): «Wirkt kochsalzusatzfreie Diät Tuberkulosespezifisch? Bemerkungen zu der Arbeit von Keining und Hopt», *Ztschr. f. Tuberk,* 63: 337-338.

Scheurlen, F.; Orlowitsch-Wolk, A. (1930): «Vitamin therapy of pulmonary tuberculosis», *Münch. med. Wochnschr,* 77: 976, 6 de junio.

Schiller, W. (1929): «Zur Frage der Kochsalzarmen Kost nach Sauerbruch-Herrmannsdorfer-Gerson bei Tuberkulose», *Tuberkulose.* 9: 70-74, abril.

Schlammadinger, J. (1930): «Gerson-Herrmannsdorfer-Sauerbruch diet in treatment of tuberculosis and chronic diseases of the skin», *Orvosi hetil,* 74: 954-957, 20 de septiembre.

Schlammadinger, J.; Szép, E. (1931): «Erfahrungen mit der Gerson-Sauerbruch-Herrmannsdorferschen Diät bei einigen tuberkulösen und anderen entzündlichen Dermatosen», *Med. Klin,* 27: 508-510, 2 de abril.

Schlesinger, W. (1930): «Die Gerson-Herrmannsdorfer-Sauerbruchsche Tuberkulose Diät», *Wien. med. Wchanschr,* 80: 587-589, 26 de abril.

Schmiedeberg, H. (1930): «Herrmannsdorfer diet in tuberculosis in children», *Monatsschr. f. Kndrhelik,* 48: 230, octubre.

Schmitz, H. (1927): «Über die Gersonsche Diät bei Lungentuberkulose», *Ztschr. f. Tuberk,* 47: 461.

Schrick, F. G. van (1934): «Haut und Knochentuberkulose unter dem Einfluss der Sauerbrauch-Herrmannsdorfer-Gerson-Diät», *Ztschr. f. Orthop. Chir,* 61: 388-394.

Schroeder, M. G. (1931): «Modern dietetic problems of the tuberculous», *Journal of State Med.*, Londres, 39: 435, agosto.

Schwalm, E. (1929): «Erfahrungen mit der Gerson-Diät bei Lungentuberkulose.» *Klin. Wchnschr,* 8: 1941-1943, 15 de octubre.

Scolari, E. (1935): «Osservazioni cliniche e richerche sperimentali sulla dieta di Sauerbruch-Herrmannsdorfer-Gerson nella affezion cutanea», *Gior. ital. di dermat. e sif,* 76: 665-701, junio.

Sellei, J. (1930): «Gerson diet in treatment of skin diseases», *Gyogyaszat.* 70: 453-454, 8 de junio.

Sliosberg, A. (1929): «Le traitement de la tuberculose par le méthode de Gerson», *Rev. do. phtisiol. méd. soc,* 10: 564-574, noviembre-diciembre.

Sossi, O. (1929): «Sulla cura dietetica de Sauerbruch-Herrmannsdorfer nella tuberculosi pulmonare», *Riv. di clin. med,* 30: 1124-1149, 31 de octubre.

Sprigge, S.; Morland, E. eds. (1929): «Dietary treatment of tuberculosis», *The Lancet,* 217(2): 404, 24 agosto.

— (1929): «Dietary principles in tuberculosis», *The Lancet,* 218(2): 617, 21 de septiembre.

— (1930): «The Gerson diet for tuberculosis», *The Lancet,* 218(1): 1415, 28 de junio.

— (1930): «Dietetic therapeutics of tuberculosis of the skin», *The Lancet*, 219(2): 311.
— (1931): «Dietetic treatment of the tuberculosis of the skin», *The Lancet*, 220(1): 610, 14 de marzo.
— (1931): «The Gerson diet for dermatoses», *The Lancet*, 220(1): 1201, 30 de mayo.
— (1931): «The Gerson Diet», *The Lancet*, 220(1): 1366-1367, 20 de junio.
— (1932): «The Gerson Diet», *The Lancet*, 222(1): 629, 19 de marzo.
— (1932): «The diet of Gerson», *The Lancet*, 222(1): 708, 26 de marzo.
STARCKE, H. (1930): «Erfahrung mit der salzlosen Diät nach Gerson und Herrmannsdorfer bei Kindern und Jungendlichen», *Beitr. z. Klin d. Tuberk,* 74: 61-88.
STEIN, H. (1930): «Erfahrung mit Diätkuren bei der Lungentuberkulose», *Ztschr. f. Tuberk,* 58: 416-431.
STRAUSS, H. (1929): «Dietary treatment in pulmonary tuberculosis», *Med. Klin,* 25: 1383, 6 de septiembre.
STUB-CHRISTENSEN. (1931): «Dietetics and tuberculosis, with special regard to calcium metabolism and to significance of vitamins», *Hospitalsitdende, Copenhagen*, 74: 157, 5 de febrero.
STUMPF, R. (1930): «Case of lupus vulgaris treated by Roentgen therapy and Gerson diet», *Irish J. Med. Sci,* 254-257, junio.
STUMPKE, G.; MOHRMANN, B. H. U. (1931): «Dietary therapy of lupus and other skin diseases», *Med. Klin,* 27: 235, 13 de febrero.
SYLLA, A.; SCHONE G. (1931): «Zur Ernährungsbehandlung der Lungentuberkulose nach Sauerbruch-Herrmannsdorfer-Gerson (S. H. G.)», *Beitr. z. Klin. d. Tuberk,* 78: 678-696.
SYMPOSIUM (1930) «Die Bedeutung der von Sauerbruch, Herrmannsdorfer und Gerson angegebenen Diät bei der Behandlung der Tuberkulose», *Veröffentl. a.d. Geb. d. Med.-Werwalt,* 32: 541-632.
SZOLD, E. (1931): «Tretament of tuberculosis of the urinary tract with the Sauerbruch-Herrmannsdorfer-Gerson diet», *Orvosi hetil,* 75: 1130-1132, 21 de noviembre.
TESDAL, M. (1932): «Die Diät von Gerson-Herrmannsdorfer-Sauerbruch und deren Einwirkung auf den Stoffwechsel», *Ztschr. f. klin. Med,* 121: 184-193.
— (1932): «Effect of Gerson-Herrmannsdorfer-Sauerbruch diet on metabolism in tuberculosis», *Norsk. mag. f. laegevidensk,* 93: 1073-1082, octubre.

Timpano, P. (1933): «La dietoterapia e la radiumterapia del lups vulgaris», *Rinasc. med,* 10: 184-185, 15 de abril.

Traub, E. F. (1934): «A case for diagnosis (tuberculosis)», *Arch. Dermat. Syph,* 30: 592-593.

Unverricht (1933): «The influence of an unsalted diet upon the gastric secretion, and the clinical use of such diet», *Deutsche med. Wchnschr,* 4 de agosto.

Urbach, E.: *Skin diseases and nutrition, including the dermatoses of children,* Wilhelm Maudrich, Viena, 1932.

— *Skin diseases, nutrition and metabolism,* Grune and Stratton, Nueva York, 1946.

Valagussa, F. (1930): «La cura dietetica de la tuberculosi medianti il metodo Gerson-Herrmannsdorfer-Sauerbruch», *Bull. e atti d. r. Acad. med. di Roma,* 56: 15-24, enero.

Van Kampen, F. (1985): «De Gerson-Therapie», *Nederlands Tijdschrift voor Integrale Geneeskunde,* 8: 53-57.

— (1985): «De Theorie van de Gersonbehandeling», *Nederlands Tijdschrift voor Integrale Geneeskunde,* 10: 199-204.

Varela, B.; Recarte, P.; Esculies, J. (1930): «Sauerbasengleich und ionisiertes Kalzium im Blute der Tuberkulösen und ihre Veränderungen bein Mineral Diättherapie nach Sauerbruch-Herrmannsdorfer-Gerson», *Ztschr. f. Tuberk,* 57: 380-390.

Vaucher, E.; Grunwald, E. (1930): «Le traitement diététique de la tuberculose pulmonaire, Revue critique sur les travaux de G-S-H», *Paris méd,* 1: 25-30, 4 de junio.

Volk, R. (1930): «Therapie des Lupus vulgaris und die Gerson-Diät», *Wien. Klin. Wchnschr,* 43: 1461-1466, 27 de noviembre.

— (1931): «Zur Diättherapie von Hautkrankenheiten», *Dermat. Wchnschr,* 91: 1869-1873, 20 de diciembre.

— (1940): «La dieta sin sal según Sauerbruch-Herrmannsdorfer-Gerson en la tuberculosis extrapulmonar», *Rev. mex. de Tuberc,* 2: 5-13, enero-febrero.

Watson, C. (1930): «Gerson diet for tuberculosis», *The Lancet,* 218(2): 161, 19 de julio.

— (1930): «Gerson treatment of tuberculosis», *Brit. Med. J.,* 2: 284-285, 23 de agosto.

— (1930): «Diet and nutrition with special reference to the Sauerbruch-Herrmannsdorfer-Gerson diet», *Med. Press,* 130: 207-209, 10 de septiembre.

— (1931): «The "vital" factor in diet: a theory of the nature of vitamins», *Edinburgh Med. J.*, 38: 91-104, diciembre-enero.
— (1931): «The "vital" factor in diet», *Nature,* 128:1 54, 25 de julio.
— (1932): «The Gerson regime in pulmonary tuberculosis: with a note on the radiological findings by doctor J. S. Fulton», *Trans. Med.-Chir. Soc. Edinburgh,* pp. 6-20, noviembre.
Weisl, N. von (1935): «Einiges über die praktische Durchführung der Gerson-Diät», *Fortschr. d. Med,* 53: 185-188, 11 de marzo.
White, C. J. (1931): «Lups vulgaris (tretaed by Gerson diet). Lupus erythematosus?», *Archiv. Dermat. Syph,* 24: 323-324.
— (1931): «Tuberculosis of the skin», *Illinois Med. J.*, 6: 1215-1218, julio-diciembre.
Wichmann, P. (1928): «Über die Beeinsflussung der Hauttuberkulose durch die Diät nach Gerson», *Beitr. z. Klin. d. Tuberk,* 66: 464.
— (1929): «Ergebnisse der Diätbehandlung der Hauttuberkulose», *Klin. Wchnschr,* 8: 2366-2368, 17 de diciembre.
— (1930): «Reply to Gerson», *Klin. Wchnschr,* 9: 694, 12 de abril.
— (1930): «Verschlimmerung von Haut- und Schleimhauttuberkulose durch Gerson-Diät», *Beitr. a. Klin. d. Tuberk,* 73: 825-828.
— (1930): «Ergebnisse der Gerson-Sauerbruch-Herrmannsdorfer-Diät-Behandlung bei Haut- und Schleimhauttuberkulose», *Beitr. a. Klin. d. Tuberk,* 75: 100-103.
Wise. O. (1931): «Erfahrungen mit der 'Diätbehandlung nach Gerson-Herrmannsdorfer-Diät-Behandlung' bei verschiedenen Tuberkulose Formen des Kindesalters», *Beitr. a. Klin. d. Tuberk,* 75: 100-103.
Wohlfahrt (1932): «Erfahrungen mit HGS-Diät bei Lungentuberkulose», *Ztschr. f. ärtzl. Fortbild,* 29: 559-563, 15 de septiembre.
Wolff-Eisner, A. (1930): «Die Gerson Sauerbruch Tuberkulose Diät im Urteil der Fachkritik», *Beitr. z. Klin. d. Tuberk,* 73: 829-834.
Zelinka, J. (1932): «Gerson-Herrmannsdorfer-Sauerbruch diet in therapy of osseus tuberculosis», *Casop. lék. cesk,* 71: 357, 18 de marzo.
Ziegler, O. (1931): «Die Gründe der Ablehnung der salzlosen Diät durch die Tuberkuloseheilanstalten», *Deutsche. med. Wchnschr,* 57: 11-13, 2 de enero.

ÍNDICE ANALÍTICO

B

C

D

E

F

G

H

I

Insuficiencia renal 261, 277, 287, 307, 343, 345, 351, 353, 355

J

Judías verdes 86, 137, 391, 405, 407, 416

K

L

M

N

O

P

Recuento de plaquetas 256, 288, 361, 362

T

U

V

W

Y

Z

Índice

Tercera parte
Adaptación de la terapia a distintas enfermedades

Cuarta parte
La utilización del enfoque Gerson

Apéndices

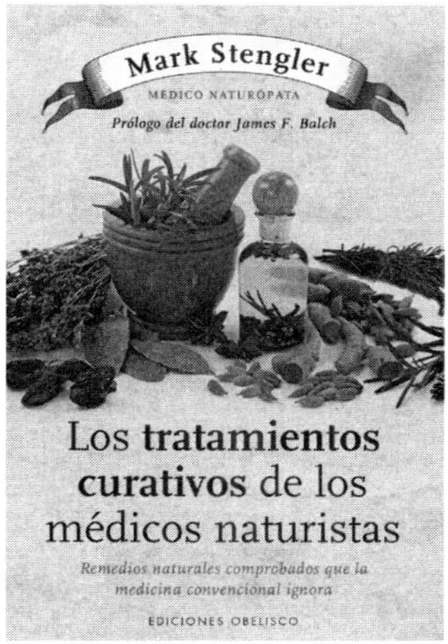

La medicina holística o natural continúa por delante de la medicina convencional. ¿Por qué? En primer lugar porque existen muchas terapias y remedios naturales seguros y efectivos. Millones de personas han experimentado los beneficios de la medicina holística, y en algunos países las visitas a estos médicos superan a las realizadas a médicos convencionales.

Los consumidores son cada vez más conscientes de los posibles efectos secundarios de los fármacos. Por otra parte, el gran número de pruebas científicas que evidencian la eficacia de los remedios naturales es más que suficiente para convencer a los escépticos de sus potenciales beneficios.

En este libro, que contiene 162 tratamientos curativos de probada eficacia, se incluyen algunas de las herramientas de curación más antiguas conocidas por el ser humano junto a otras muchas de las más novedosas.

Pocas personas conocen el gran número de remedios curativos que tienen a su alcance y que son extraordinariamente efectivos. Con el libro del doctor Mark Stengler, el lector descubrirá cómo utilizar esos remedios y cómo dirigir su propio camino hacia una vida más saludable.